Mihaela Noroc

THE ATLAS OF BEAUTY

FRAUEN DER WELT

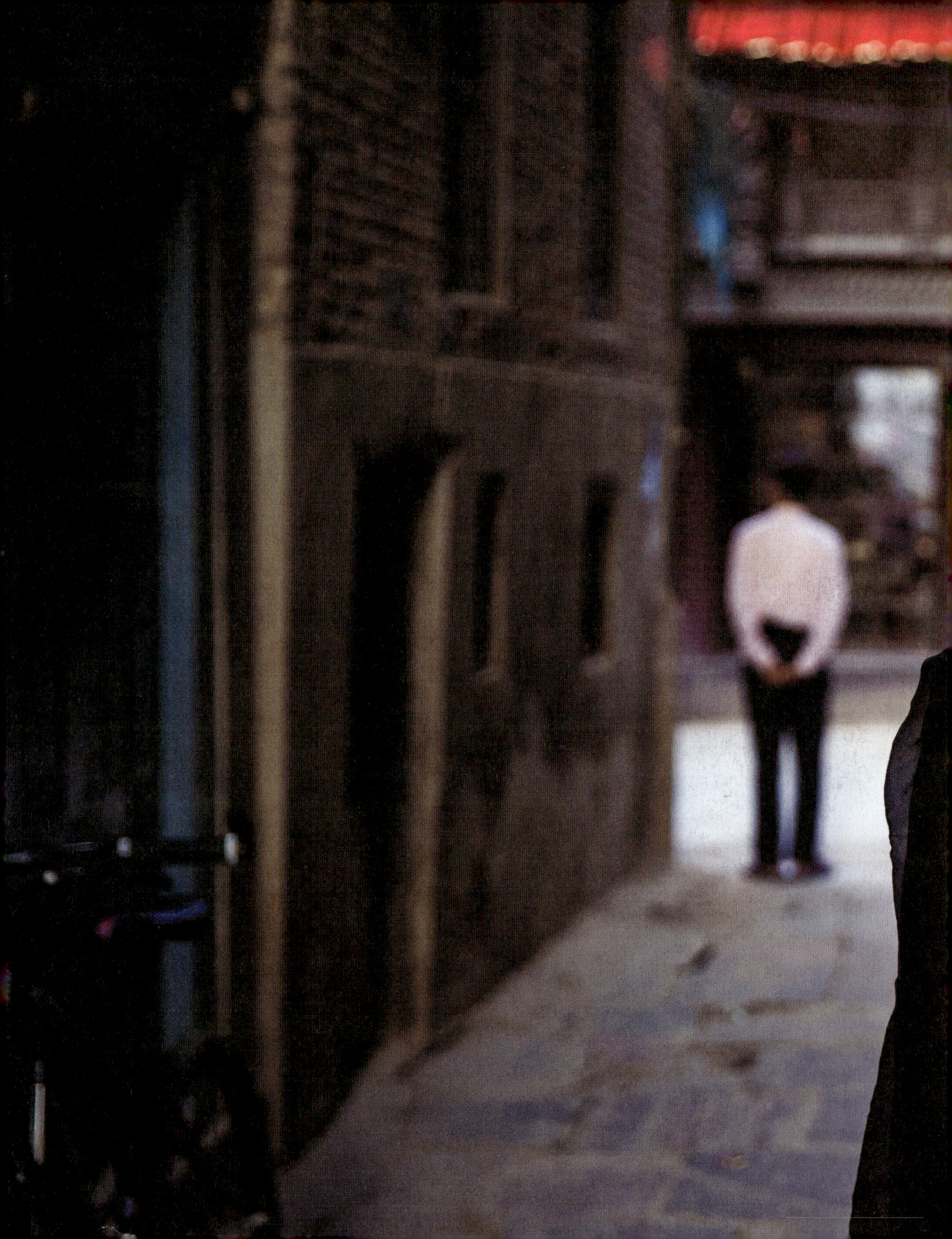

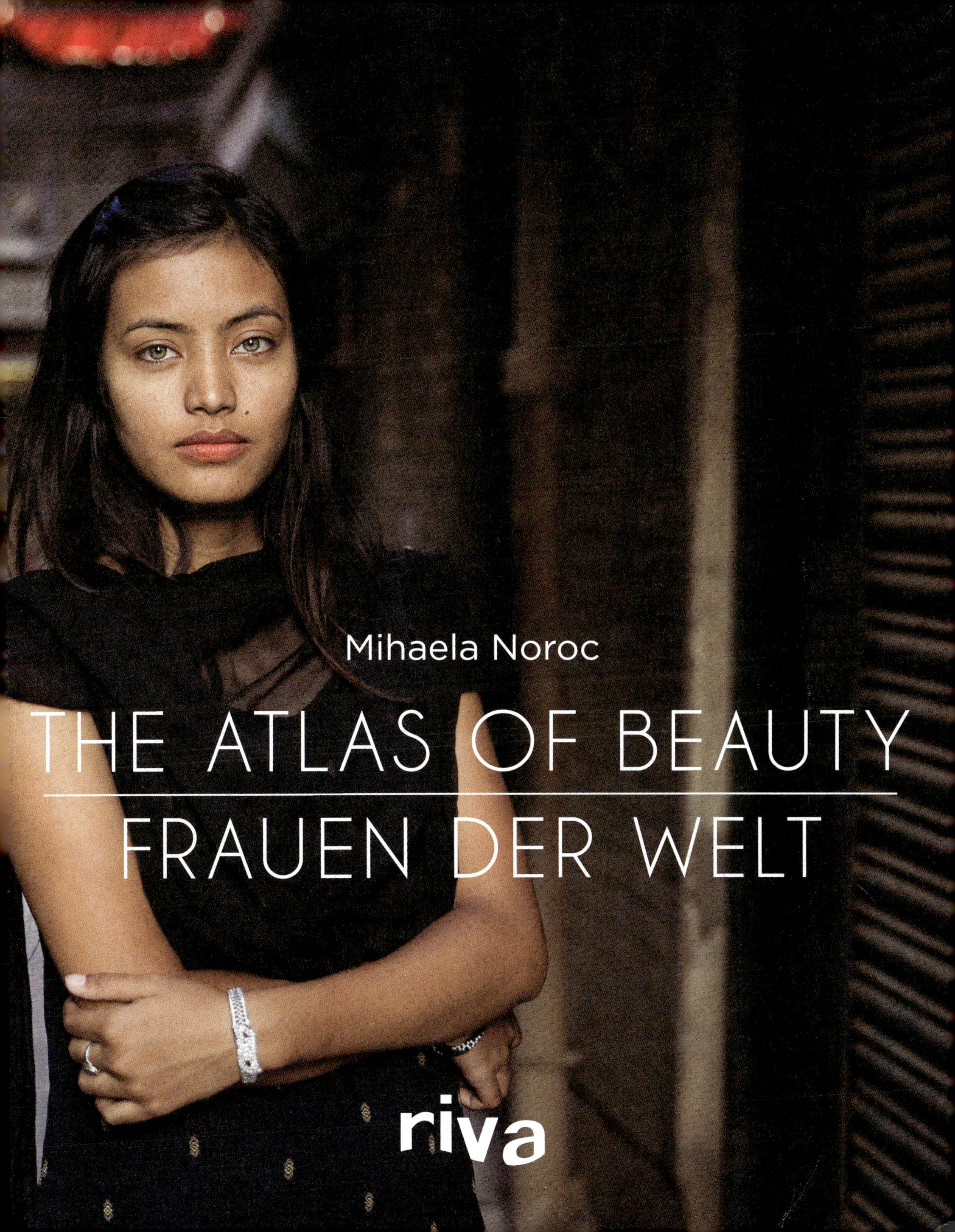

Mihaela Noroc

THE ATLAS OF BEAUTY
FRAUEN DER WELT

riva

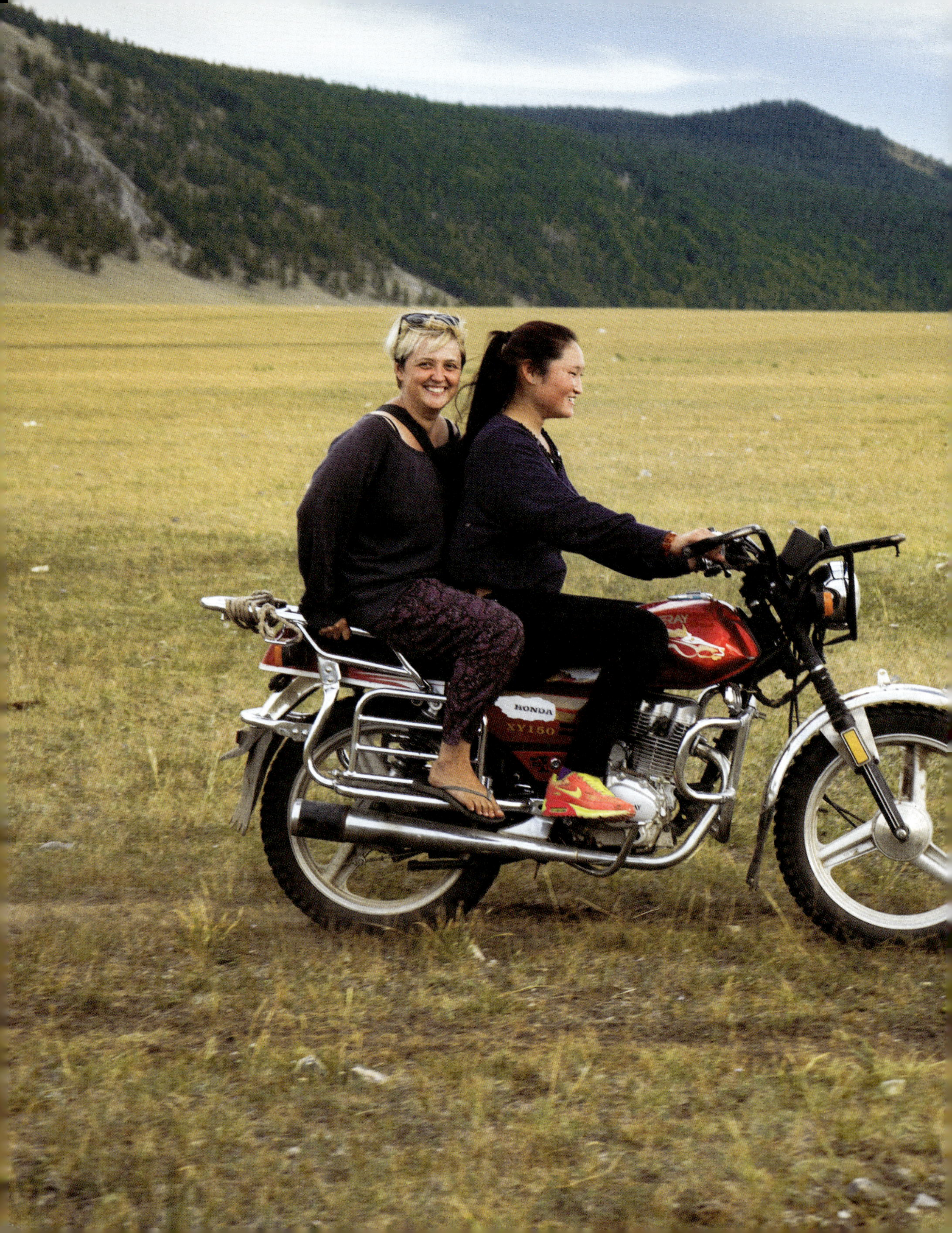
HONDA
XY150

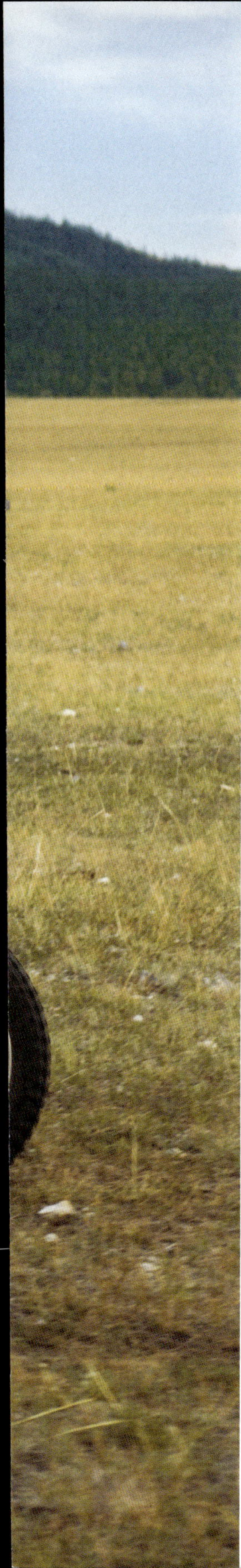

ENTDECKE DIE SCHÖNHEIT DER FRAUEN WELTWEIT

Danke, dass Sie mich auf dieser Reise begleiten. Ich bin Mihaela Noroc, die Frau auf dem Rücksitz des Motorrads. Diese farbenfrohe Reise wird Sie anhand der Porträts von 500 wundervollen Frauen durch mehr als 50 Länder führen. Wir werden gemeinsam die Vielfalt dieser faszinierenden Welt erkunden.

Den Großteil meines Lebens habe ich in Bukarest, der Hauptstadt Rumäniens, verbracht. Ich bin in den 1990er-Jahren aufgewachsen, einer schwierigen Zeit, die in Osteuropa geprägt war von Arbeitslosigkeit und Armut. Meine Familie musste oft umziehen. Fast jedes Jahr wurde ich auf eine andere Schule geschickt, musste mich an eine neue Nachbarschaft gewöhnen und neue Freunde finden. Damals war es jedes Mal hart für mich, doch Jahre später habe ich erkannt, dass mir dies die Fähigkeit gab, mich schnell in einer neuen Umgebung einzufinden.

Mein Vater ist Maler. In meiner Kindheit war ich umgeben von seinen Bildern, und mir gefielen die vielen Farben. Als ich 16 war, schenkte er mir eine gebrauchte Analogkamera. Ich war zu schüchtern, um fremde Menschen auf der Straße zu fotografieren, und so wurden meine Mutter und meine Schwester zu meinen ersten Motiven. Auf diese Weise begann ich, Frauen zu fotografieren, sehr natürlich und zurückhaltend. Nachts, wenn meine Familie schlief, verwandelte ich das Badezimmer in eine Dunkelkammer, in der ich meine Fotos entwickelte.

Ich studierte Fotografie an der Uni, aber meine Professoren waren nicht sehr ermutigend. Es war die Zeit des digitalen Durchbruchs, jeder legte sich eine Digitalkamera zu, und ich sah mich selbst als eine weitere durchschnittliche Fotografin, eine von Millionen. Ich hatte das Gefühl, dass die Welt nicht noch eine mittelmäßige Künstlerin brauchte, deshalb gab ich die Fotografie auf. Um Geld zu verdienen und auf eine handfeste Zukunft hinzuarbeiten, suchte ich in anderen Bereichen Arbeit, ohne dass mir das, was ich tat, wirklich Spaß gemacht hätte.

Jahrelang hatte ich das Gefühl, nicht am richtigen Ort zu sein. Mir fehlte jedoch die Energie, um auszubrechen. Erst eine Reise nach Äthiopien im Jahr 2013 änderte das. Denn ich nahm meine Kamera mit, die ich viele Jahre lang nicht angerührt hatte.

Ich war fasziniert von den Frauen, die ich auf dieser Reise sah. Manche von ihnen lebten in Stämmen und hatten einen ebenso ungezwungenen Umgang mit ihrer Nacktheit wie ihre Vorfahren Generationen zuvor. Andere lebten in konservativen Gemeinschaften und bedeckten ihre Köpfe, und wieder andere blühten im modernen Leben der Großstädte auf.

Die meisten von ihnen kämpften und arbeiteten hart. Teilweise sahen sie sich Diskriminierungen ausgesetzt. Doch in diesen rauen Umgebungen strahlten sie wie Sterne – mit Würde, Kraft und Schönheit. Sie waren die ersten Frauen, die ich fotografierte.

Ich fragte mich, wie es wohl im Rest der Welt aussah, wenn es in einem einzigen Land schon so viel Schönheit und Vielfältigkeit gab. Ich war davon überzeugt, dass den wunderbaren Frauen auf unserem Planeten viel mehr Aufmerksamkeit gebührt und dass wahre Schönheit mehr ist als das, was wir in den Medien zu sehen bekommen. Von diesem Moment an fing ich wieder an zu träumen und fand die Kraft, aus meiner Komfortzone auszubrechen, meinen Job zu kündigen und erneut an die Fotografie zu glauben. Ich ging auf Reisen, machte Bilder, und Stück für Stück gewann ich mein Selbstvertrauen zurück.

Anfangs war *The Atlas of Beauty* ein kleines, persönliches Projekt, finanziert durch meine Ersparnisse und nur in meinem Heimatland bekannt. Ich war als Backpackerin mit kleinem Budget unterwegs, mischte mich unter die Einheimischen und versuchte, ihre Kultur zu verstehen.

Nach einer Weile passierte etwas, mit dem ich nie gerechnet hätte: Das Projekt wurde in den Social-Media-Kanälen bekannt. Millionen von Menschen sahen sich meine Bilder an, und mein E-Mail-Postfach füllte sich mit Nachrichten aus aller Welt. Es kam sogar vor, dass mich Leute auf der Straße erkannten. Manche dankten mir und sagten, dass ich ihren Blick auf die Schönheit der Frauen geändert hätte.

Von diesem Zeitpunkt an hatte ich einen Auftrag: Ich wollte noch mehr Vielfalt auf meinen Bildern festhalten und noch mehr inspirierende Geschichten finden, damit meine Botschaft wirklich gehört wird. Die Menschen fingen an, für *The Atlas of Beauty* zu spenden, was es mir ermöglichte, das Projekt fortzusetzen.

An so viele faszinierende Orte zu reisen, hat mir die schönsten Momente meines Lebens gebracht, aber auch die schwierigsten. Ich war in Kriegsgebieten und ging durch gefährliche Slums. Ich habe gefroren, war überhitzt und sehr emotional. Ich hatte keinen Cent mehr und war krank, während ich weit weg von zuhause war. Doch die vielen unglaublichen Frauen, die ich traf, haben mich immer motiviert, mit neuer Begeisterung weiterzumachen.

Hunderte von Frauen lehnten das Foto ab, das ich gerne gemacht hätte, und ich sah mit eigenen Augen, wie Diskriminierungen und gesellschaftlicher Druck auf dem Rücken vieler lasten. Einige hatten einfach Angst, fotografiert zu werden. Andere waren nicht selbstbewusst genug. Ich bin allen Frauen, die ich getroffen habe, dankbar, egal, ob sie mein Angebot ausgeschlagen oder angenommen haben. Mit manchen verbrachte ich nur Sekunden, mit anderen Stunden, aber von jeder Einzelnen habe ich etwas mitgenommen.

Dank dieser Frauen wurde ich der Mensch, der ich heute bin. Jede Begegnung lehrte mich, ein besserer Mensch zu sein, die Schönheit in allem zu sehen, nicht nur an der Oberfläche. Meine Bilder mache ich in natürlichen Lichtverhältnissen, ich versuche, ein behagliches Gefühl zu schaffen und den Moment einzufangen, in dem sich die Frau öffnet, damit ich in ihre Augen blicken und ihre innere Schönheit sehen kann.

Wenn ich von Schönheit spreche, meine ich mehr als die Schönheit, die uns heutzutage gezeigt wird und bei der es mehr um sexuelle Anziehung geht, meist mit dem Zweck, etwas zu verkaufen. Googelt man die Worte »schöne Frau«, bekommt man als Ergebnis hauptsächlich Bilder von verführerischen Frauen: Schmollmünder, geöffnete Lippen; Hände, die schmachtend eine wilde Mähne zerwühlen, und sehr, sehr wenig Stoff. Aber in diesem Buch werden Sie sehen, dass Schönheit so viel mehr bedeutet.

Ich glaube, Schönheit bedeutet, man selbst zu sein, natürlich und authentisch. Sie bedeutet, anderen Menschen sein Inneres zu zeigen. Das ist heutzutage nicht so einfach. Frauen stehen unter großem Druck. Sie sollen ein bestimmtes Aussehen haben und sich auf eine bestimmte Art verhalten. In manchen Gegenden äußert sich der Druck darin, sich sittsam zu kleiden und so viel wie möglich zu verdecken. In anderen Gegenden hingegen äußert sich der Druck darin, möglichst attraktiv zu sein. Aber letztendlich sollte jede Frau die Freiheit haben, sich so zu präsentieren, wie sie es möchte, und ihre Schönheit zu finden, ohne äußeren Druck zu spüren.

Ich bin der Meinung, dass Schönheit uns Toleranz, Ehrlichkeit und Güte lehren kann. Unsere Welt braucht diese Werte mehr als je zuvor.

Dieses Buch wird Sie in viele Länder mitnehmen. Ich bin durch Afghanistan, den Irak, den Iran und Nordkorea gereist, in die USA, nach Frankreich und Brasilien. Ich habe erkannt, dass es etwas gibt, das uns als Menschen vereint, obwohl wir so verschieden sind. Letzten Endes sind wir Teil der gleichen wunderbaren Familie. Wir sollten keine Mauern zwischen uns bauen, die auf Unterschieden in Geschlecht, Ethnie, Hautfarbe, sexueller Orientierung oder Religionszugehörigkeit beruhen. Wir sollten stattdessen Wege finden, die uns verbinden, und zusammenarbeiten – Männer und Frauen –, um diese Welt zu einem besseren Ort zu machen.

Ich hoffe, dieses Buch wird einer dieser Wege sein.

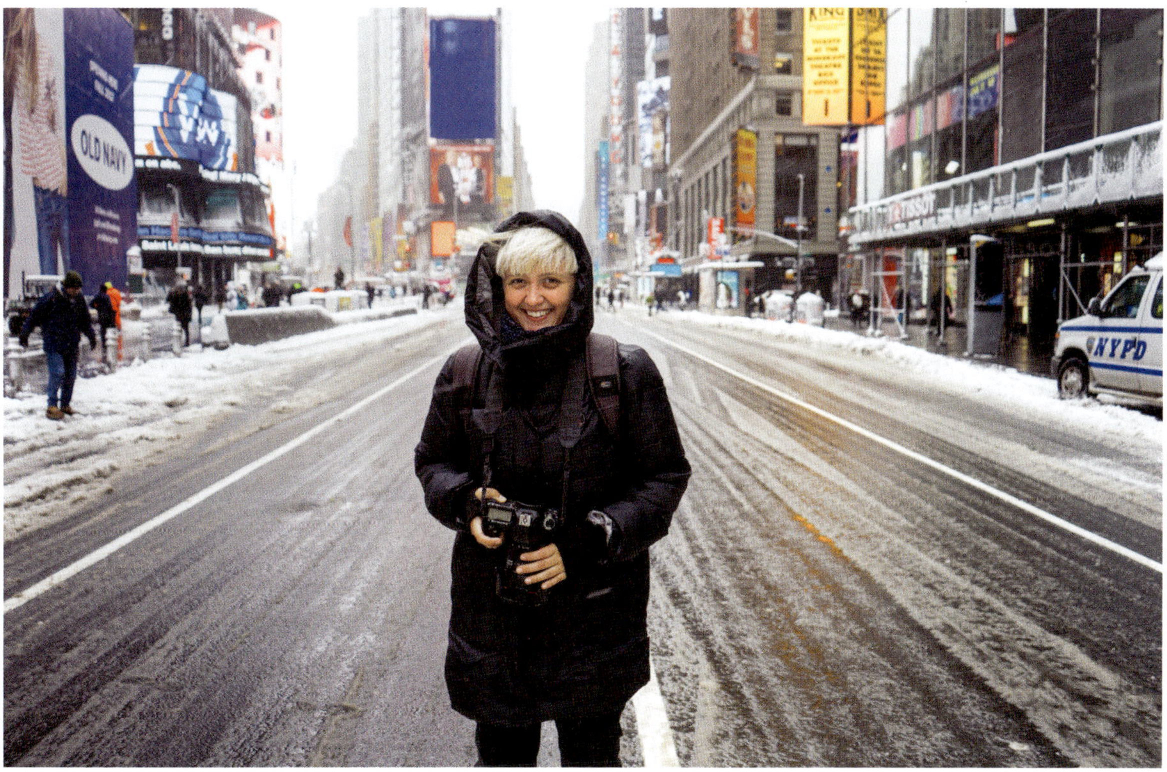

NEW YORK, USA

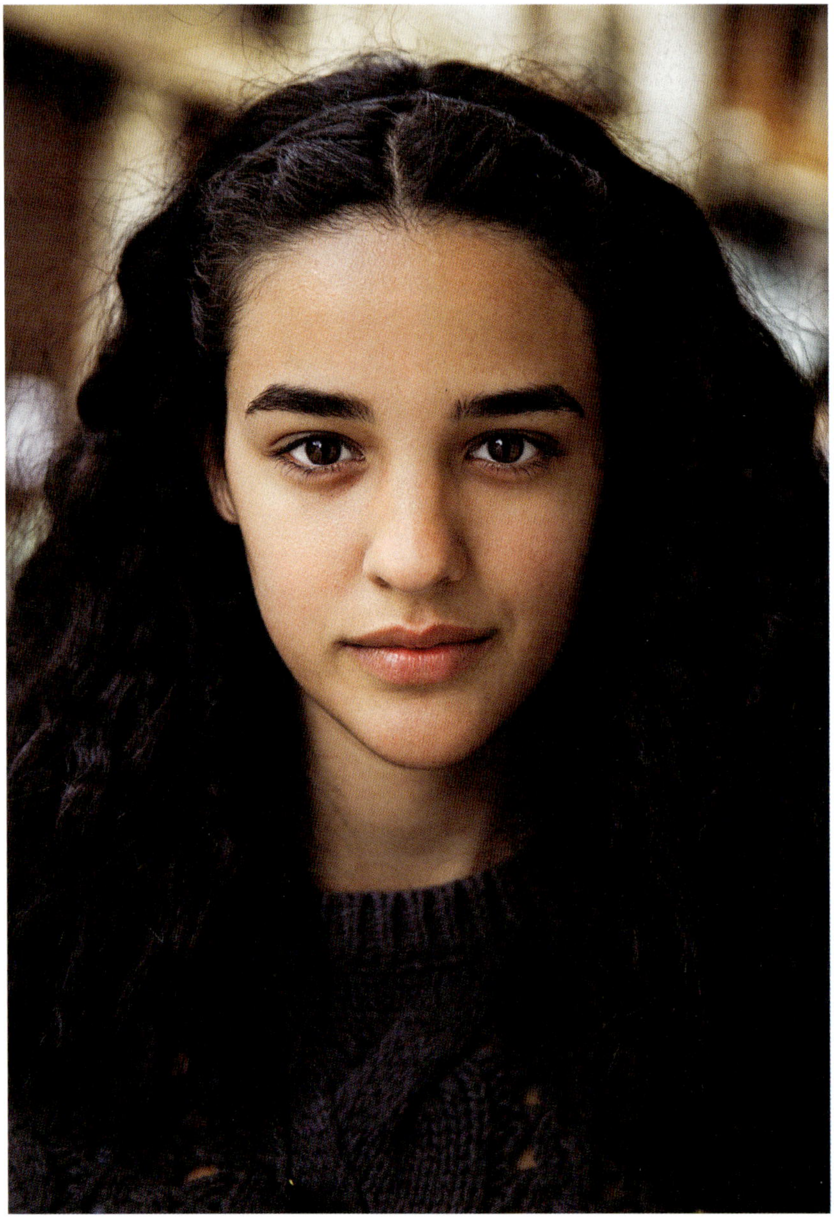

ARACHOVA, GRIECHENLAND *(oben)*

Cristina studiert in Athen. Sie hat Urlaub in diesem Bergort gemacht.

CHICHICASTENANGO, GUATEMALA *(rechte Seite)*

Maria verkauft Gemüse auf dem Markt ihrer kleinen Heimatstadt. Als sie die Kamera sah, wurde sie ganz verlegen.

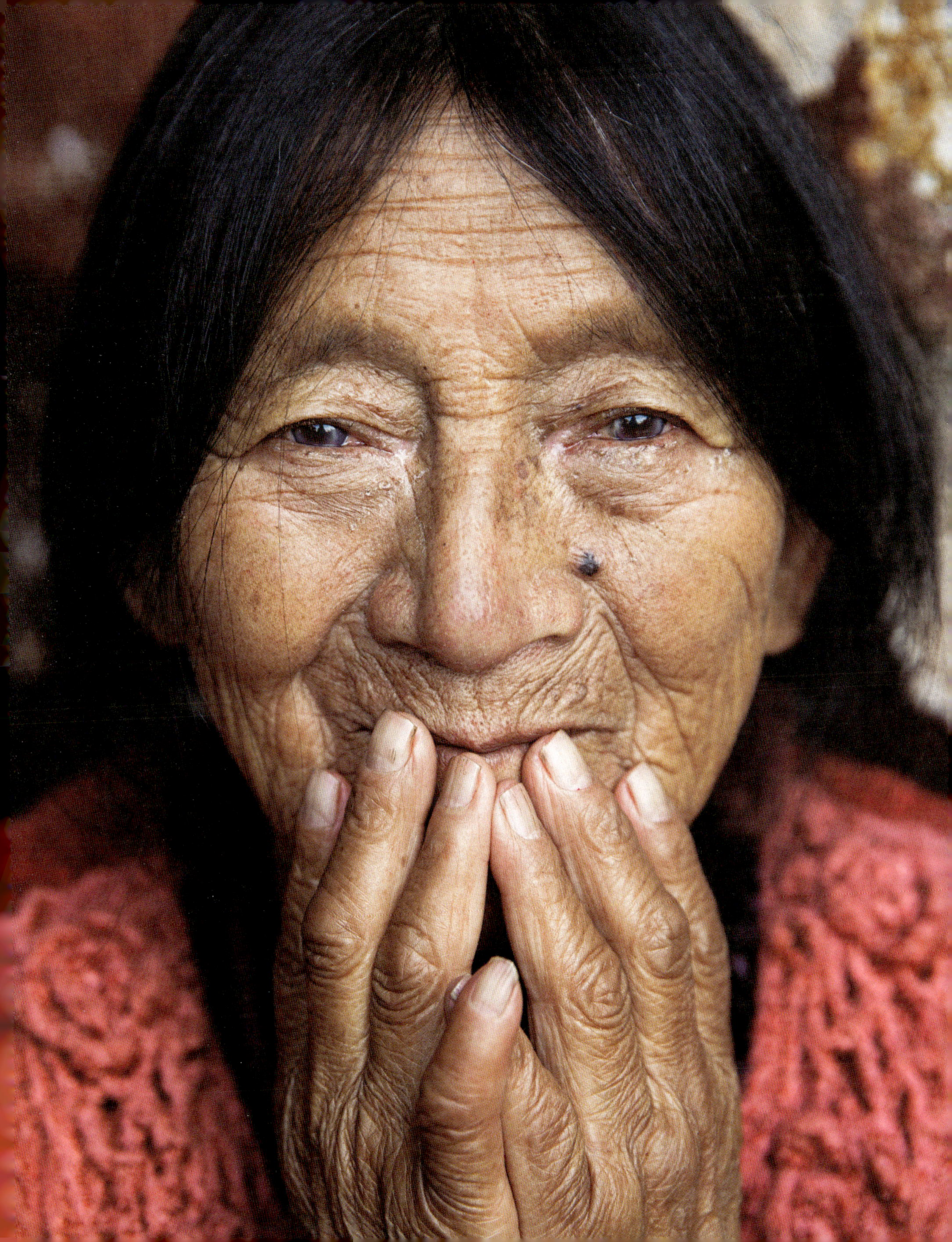

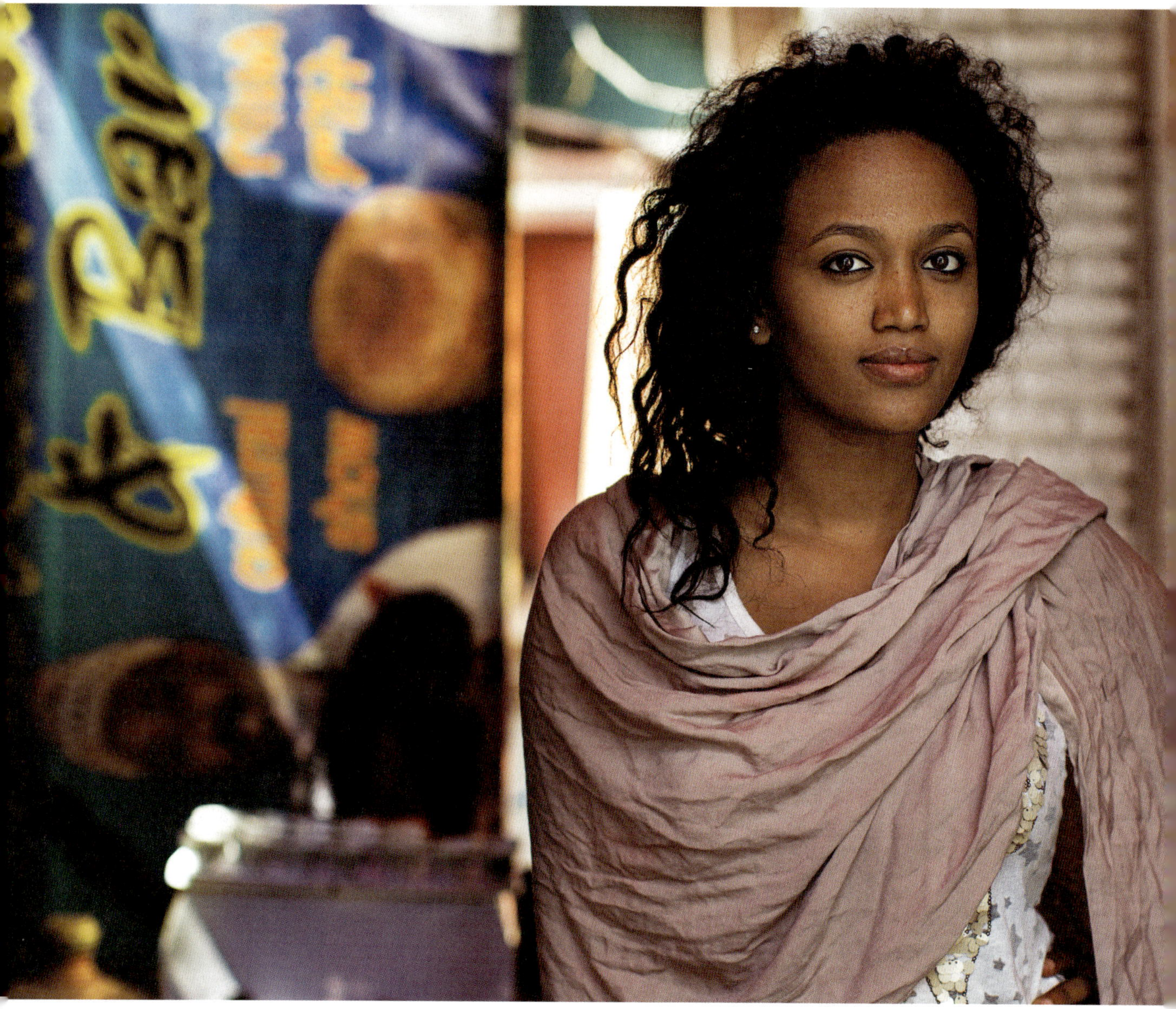

ADDIS ABEBA, ÄTHIOPIEN

Ich lernte Samira im Café ihrer besten Freundin kennen. Sie ist Muslima, ihre Freundin Christin. Bei meinem Besuch in diesem atemberaubenden Land sah ich viele Beispiele wundervoller Freundschaften über religiöse Grenzen hinweg. Doch es gibt dort schreckliche ethnisch oder religiös motivierte Konflikte. Samiras heiteres Gesicht erfüllt mich mit der Hoffnung, dass gütige Menschen wie sie diese Welt zu einem besseren Ort machen werden.

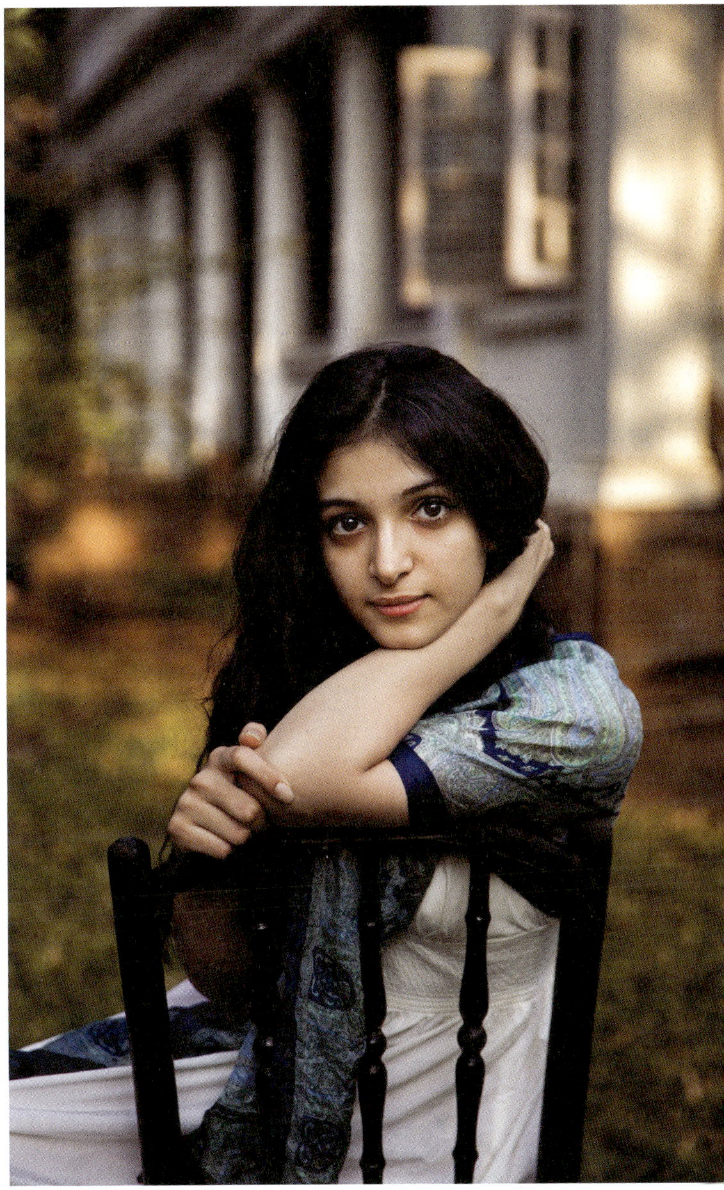

MUMBAI, INDIEN

Anaisha ist Parsin. Die Religionsgemeinschaft der Parsen geht zurück auf Zoroaster oder Zarathustra, der vor über tausend Jahren aus Persien nach Indien einwanderte. Um die Tempel herum entstanden bald zoroastrische Gemeinden. Ich fotografierte sie vor ihrem schönen Haus, das in einem eleganten Viertel und einer der größten Parsengemeinde Mumbais liegt. Ihre Mitglieder bewahren die alten Traditionen, engagieren sich aber auch aktiv in der modernen Welt.

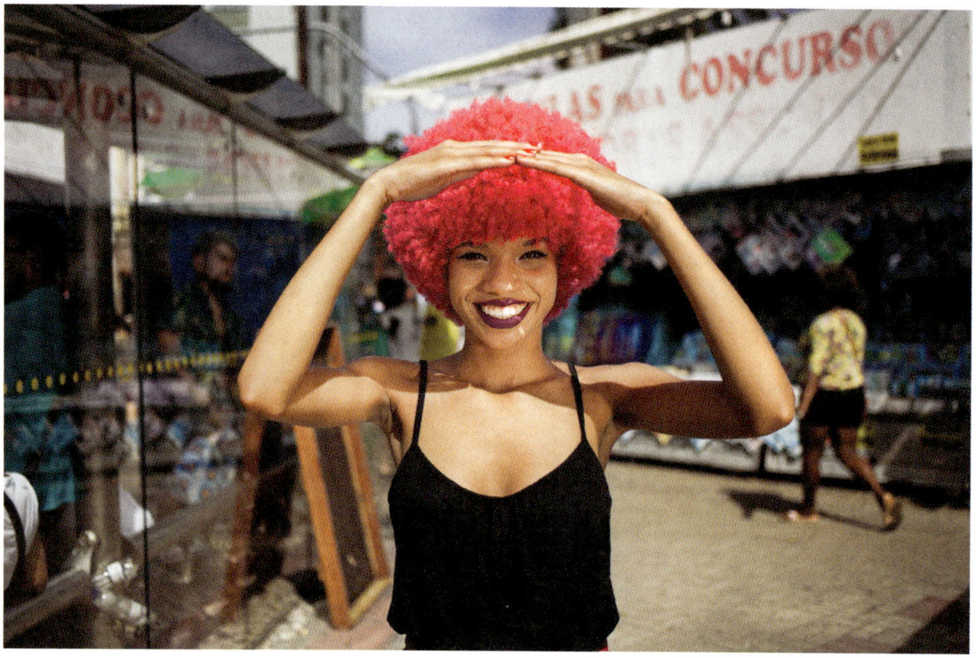

SALVADOR, BRASILIEN

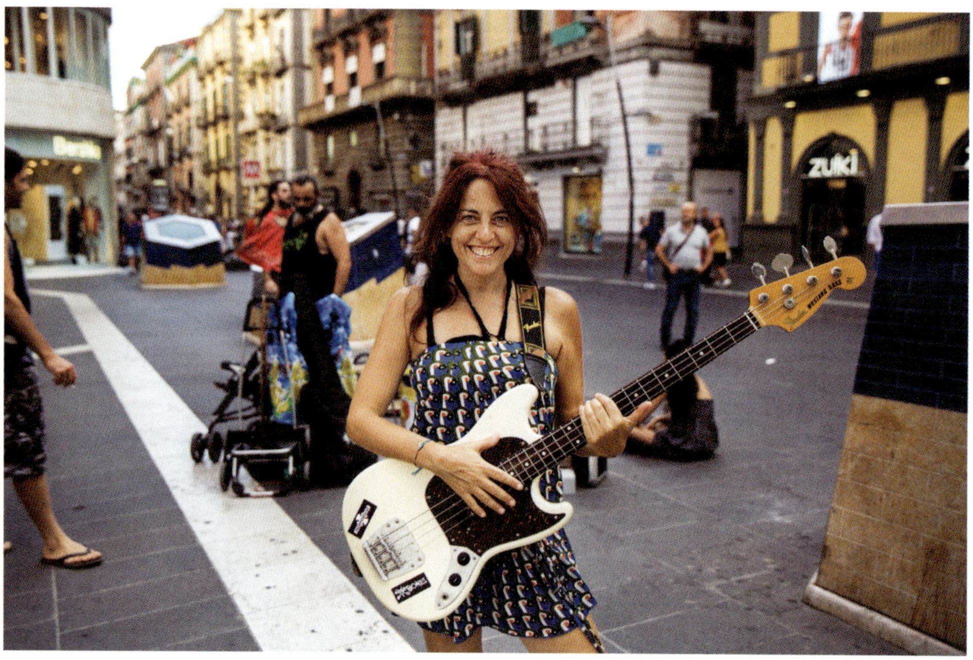

NEAPEL, ITALIEN

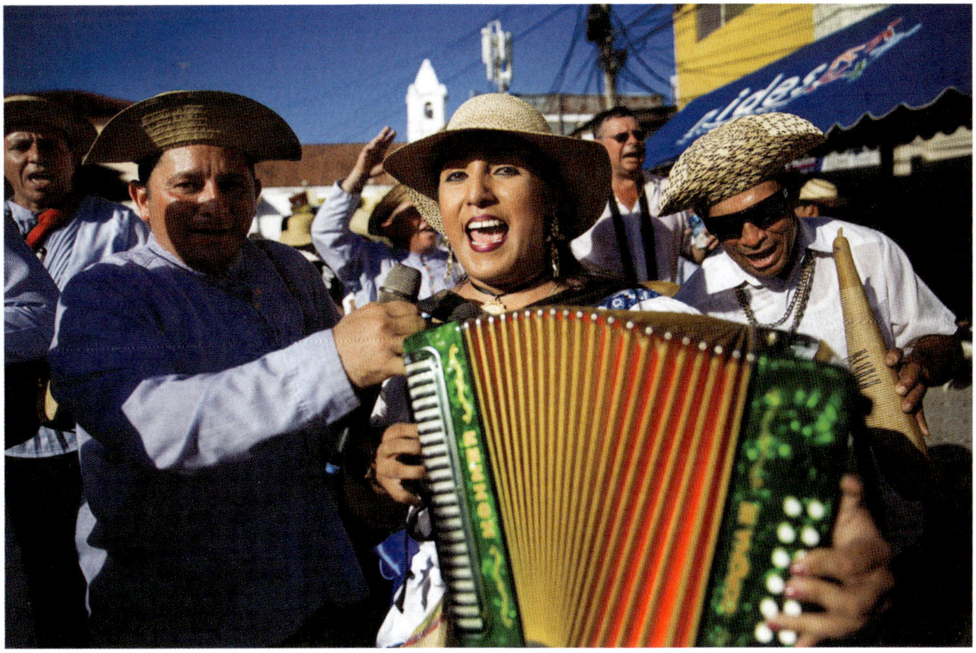

LAS TABLAS, PANAMA

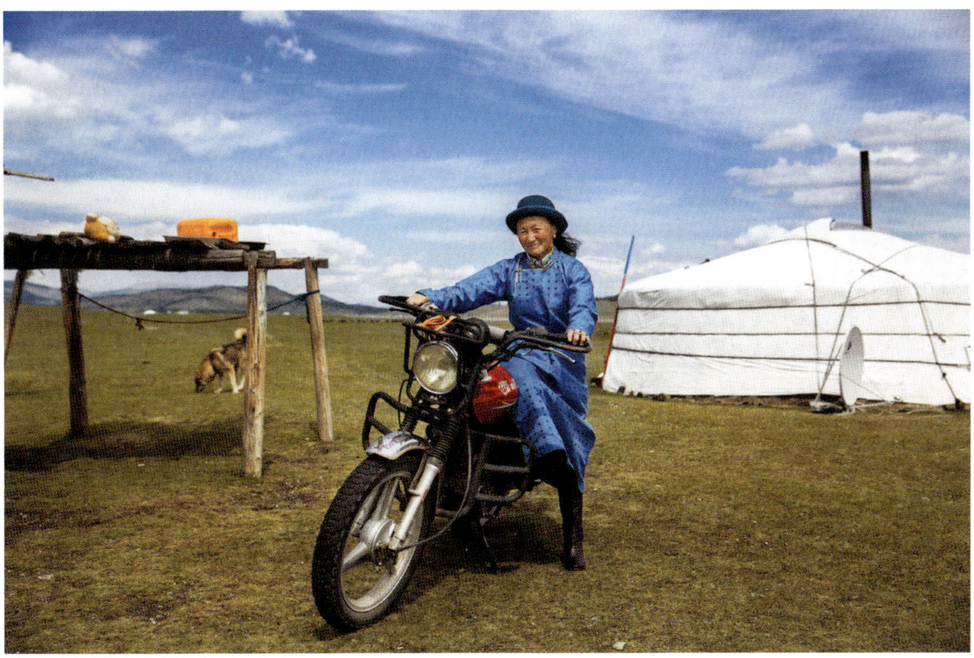

ZENTRALE MONGOLEI

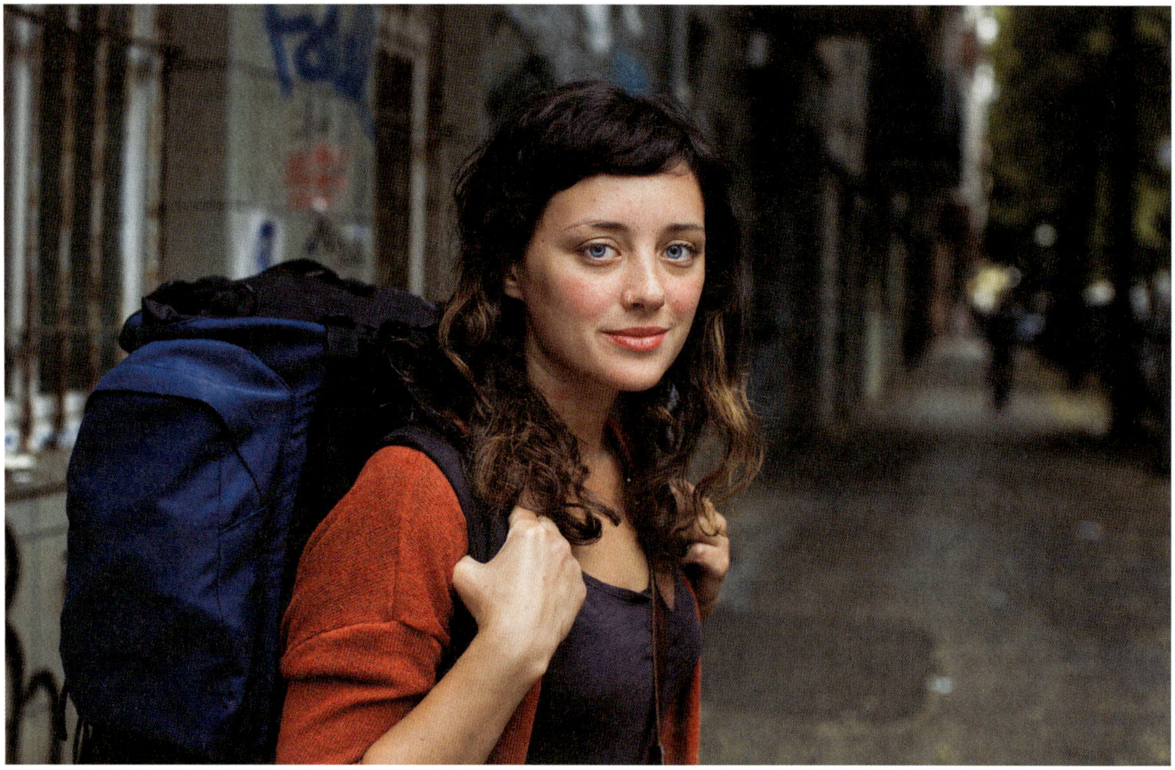

BERLIN, DEUTSCHLAND *(oben)*

Lisa kam gerade von einer Reise, als ich sie traf. Sie trug einen riesigen Rucksack auf dem Rücken. Zudem hatte sie viele spannende Erinnerungen. Mit elf Jahren wurde sie von einer Straßenbahn angefahren. Wie durch ein Wunder überlebte sie, doch ihr blieben viele Narben. Als sie mir das erzählte, röteten sich ihre Wangen.

Viele Jahre lang fühlte sie sich wegen ihrer Haut unsicher. Sie war Mitglied in ein paar Bands, aber sie hatte zu große Angst, vor Publikum zu singen, da sie so schnell rot wird und wegen der Narben, die sie von dem Unfall davongetragen hat.

Mit der Zeit erkannte sie, dass Schönheit bedeutet, man selbst zu sein, natürlich und authentisch. Sie verstand, dass der Unfall ihr ein zweites Leben schenkte und nun lebt sie dieses voller Selbstbewusstsein.

»Ich hatte viele gebrochene Knochen, einige gequetschte Organe – aber auch viele Engel an meiner Seite.«

PROVINZ SICHUAN, CHINA *(rechte Seite)*

Zu den anmutigsten Frauen, denen ich auf meinen Reisen begegnet bin, gehört diese tibetische Mutter von zwei Kindern. Diese Aufnahme entstand, als sie mir die Tür öffnete. Obwohl sie gerade Hausputz gemacht hatte, trug sie ihren gesamten Schmuck, was, wie ich später herausfand, bei den Tibeterinnen üblich ist.

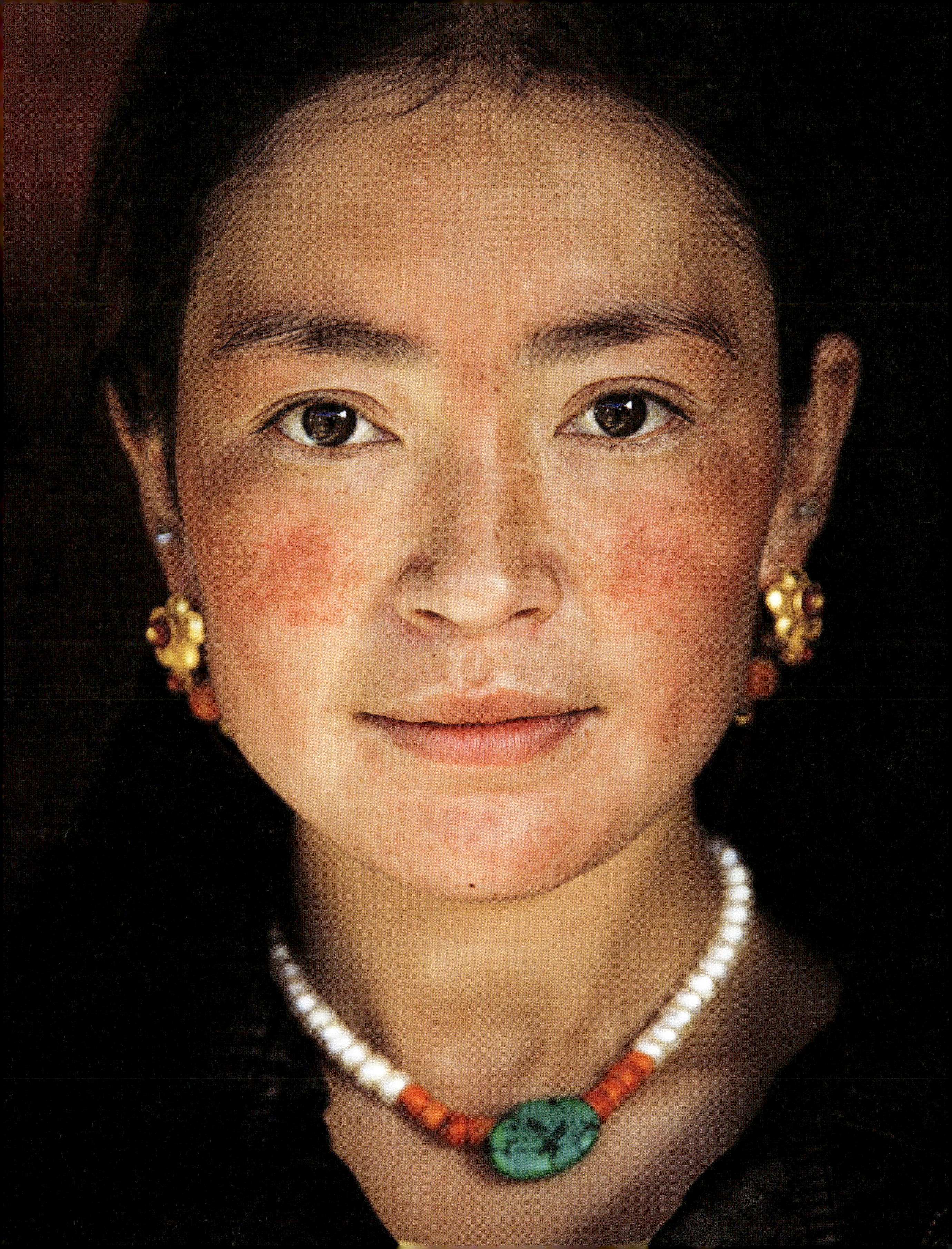

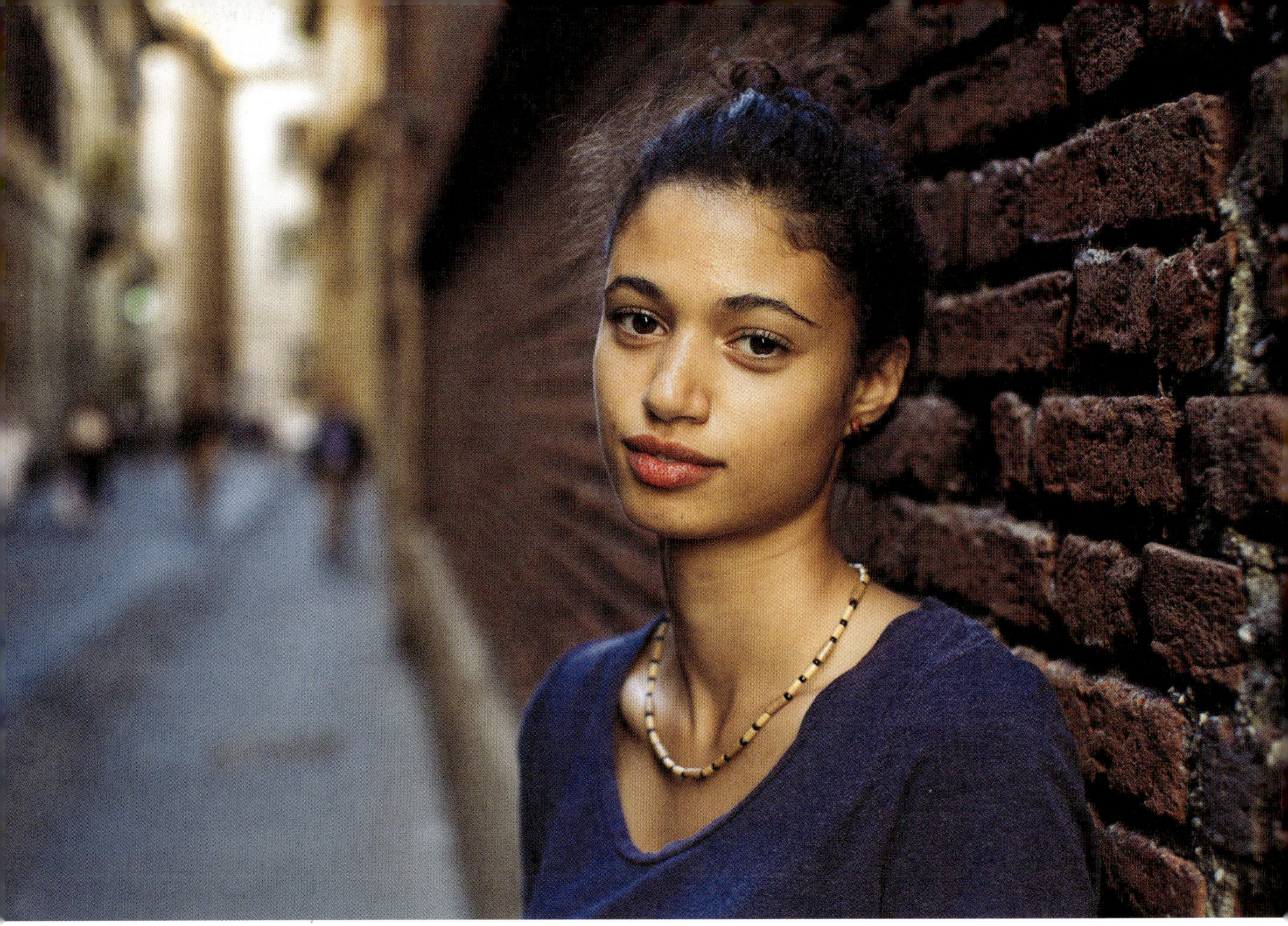

MAILAND, ITALIEN

Malika – ihre Mutter ist Italienerin, ihr Vater Marokkaner – lebt in einer Stadt, die berühmt ist für Mode. Doch Malika liebt die Natur mehr als Kleidung und das Stadtleben.

»Viele Leute aus der Modebranche wollten mich überreden, Model zu werden. Doch meine Interessen gehen in eine ganz andere Richtung. Mode gehört nicht dazu. Meine große Liebe ist das Wandern. Mit acht bin ich zu den Pfadfindern gegangen und habe angefangen, die Natur zu erkunden. Ich gehe oft allein zum Wandern in die Berge und sehe dann tagelang keine Menschen. Das mache ich, wenn ich mich müde und abgespannt fühle. Ich wohne in einem Mailänder Problemviertel, wo es für Frauen auch gefährlich werden kann. Daher fühle ich mich in den Bergen sicherer als in der Stadt.«

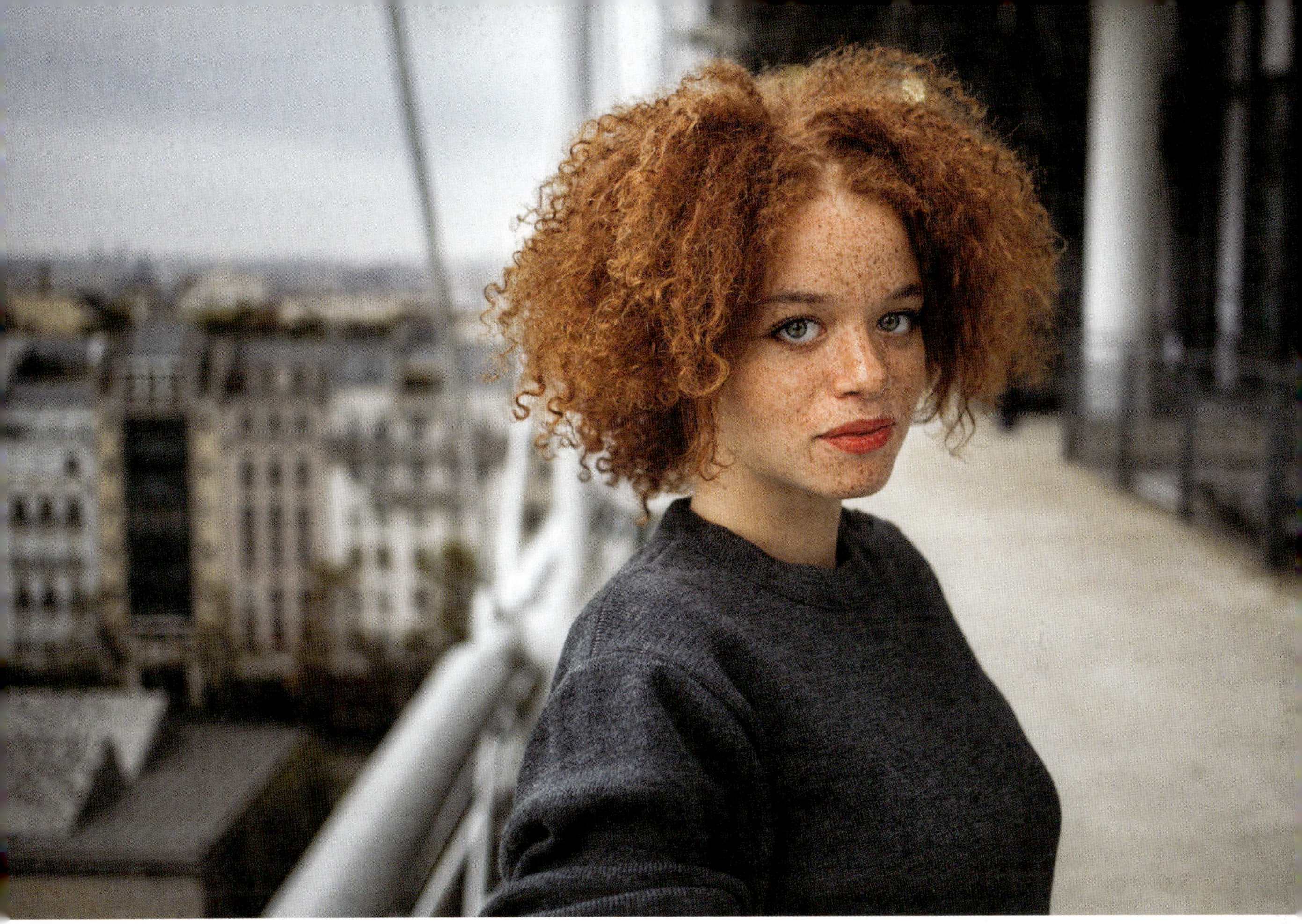

PARIS, FRANKREICH

Wir sind uns bei einer Ausstellung im Centre Pompidou begegnet, dem Ort, wo Imane am liebsten träumt. Sie musste kurz darauf zu einem Vorstellungsgespräch. Die Studentin verdient ihren Lebensunterhalt als Kellnerin in drei verschiedenen Restaurants und mit Babysitten. Am liebsten möchte sie ihre eigene Galerie eröffnen, um Künstler aus unterschiedlichen Kulturen zusammenzubringen. Imane hat afrikanische und europäische Wurzeln und liebt Kunst – und die Vielfältigkeit.

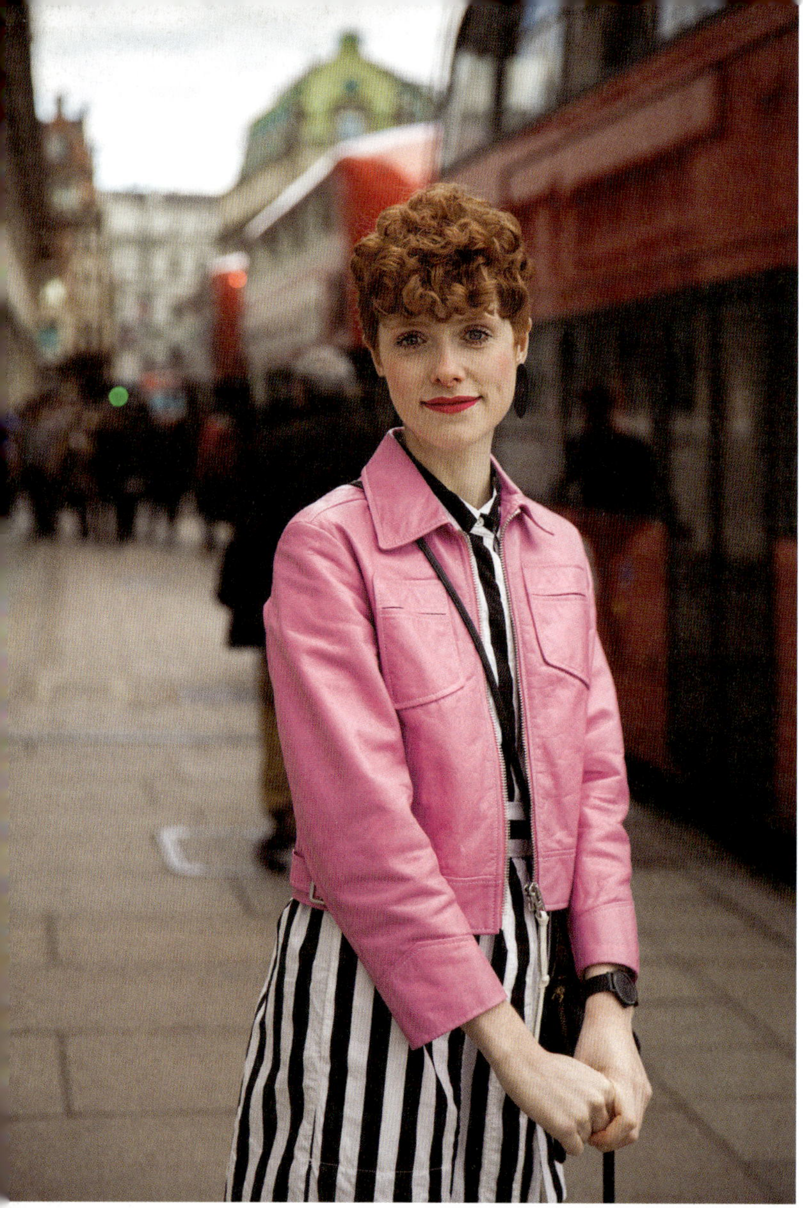

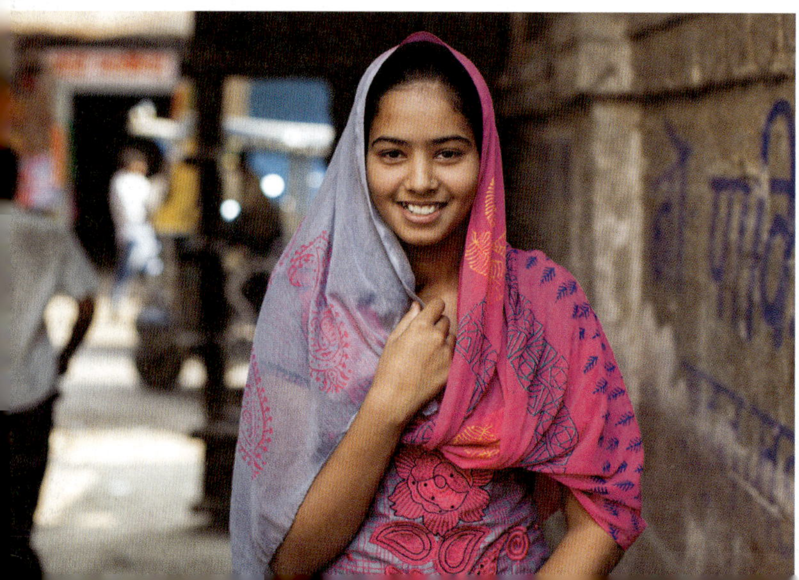

LONDON, ENGLAND *(links oben)*

Sie ist Floristin. Sie arrangiert nicht nur Blumengestecke, sondern auch Kleidung zu verspielten Outfits.

JODHPUR, INDIEN *(links unten)*

Sie war total überrascht, dass eine Wildfremde sie fotografieren wollte.

ATHEN, GRIECHENLAND *(rechte Seite)*

Eine Unterhaltung scheiterte an fehlenden Sprachkenntnissen. Also gab ich ihr meine Visitenkarte, und sie schenkte mir ein Lächeln.

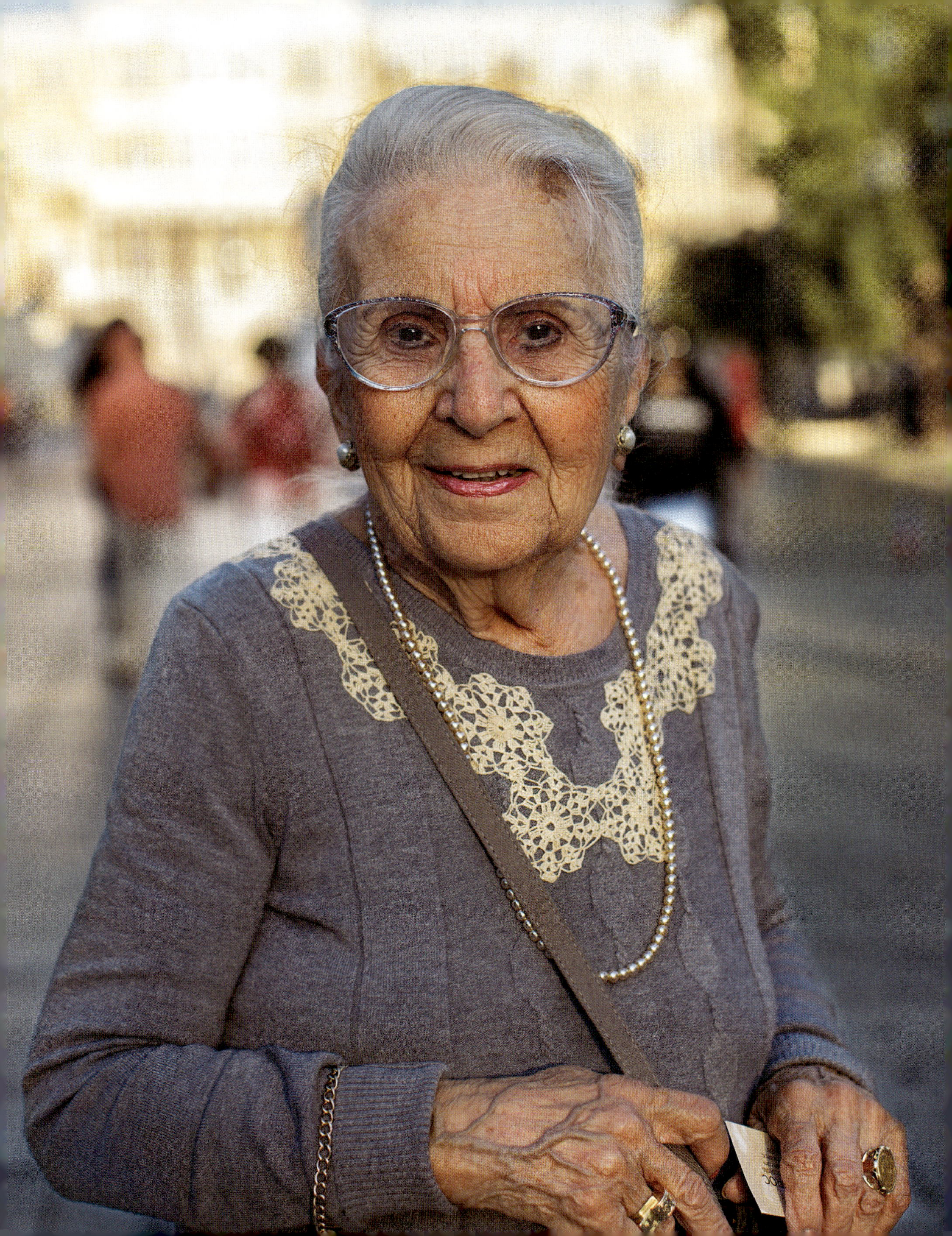

HAVANNA, KUBA

Schauspielerin? Model? Weder noch! Sie möchte nur ihre Ausbildung abschließen und Krankenschwester werden.

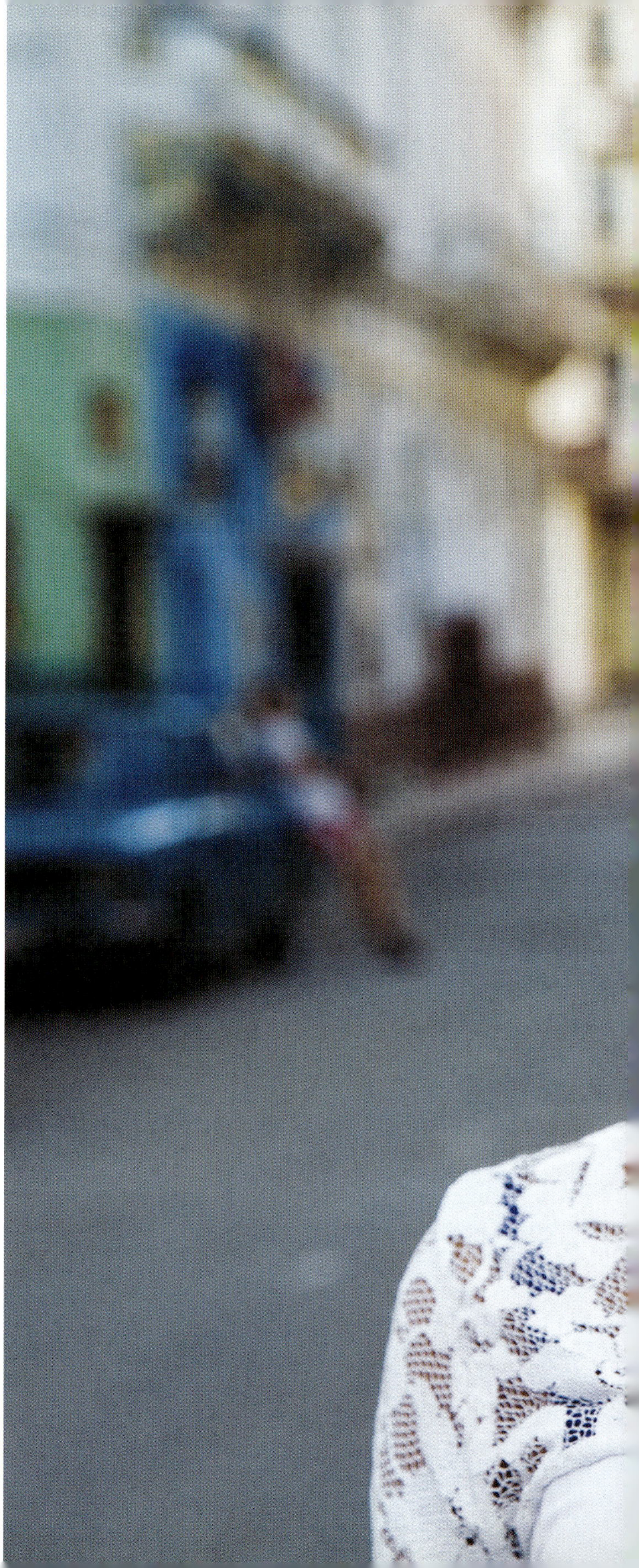

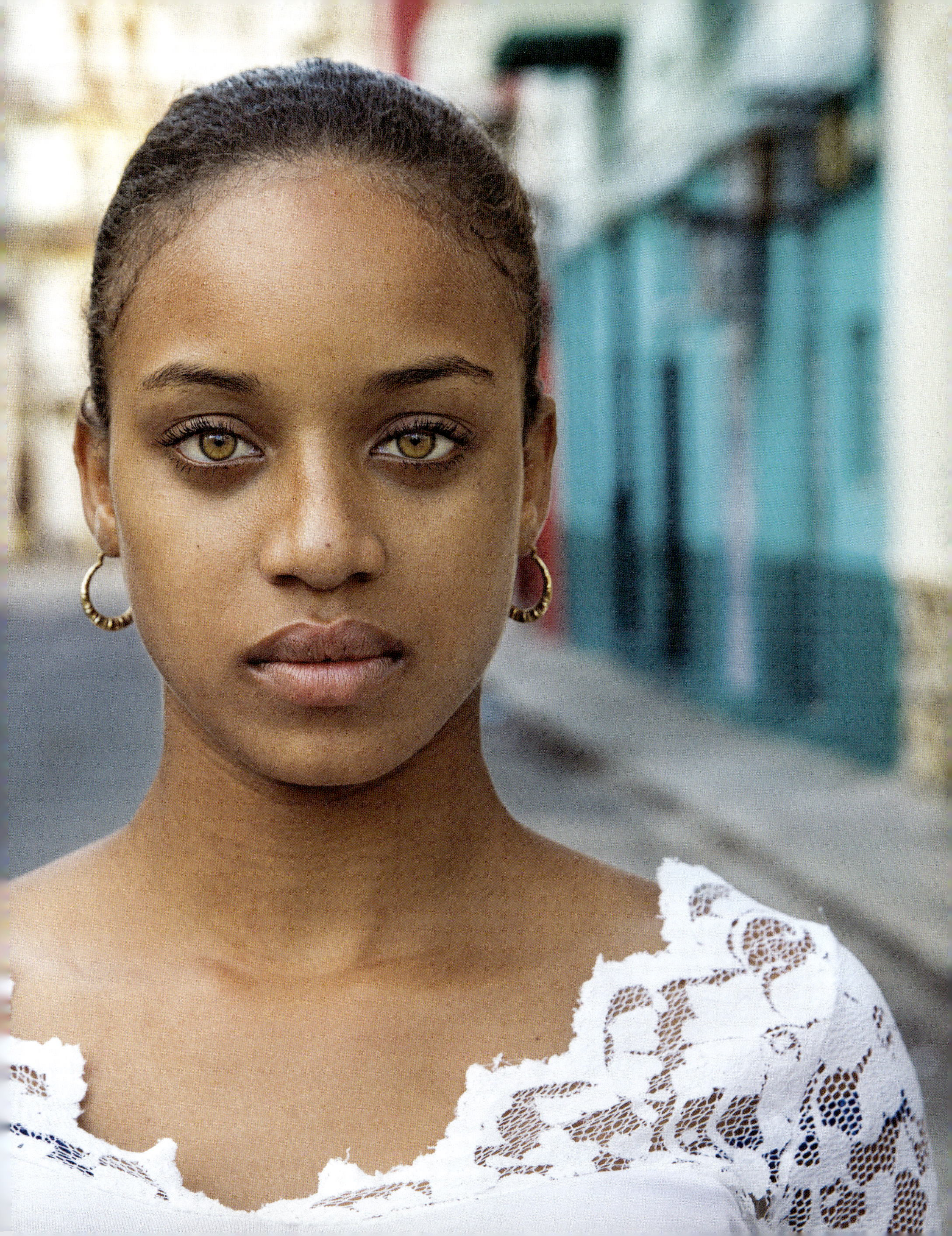

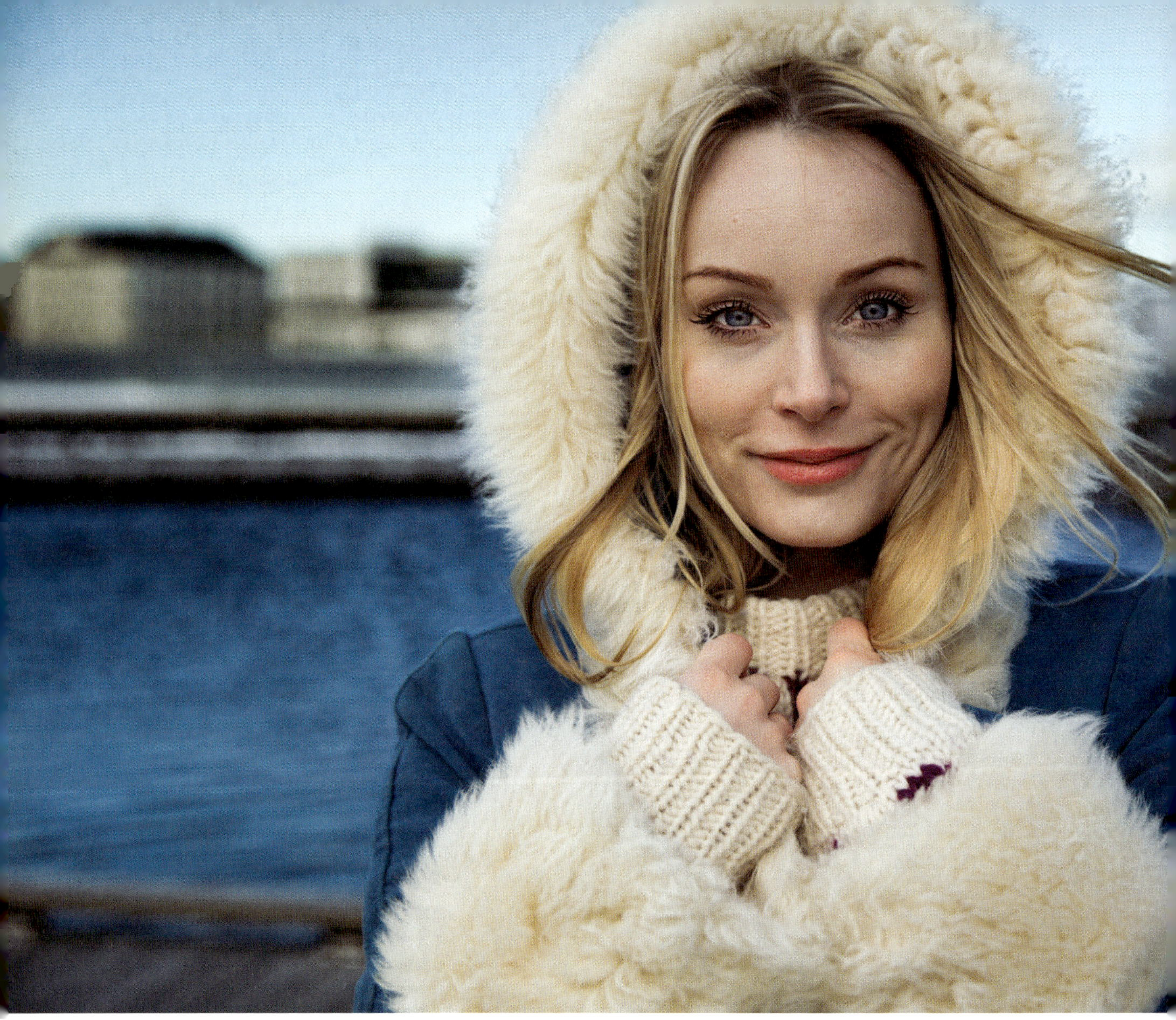

REYKJAVÍK, ISLAND

Ich traf Thorunn Antonía Magnúsdóttir an einem eiskalten Wintertag in ihrer Heimatstadt, und ihre Warmherzigkeit ließ mich alle Kälte vergessen. Die bekannte isländische Sängerin war gerade Mutter geworden. Sie wünscht sich, dass ihr kleines Mädchen voll Glück und Zuversicht heranwächst. Deswegen hat Thorunn auf Facebook die Gruppe »Good Sister« gegründet, der ein Drittel aller isländischen Frauen beigetreten sind, um sich zu unterstützen, indem sie ihre Geschichten miteinander teilen und sich gegenseitig ermutigen.

»Ich denke, Frauen haben ein starkes Bedürfnis, sich konstruktiv und ohne Werturteile auszutauschen. Statt uns selbst und einander ständig herunterzumachen, sollten wir uns gegenseitig helfen und gute Schwestern sein.«

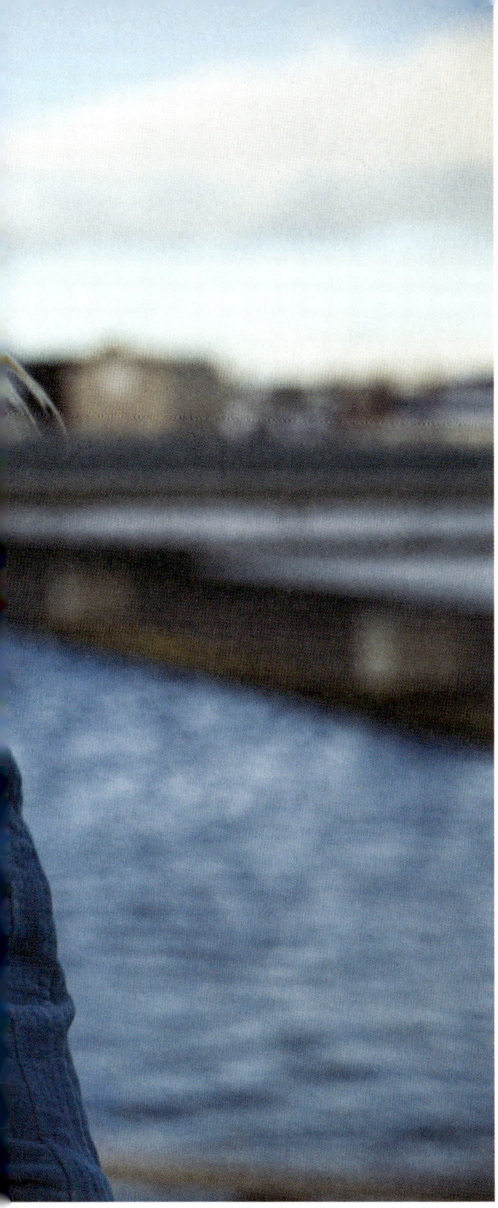

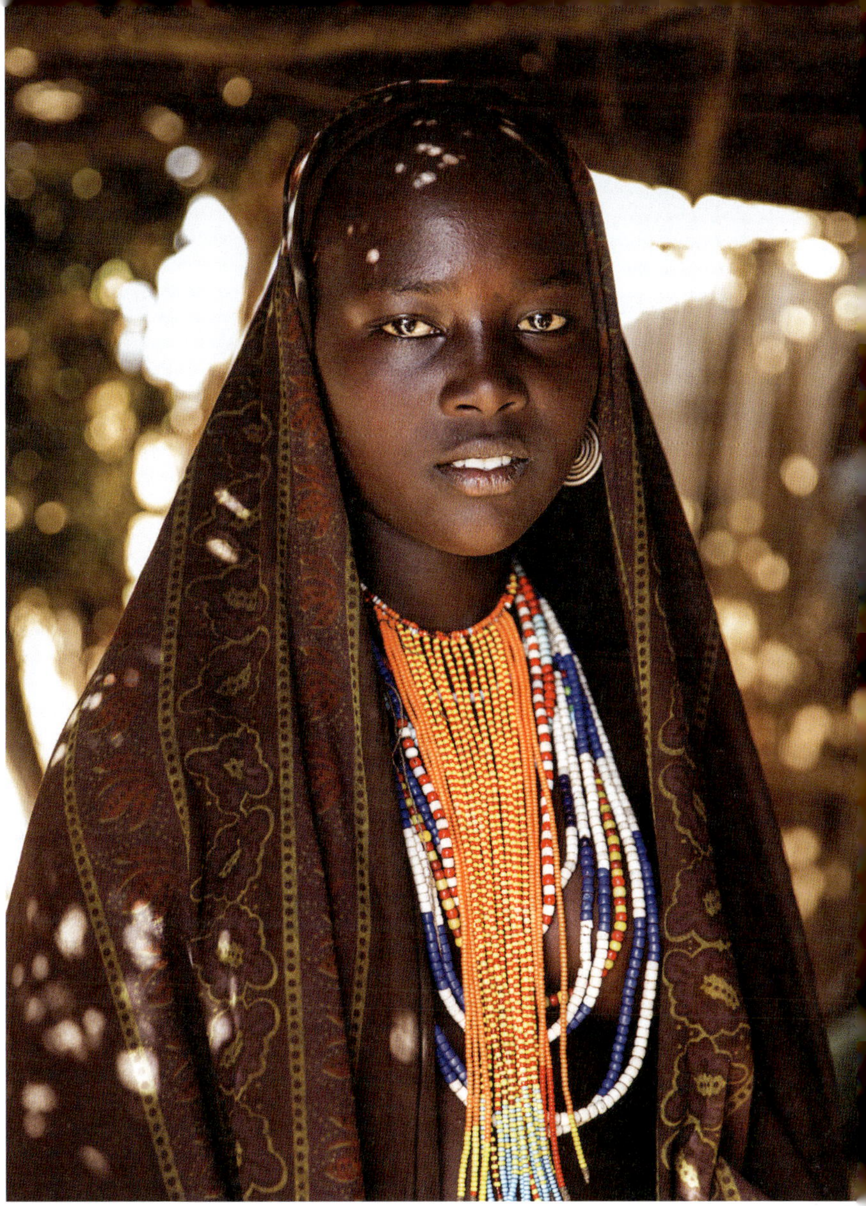

OMO-TAL, ÄTHIOPIEN

Die Stämme in diesem abgelegenen Tal leben heute noch wie vor Jahrtausenden. Wegen der hohen Temperaturen dort gehen die Menschen oft nackt. Diese junge Frau trägt ihren Schleier nur, um ihre Haut vor der Sonne zu schützen. Sie gehört zum Stamm der Arbore, der viele Generationen lang abgeschieden von der Welt gelebt hat. Nun ist die moderne Welt nur ein paar Schritte entfernt. Die 4G-Mobilfunktechnologie hat auch hier Einzug gehalten, und bald werden die Menschen dort Teil einer großen Gemeinschaft des World Wide Web sein.

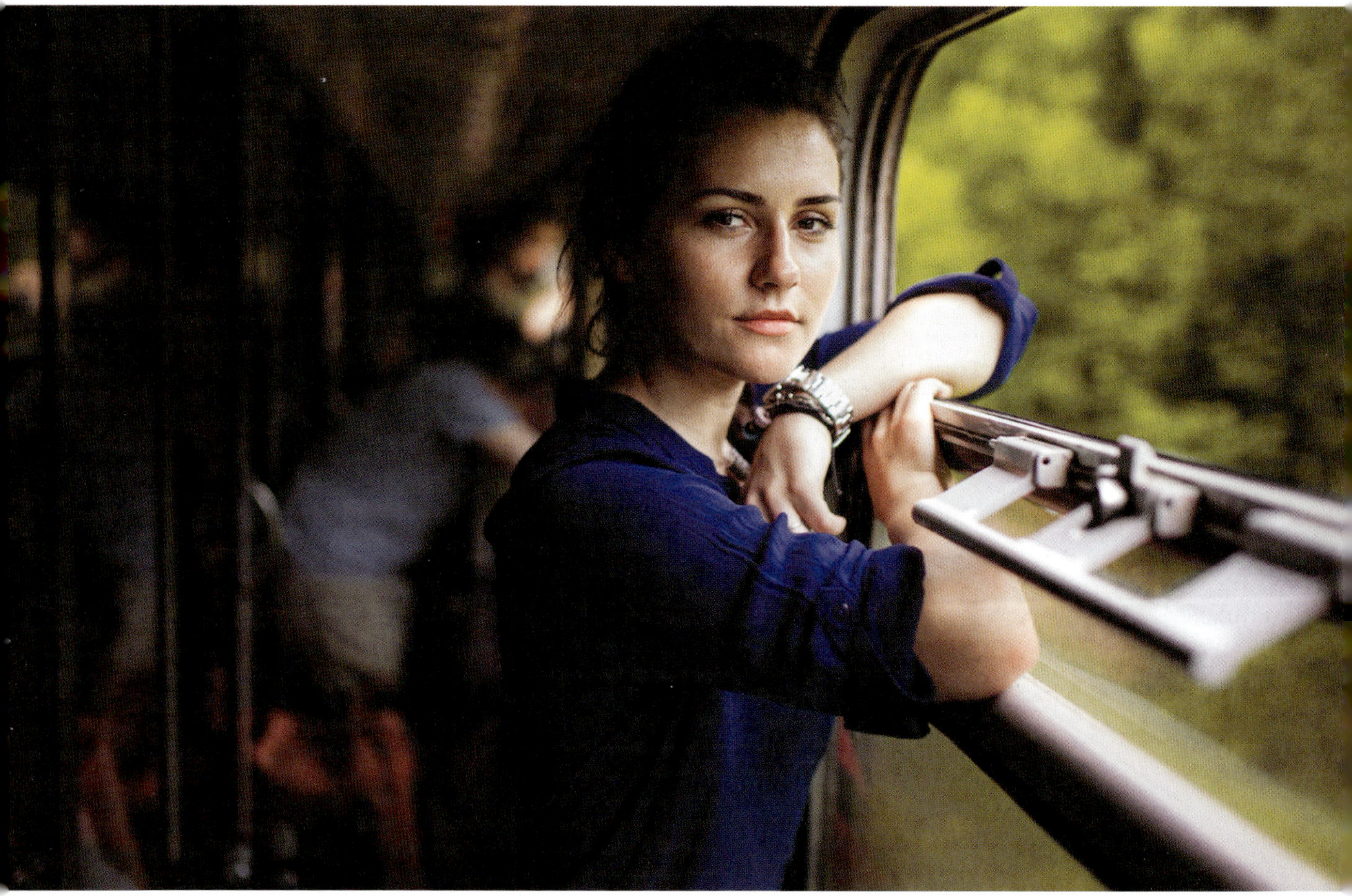

SIEBENBÜRGEN, RUMÄNIEN

Wir begegneten uns während der siebenstündigen Zugfahrt von Cluj nach Timișoara (Temeswar).

»Ich besuche meinen Freund. Diesmal bin ich dran mit der langen Reise.«

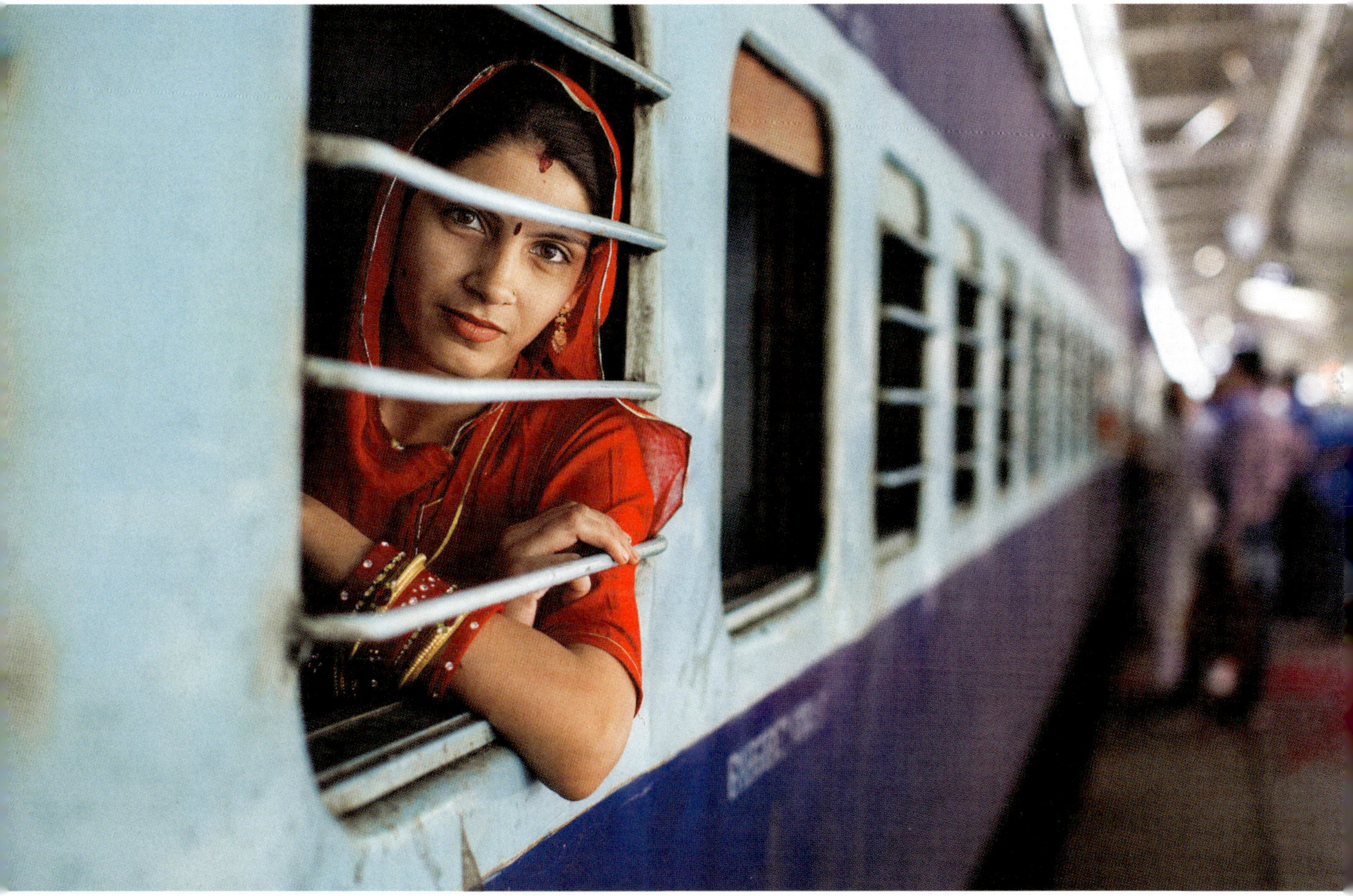

JODHPUR, INDIEN

Indiens Züge sind die Lebensadern des Landes. Sie befördern täglich über 20 Millionen Menschen. Die acht Wagenklassen sind Spiegel einer streng in Schichten unterteilten Gesellschaft. 20 Millionen Menschen – das sind 20 Millionen faszinierende Geschichten! Ich hätte gern ihre gehört, doch der Zug fuhr Sekunden später ab.

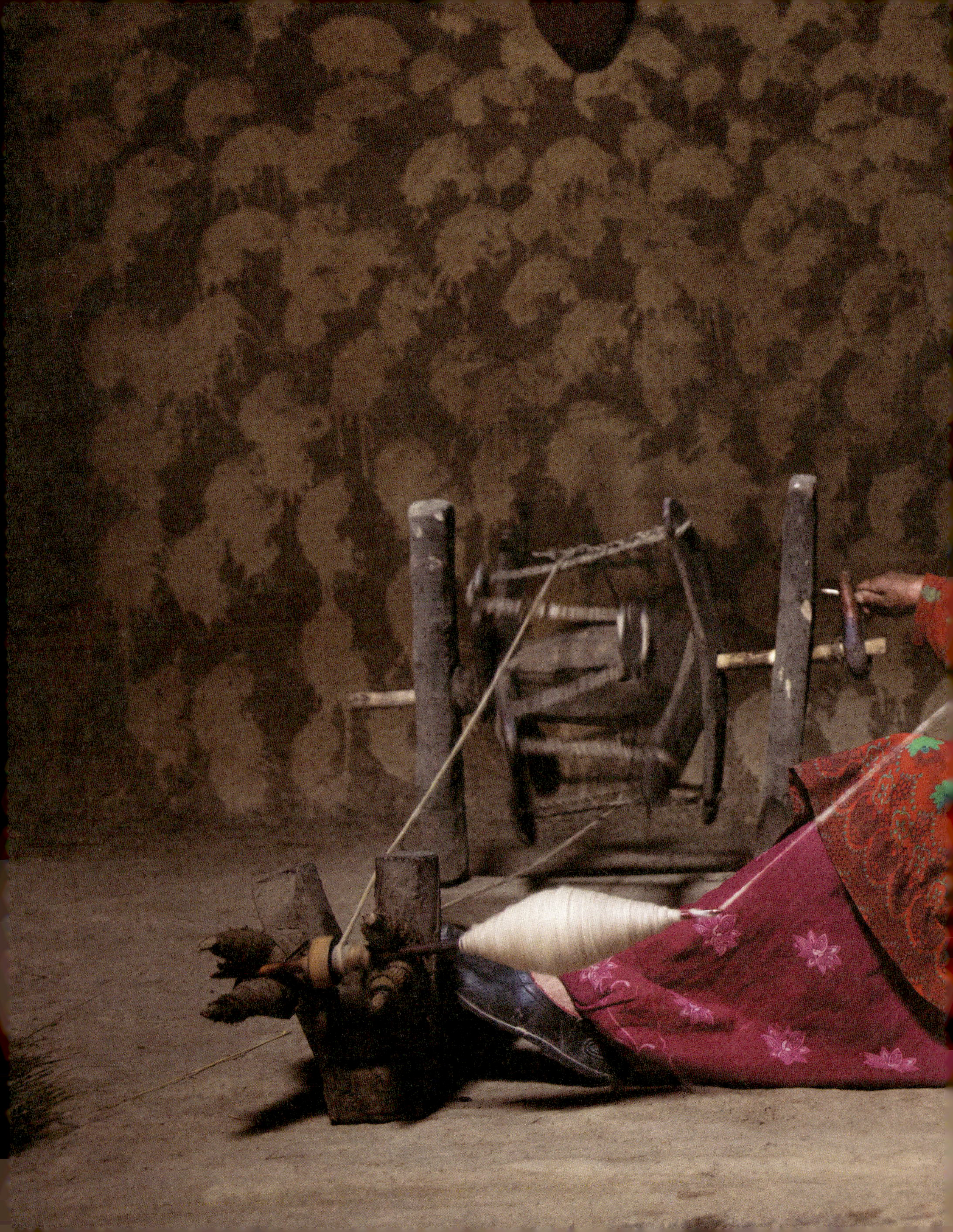

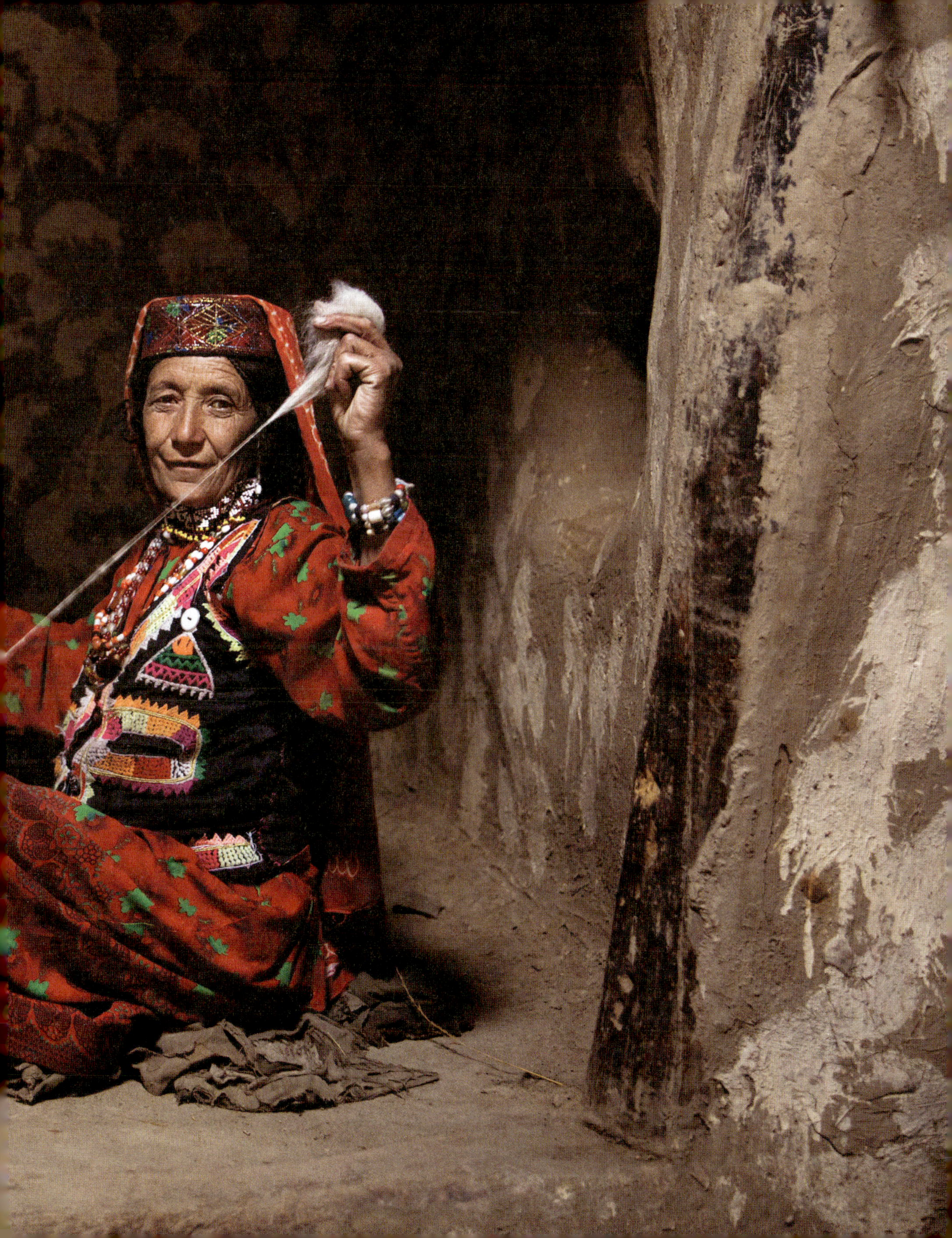

WACHAN-KORRIDOR, AFGHANISTAN *(vorherige Doppelseite)*

Hier laden dich die Menschen in ihre kleinen Lehmhäuser ein und lassen dich an ihrem Leben teilhaben. Es ist ein hartes Leben, aber sie kennen es nicht anders und sie werden das Leben ihrer Vorfahren fortführen und auch weiterhin ihr altes Handwerk ausüben.

KATHMANDU, NEPAL *(rechte Seite)*

Sona feiert Holi, das hinduistische Fest der Farben, eines der spektakulärsten Feste, die ich auf meinen Reisen gesehen habe. Das Holi-Fest ist ein Fest der Vergebung. Es steht für den Frühling, wenn das Gute über das Böse siegt.

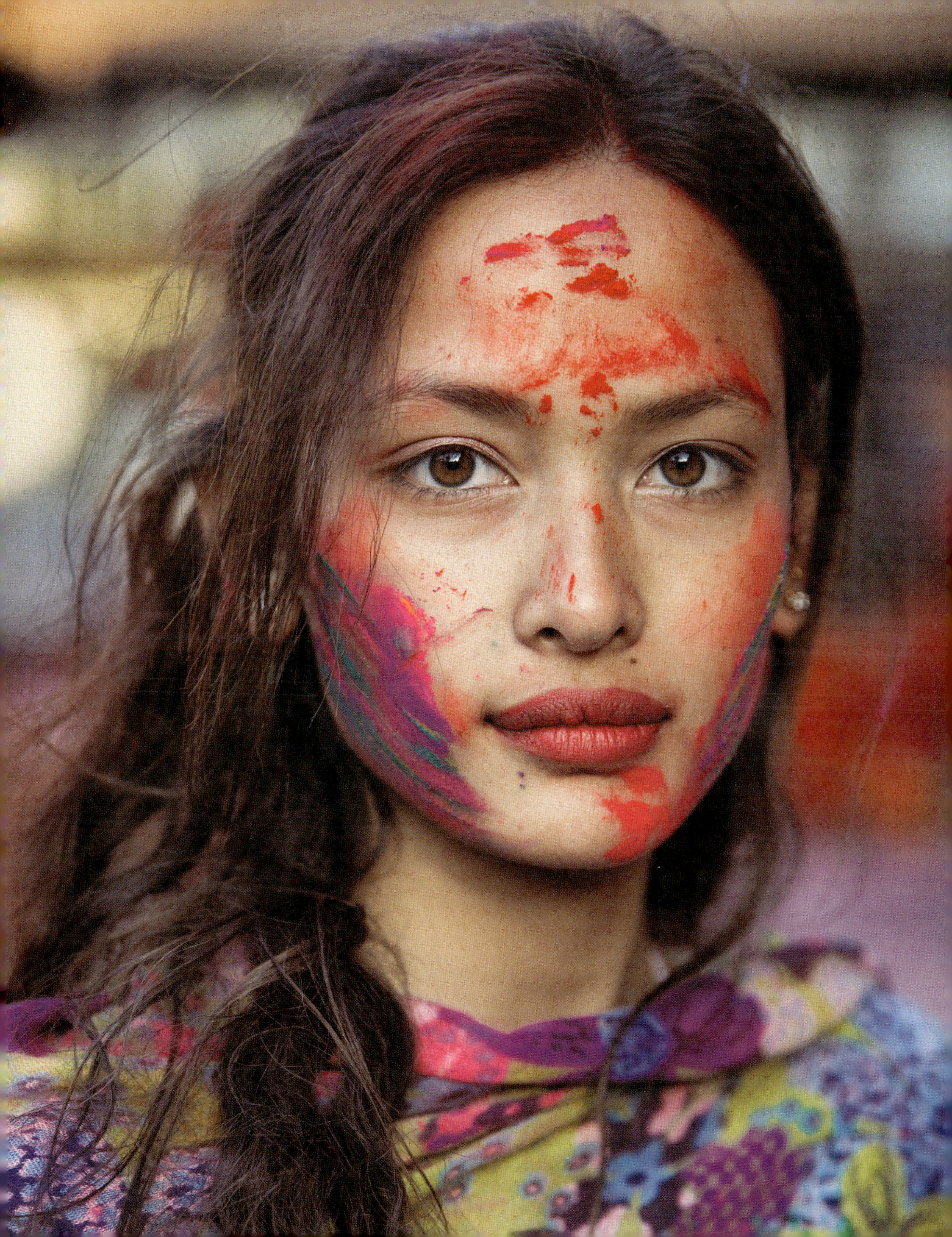

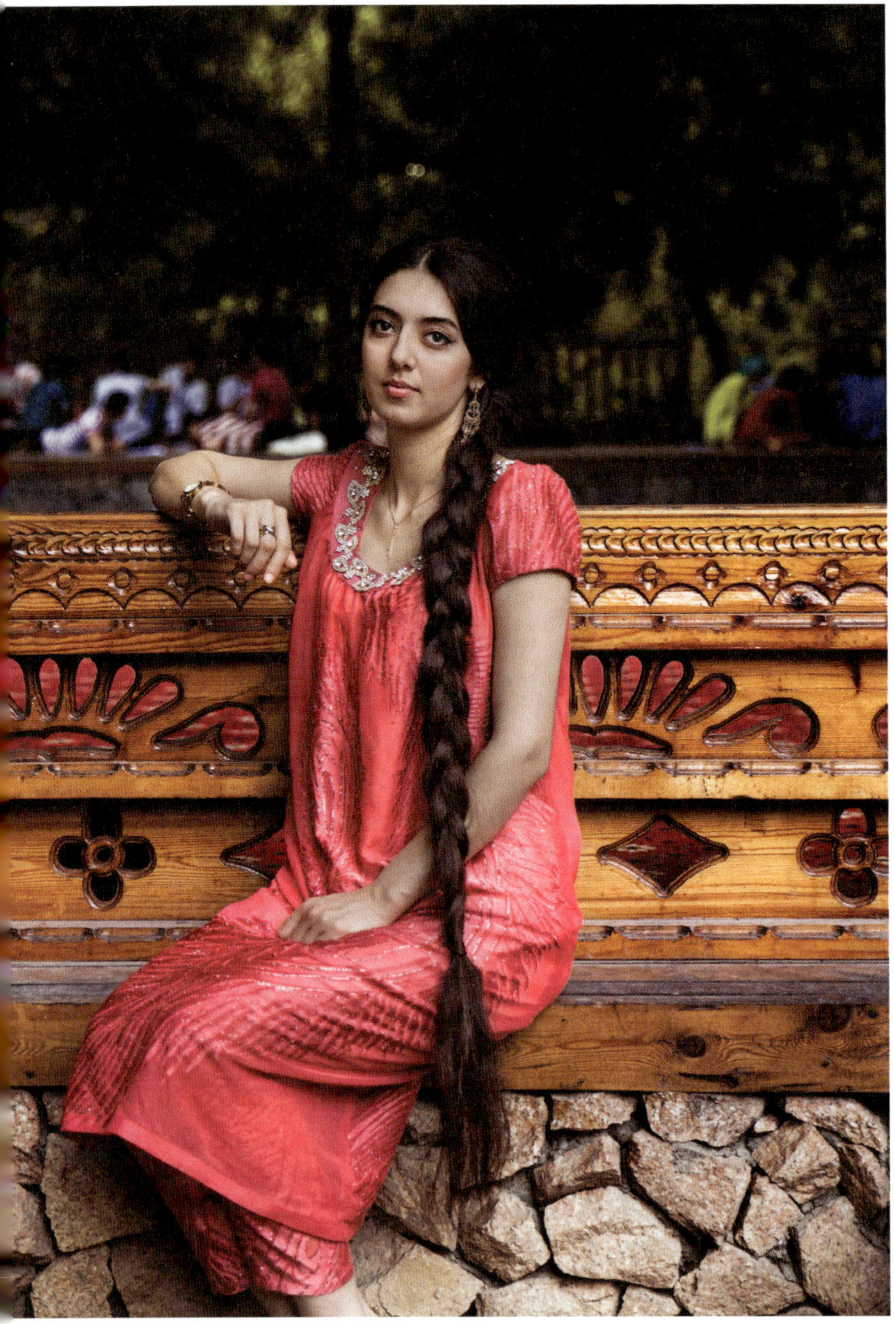

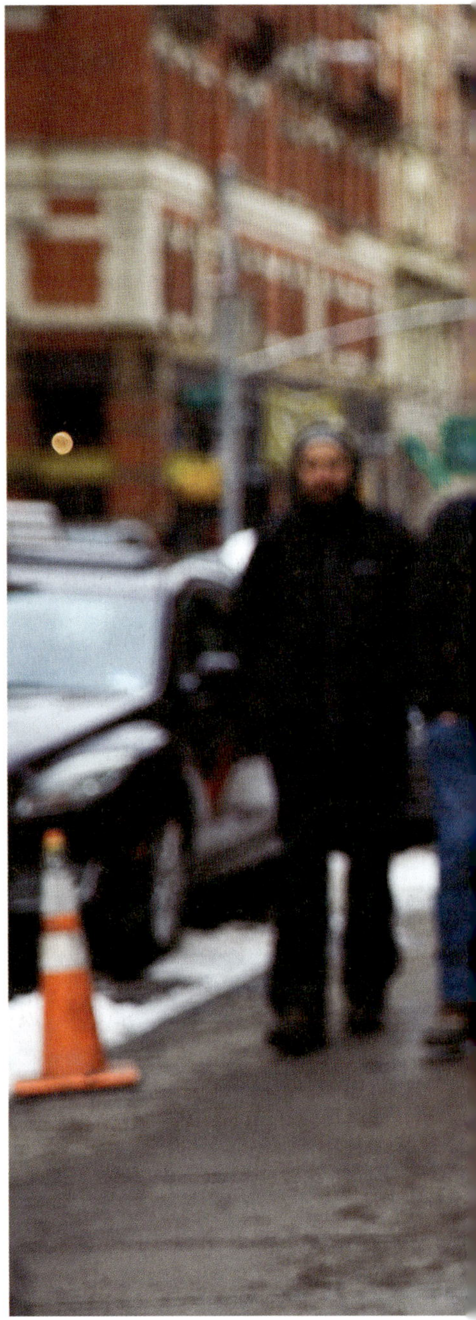

DUSCHANBE, TADSCHIKISTAN

Farzona arbeitet bei einem Juwelier.

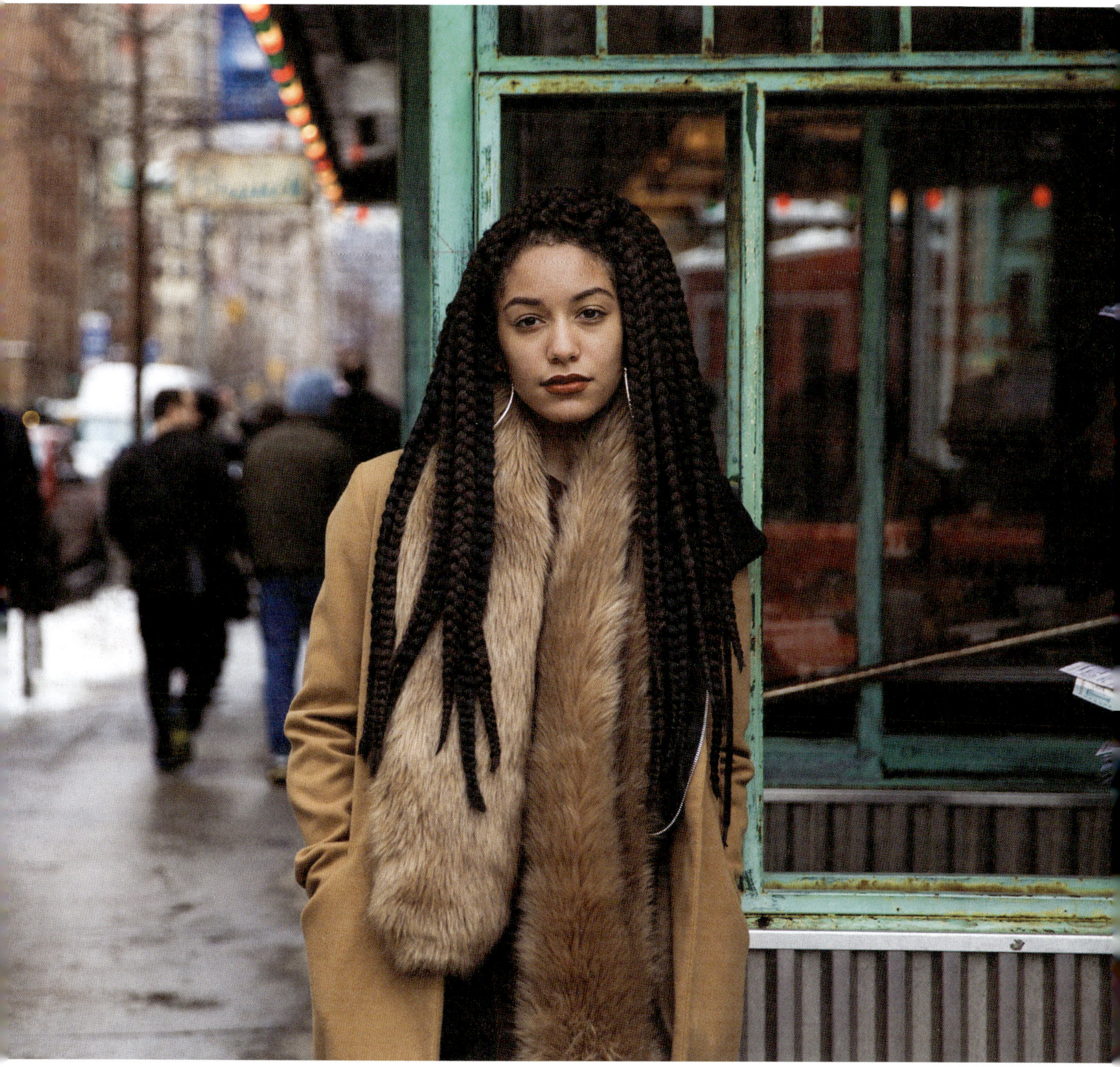

NEW YORK, USA

Leeda steht am Anfang ihrer Karriere als Musikerin.

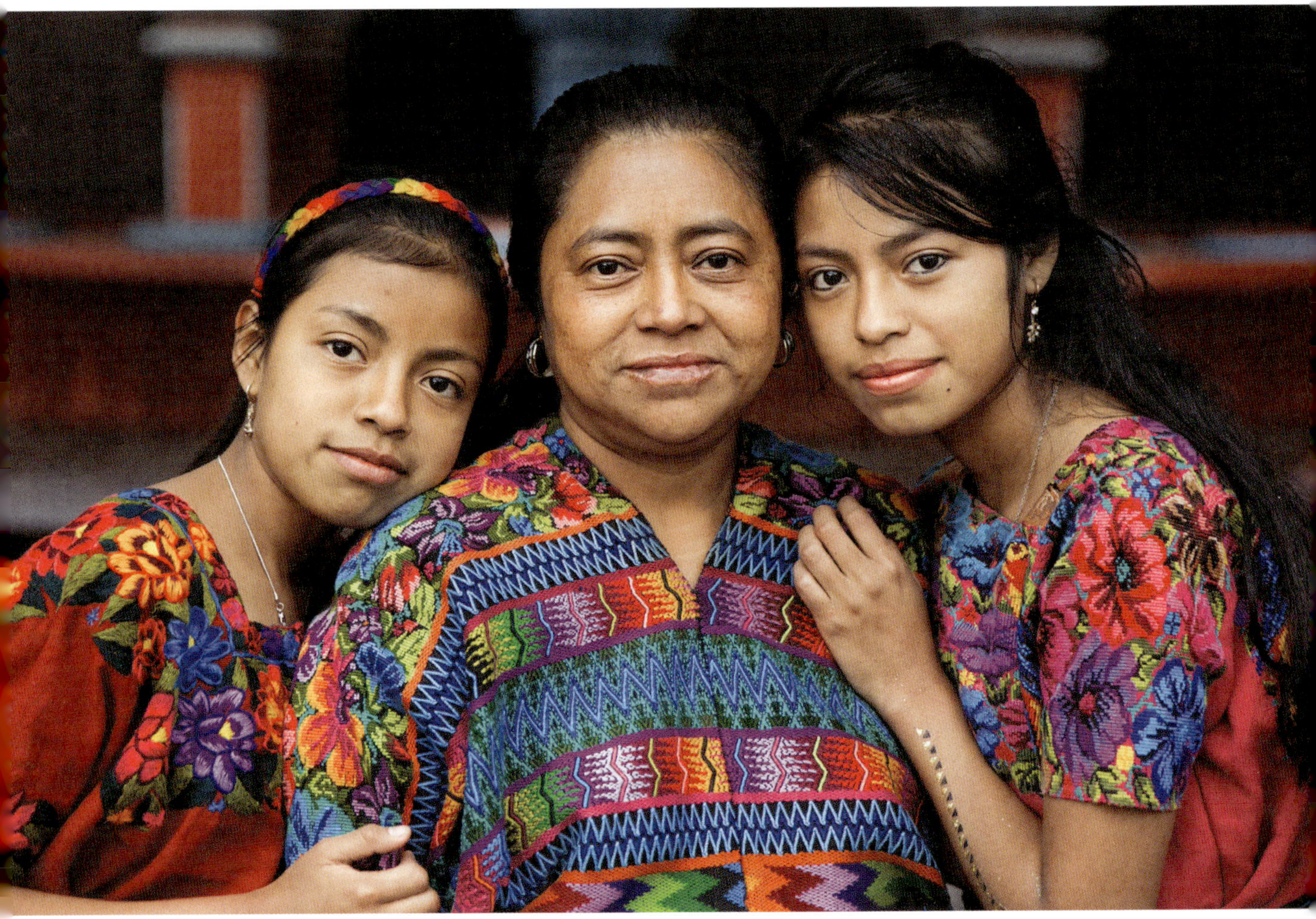

SAN ANTONIO AGUAS CALIENTES, GUATEMALA

Zwei Töchter mit ihrer Mutter, die ihre prächtigen Kleider genäht hat.

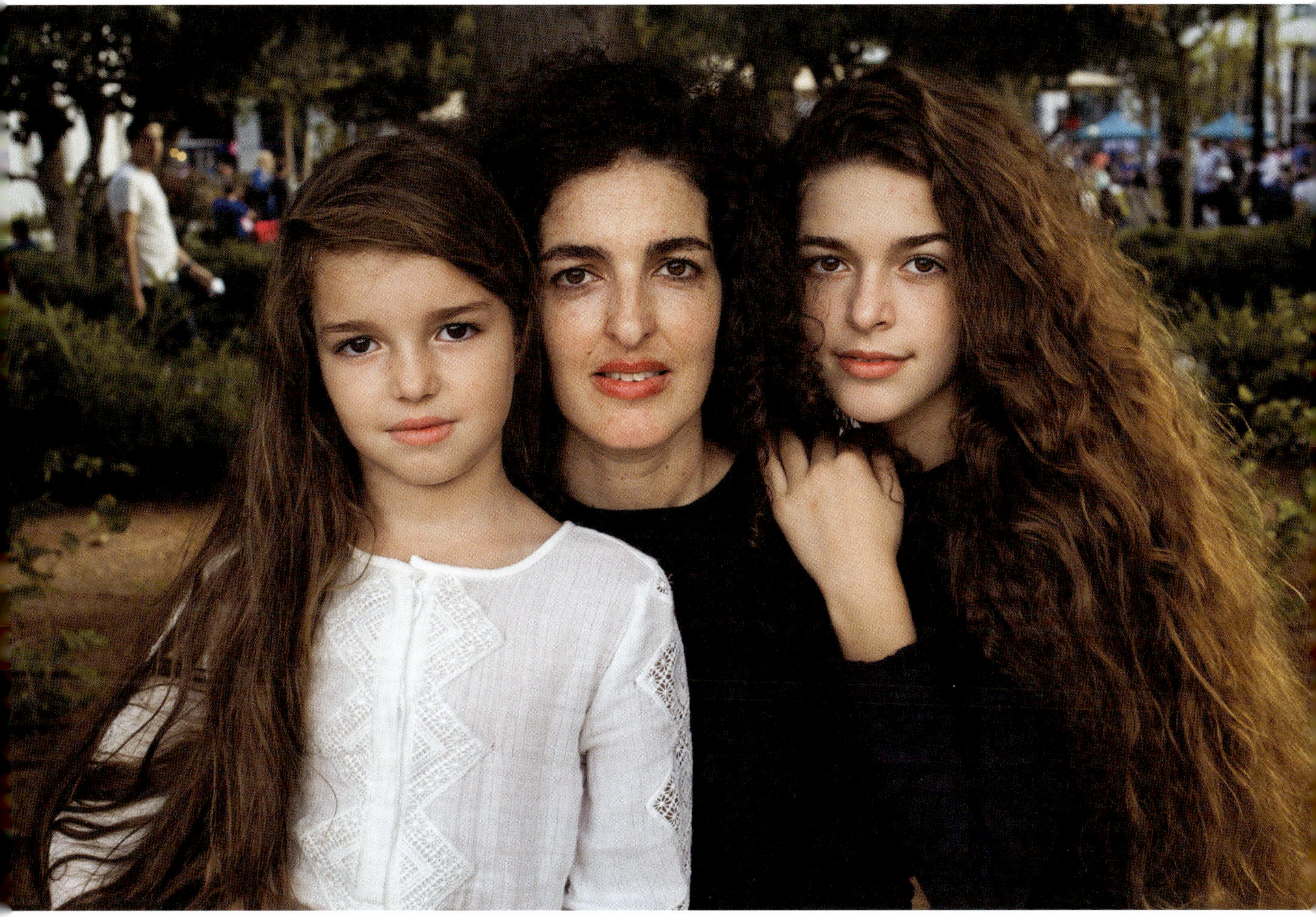

TEL AVIV, ISRAEL

Israelische Mutter mit ihren Töchtern unterwegs im Einkaufsviertel.

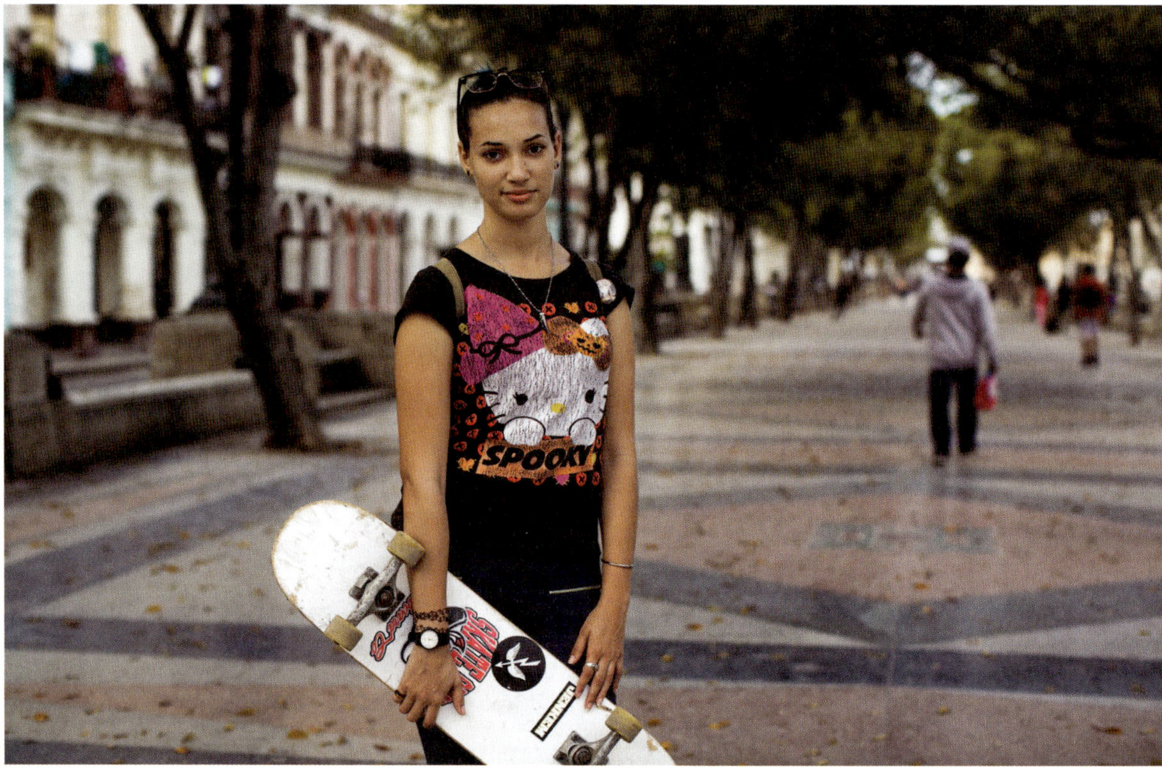

HAVANNA, KUBA *(oben)*

In einem Land, das viele Jahre unter Embargo und Isolation litt, ist eine Frau mit Skateboard ein seltener Anblick. Umso überraschter war ich, Daiana zu treffen.

»Vor ein paar Monaten sind meine Rollschuhe kaputtgegangen, also habe ich mir das Board ausgeborgt und mit dem Skaten angefangen.«

BUKAREST, RUMÄNIEN *(rechte Seite)*

Iulia genießt es, mit dem Longboard durch die Straßen ihrer Stadt zu kreuzen, denn es gibt ihr das Gefühl von Freiheit. Ich stelle mir vor, dass es sich wie Urlaub anfühlt, sogar wenn man nur zur Arbeit fährt. Doch was sie am meisten liebt, ist Surfen. Sie träumt davon, eines Tages die Wellen vor Hawaii zu reiten.

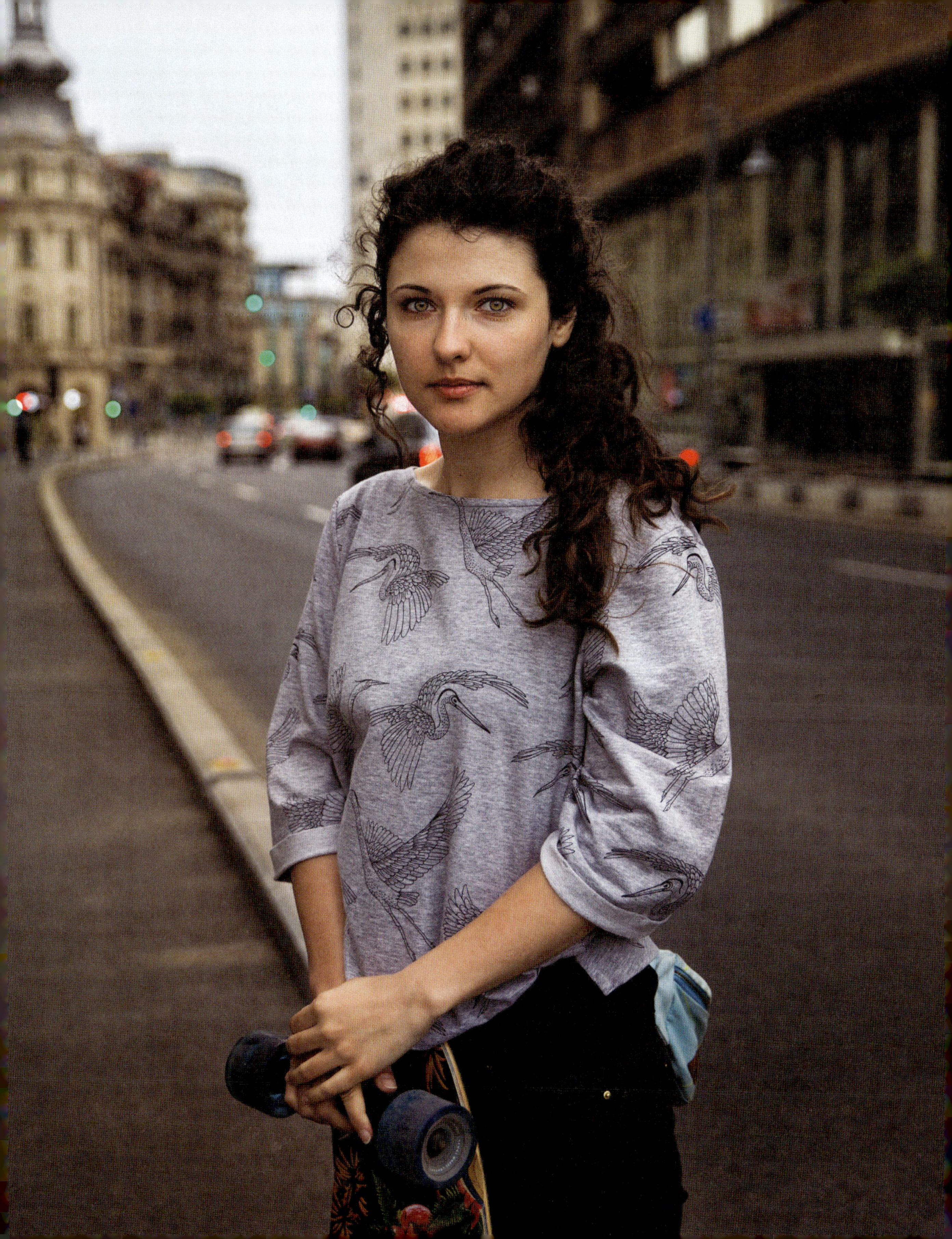

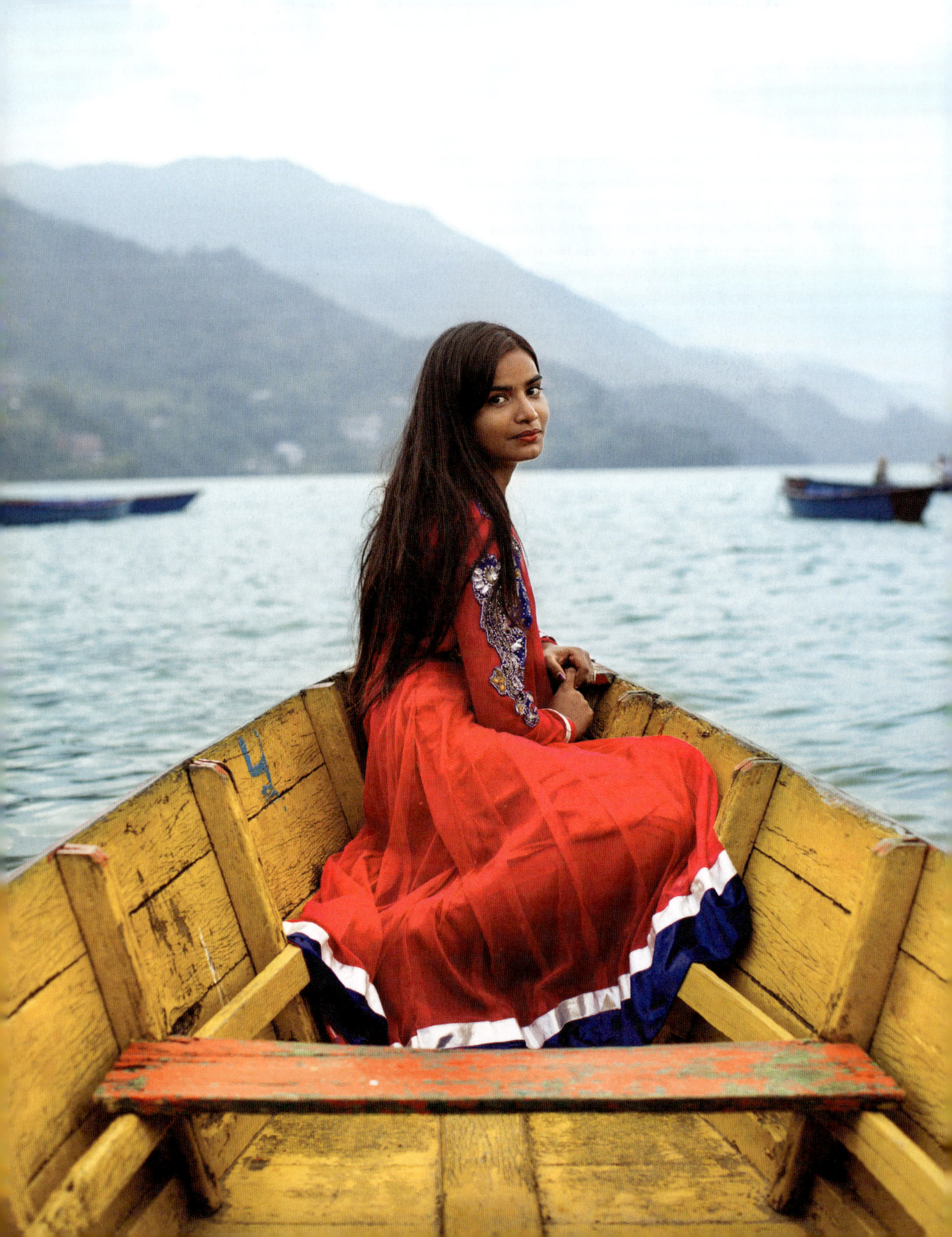

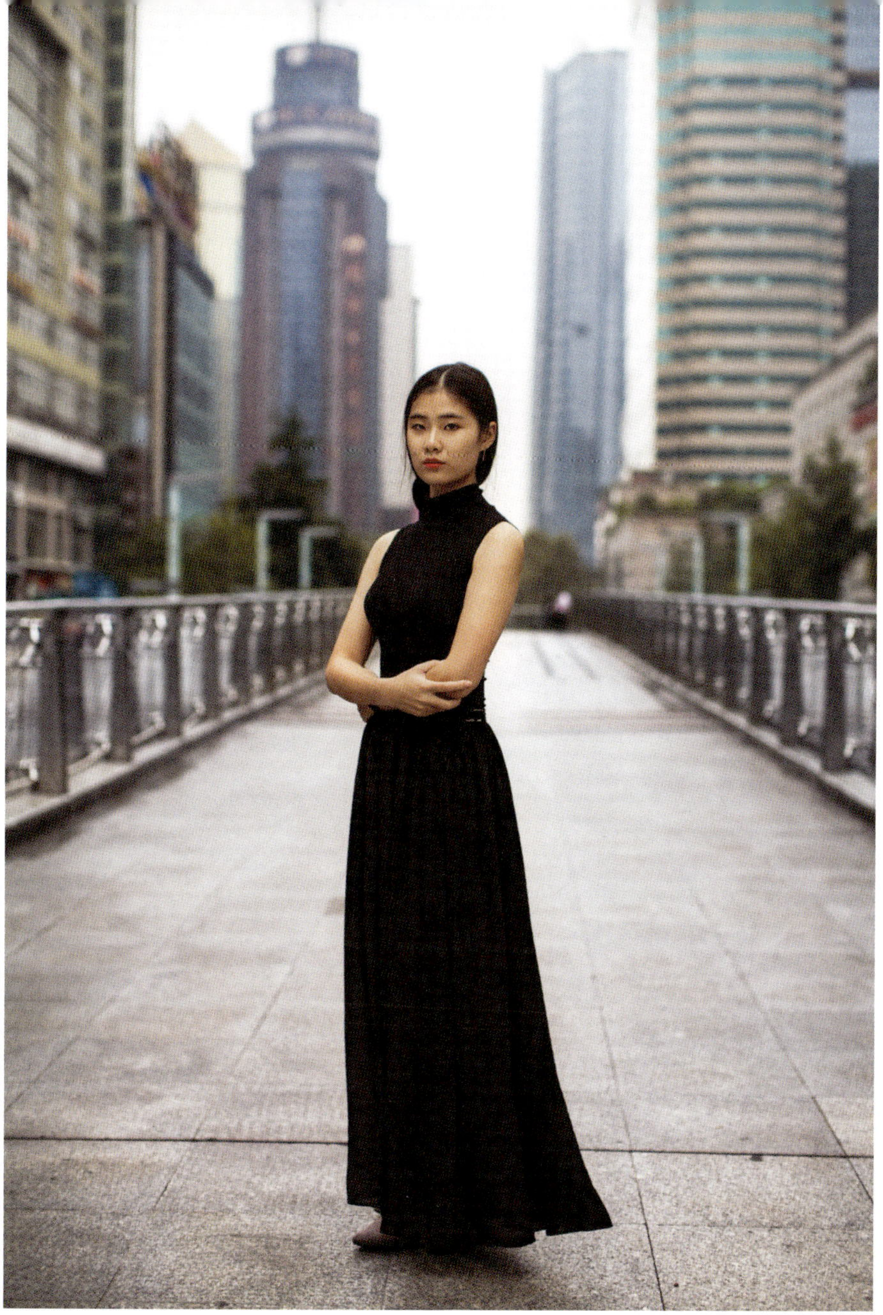

CHENGDU, CHINA *(oben)*

POKHARA, NEPAL *(linke Seite)*

Sonntagnachmittage gleichen sich überall auf der Welt: Stadtbewohner verbringen Zeit in der freien Natur. Doch dieser Sonntag und dieser Ort hatten etwas Magisches an sich.

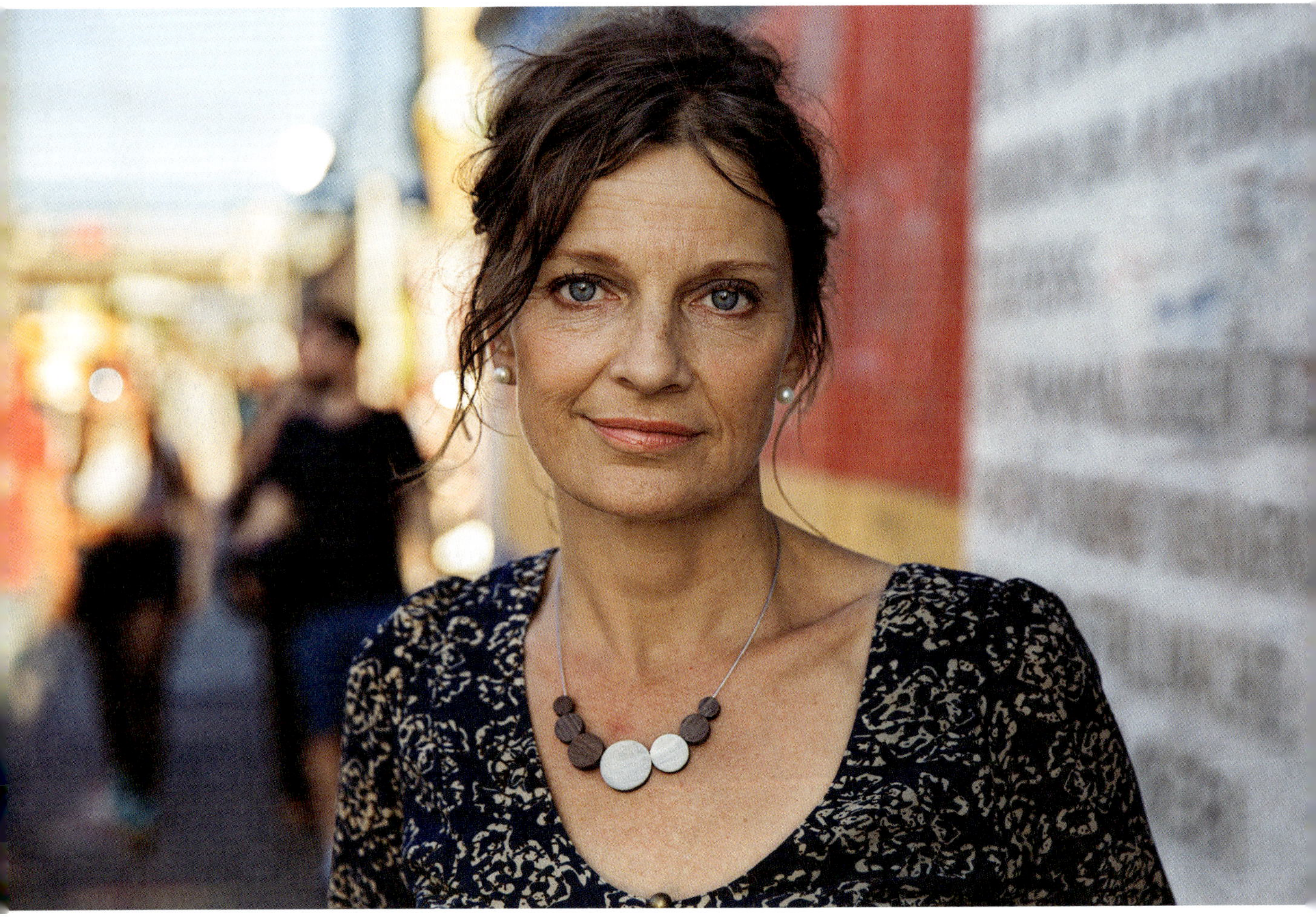

BERLIN, DEUTSCHLAND

Cornelia hat zwei Mal den Krebs besiegt.

Ich fotografierte sie vor einem Relikt der Berliner Mauer. In den frühen Neunzigerjahren war Cornelia als junge Journalistin nach dem Mauerfall aus Westdeutschland in die neue Hauptstadt gegangen. Berlin war der Ort, wo sich alles abspielte, und Cornelia erlebte viele historische Ereignisse live mit. Sie bekam zwei Kinder und pflegte einen gesunden Lebensstil. Vor acht Jahren wurde bei ihr Brustkrebs festgestellt. Nach vielen schmerzvollen Kämpfen besiegte sie ihn. Vor zwei Jahren brach der Krebs jedoch erneut aus. Und wieder wurde Cornelia gesund.

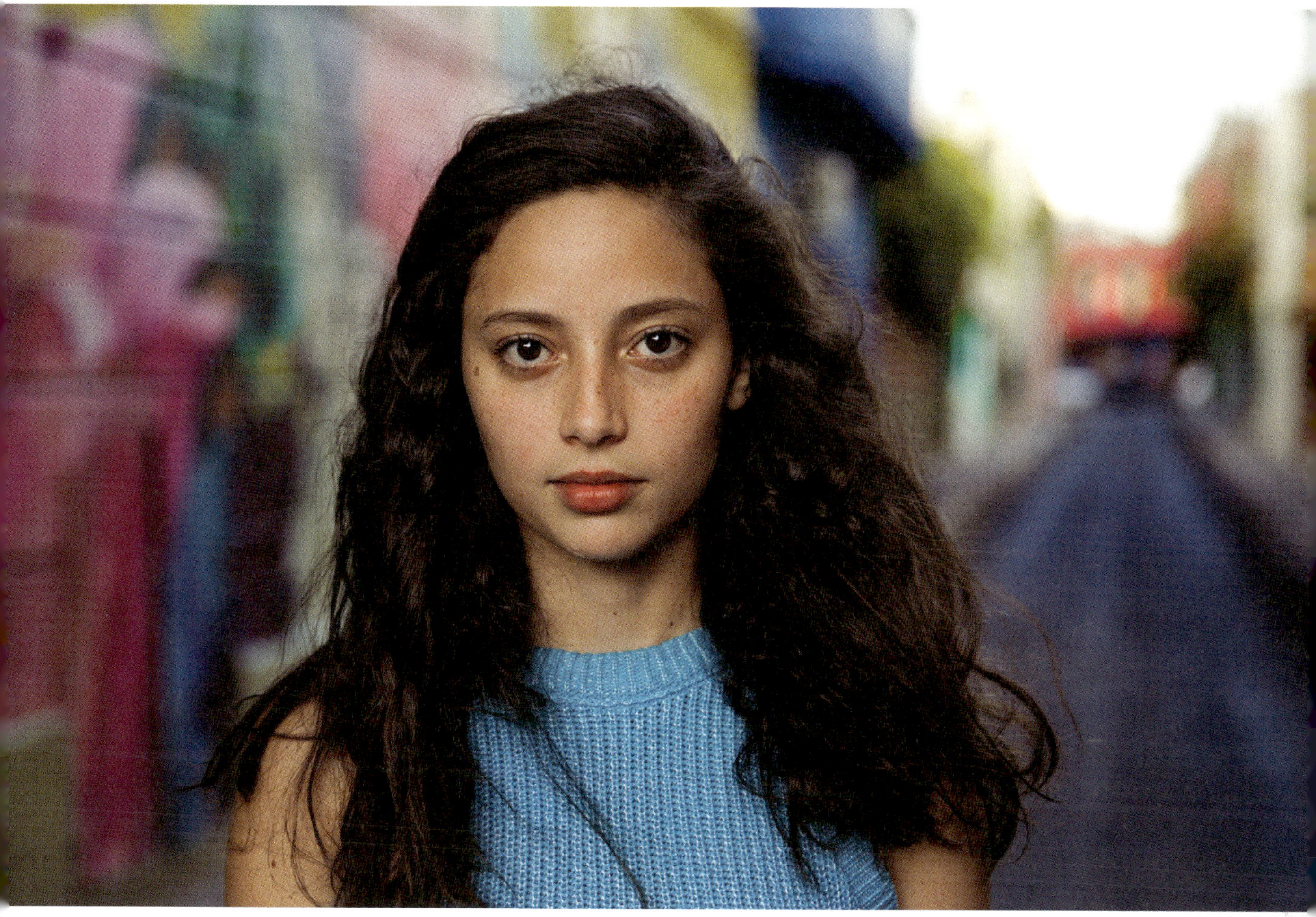

BUENOS AIRES, ARGENTINIEN

Ailín ist Schauspielerin.

»Ich bin halb Argentinierin, halb Brasilianerin. Das hat den Vorteil, dass man mit mir die unterschiedlichsten Rollen besetzen kann.«

MEXIKO-STADT, MEXIKO *(nächste Doppelseite)*

Ich war von diesen mutigen Feuerwehrfrauen fasziniert. Ihre Hingabe, Leben zu retten, während sie ihre eigenen riskieren, ist beeindruckend.

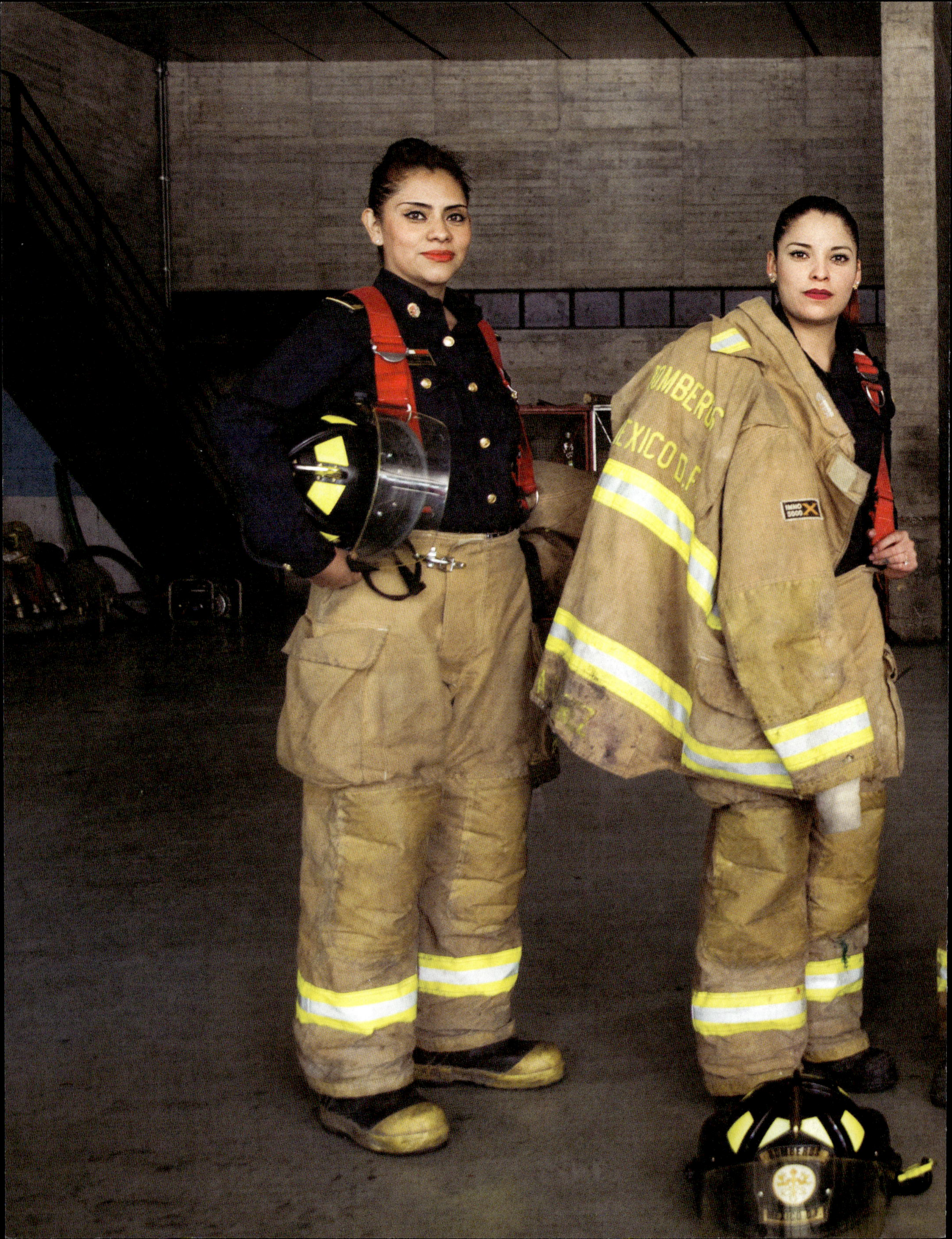

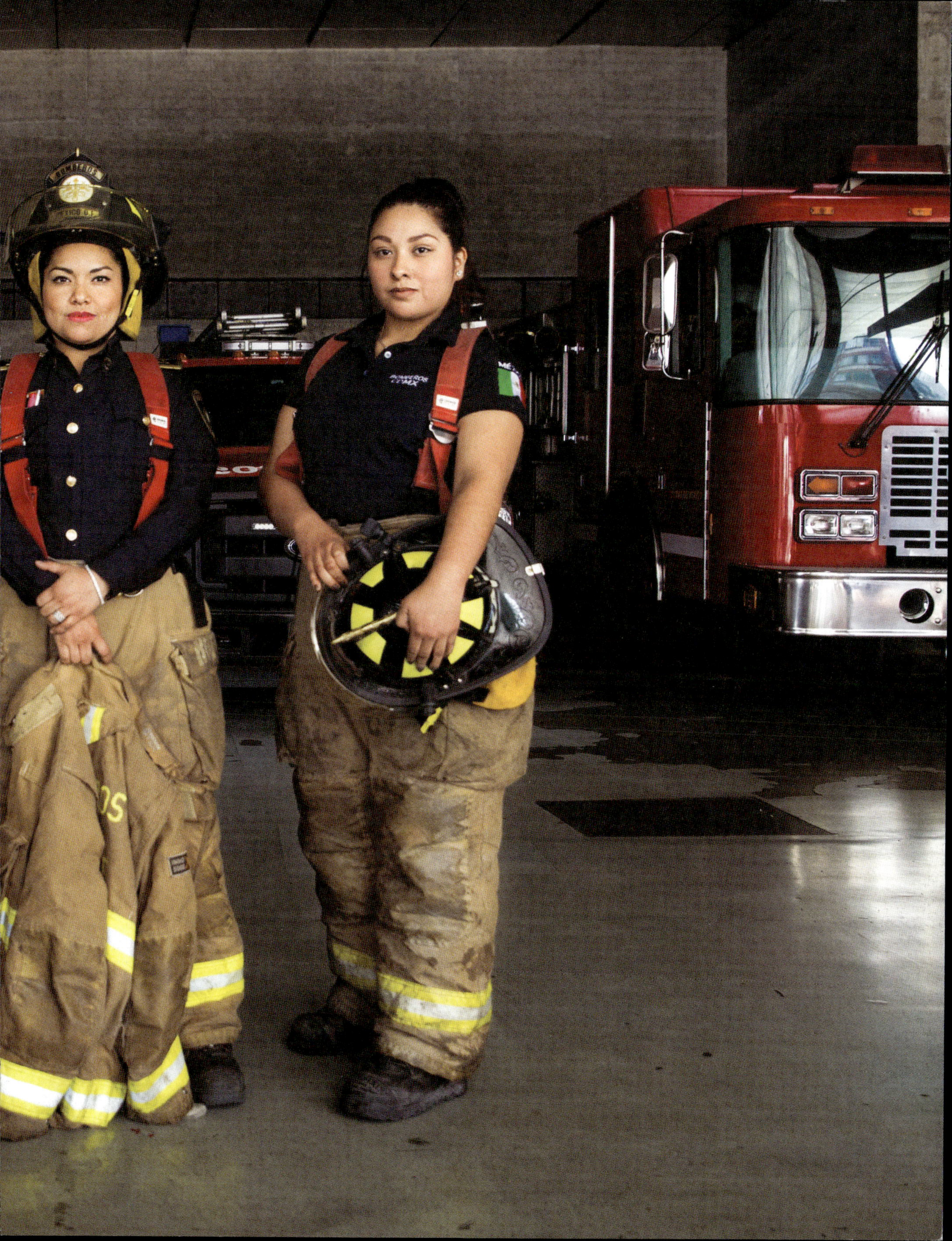

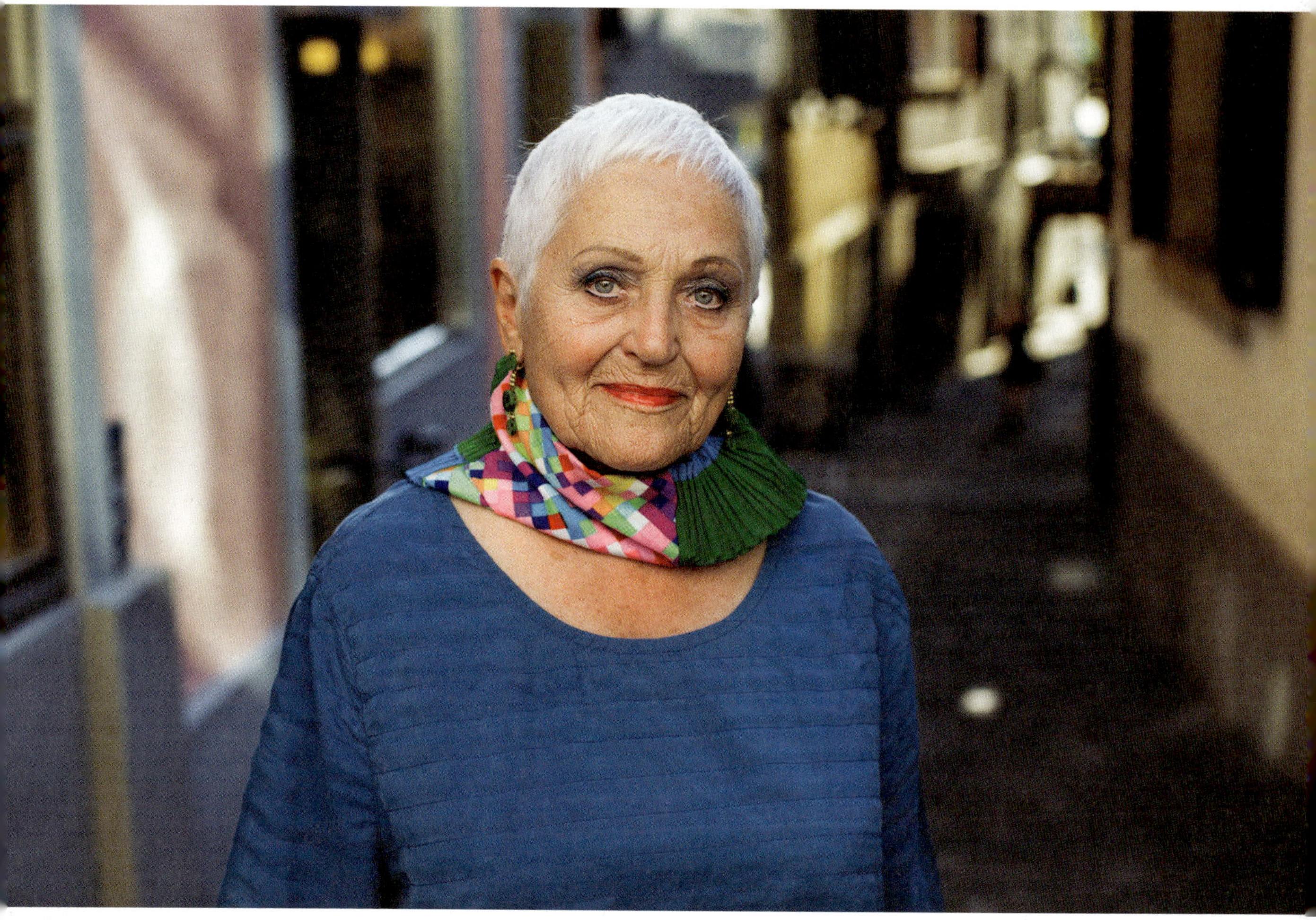

ZÜRICH, SCHWEIZ *(oben)*

1947, noch als Teenager, stand Elisabeth einem Keramiker Modell. Sie verliebte sich in diese Kunst, lernte durch Zusehen und wurde schließlich selbst Keramikerin. Ihre künstlerische Arbeit hat sie nur zwei Mal unterbrochen. Das erste Mal mit 39, als sie einen schweren Autounfall hatte und 19 Mal operiert werden musste. Das zweite Mal 35 Jahre später, als ihr Mann an Krebs erkrankte und Elisabeth ihn bis zum Schluss pflegte. Heute stehen ihre Arbeiten vielerorts in der Schweiz im öffentlichen Bereich. Als ich sie in Zürich traf, hatte sie gerade ihre neuen Visitenkarten aus einer Druckerei geholt. Mit ihren 83 Jahren genießt sie das Leben, schließt neue Freundschaften und erinnert sich noch gut, wie sie sich vor fast 70 Jahren in die Keramik verliebte.

SCHIRAZ, IRAN *(rechte Seite)*

Auch sie ist Künstlerin und steht am Anfang ihres Weges. Yalda ist Malerin.

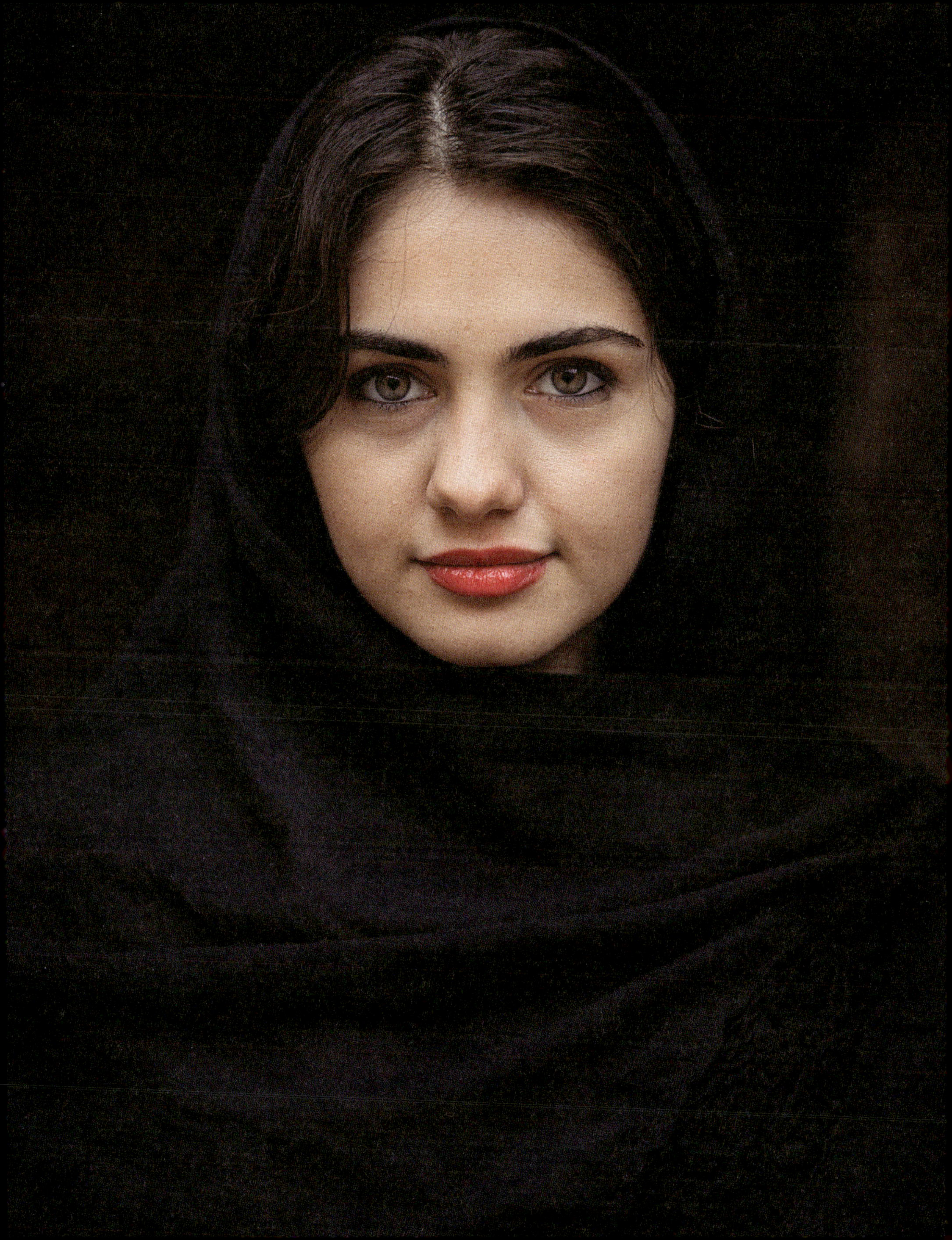

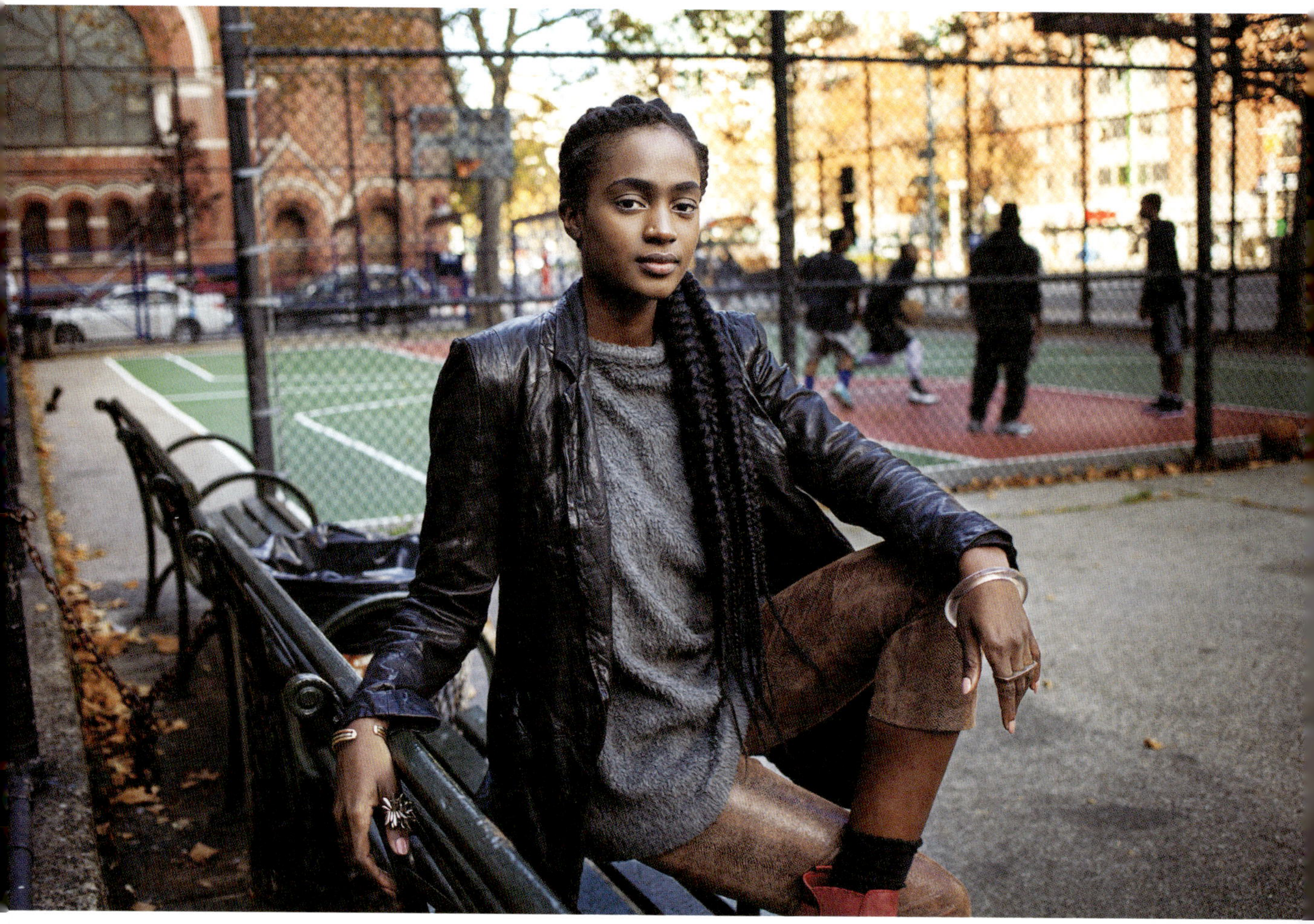

NEW YORK CITY, USA

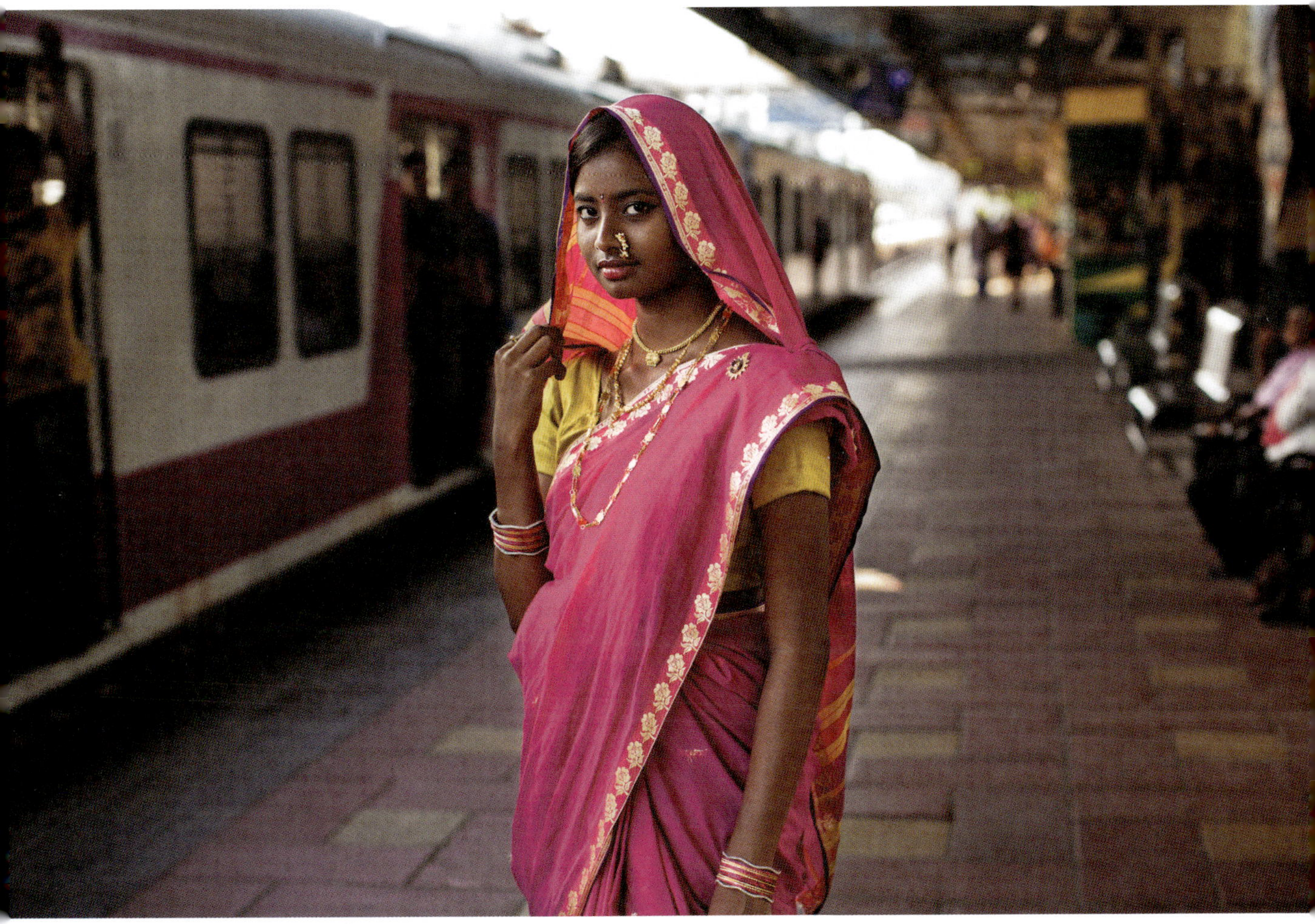

MUMBAI, INDIEN

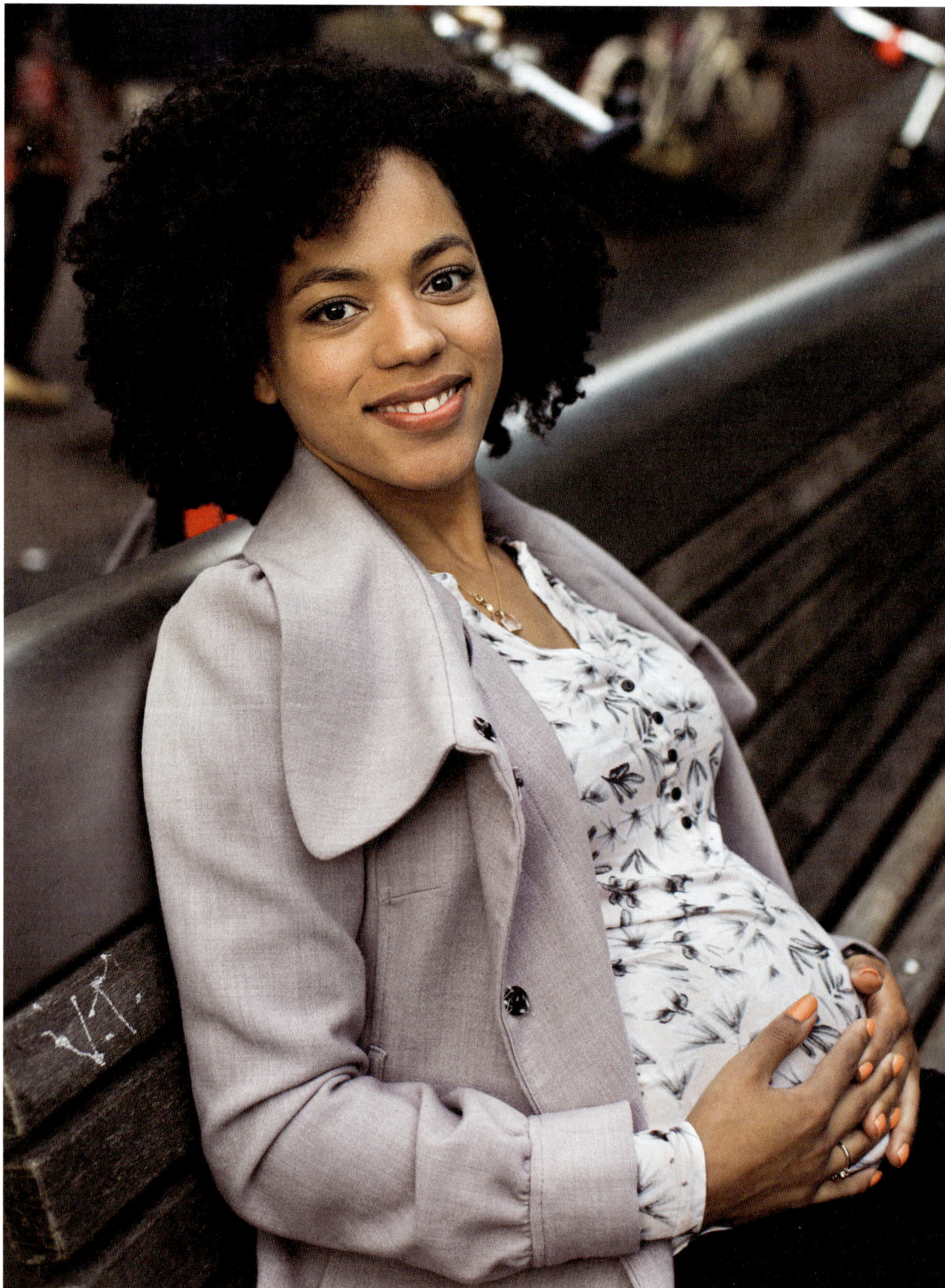

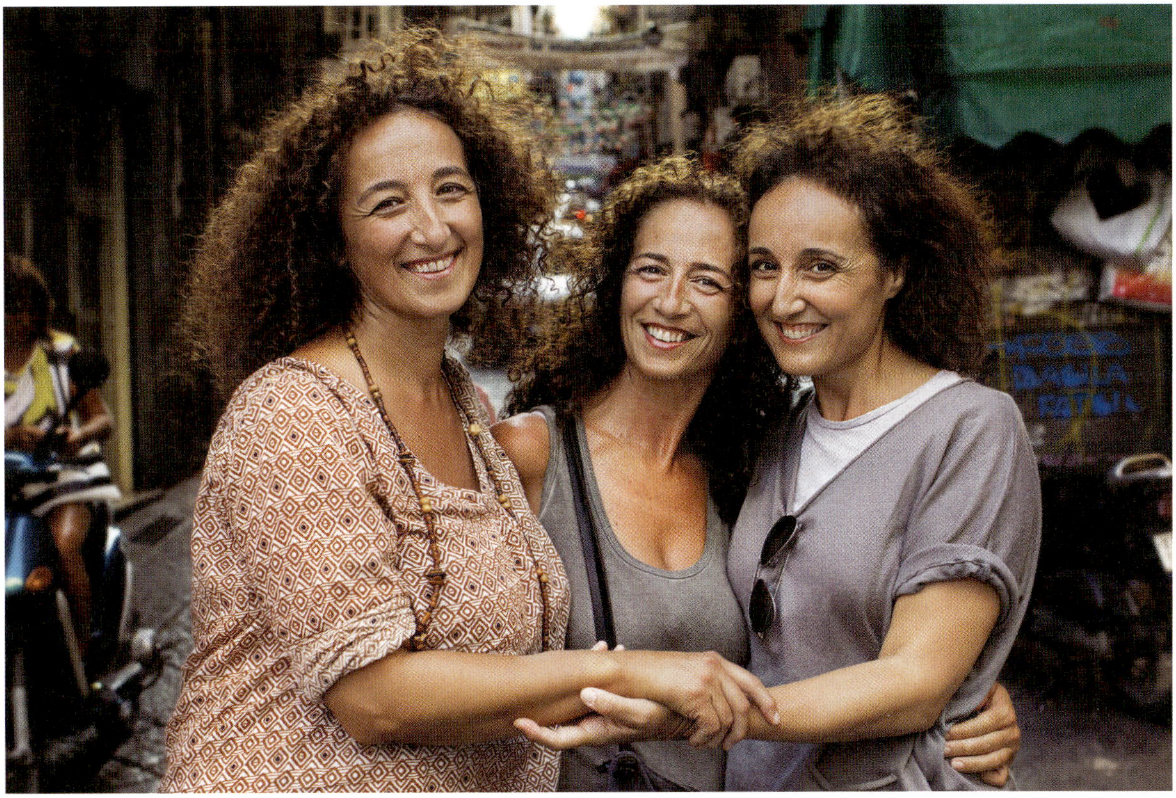

NEAPEL, ITALIEN *(oben)*

Ich traf die drei Schwestern Monica, Francesca und Rosanna, die in ganz Italien verstreut wohnen, als sie sich in ihrer Heimatstadt trafen, um ihre Mutter zu besuchen und Zeit miteinander zu verbringen.

AMSTERDAM, NIEDERLANDE *(linke Seite)*

Als ich Rachelle traf, strahlte ihr Gesicht nicht nur durch die Nachmittagssonne, sondern auch durch ihre Schwangerschaft.

»Wir ruhen uns hier nach einem langen Arbeitstag ein wenig aus.«

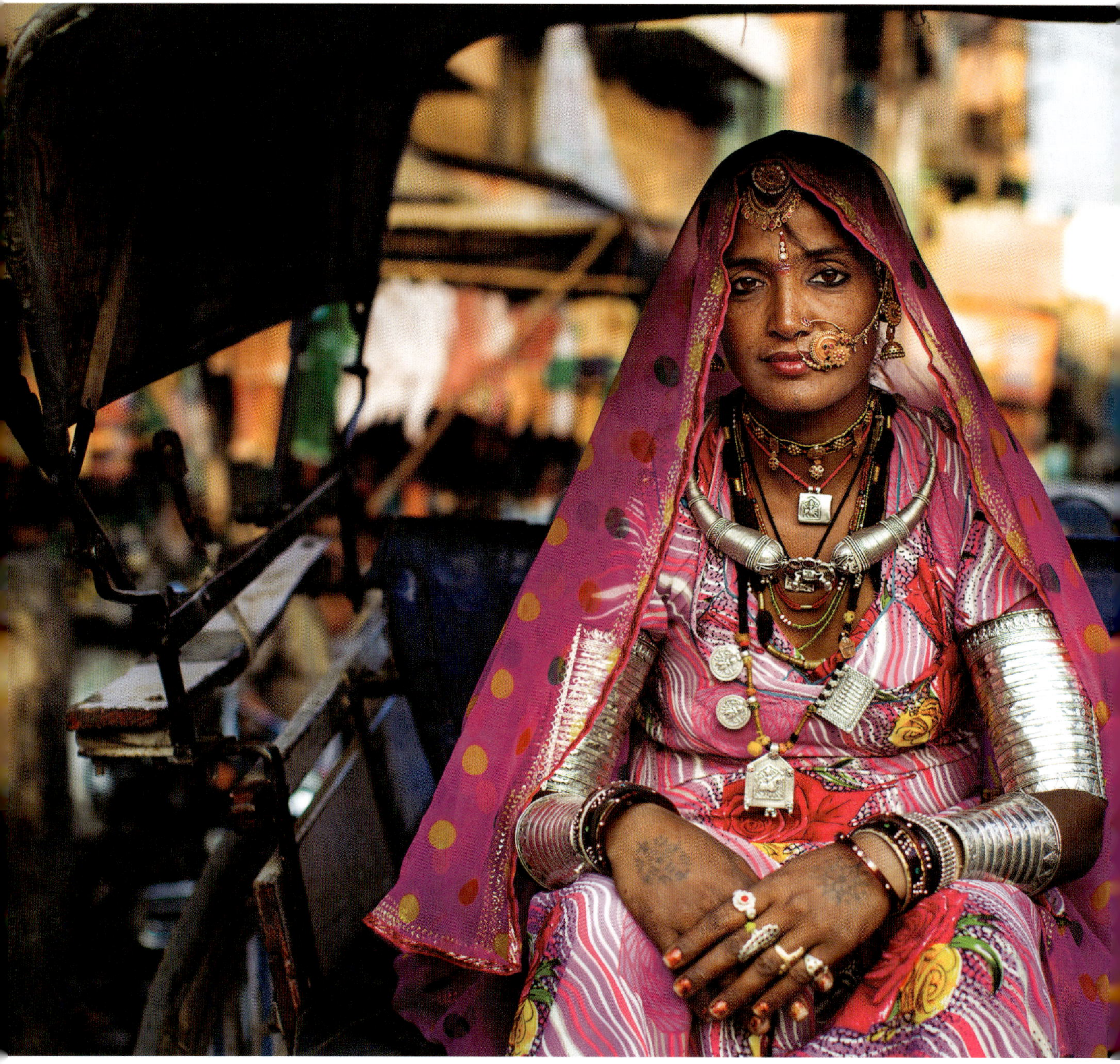

JODHPUR, INDIEN

Man könnte meinen, sie habe sich für ein Fest geschmückt. Tatsächlich war sie nur auf dem Weg zum Markt. Prächtige Aufmachungen sind in Rajasthan nicht ungewöhnlich.

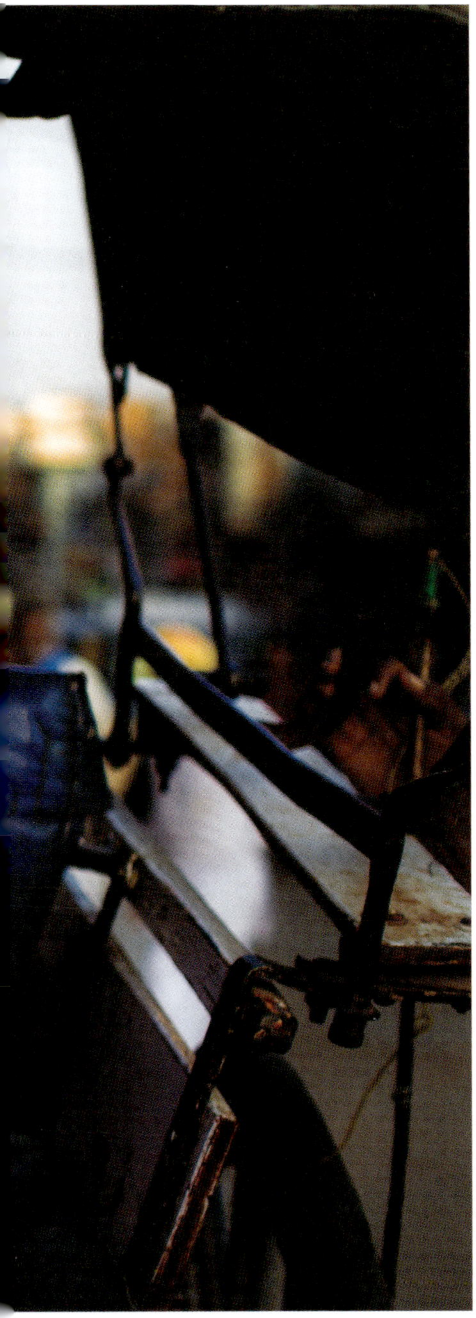

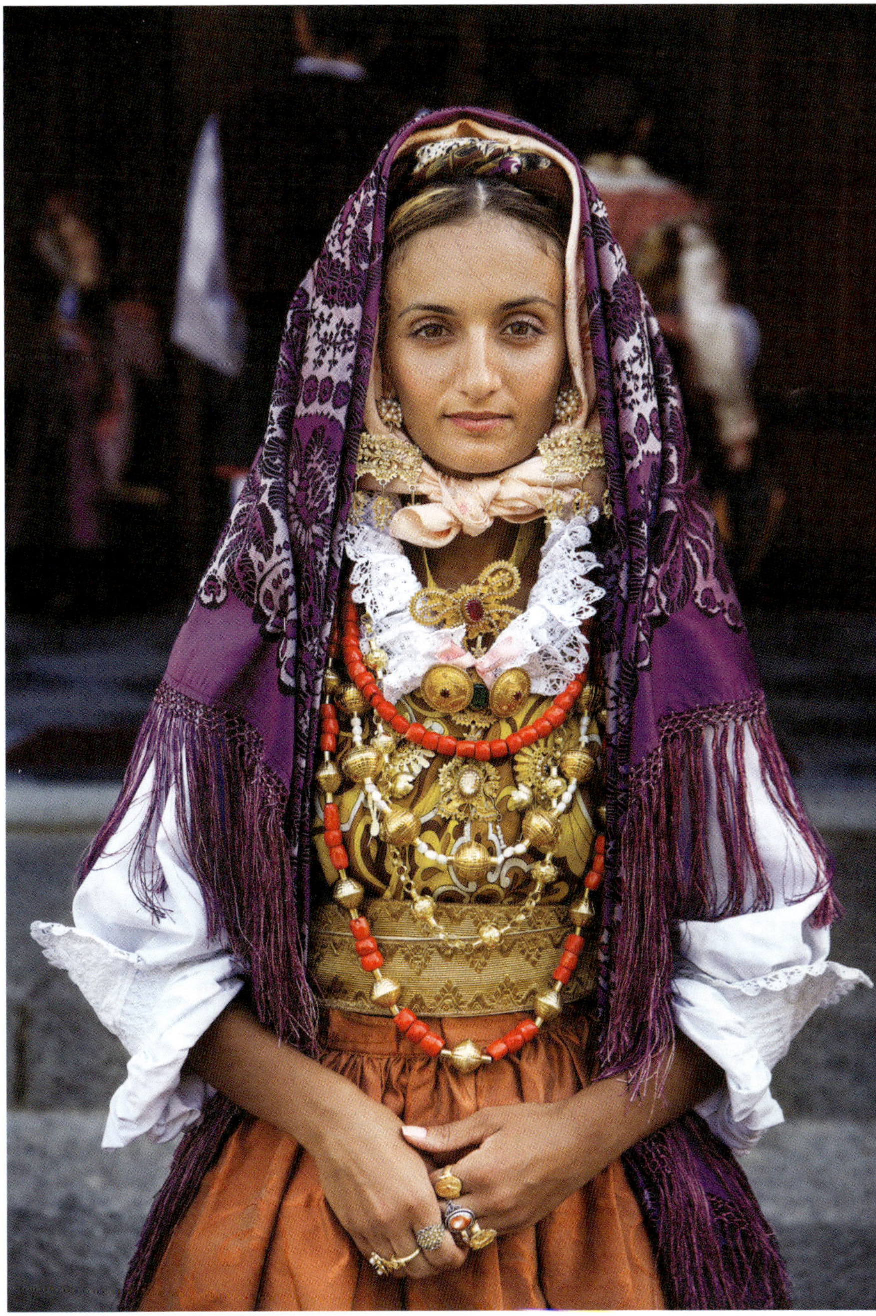

SARDINIEN, ITALIEN

Wir sind uns bei einem Volksfest begegnet. Sie hat eine große Vorliebe für sardische Trachten. Diese hier hat sie selbst entworfen.

KOROLJOW, RUSSLAND

Nastja macht in diesem kleinen Laden Passbilder. Doch ihr Traum ist es, um die Welt zu reisen und Landschaftsaufnahmen zu machen. Vor einiger Zeit setzte sie den ersten Schritt in diese Richtung, indem sie eine Ausbildung zur Fotografin begann. In ihrem Alltagsberuf scheint ihr Traum in weite Ferne zu rücken, aber »weit« heißt ja nicht »unmöglich«.

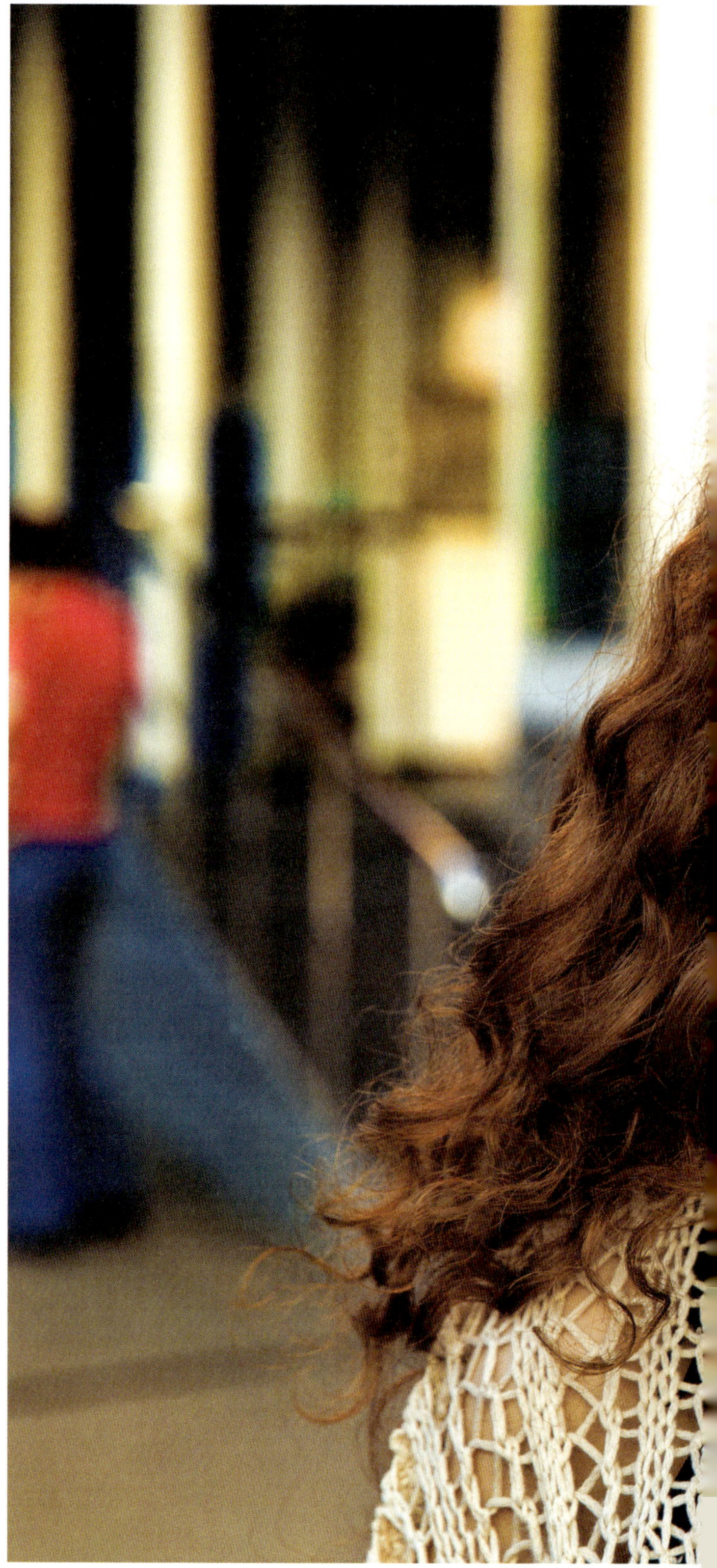

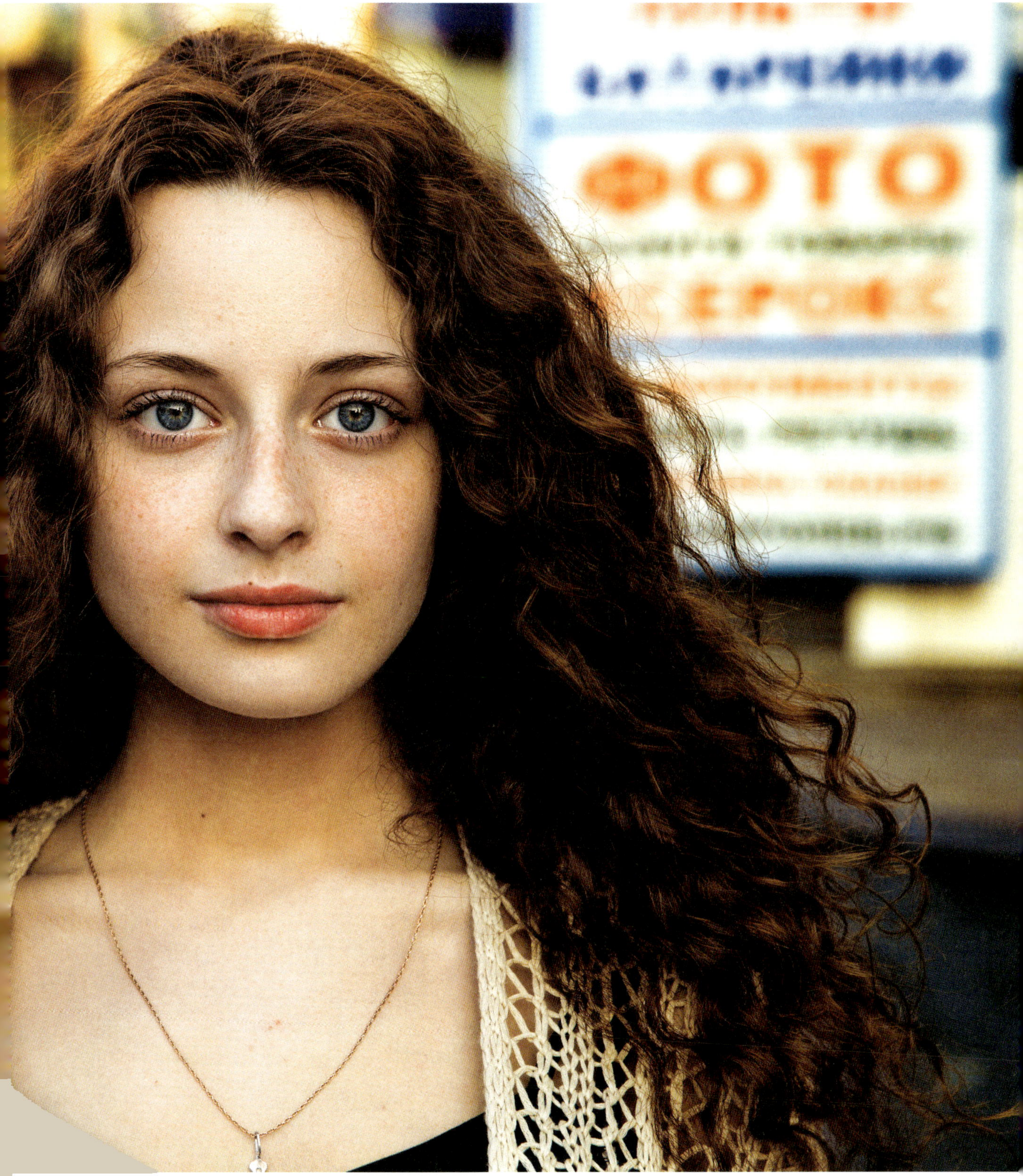
ФОТО

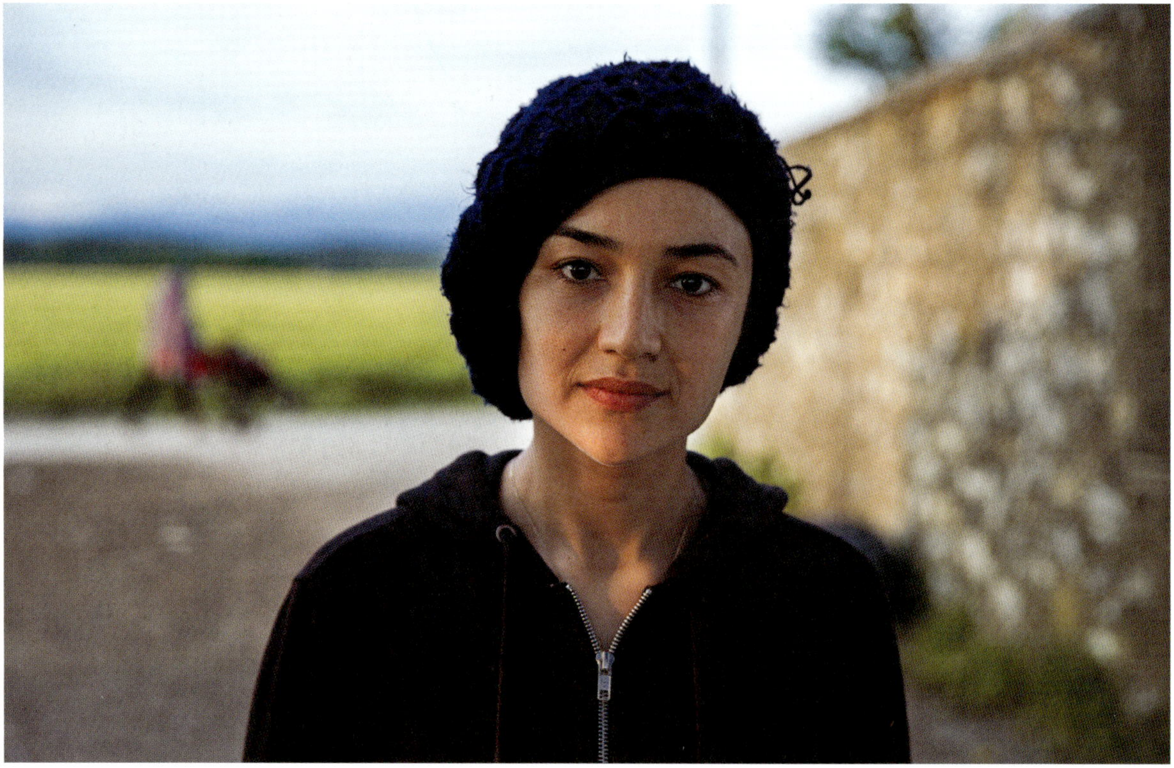

IDOMENI FLÜCHTLINGSLAGER, GRIECHENLAND *(oben)*

Die meisten Flüchtlinge, mit denen ich gesprochen habe, erzählen sowohl von Angst als auch von Hoffnung. Sie haben gelitten und geträumt, so wie diese syrische Kurdin.

HAIFA, ISRAEL *(rechte Seite)*

Ich habe Zhaleh am Schrein des Bab kennengelernt, wo die Bahai beten. Die Geschichte der in Amerika geborenen Iranerin ist herzzerreißend. Im Iran musste sie 1991 die Hinrichtung ihres Mannes mit ansehen. Er war ebenfalls Bahai, und die iranische Regierung forderte ihn auf, seinem Glauben abzuschwören oder zu sterben. Damit wollte man an der Gemeinschaft der Bahai ein Exempel statuieren.

»Vor der Hinrichtung sagten sie zu ihm: ‚Sag einfach, dass du kein Bahai mehr sein willst und du bist frei.' Doch er weigerte sich, denn unser Glaube verbietet die Lüge. Nach diesem schrecklichen Erlebnis konnte ich mit meinen Kindern in die USA ausreisen. Aber ich trage meinen Mann immer in meinem Herzen und habe nie wieder geheiratet.«

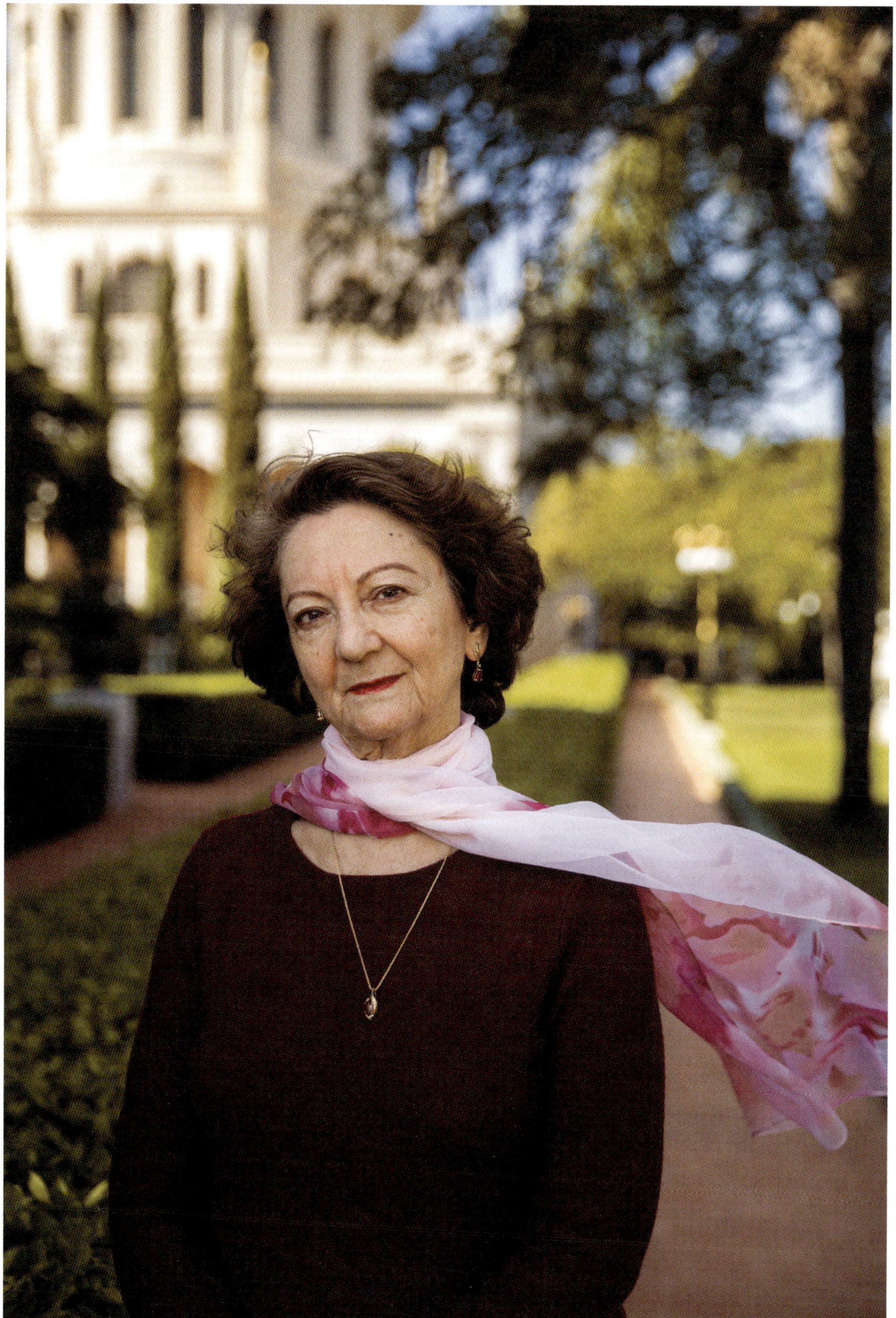

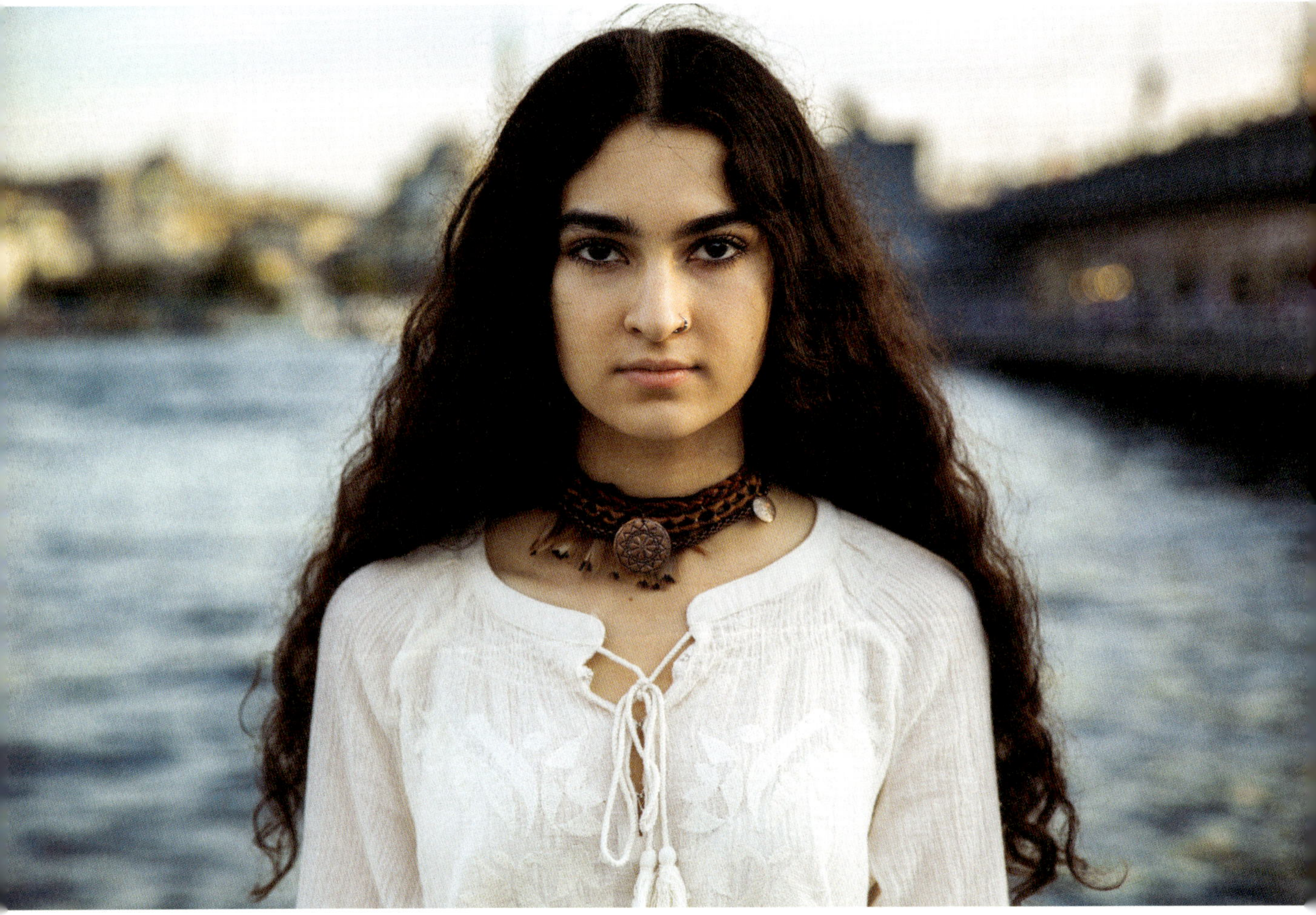

ISTANBUL, TÜRKEI

Eda ist Dichterin. Ihre Gelassenheit und ihre Stärke verdankt sie ihren Worten.

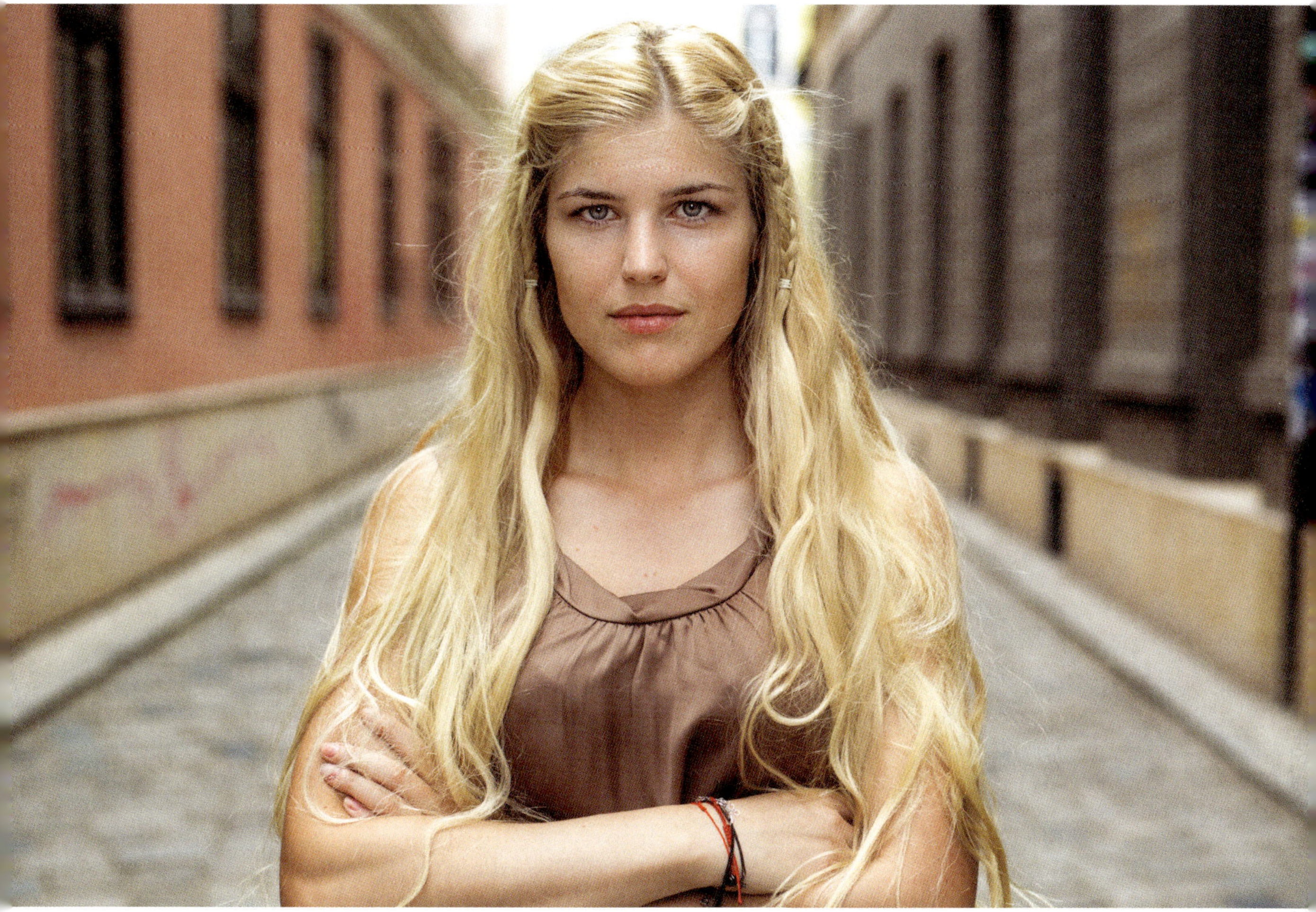

CLUJ-NAPOKA, RUMÄNIEN

Gabriela ist Anwältin. Ihre Stärke verdankt sie ihrem Wissen.

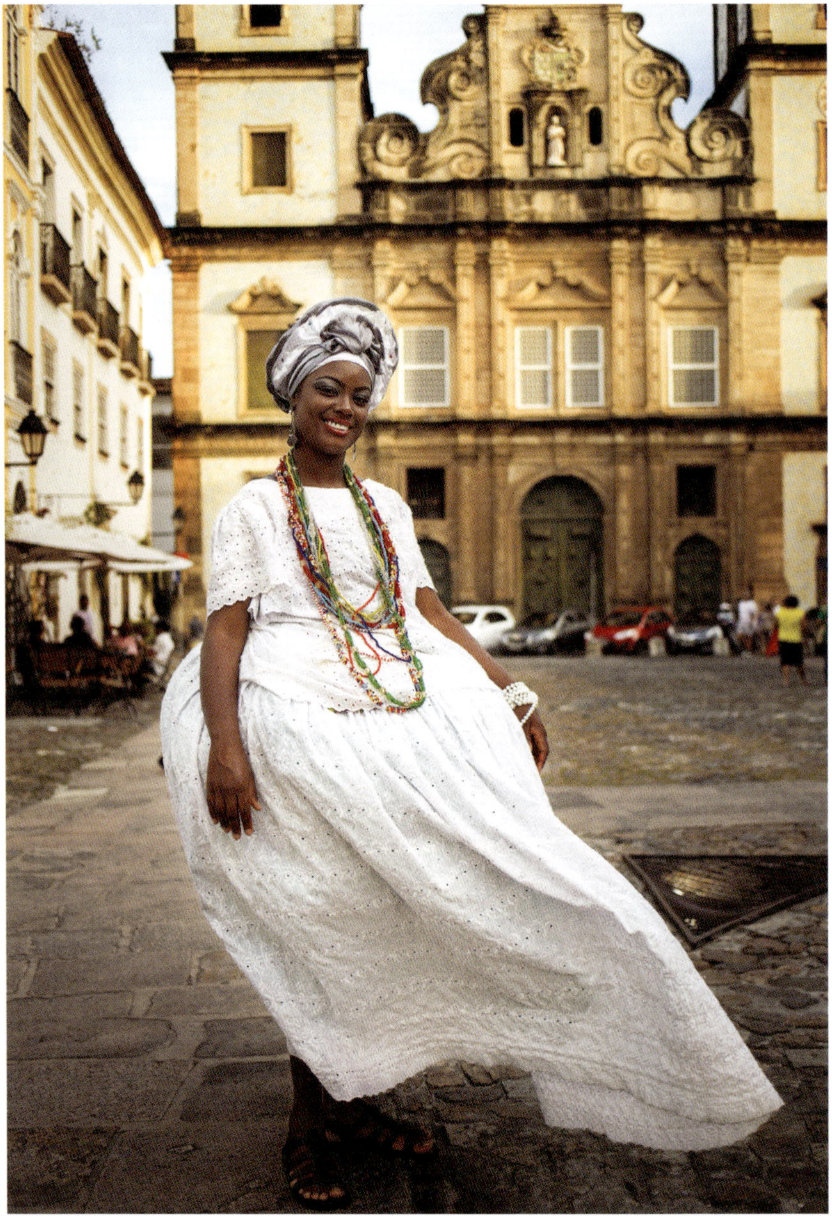

SALVADOR, BRASILIEN *(oben)*

Die schöne Hauptstadt des Bundesstaates Bahia ist das Herz der afro-brasilianischen Kultur. Der Ort rühmt sich, das weltweit größte Karnevalsfest zu feiern, und ist stolz auf seine Frauen, die sich nicht nur an Festtagen prächtig kleiden.

BISCHKEK, KIRGISIEN *(rechte Seite)*

Die Aufnahme entstand kurz vor ihrem Auftritt bei einer traditionellen kulturellen Darbietung.

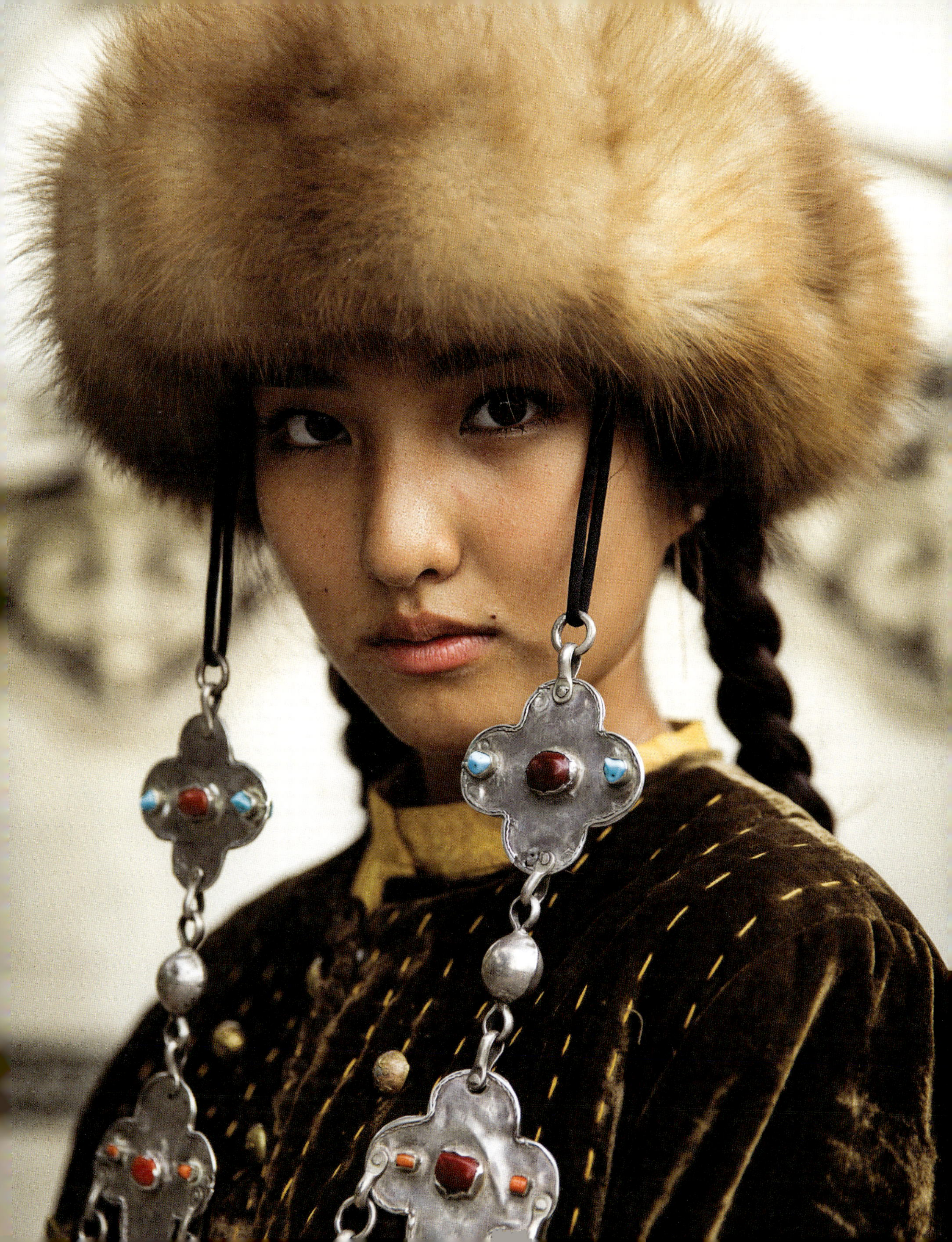

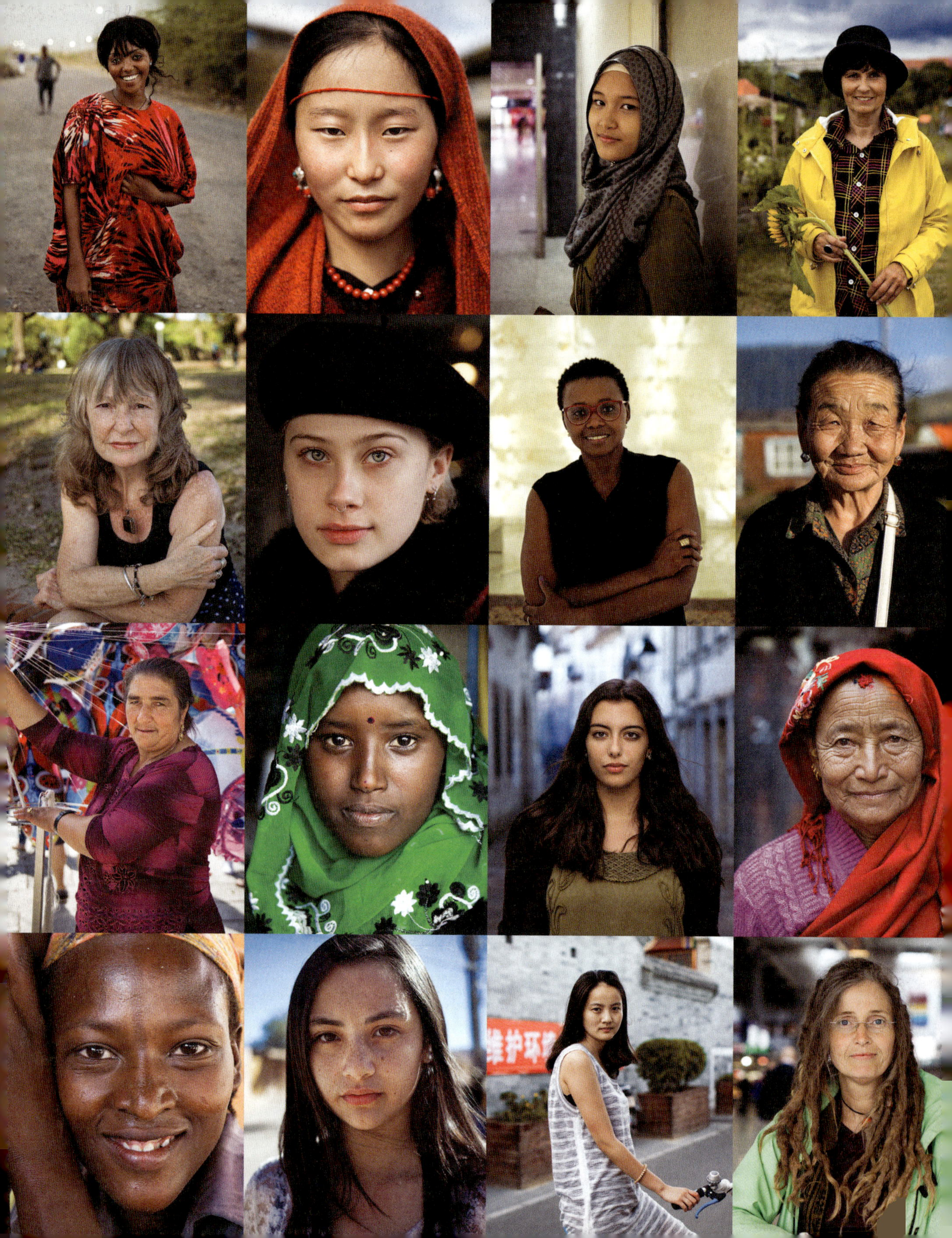

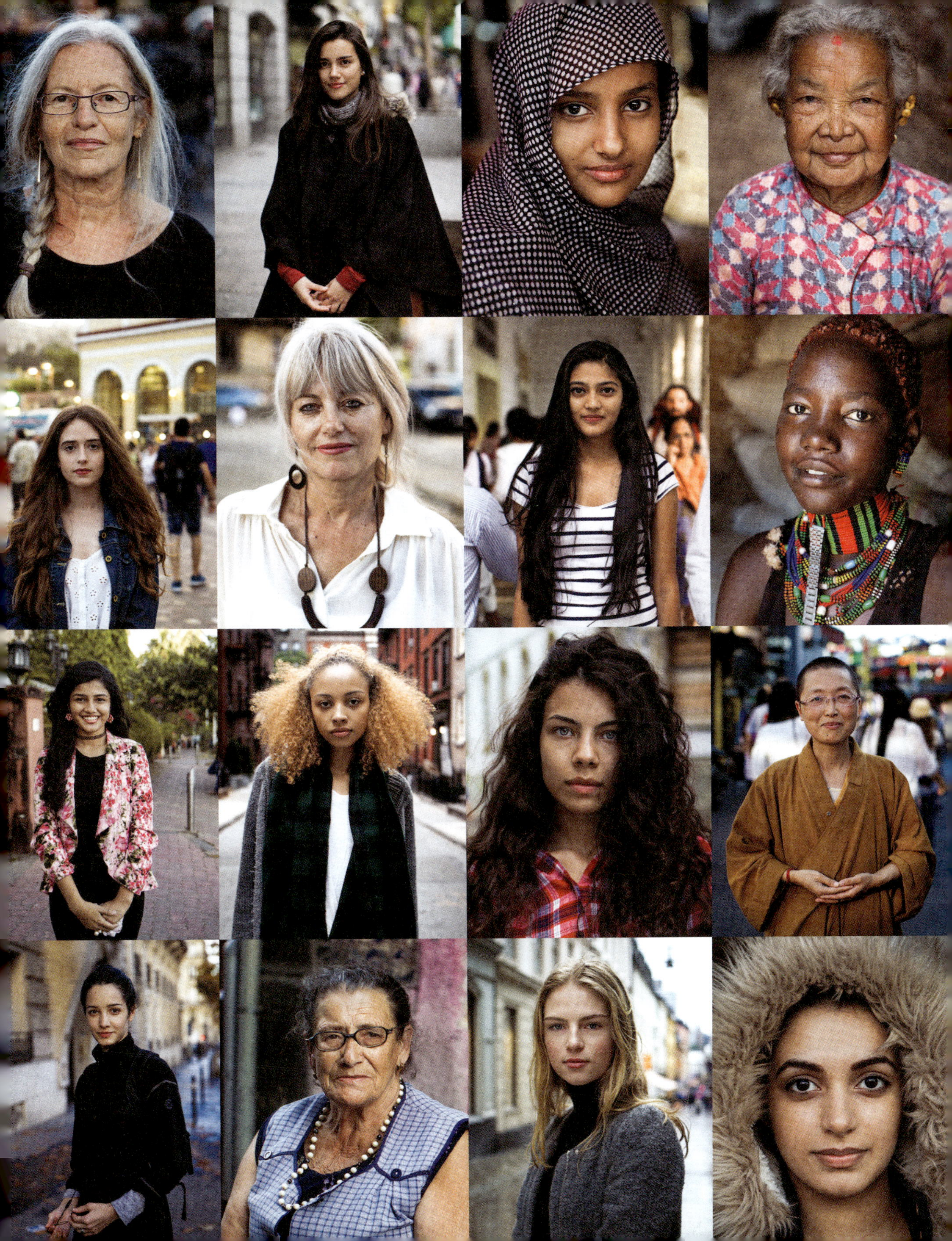

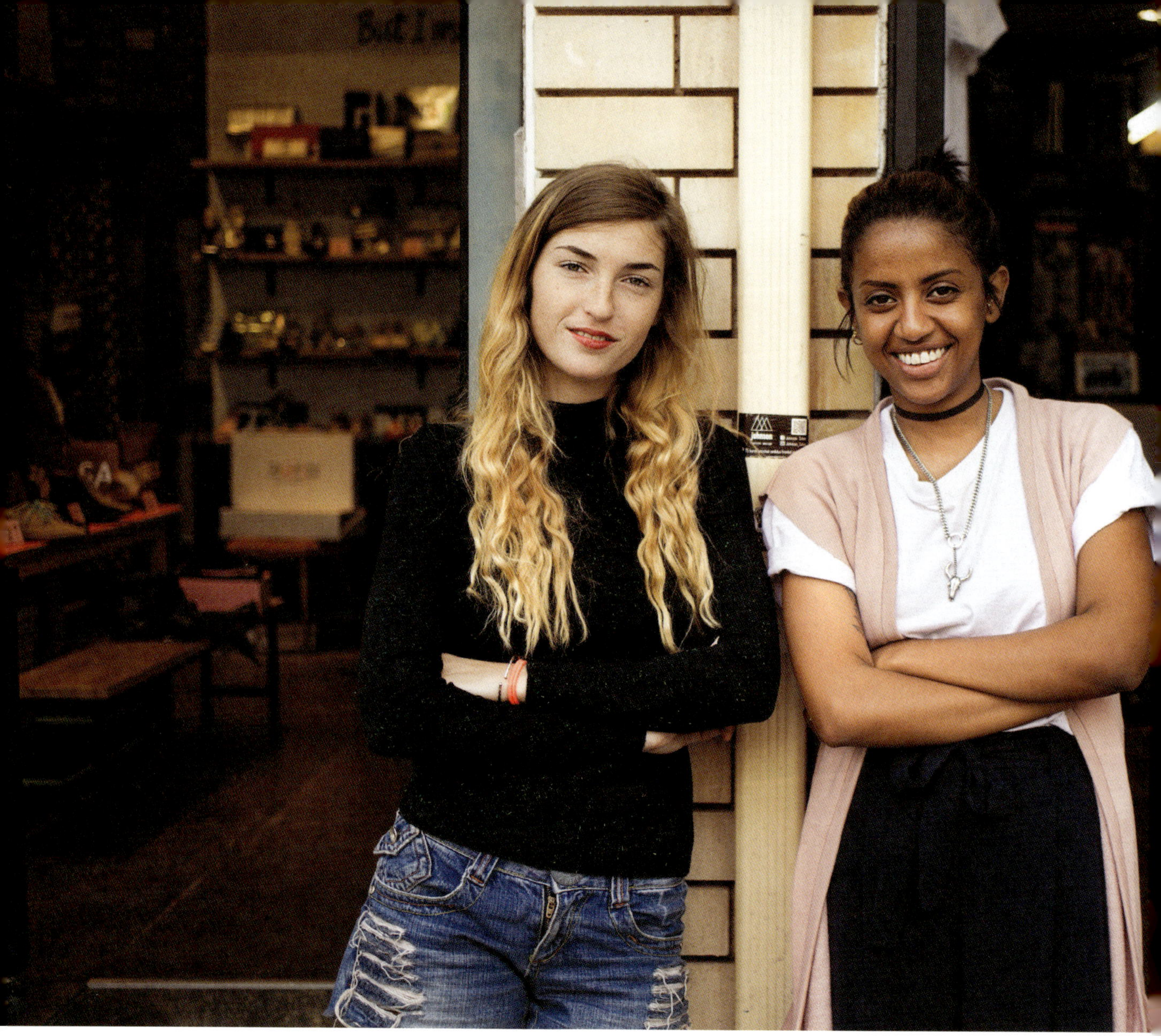

TEL AVIV, ISRAEL

Lior und Nor sind Freundinnen, und die Kleiderläden, in denen sie arbeiten, liegen direkt nebeneinander. Statt sich jedoch in dieser eher ruhigen Straße gegenseitig die Kunden abzujagen, plaudern sie lieber fröhlich miteinander.

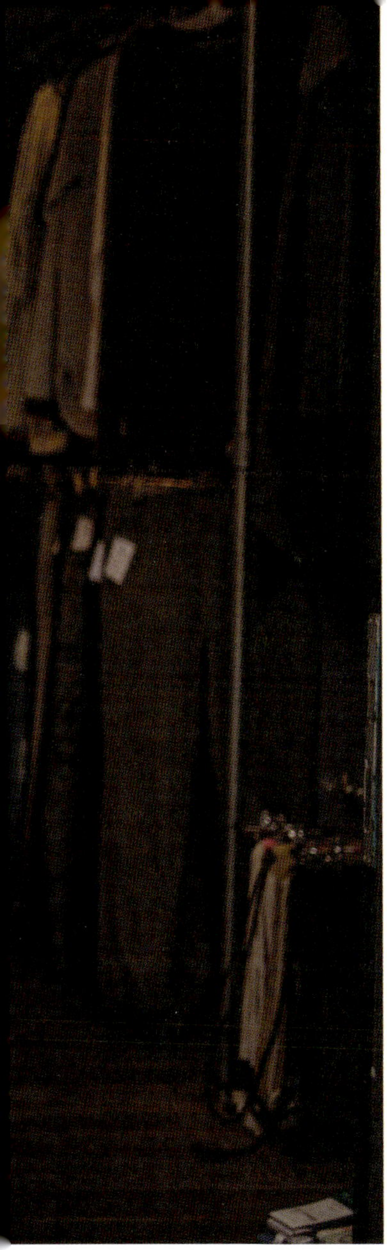

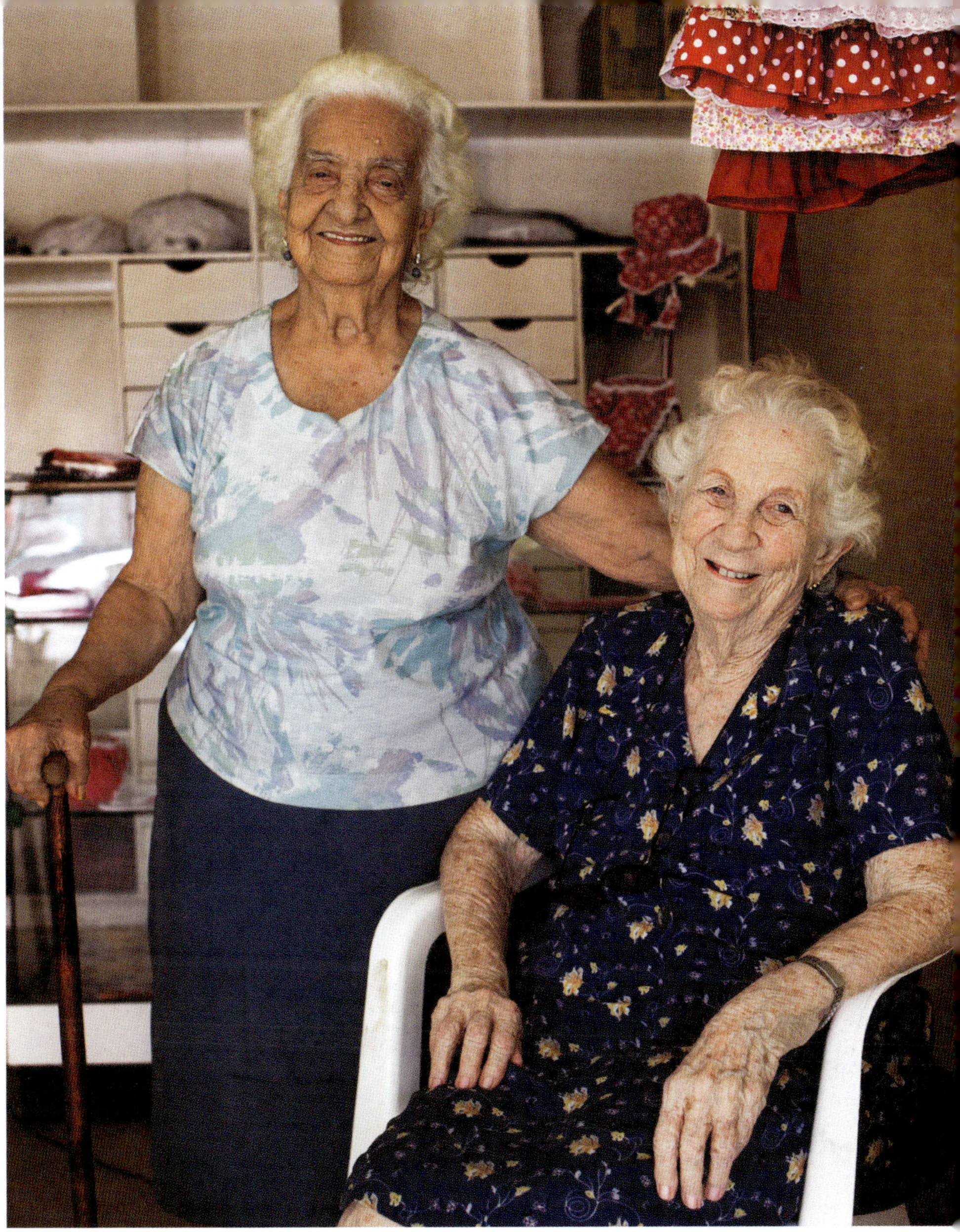

RECIFE, BRASILIEN

Ich bemerkte die beiden Damen durch die weit geöffnete Tür ihres Geschäfts für Kindermoden. Sie erzählten mir, die Leute würden ihnen dauernd sagen, sie sollten die Ladentür lieber schließen, denn die Straßen hier seien gefährlich. Doch sie liebten nun mal die frische Luft und die Sonne, und sie hätten noch nie irgendwelche Probleme gehabt.

Janet, 95, und Aida, 87, haben ihr Geschäft vor 22 Jahren eröffnet. Sie ergänzen einander perfekt, da Janet gern redet und Aida gern zuhört.

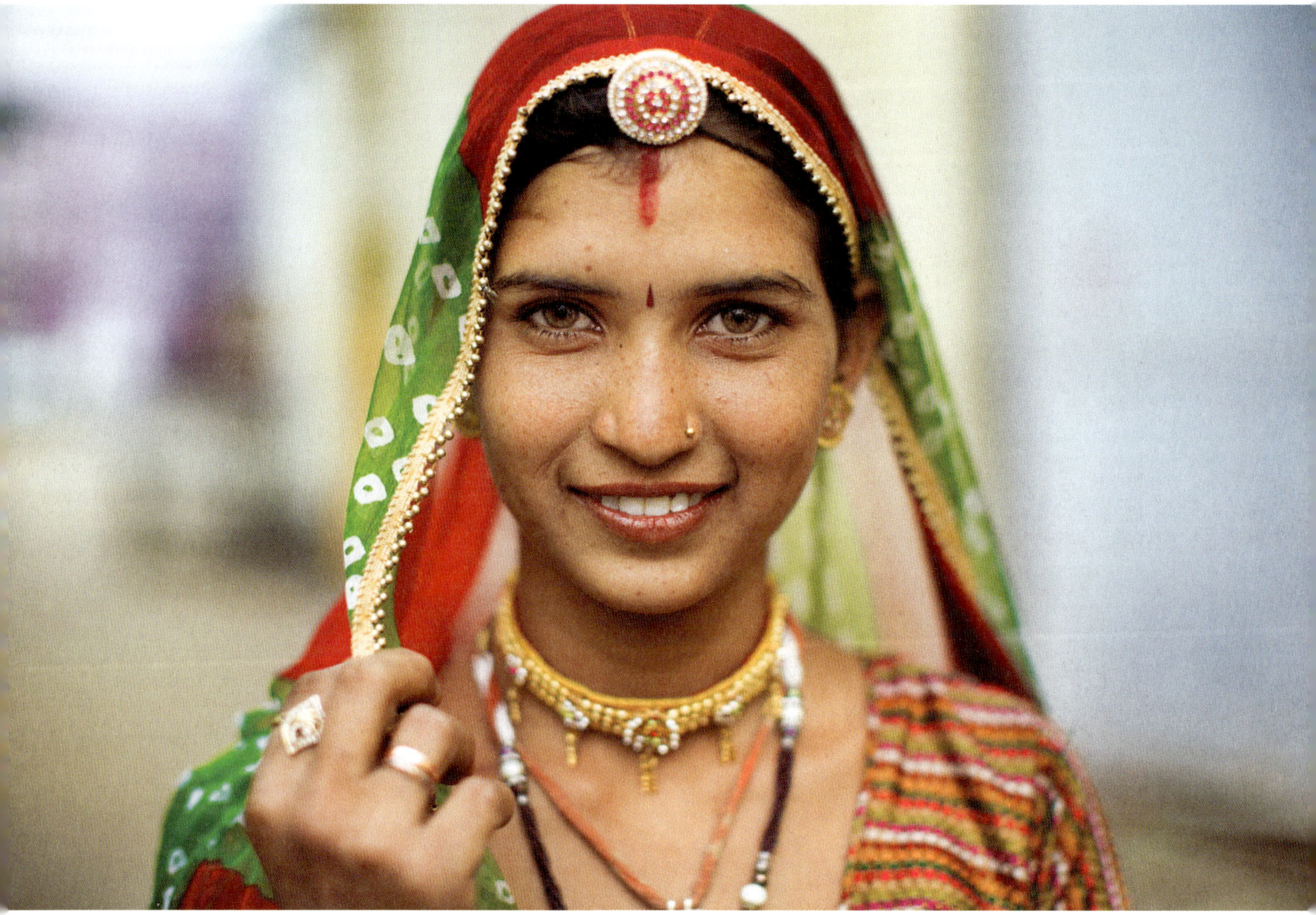

PUSHKAR, INDIEN

Zwei verschiedene Kontinente und die gleiche Art, auf außergewöhnliche Weise zu lächeln.

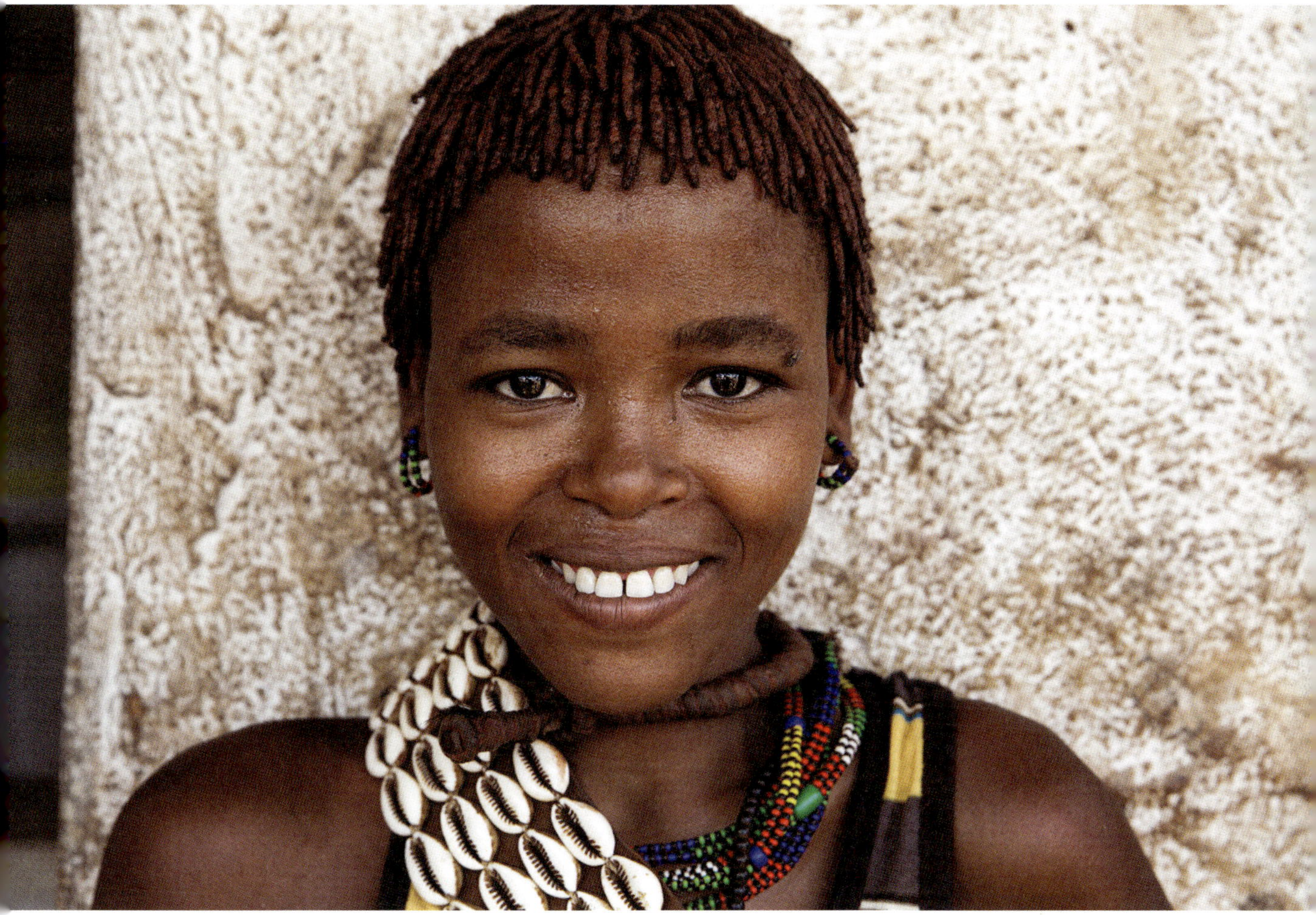

OMO-TAL, ÄTHIOPIEN

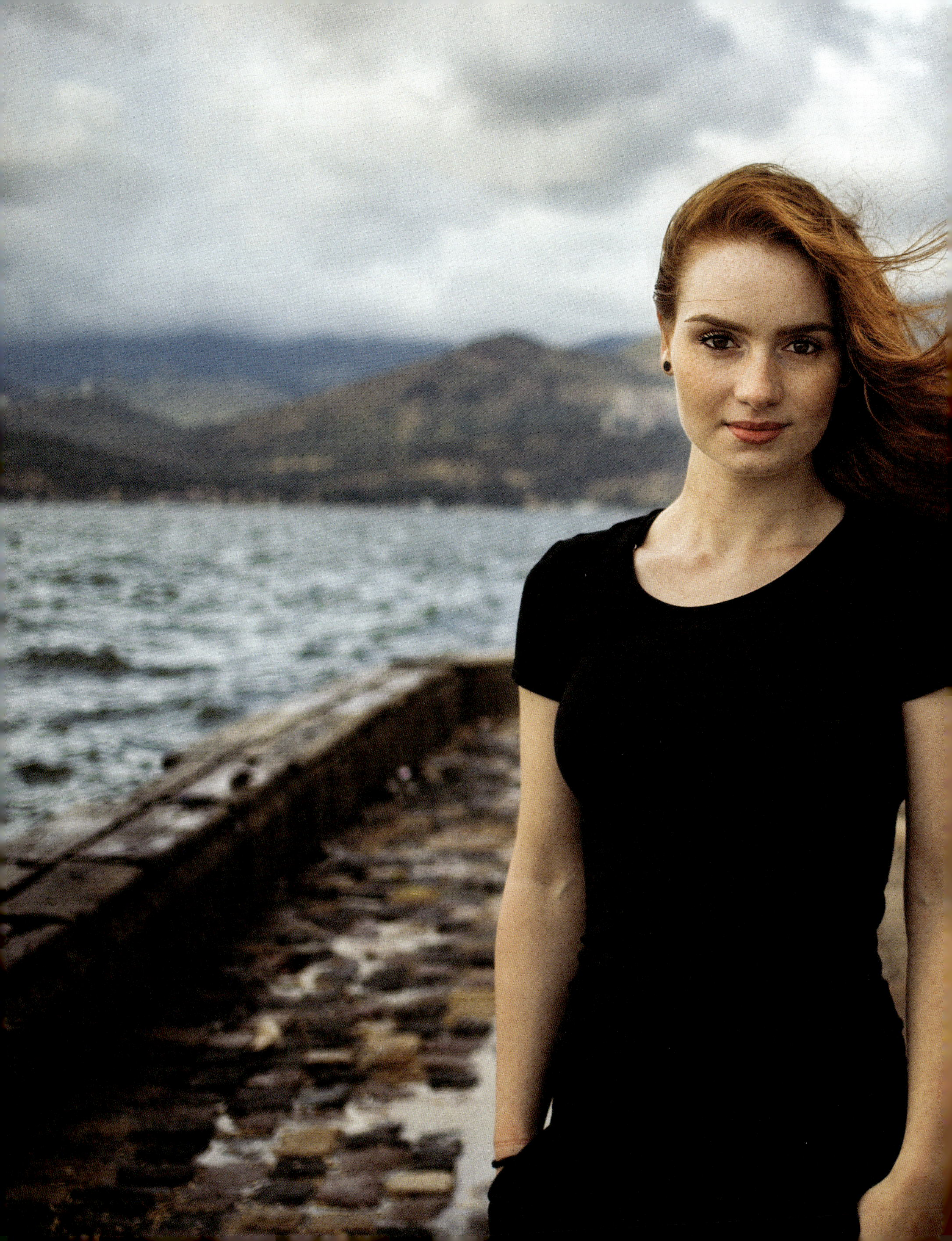

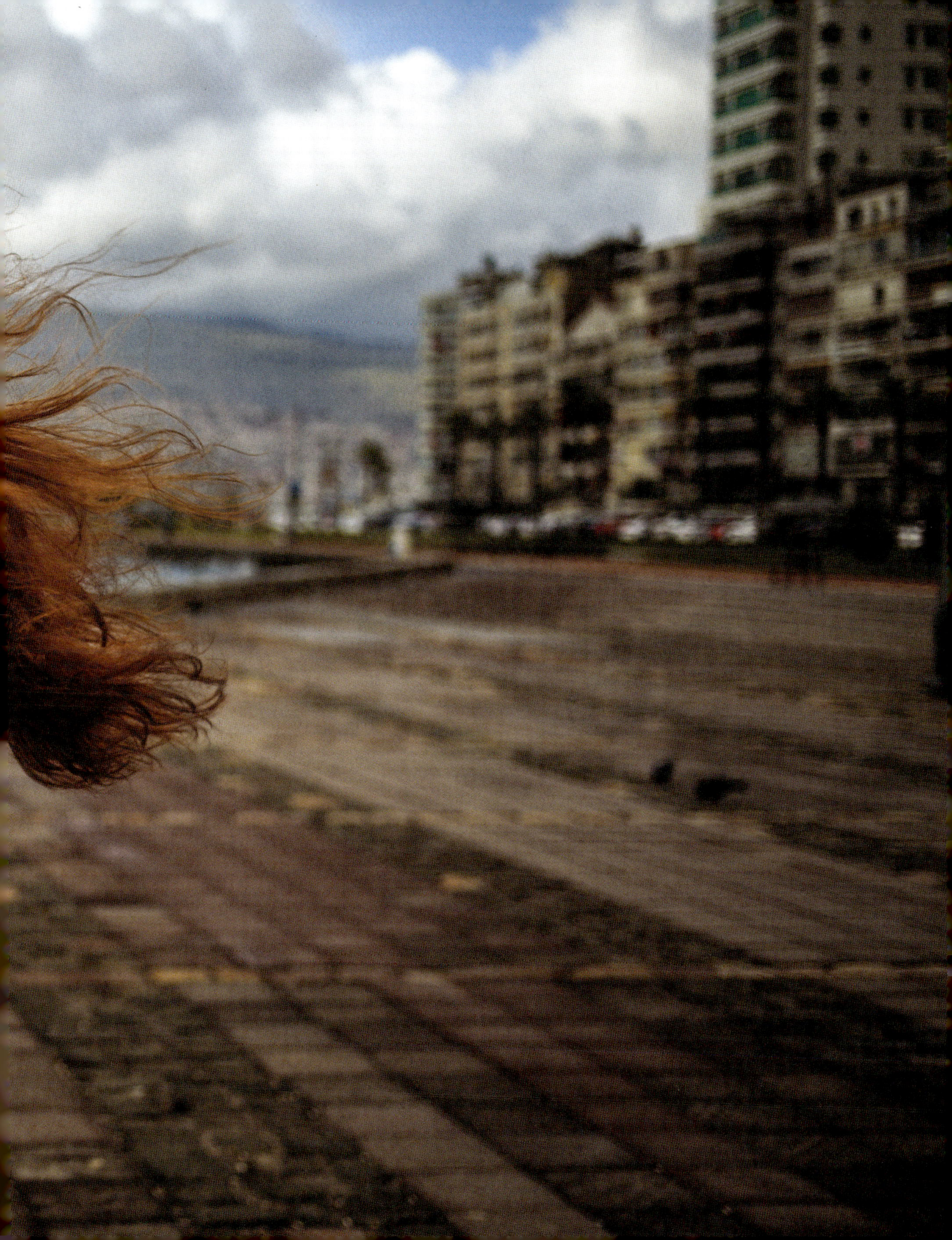

IZMIR, TÜRKEI *(vorherige Doppelseite)*

Aischa, die in Deutschland lebt, ist für einen Verwandtenbesuch zurückgekommen. Während wir den Strand entlangspazierten, erzählte sie mir die Geschichte ihrer Familie. In den Sechzigerjahren galt ihr Großvater als der erste türkische Gastarbeiter in Westdeutschland. 1970 lud der Bundespräsident ihn zum Neujahrsempfang ein, um ihn zu ehren. Genau 40 Jahre später wurde auch Aischas Vater vom Bundespräsidenten zum Neujahrsempfang eingeladen und als Muster einer gelungenen Integration gewürdigt. Obwohl er als Arbeitersohn ohne Deutschkennnisse ins Land gekommen war, lernte er eifrig und wurde ein erfolgreicher Augenchirurg. Aischa fühlt sich als Deutsche und als Türkin – ein wunderbares Beispiel, wie man sich einer neuen Kultur öffnet, ohne seine Wurzeln zu kappen. Sie studiert Gesundheitsökonomie mit dem Ziel, für eine globale Hilfsorganisation zu arbeiten.

NEW YORK, USA *(rechte Seite)*

Abby und Angela sind Schwestern. Ihre Mutter ist Äthiopierin, der Vater Nigerianer. Die Eltern arbeiten für die UNO, und so wuchsen die Schwestern in sechs verschiedenen Ländern auf drei verschiedenen Kontinenten auf. Der offene Blick, den sie dadurch gewonnen haben, hat ihnen gezeigt, wo auf dieser Welt die Not am größten ist. Nach ihrem Abschluss möchten beide nach Afrika und ihr Wissen in den Dienst dieses großartigen Kontinents stellen. Ihre Begeisterung hat etwas Ansteckendes, wie man in Angelas Worten spüren kann:

»Ich möchte unter den Leuten meiner Altersgruppe so etwas wie eine Rückwanderungsbewegung nach Afrika lancieren. Ich möchte das Potenzial meines Volkes ans Licht bringen, möchte die ganze Region über ihre Probleme hinausheben, ihre brillante Jugend stark machen, auf die Talente und Begabungen der Leute vor Ort zurückgreifen und Strategien entwickeln, die unter afrikanischen Bedingungen funktionieren, statt immer nur westliche Muster zu importieren.«

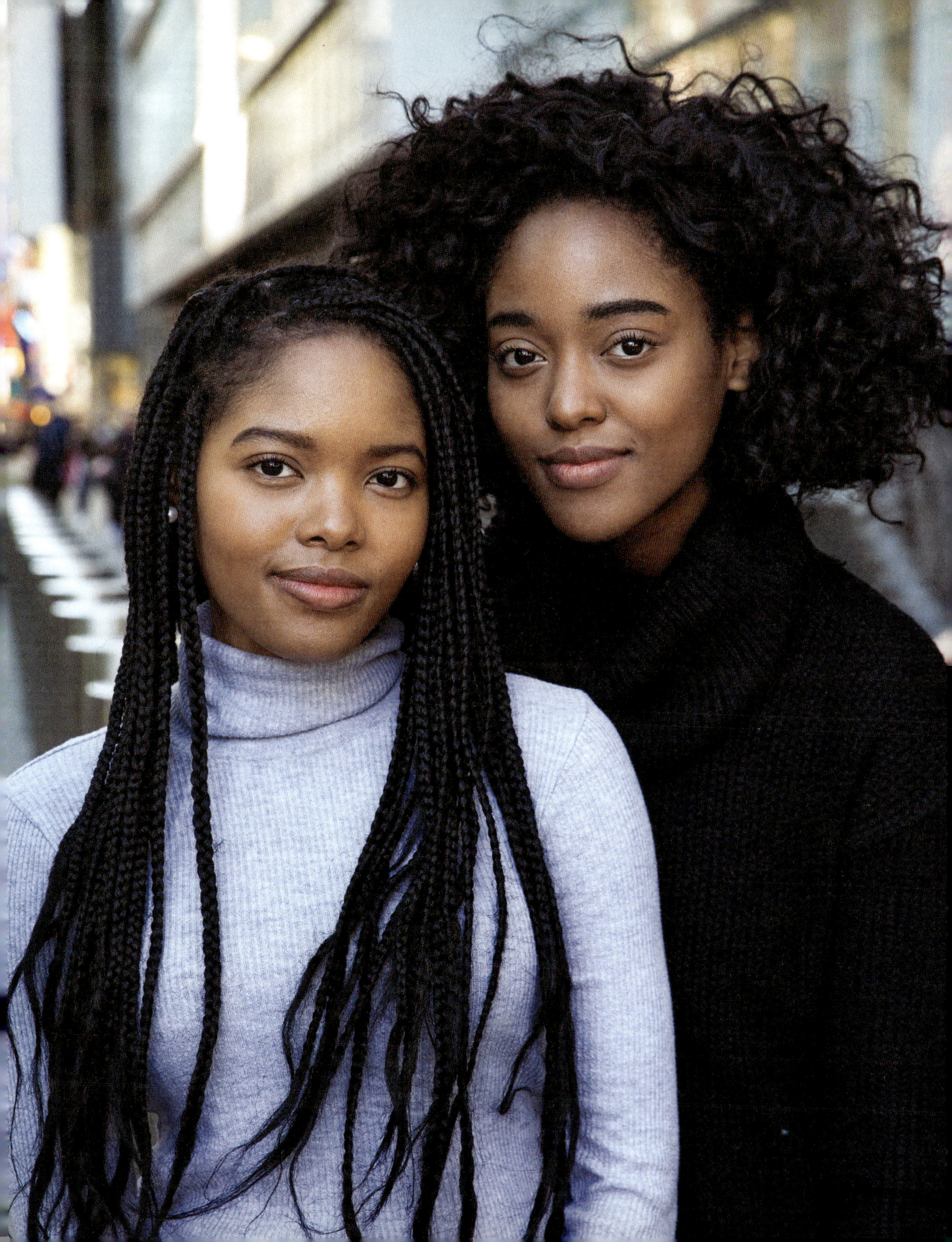

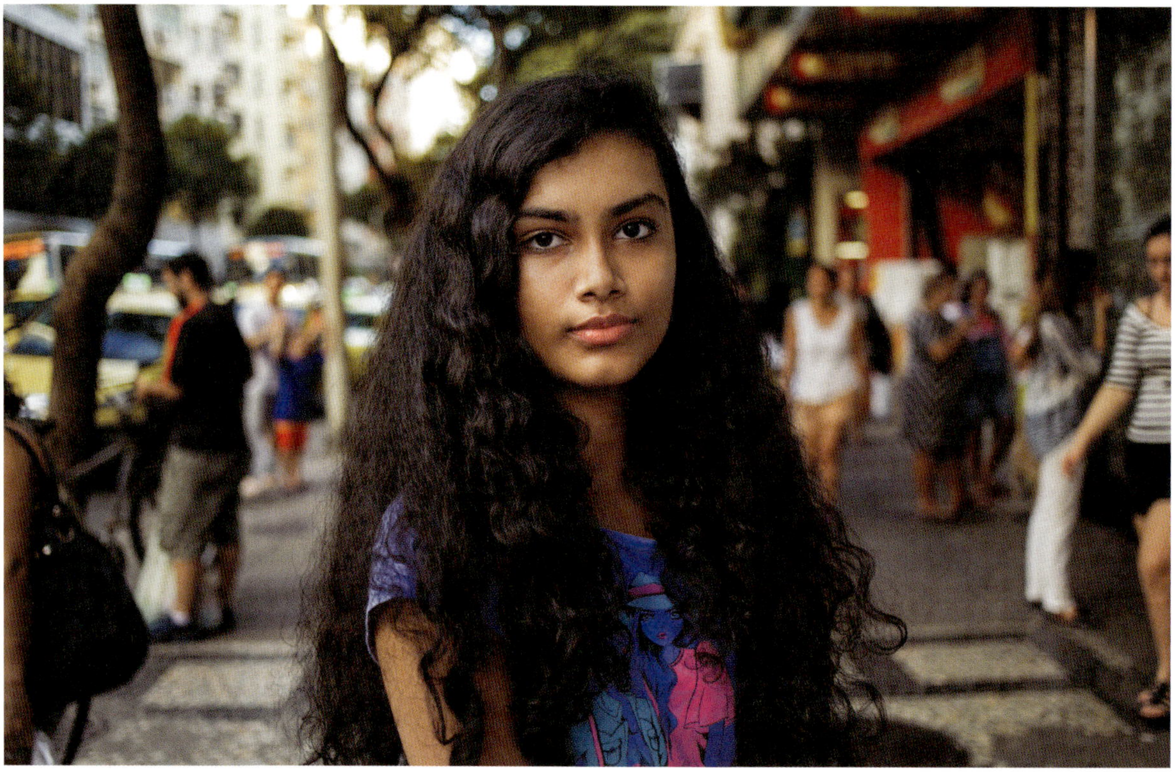

RIO DE JANEIRO, BRASILIEN *(oben)*

Rachel habe ich auf einer belebten Straße kennengelernt.

»Ich bin Brasilianerin, doch die Leute sagen immer wieder, ich sähe aus wie eine Inderin.«

PUSHKAR, INDIEN *(rechte Seite)*

Diese Frau ist ein wahres Beispiel indischer Schönheit.

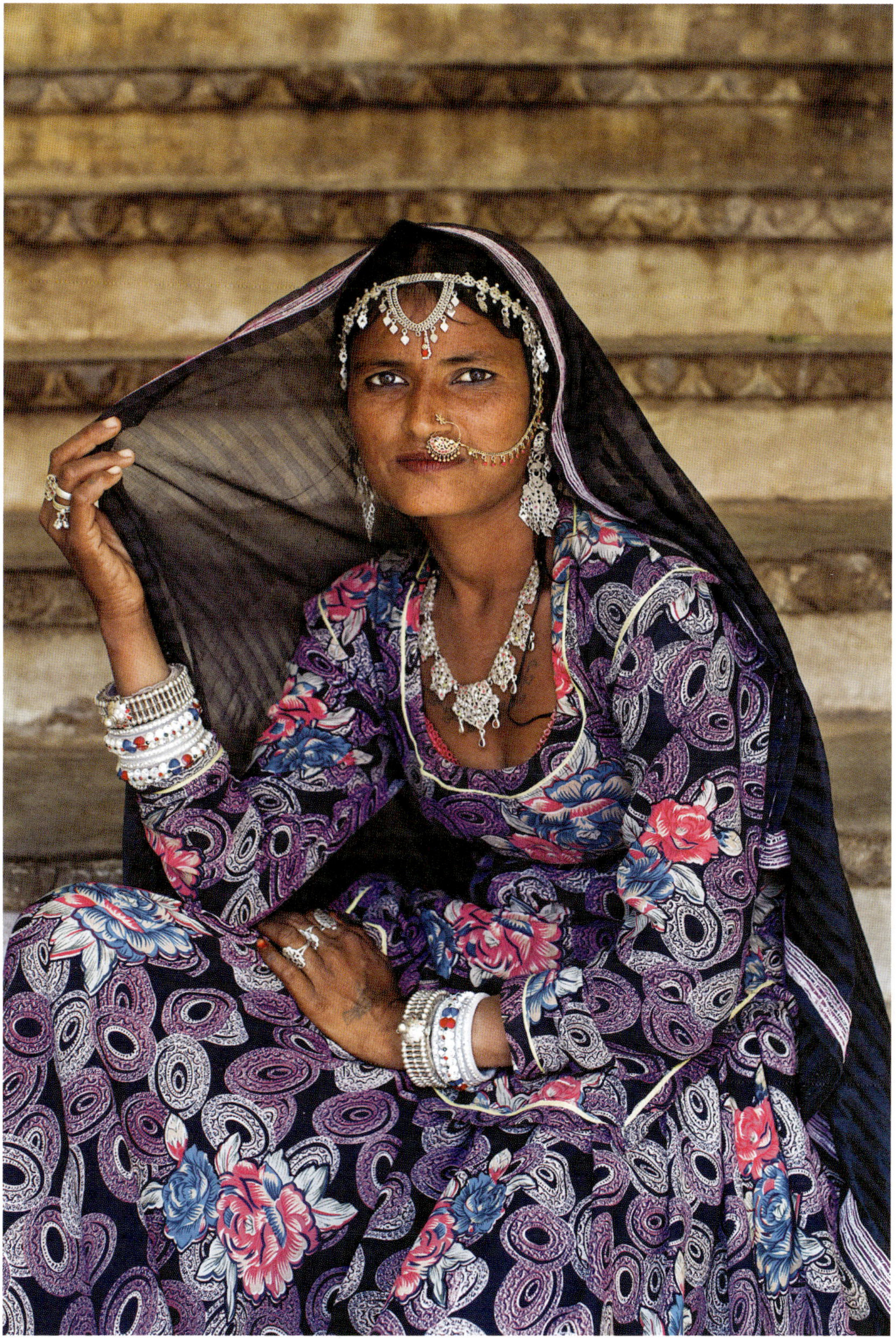

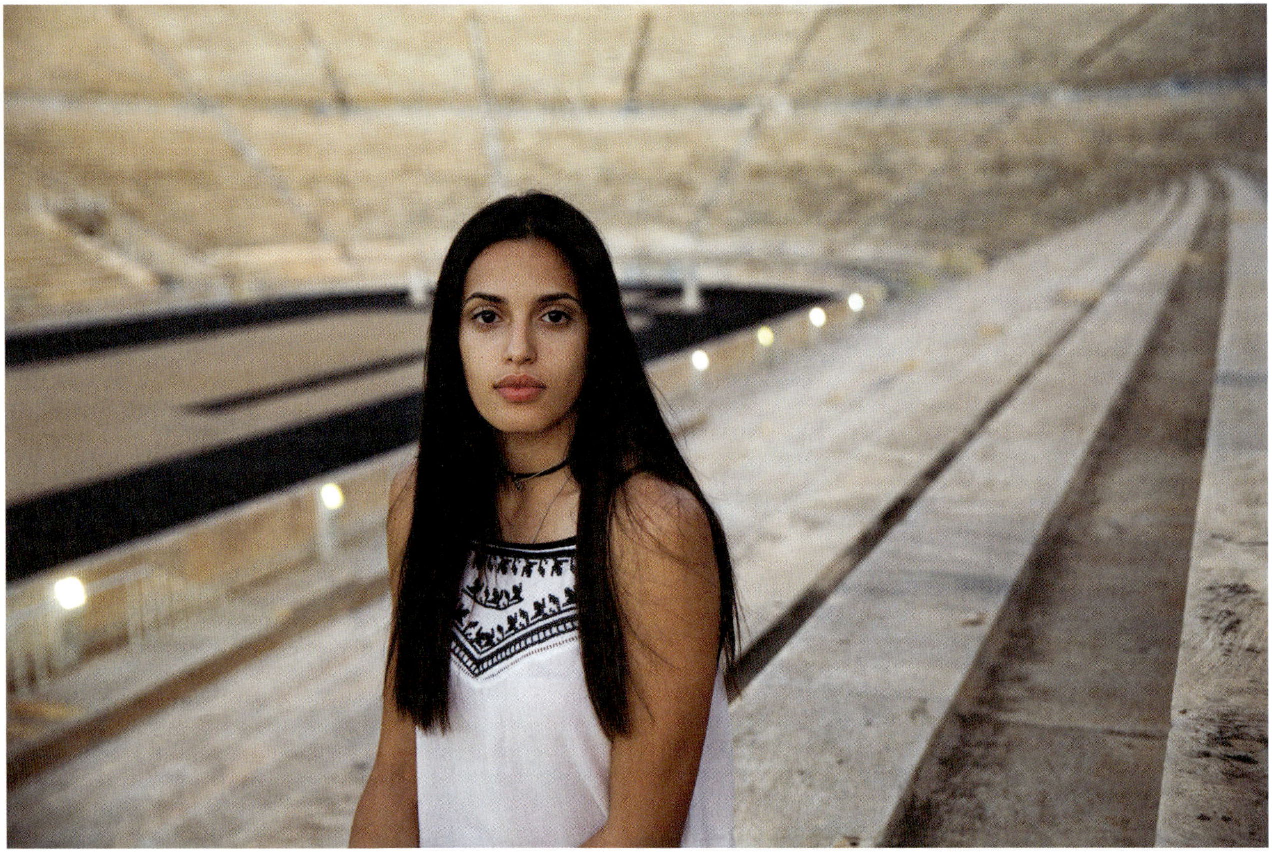

ATHEN, GRIECHENLAND

Athinas Mutter ist Äthiopierin, ihr Vater Grieche. Sie war von klein auf eine begeisterte Läuferin. Wir saßen im Panathinaiko-Stadion, wo 1896 die ersten Olympischen Spiele der Neuzeit stattfanden, als sie mir ihre Geschichte erzählte.

Nachdem sie den Landesrekord im 300-Meter-Hürdenlauf gewonnen hatte, hoffte sie, an der Olympiade 2016 teilnehmen zu können. Doch eine Verletzung machte diese Hoffnung zunichte, und so muss sie nun bis 2020 auf eine neue Chance warten. Selten habe ich einen Menschen mit so viel Begeisterung reden hören. Nichts wird sie davon abhalten, ihren Traum weiterzuverfolgen.

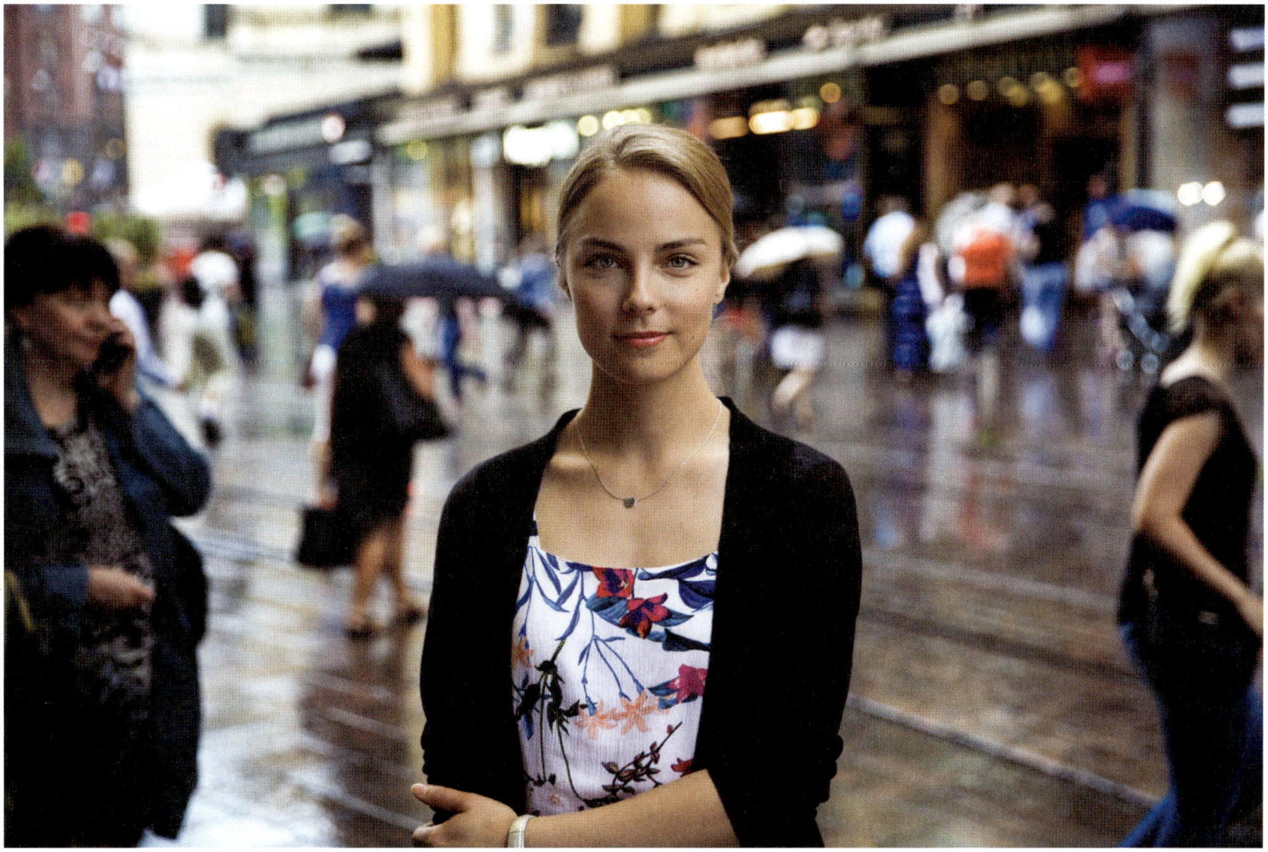

HELSINKI, FINNLAND

Kiira gewann zweimal Bronze und einmal Silber bei den Europameisterschaften im Eiskunstlauf. Man könnte sie für eine Eisprinzessin halten, die in einer Märchenwelt lebt. Doch den wenigsten ist bewusst, wie viele Opfer und Kämpfe eine erfolgreiche Karriere wie die ihre verlangt. Sie hat Tausende Stunden hart trainiert, während ihre Altersgenossen sich amüsierten. Sie erlitt schlimme, sehr schmerzhafte Verletzungen, die sie 2015 zwangen, sich aus dem Wettkampf zurückzuziehen. Heute tritt sie international bei Eisschauen auf und hat endlich auch Zeit, das Leben zu genießen.

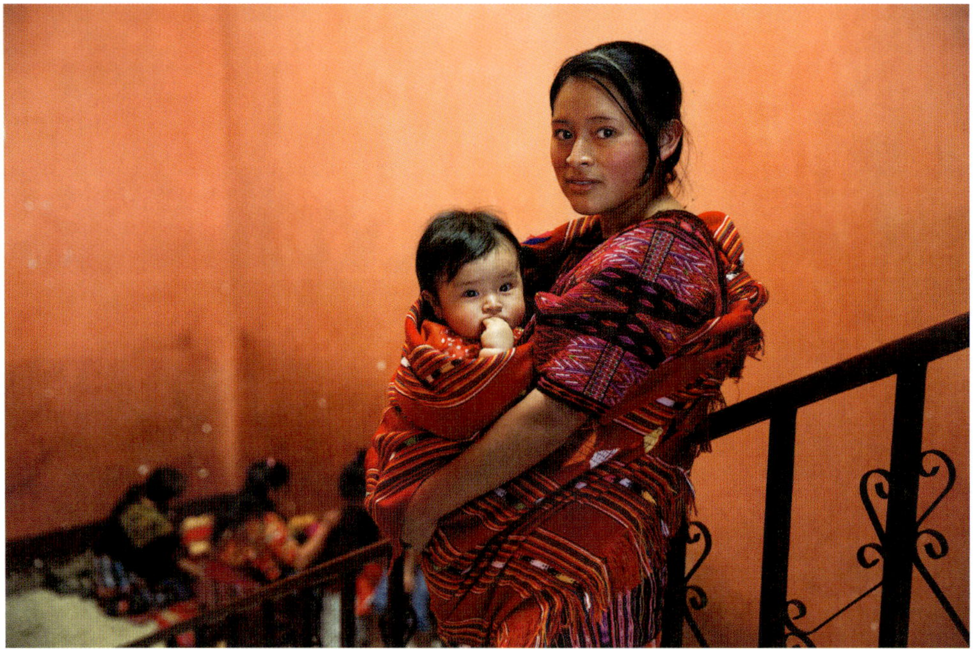

CHICHICASTENANGO, GUATEMALA

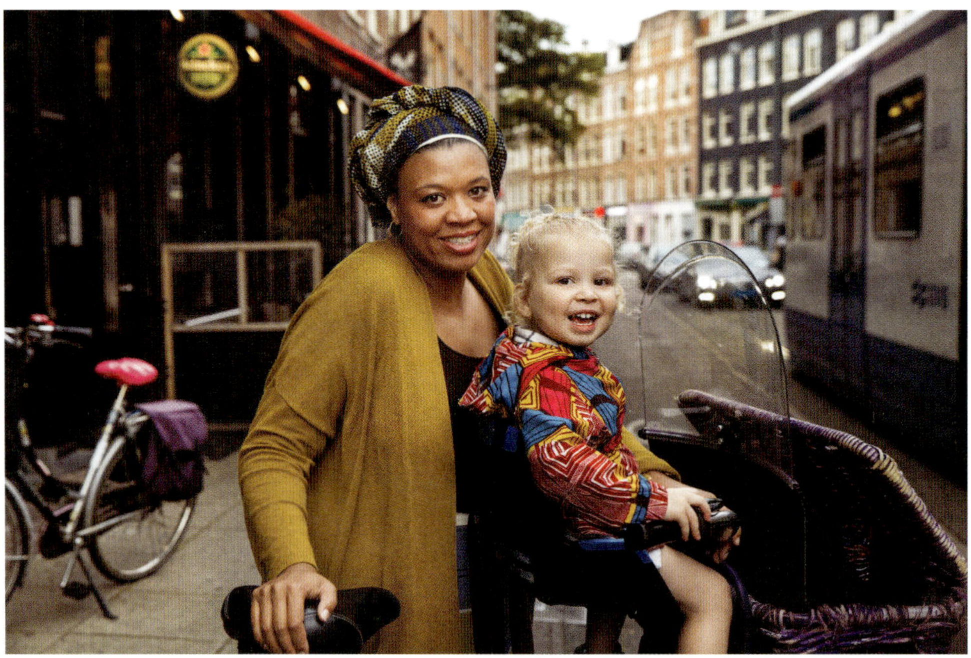

AMSTERDAM, NIEDERLANDE

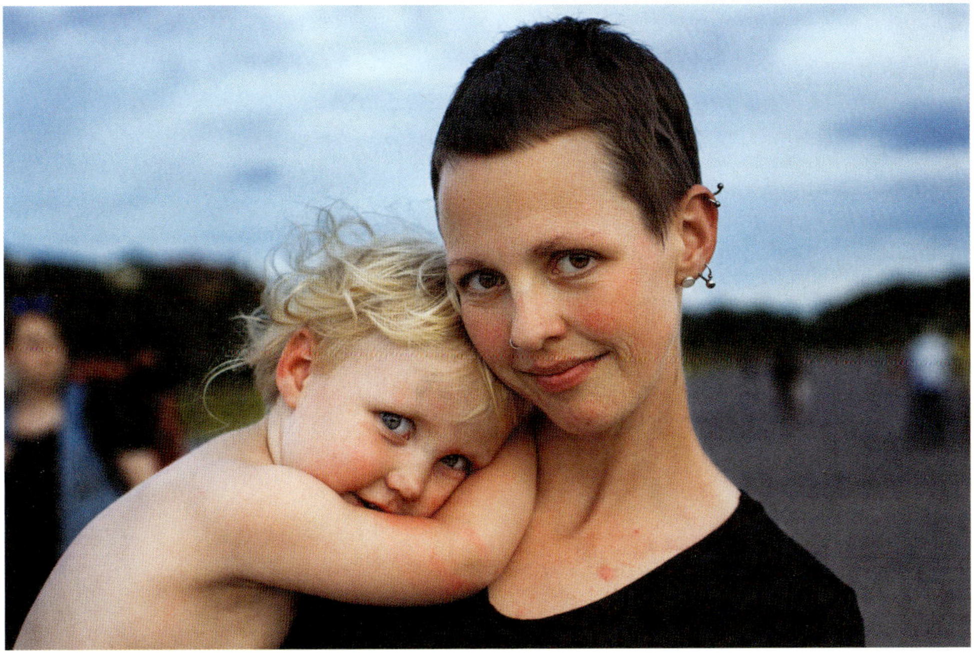

BERLIN, DEUTSCHLAND

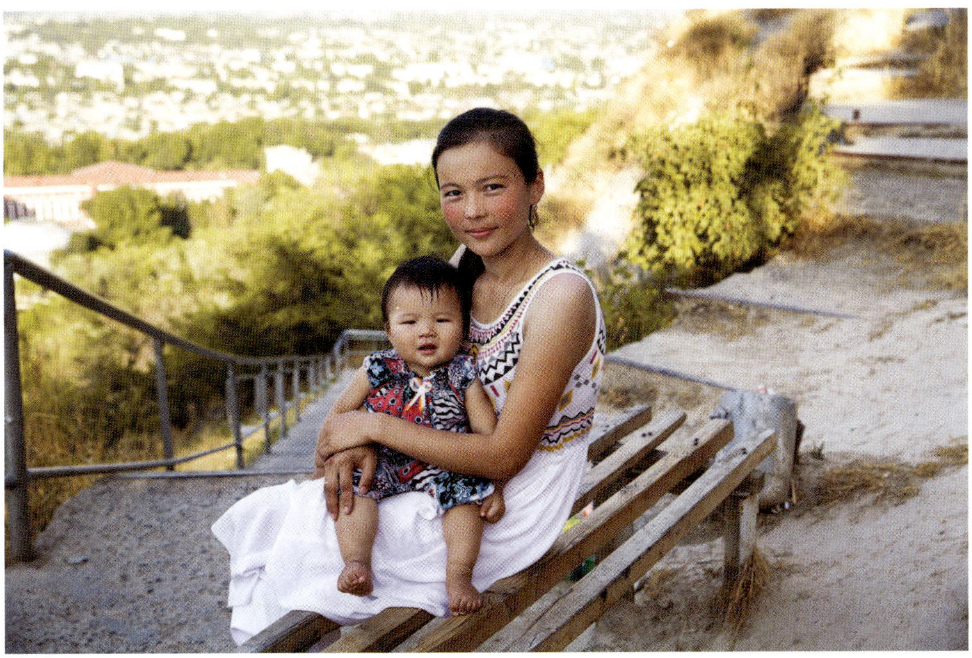

OSH, KIRGISIEN

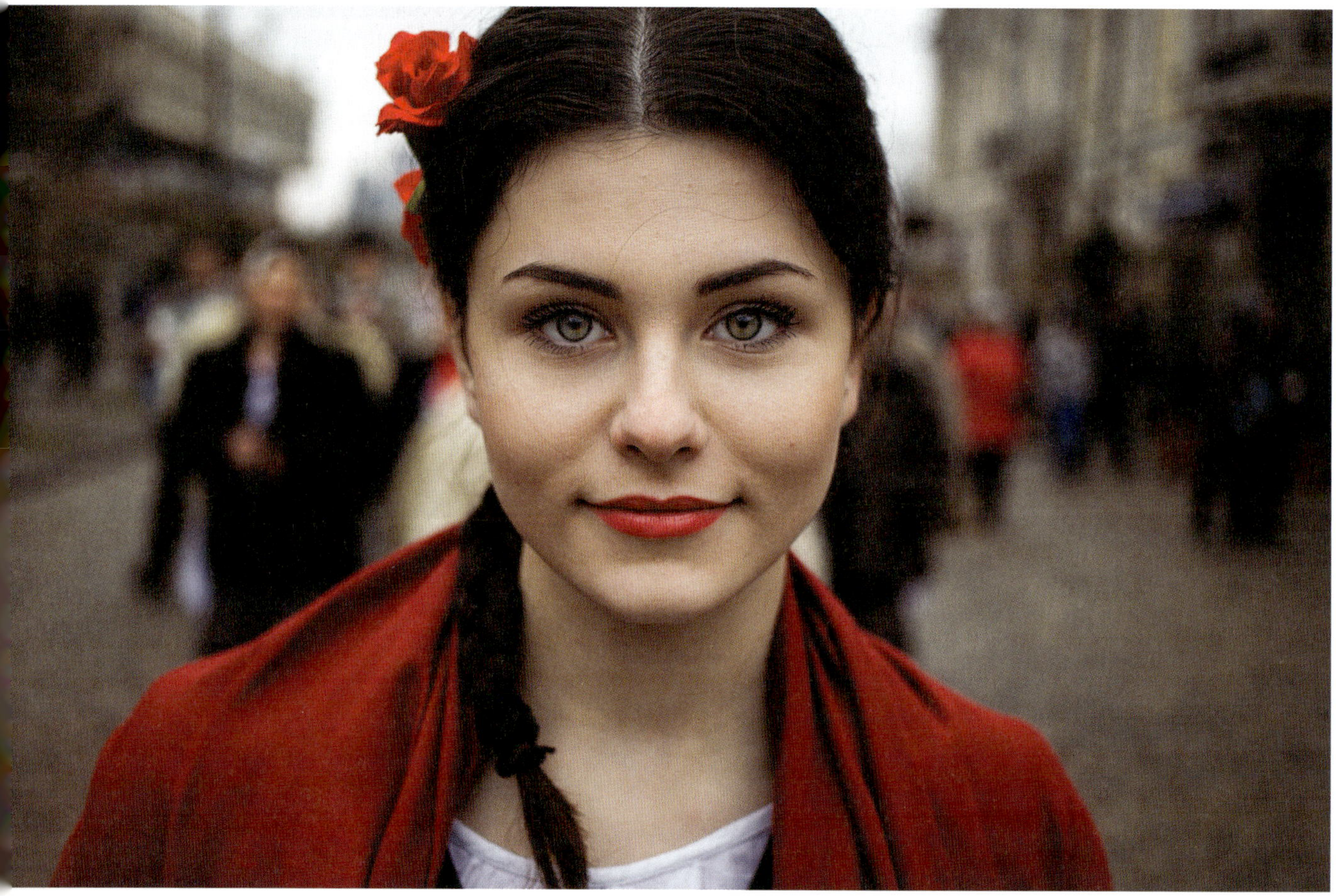

IASI, RUMÄNIEN

Carolina stammt aus Moldawien, war aber auf Besuch in Rumänien, um mit ihrem Chor auf einem Festival zu singen.

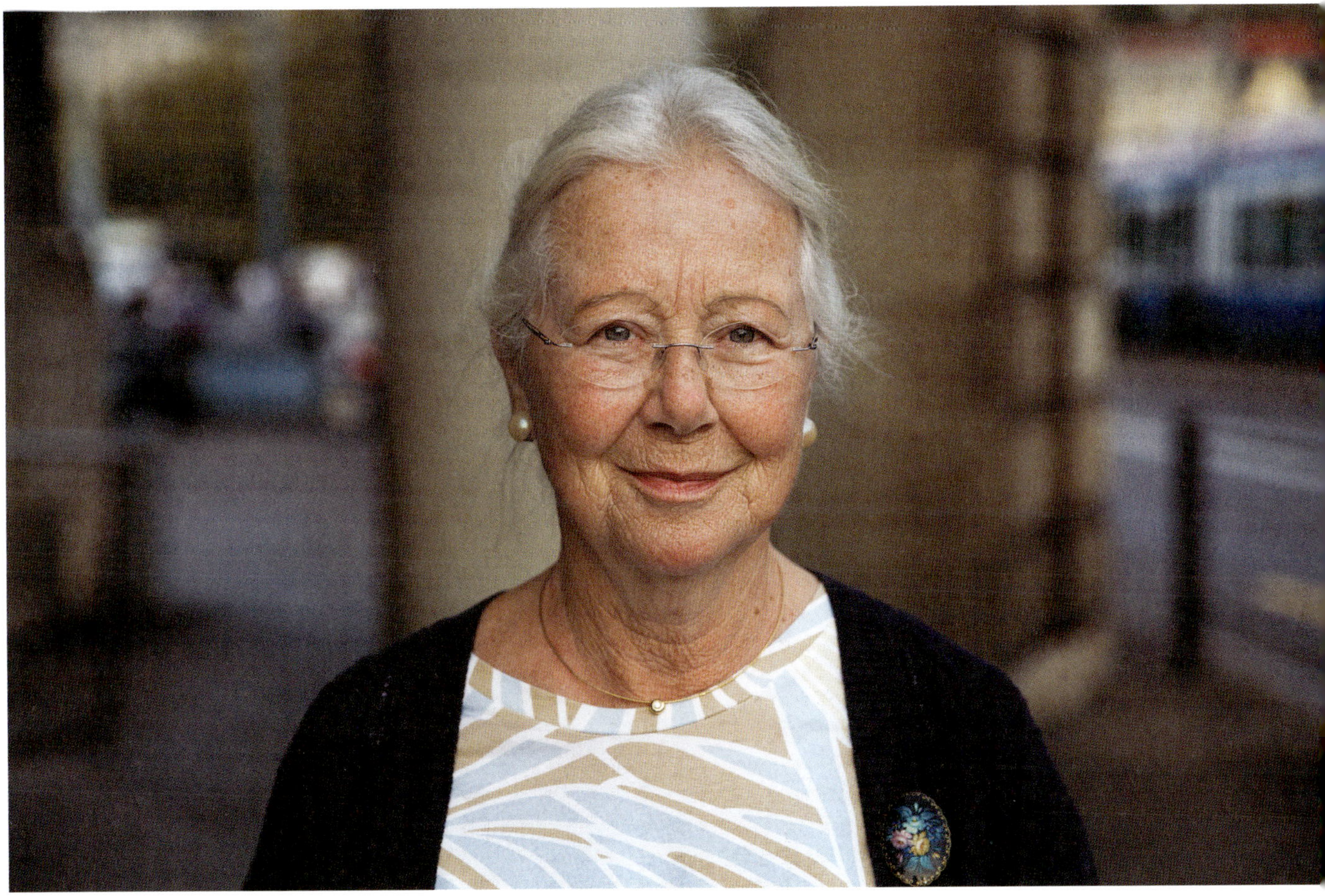

ZÜRICH, SCHWEIZ

Doris kommt aus Österreich und machte eine Urlaubsreise in die Schweiz.

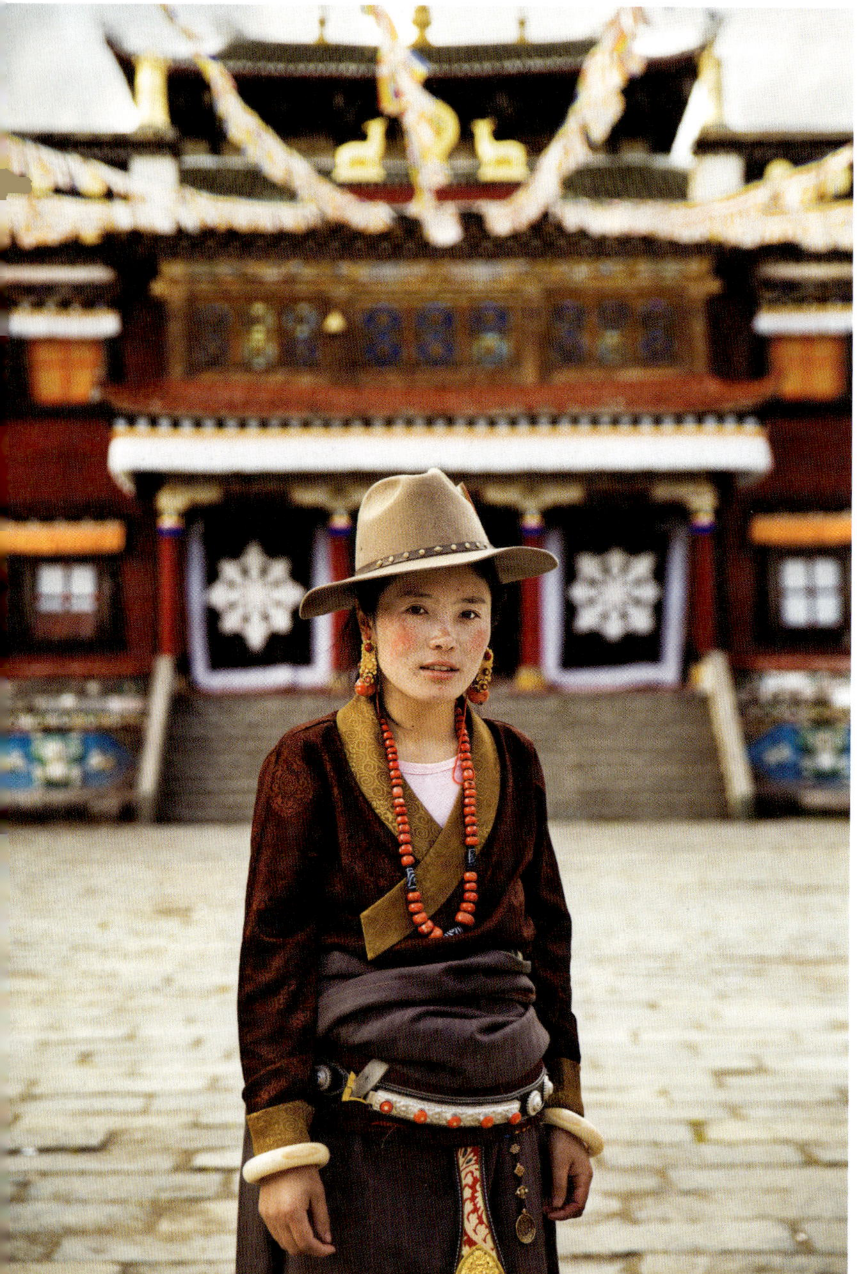

PROVINZ SICHUAN, CHINA

Diese Tibeterin steht vor einem prachtvollen buddhistischen Tempel. Für die meisten Tibeter ist der Buddhismus nicht nur Religion, sondern Mittelpunkt ihres Lebens und ihrer Gemeinschaft.

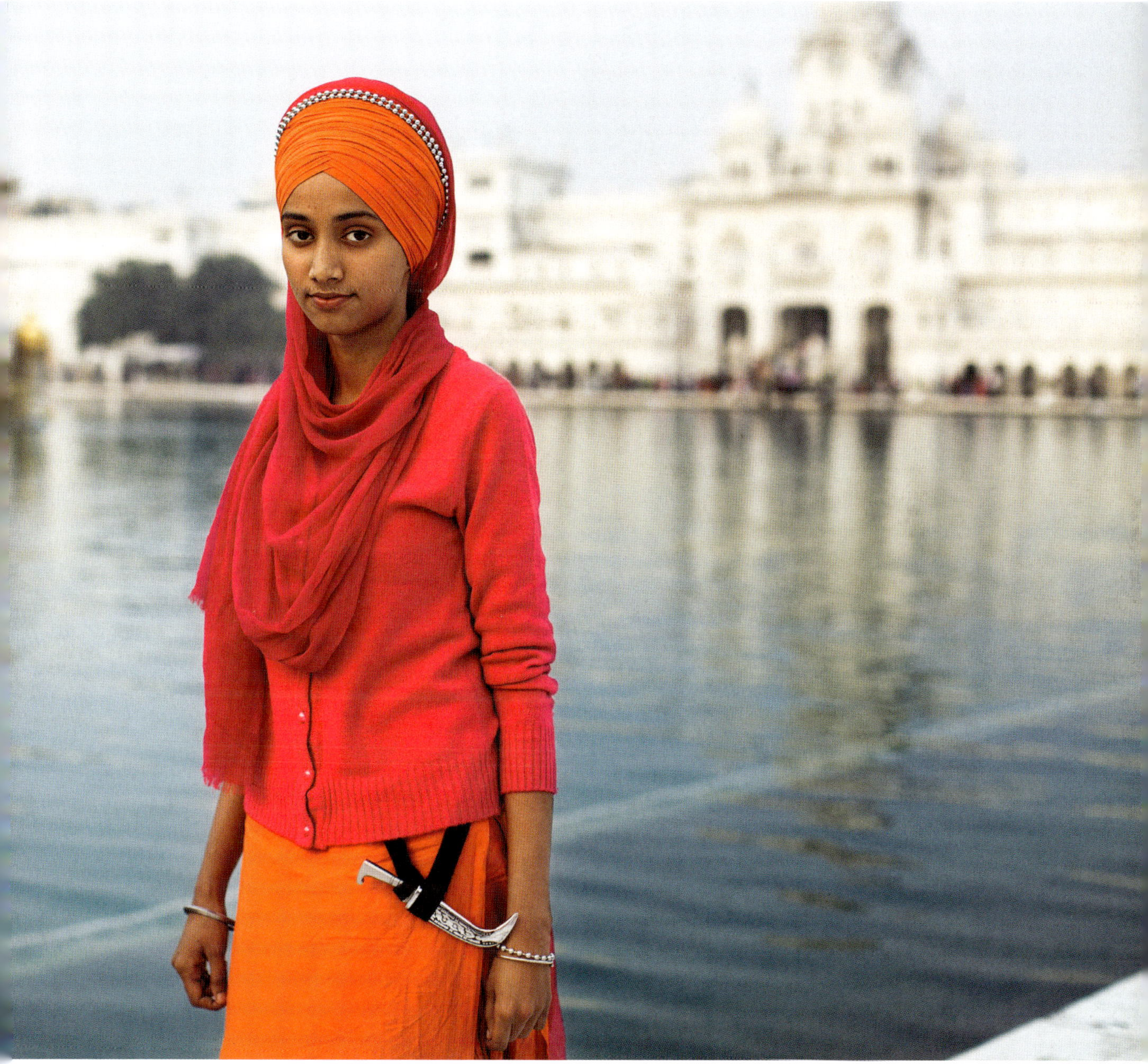

AMRITSAR, INDIEN

Diese Sikh besucht wie jedes Jahr viele Millionen Pilger den Goldenen Tempel. Am Gürtel trägt sie den Kirpan. Dieser Dolch steht symbolisch für die Pflicht jedes Sikh, Menschen in Gefahr zu helfen. Viele gläubige Sikh, egal ob Mann oder Frau, schneiden sich nie das Haar, sondern bedecken es wie sie mit einem Turban.

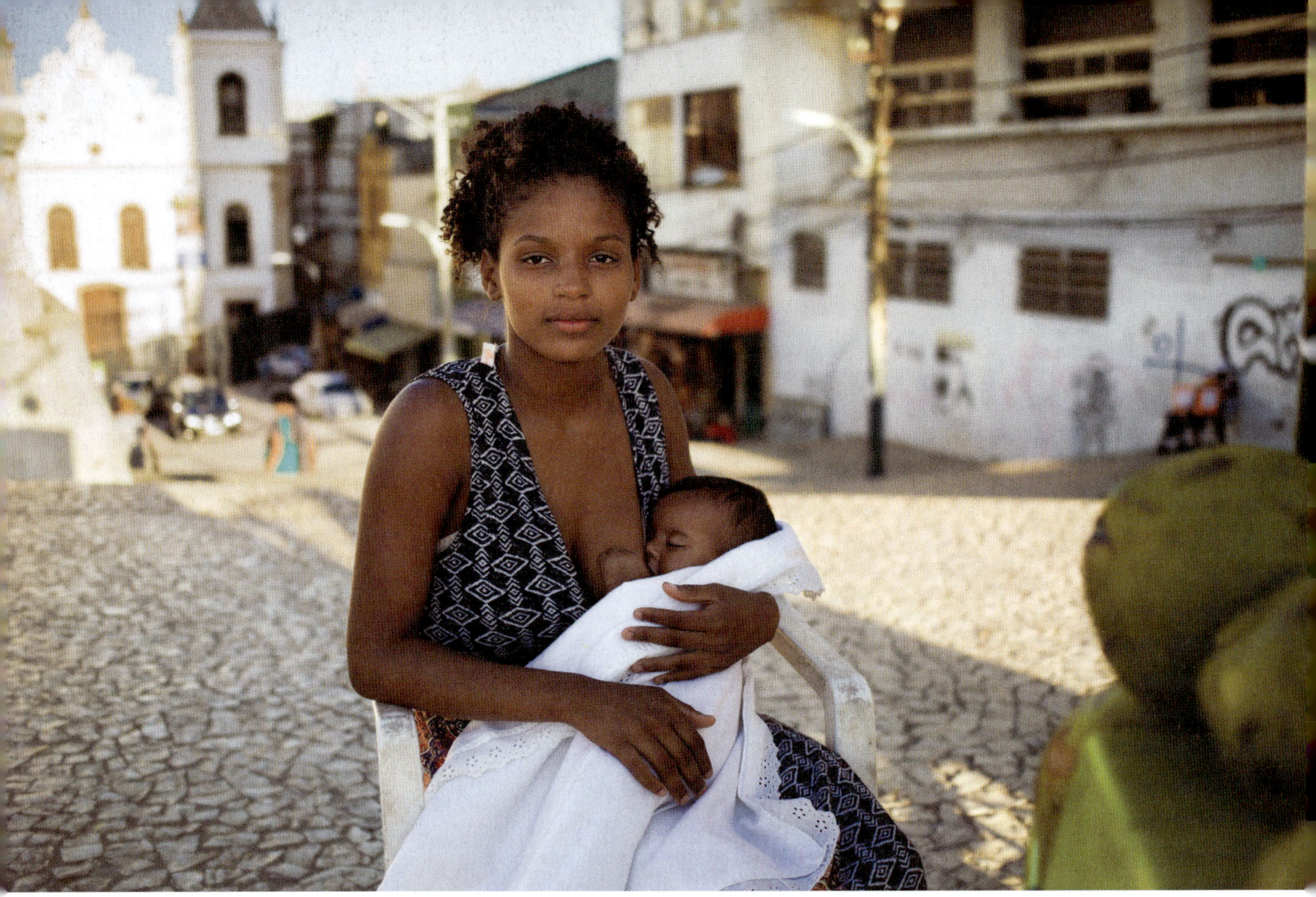

SALVADOR, BRASILIEN

Denke ich an Rachel und ihre Geschichte, kommen mir die Tränen. Mit 15 ist Rachel bereits Mutter einer kleinen Tochter, deren Vater kurz vor ihrer Geburt brutal ermordet wurde. In Rachels Viertel sind Bandenkriminalität und minderjährige Eltern alltäglich. Dazu kommen Drogenprobleme. Rachels Mutter war süchtig und ließ die Familie früh im Stich. Ihr Vater, ein Straßenkehrer, zog sie allein groß und half ihr, diesen kleinen Stand einzurichten, von dessen Einkünften sie ihre Tochter ernährt.

Rachel fährt zwei Stunden mit dem Bus, um im Zentrum von Salvador Kokossaft zu verkaufen. Als ich sie das zweite Mal besuchte, weinte sie, weil sie nur zwei Säfte verkauft hatte und müde war – das Baby hatte sie die ganze Nacht wachgehalten. Doch als sie von ihrer Tochter sprach, lächelte sie wieder. Sie nannte sie *me biscoito*, wörtlich »mein Krümelchen«. Sie schenkte ihrer Tochter so viel Liebe und Aufmerksamkeit, und als ich ihnen zusah, wie sie so spielten und sich anlächelten, traten mir Tränen in die Augen. Jeden Abend, nach der langen Heimfahrt, macht Rachel Wasser heiß, um ihr Kind und seine Sachen von Hand zu waschen. Jeden Tag hat ihr »Krümelchen« makellose Sachen an und riecht wie Parfüm. Rachel ist eine wahre Heldin. Sie ist so jung und hat so viel Liebe und Kraft.

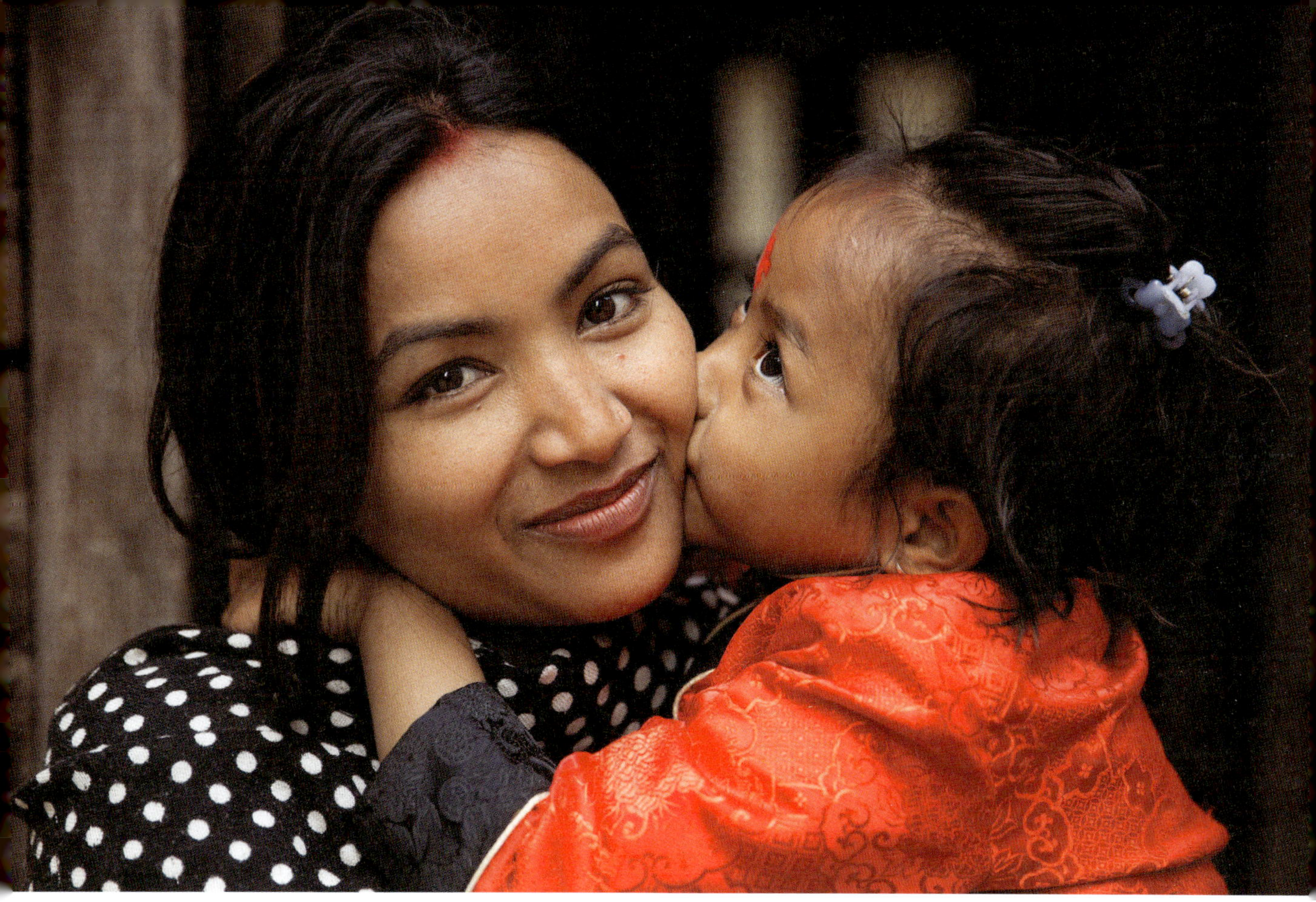

KATHMANDU, NEPAL

Upasha musste schon früh von der Schule abgehen, weil ihre Familie sehr arm war. Nun arbeitet sie hart in ihrem kleinen Teeladen, um ihrer Tochter Prayusha eine bessere Zukunft zu ermöglichen.

HAVANNA, KUBA *(nächste Doppelseite)*

Daniela vor dem Beginn ihres Rumbakurses. In Zeiten, in denen das Land isoliert war und die Kubaner unter Mangelversorgung und Wirtschaftskrise litten, war der Tanz allgegenwärtig. Nicht nur in den Schulen, sondern in jedem Haus und in jeder Straße brachte er Freude in schweren Zeiten.

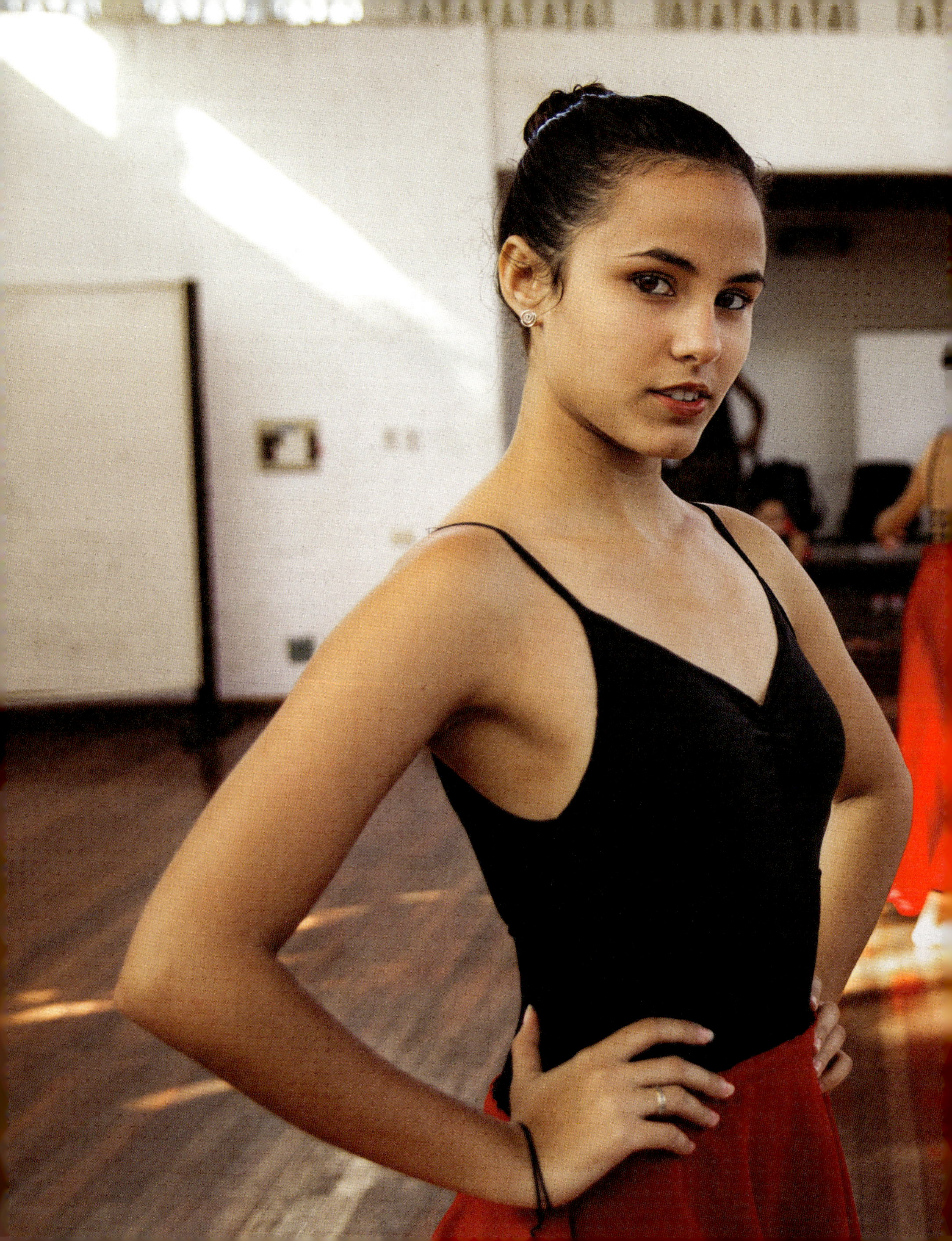

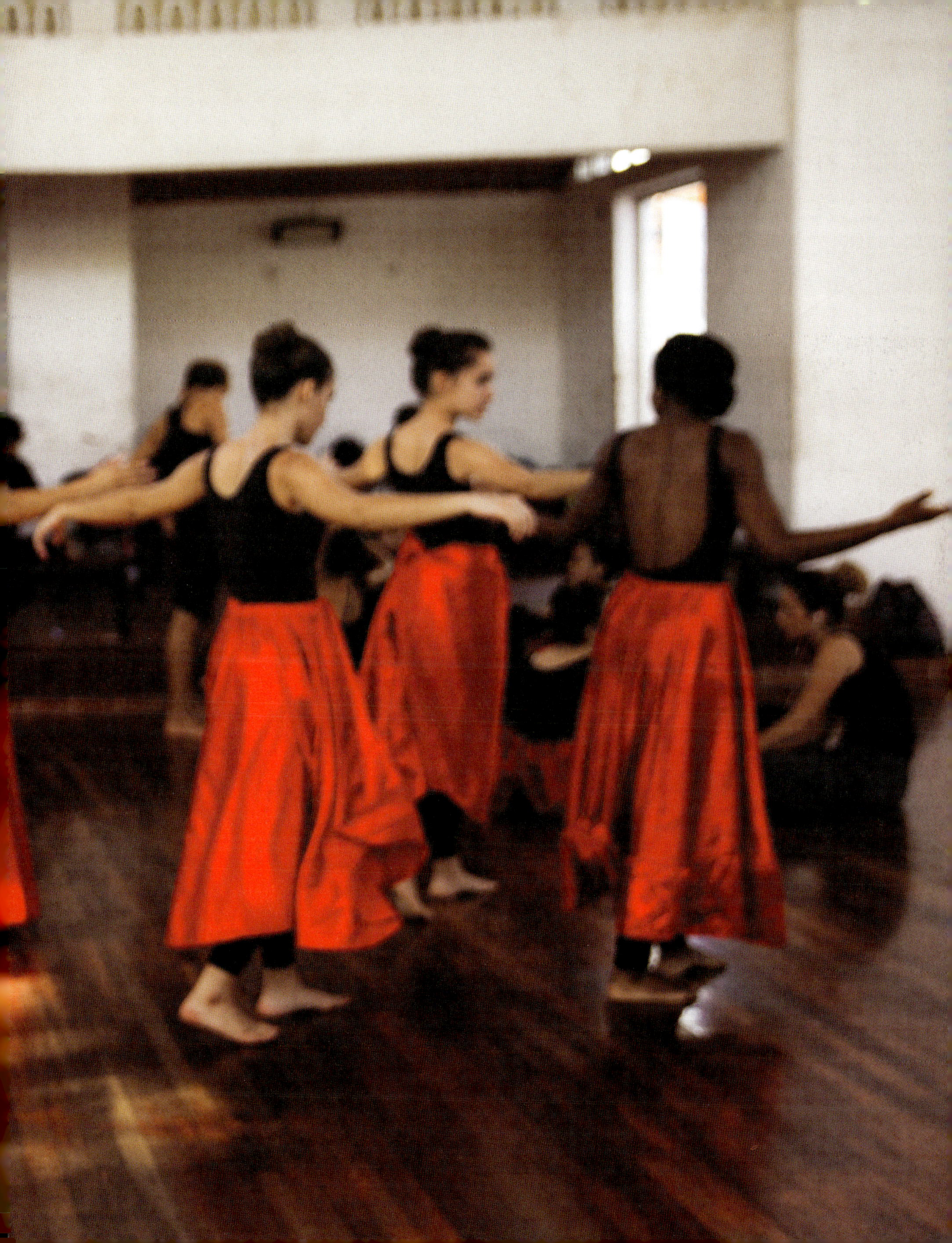

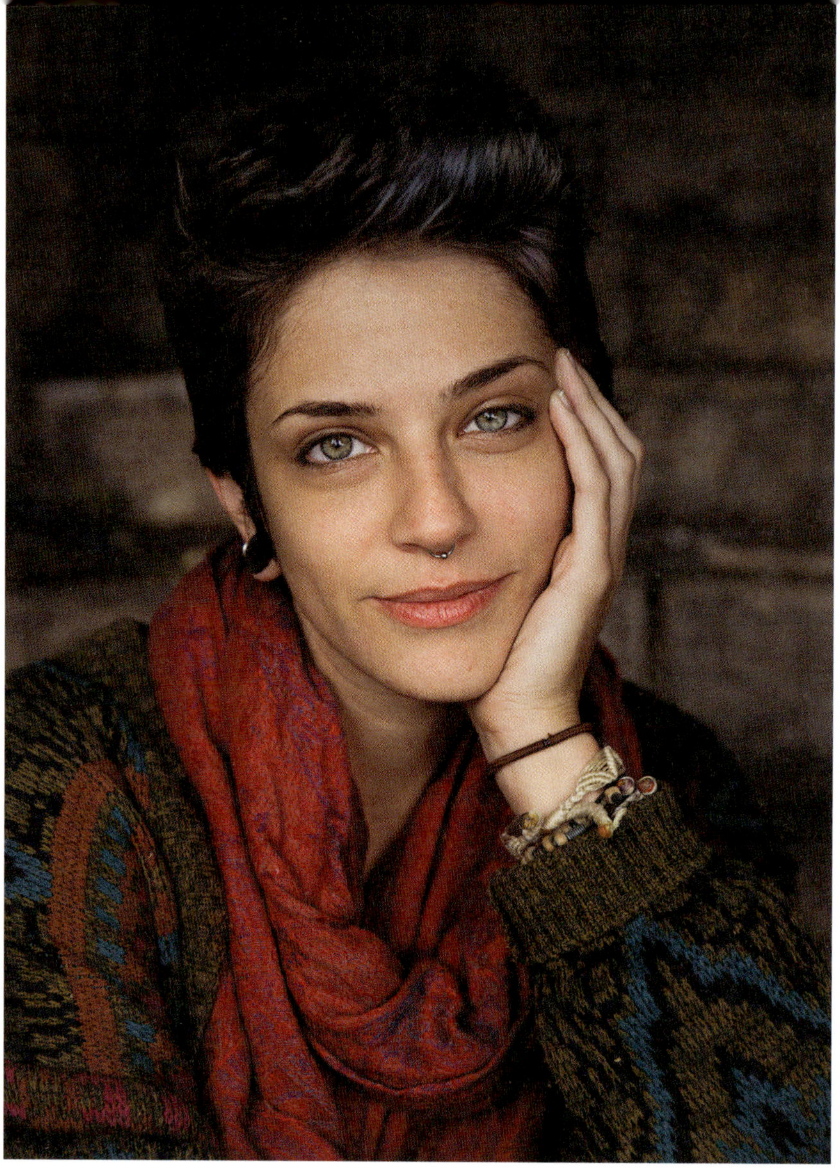

HAIFA, ISRAEL *(oben)*

Sie ist Singer-Songwriterin und arbeitete an ihrem ersten Album, als ich sie traf.

»Das wird ein Konzeptalbum, in dem sich sehr unterschiedliche Einflüsse mischen.«

WACHAN-KORRIDOR, AFGHANISTAN *(rechte Seite)*

Sie arbeitete auf dem Feld in einer der entlegensten Ecken der Welt. Die Menschen und die Natur dort sind von großer Schönheit, doch das Leben ist rau. Die gewalttätigen Konflikte, die Afghanistan in den vergangenen vierzig Jahren erschüttert haben, haben ihr Dorf zwar verschont, aber auch ein besseres Leben für sie verhindert.

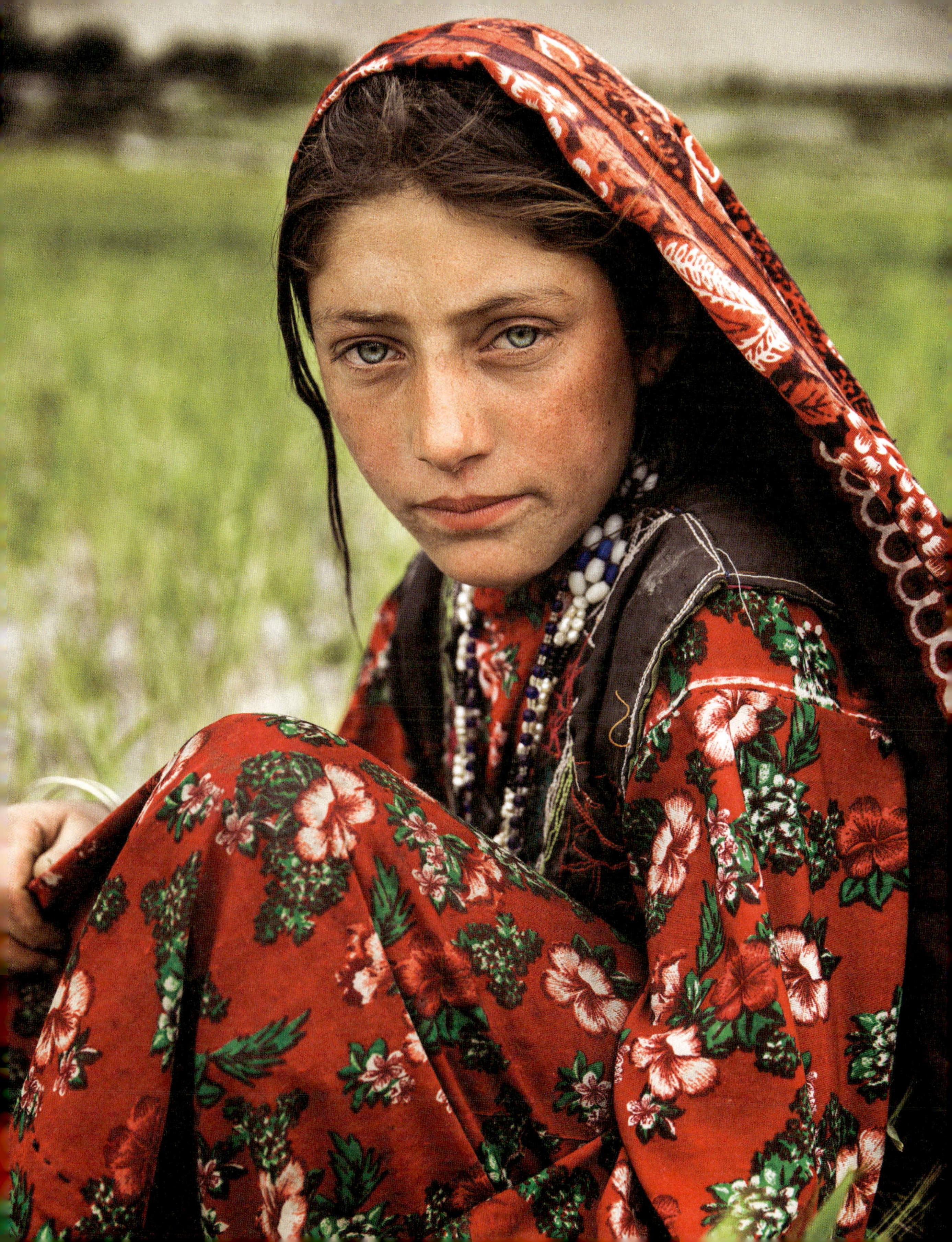

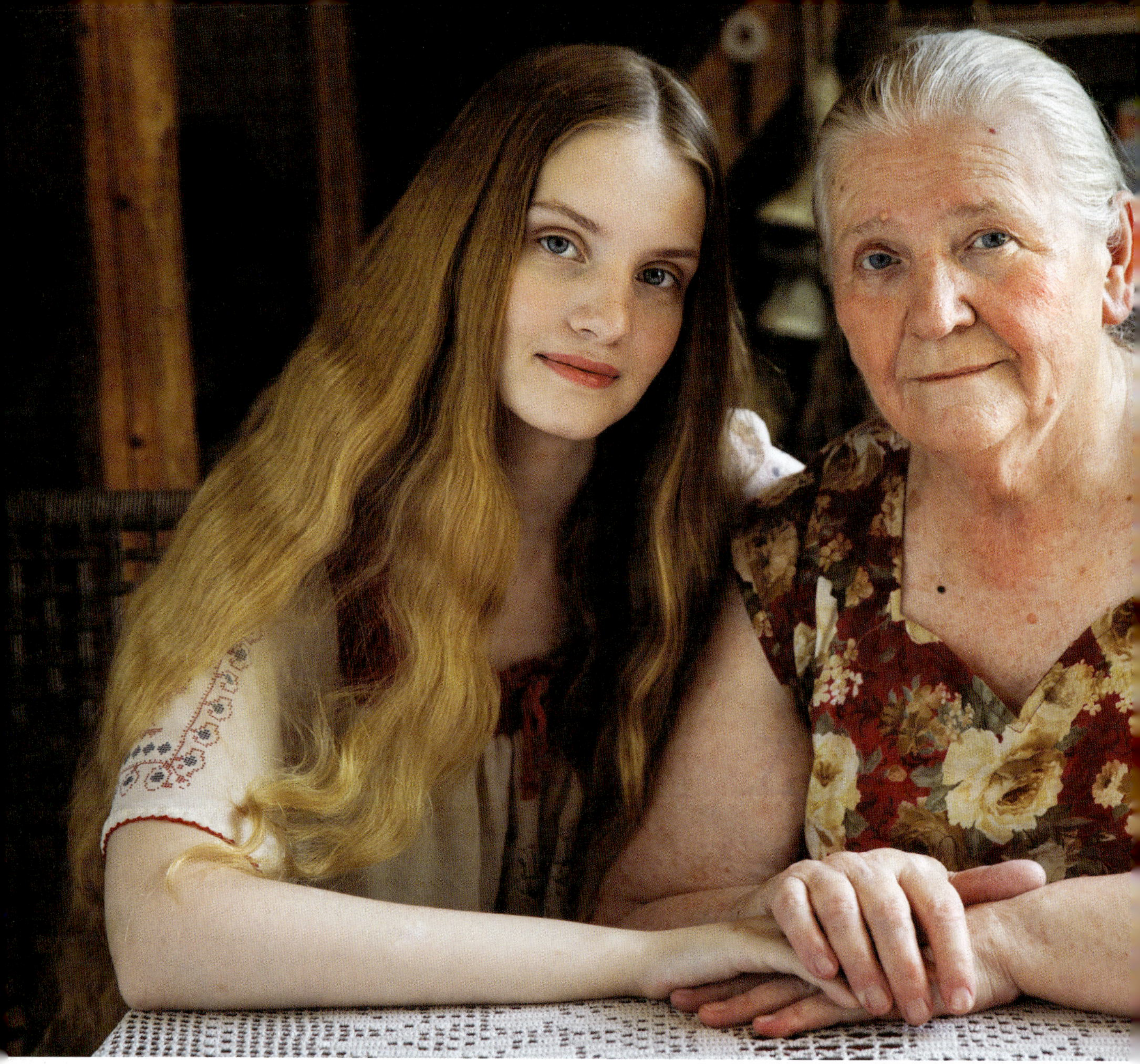

ROSTOW, RUSSLAND

Diese beiden Frauen haben sich dem Kunsthandwerk verschrieben. Sonya übt das seltene Handwerk aus, Kugelgelenkpuppen herzustellen, die erstaunlich anzuschauen sind. Tamara, ihre Großmutter, webt traditionelle Stoffe.

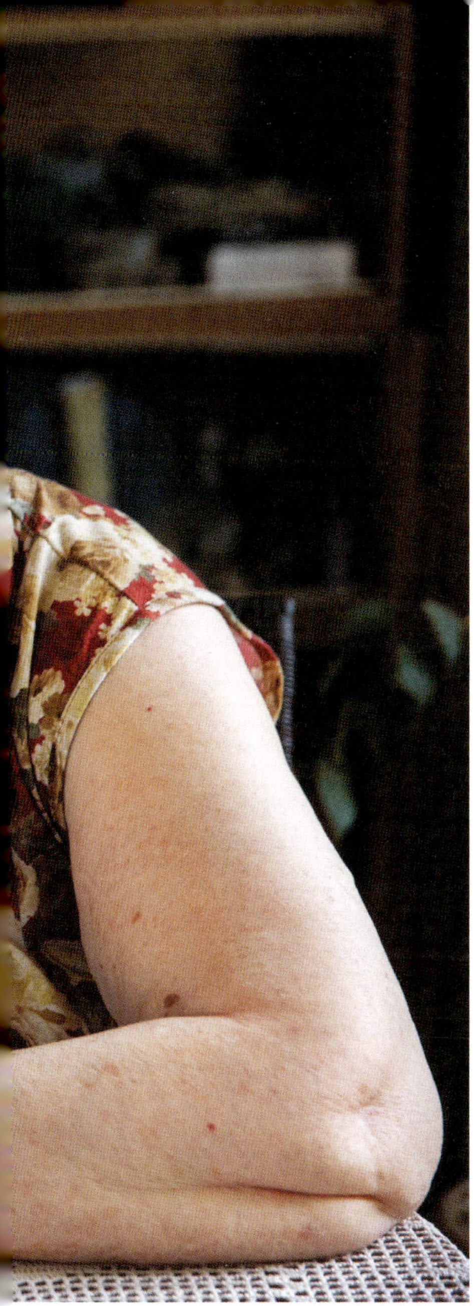

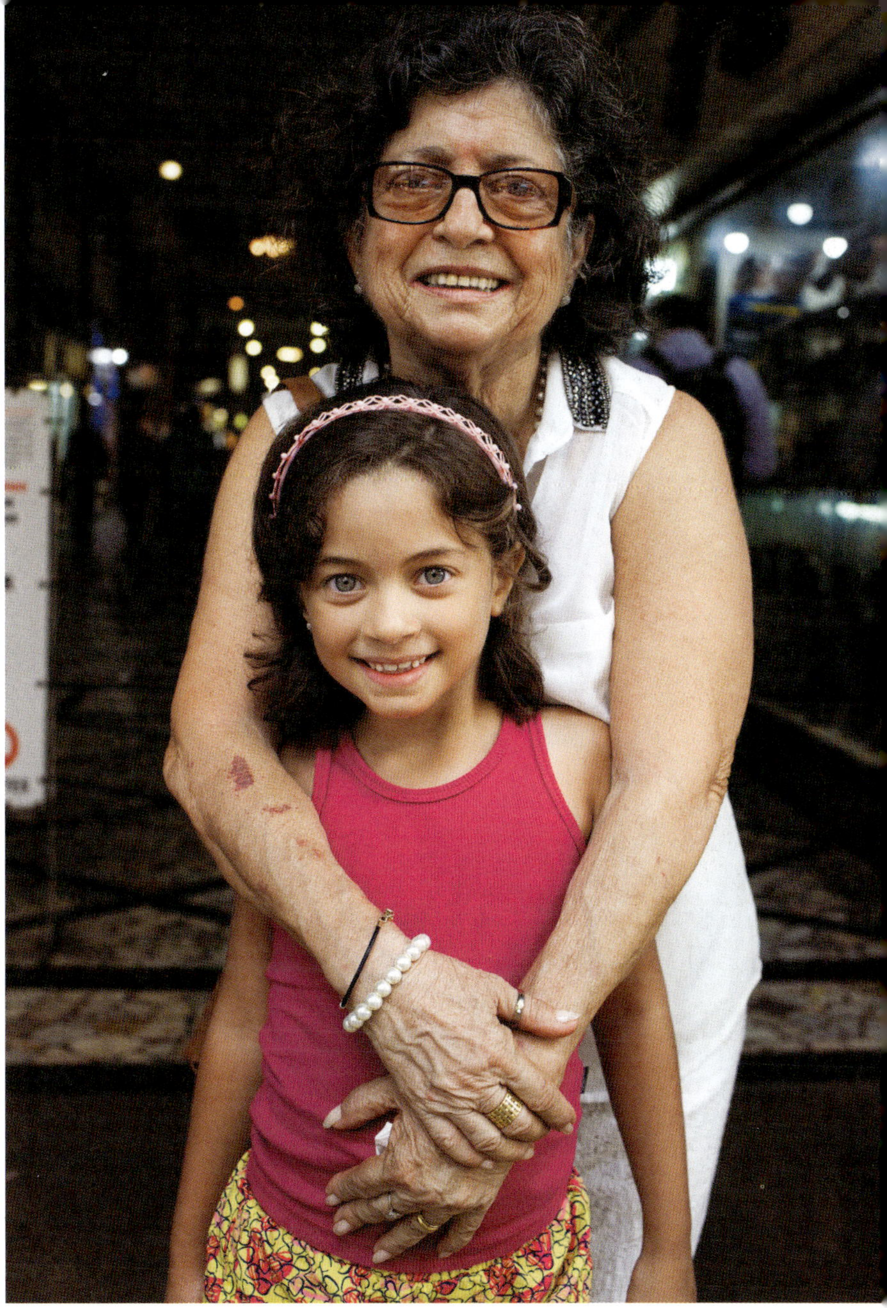

RIO DE JANEIRO, BRASILIEN

»Das ist meine hübsche Enkeltochter.«

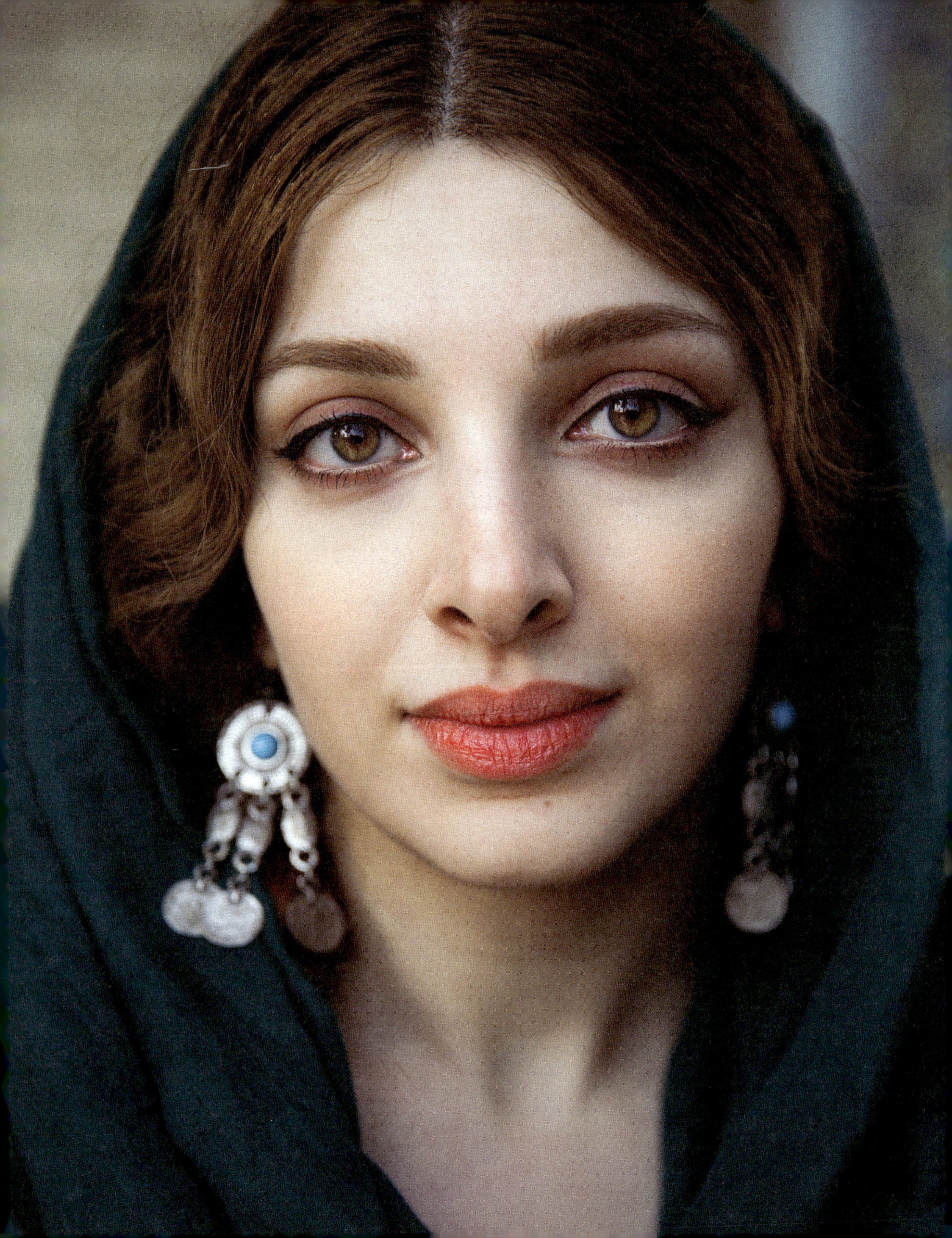

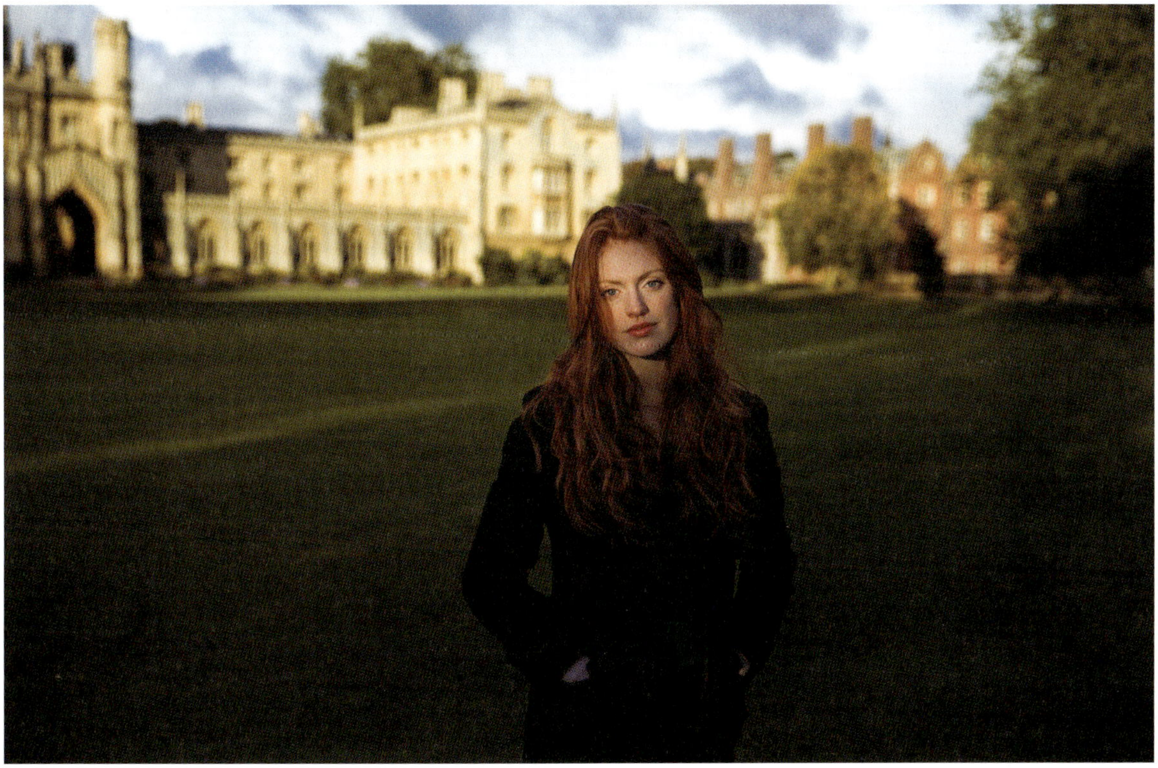

CAMBRIDGE,ENGLAND *(oben)*

Connie studiert mit Leidenschaft. Sie studiert Vergleichende Kulturwissenschaften und möchte ihren Doktor in Philosophie machen.

TEHERAN, IRAN *(linke Seite)*

Farnusch lebt in zwei verschiedenen Welten. In der einen ist sie Wirtschaftswissenschaftlerin von Beruf, in der anderen Künstlerin aus Leidenschaft.

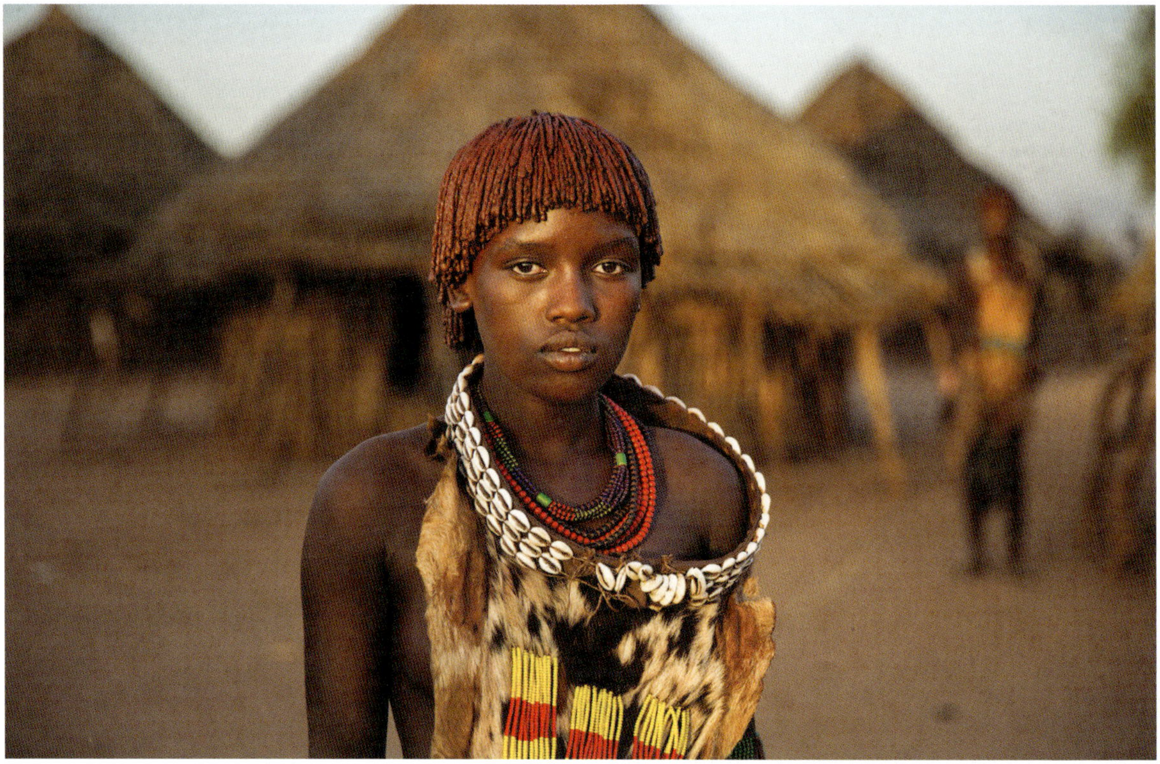

OMO-TAL, ÄTHIOPIEN

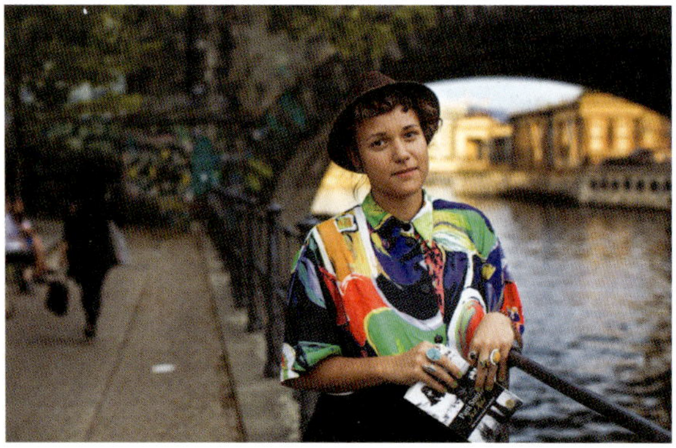

BERLIN, DEUTSCHLAND

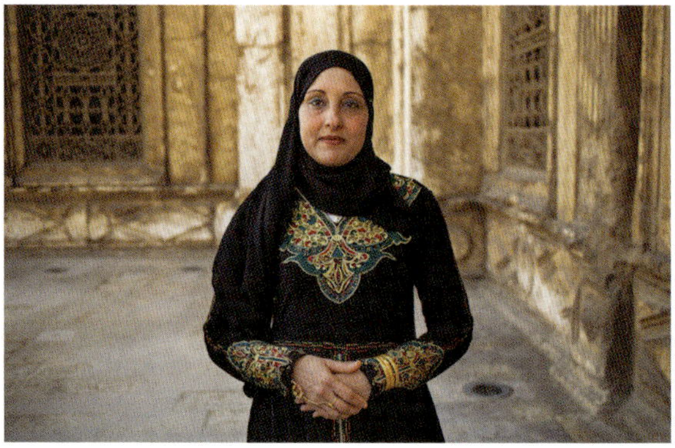

KAIRO, ÄGYPTEN

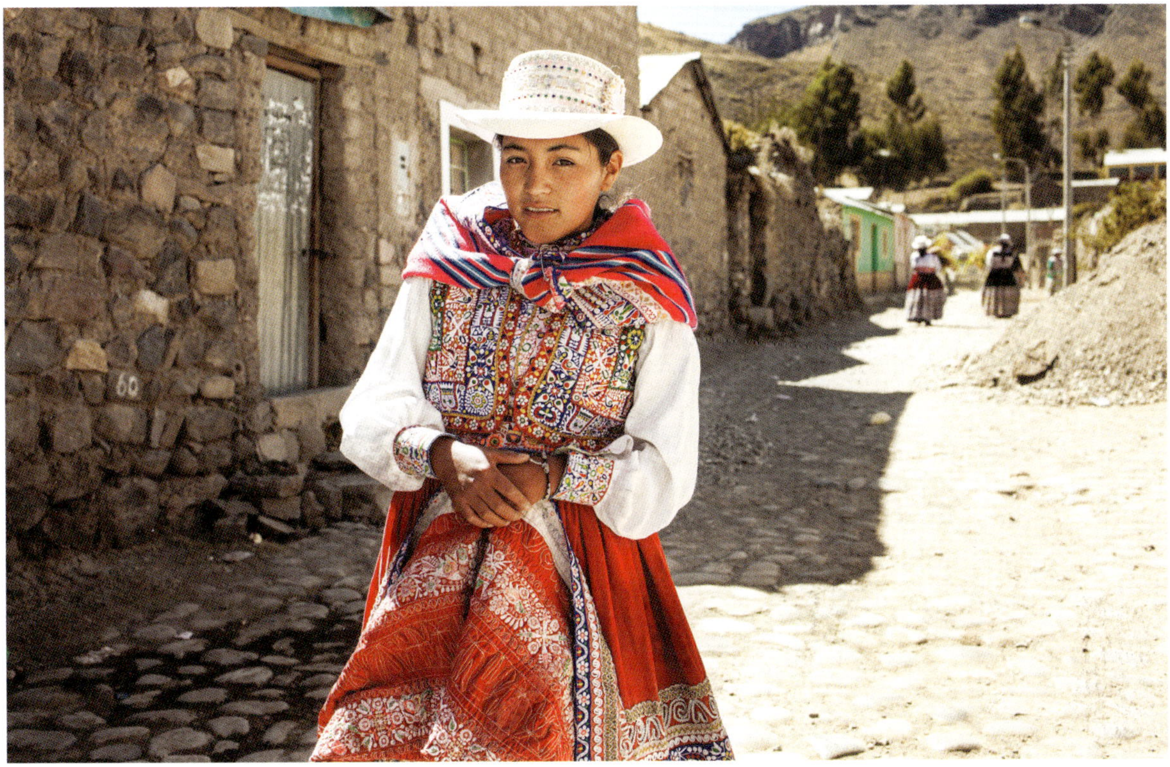

COLCA-TAL, PERU

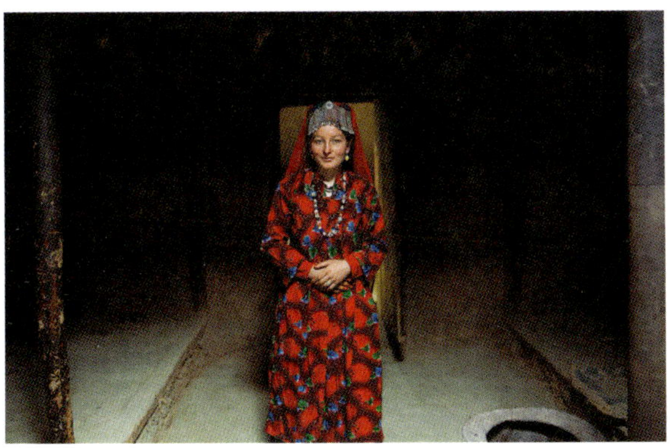

WACHAN-KORRIDOR, AFGHANISTAN

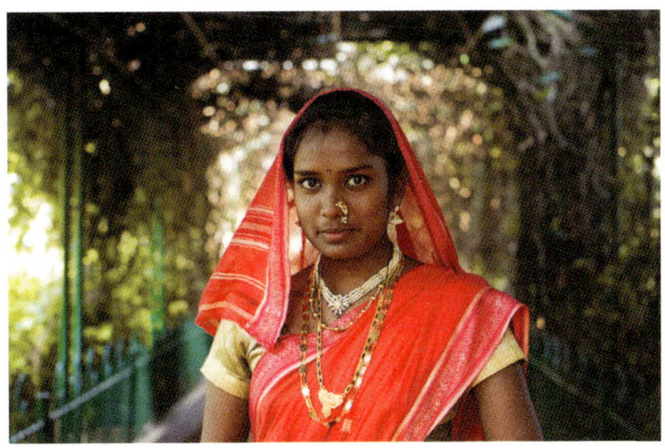

MUMBAI, INDIEN

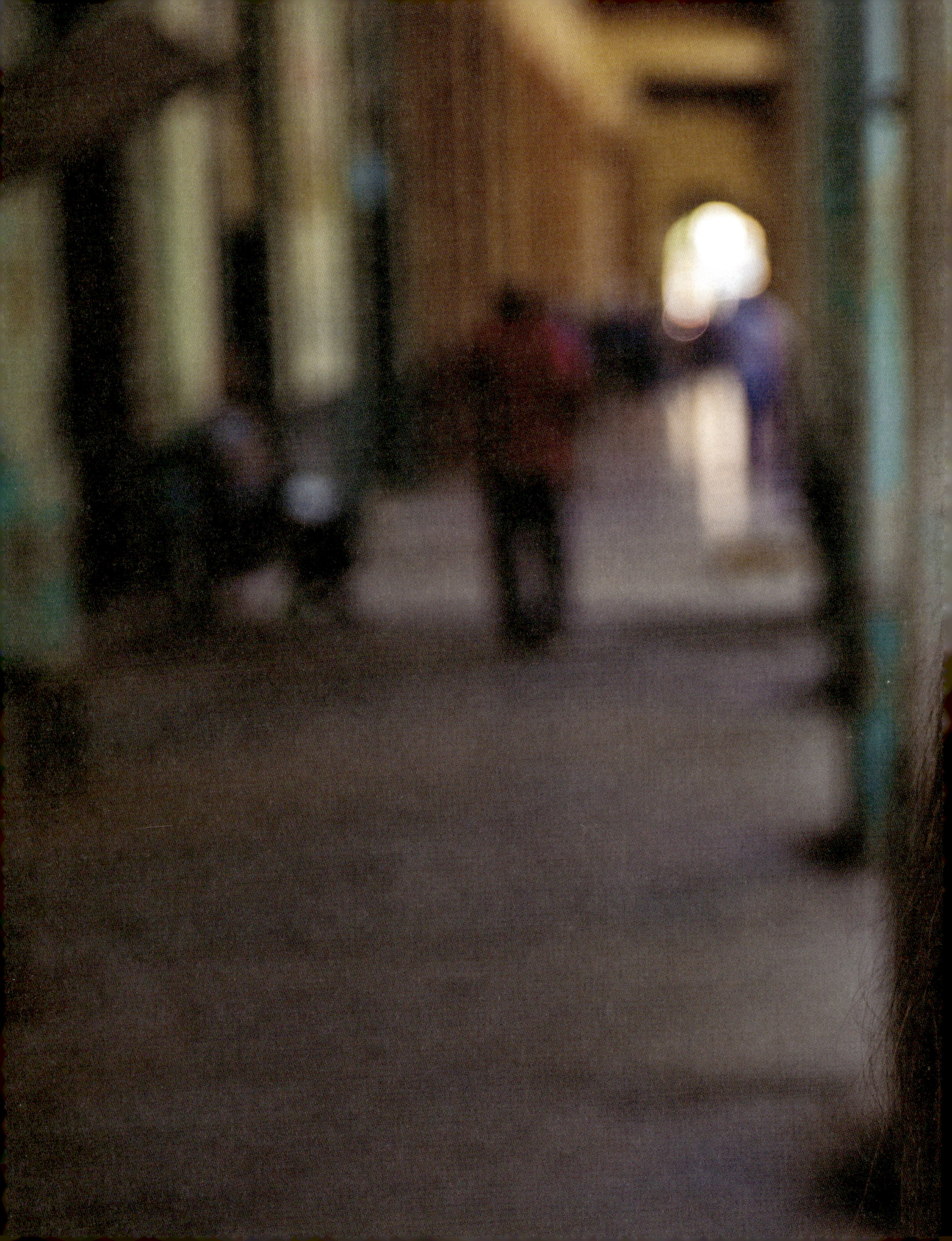

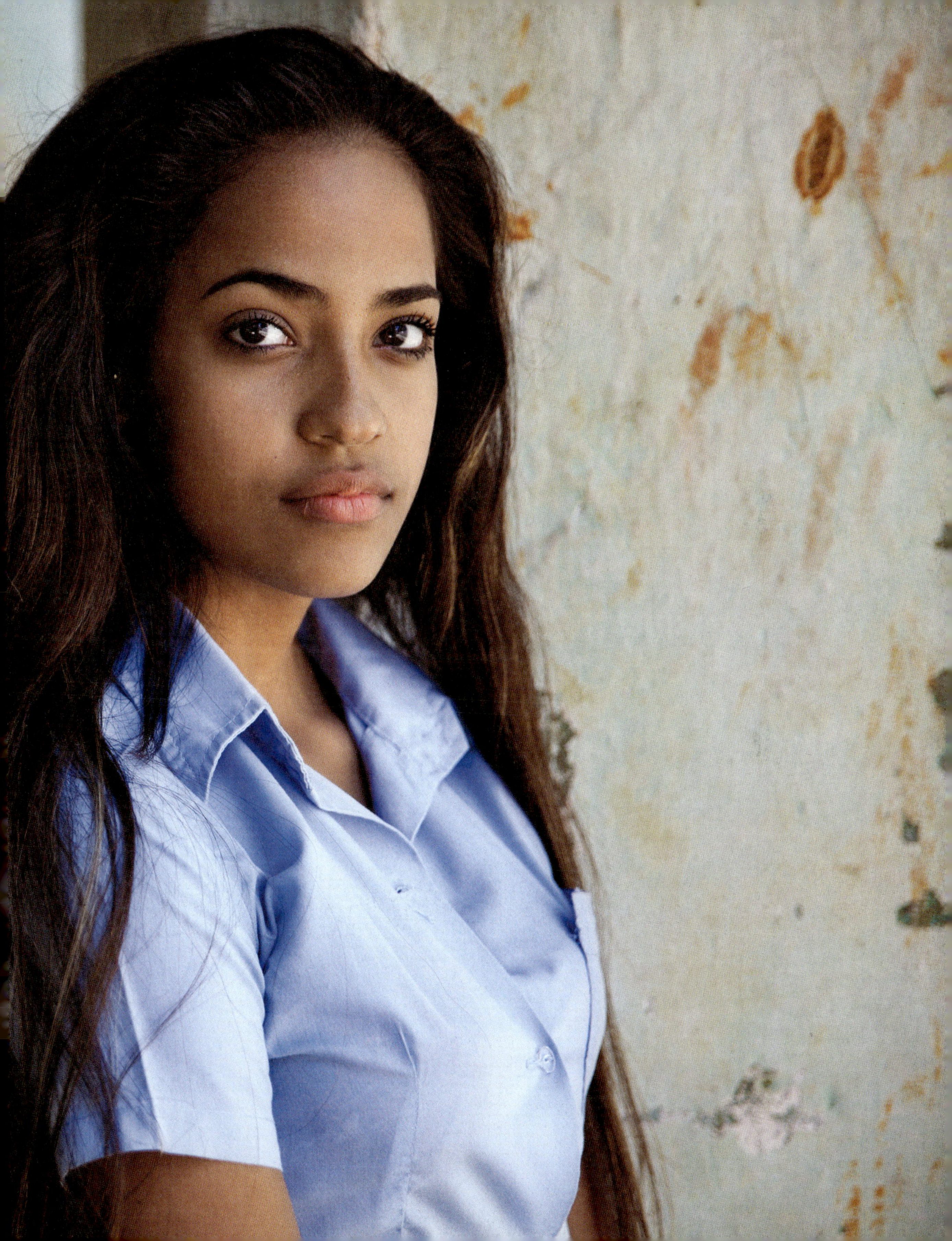

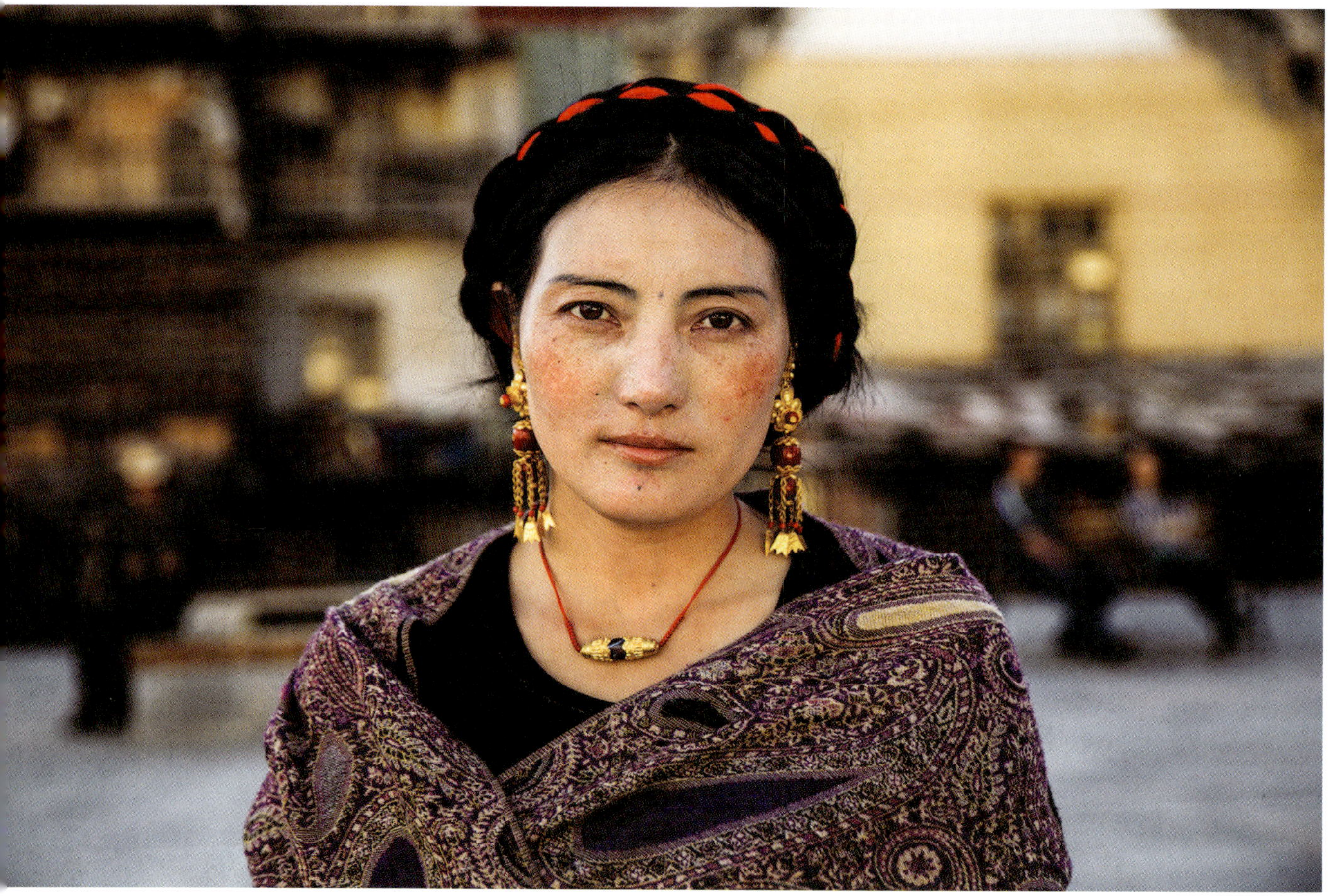

PROVINZ SICHUAN, CHINA

Tibeterinnen fotografiere ich sehr gern. Obwohl es so gut wie immer Sprachbarrieren gibt, verstehen es die meisten sehr gut, nur mit den Augen zu kommunizieren, so wie es auch diese Frau tat.

HAVANNA, KUBA *(vorherige Doppelseite)*

Melissa in den malerischen Straßen ihrer Heimat.

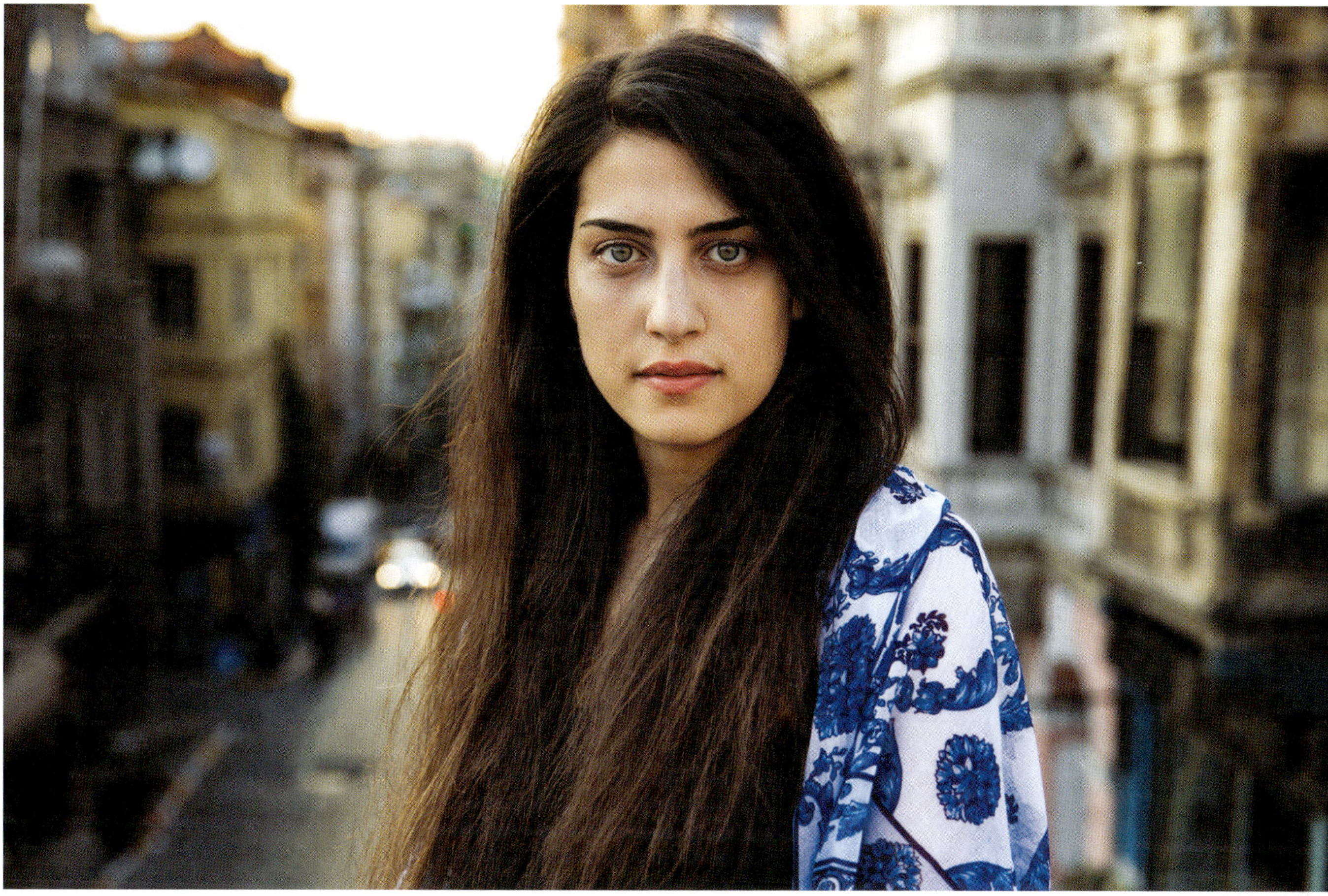

ISTANBUL, TÜRKEI

Maya kam aus Syrien zum Studium hierher. Ihre Eltern sind zurück nach Damaskus gegangen, und sie machte sich Sorgen um sie. Wir blieben in Kontakt und sie berichtete mir später, dass das Wohnhaus ihrer Eltern bombardiert worden sei; die beiden haben wie durch ein Wunder überlebt.

»Als ich die Tür unseres Hauses in den Nachrichten sah, stand ich die schlimmsten Ängste meines Lebens aus. Eine Explosion direkt vor unserem Haus! Wie kann ich meine Gefühle in Worte fassen, als ich erfuhr, dass meine Familie in Sicherheit war? Ich bin sprachlos.«

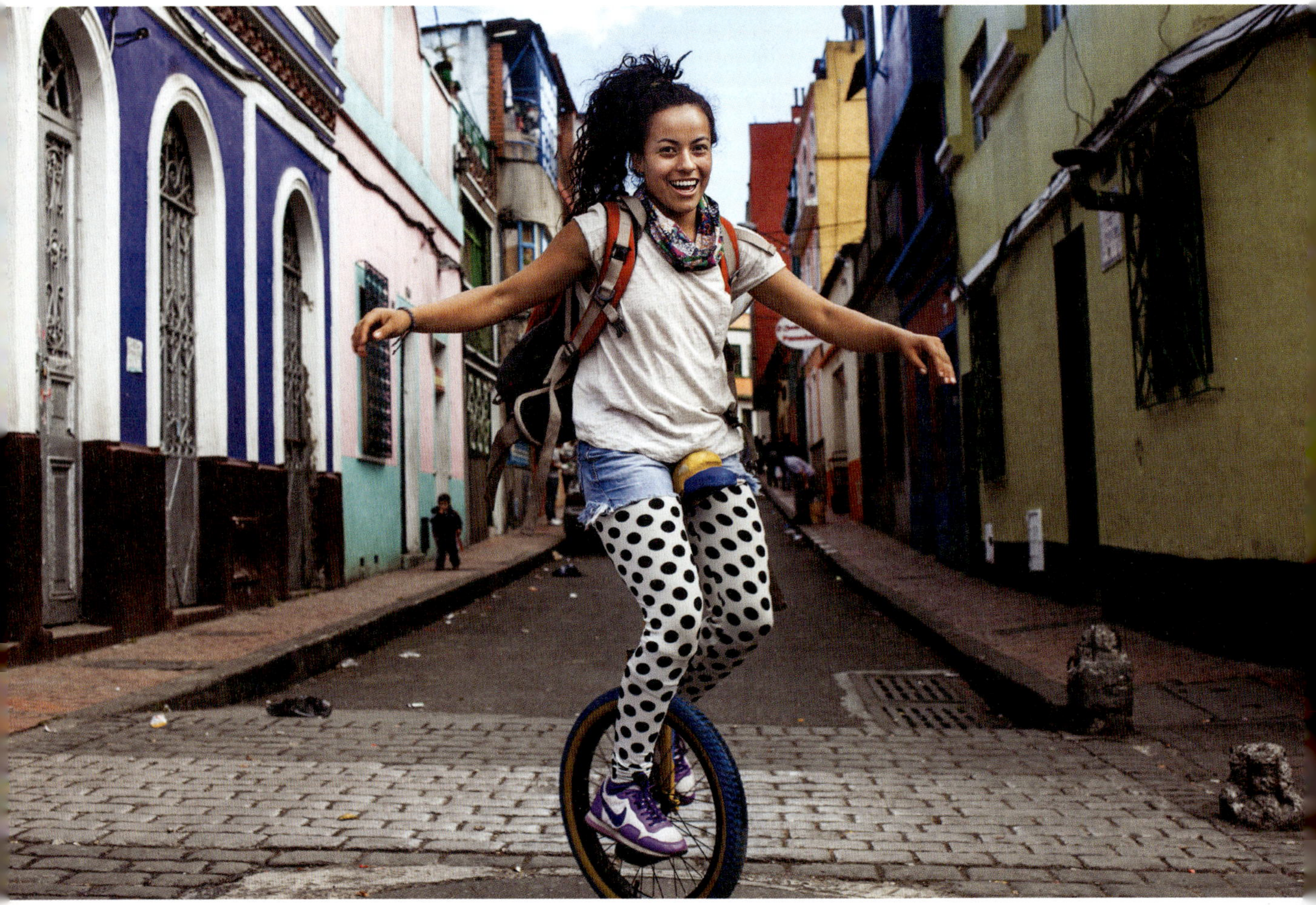

BOGOTÁ, KOLUMBIEN *(oben)*

Während meiner Reisen durch Südamerika lernte ich viele Straßenkünstlerinnen wie sie kennen. Ein paar von ihnen leben wie Nomaden von dem bisschen Geld, das sie mit ihren Darbietungen verdienen.

NAMPAN, MYANMAR *(rechte Seite)*

Für viele Menschen auf dieser Welt gestaltet sich Einkaufen wie auf diesem Bild. Sie haben weder Autos noch große Häuser oder ein Bankkonto. Doch die meisten sind voller Würde, Stärke, Großzügigkeit und Aufrichtigkeit. Würden die Reichen und Mächtigen dieser Welt von diesen wundervollen Menschen lernen, sähe es besser aus auf dieser Welt.

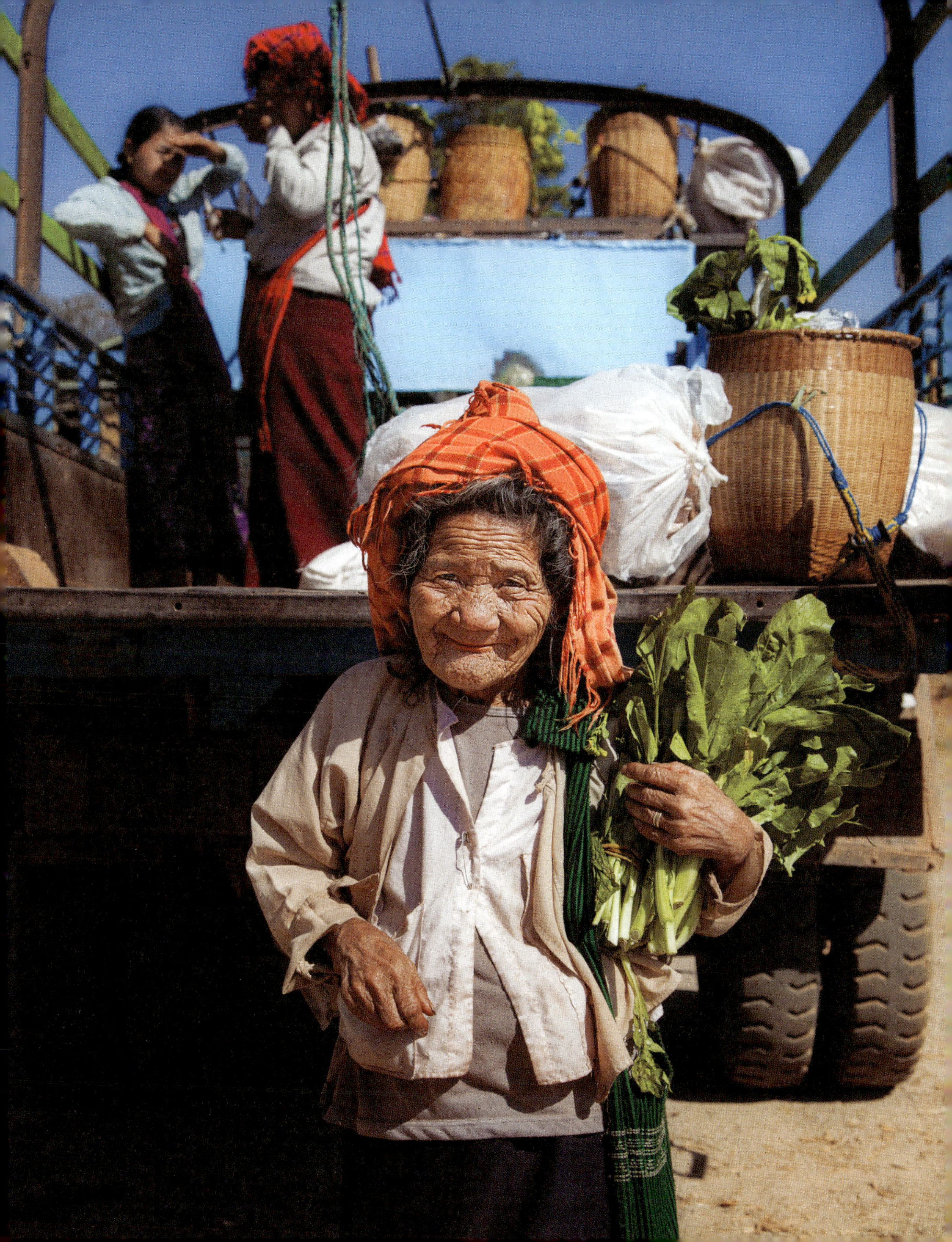

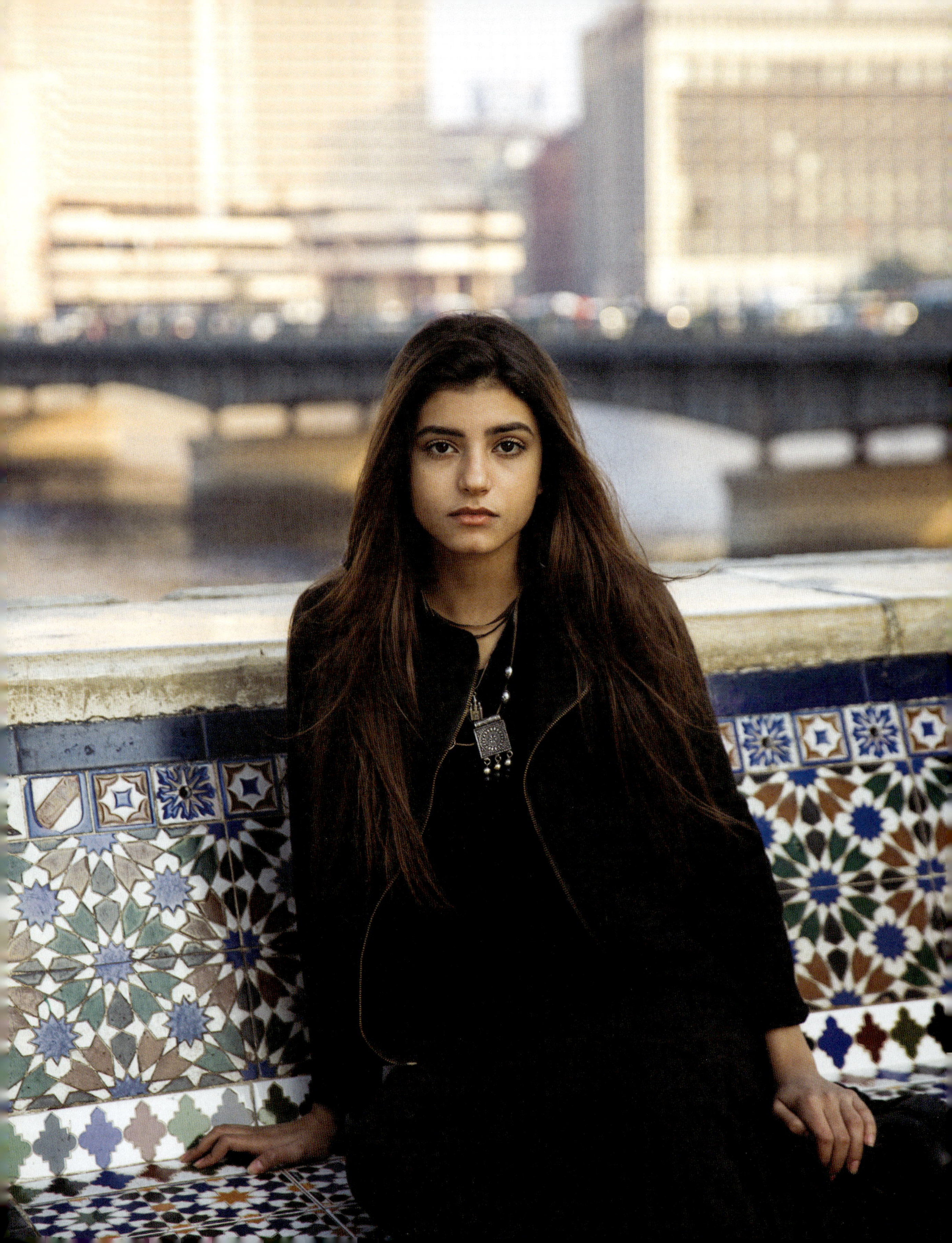

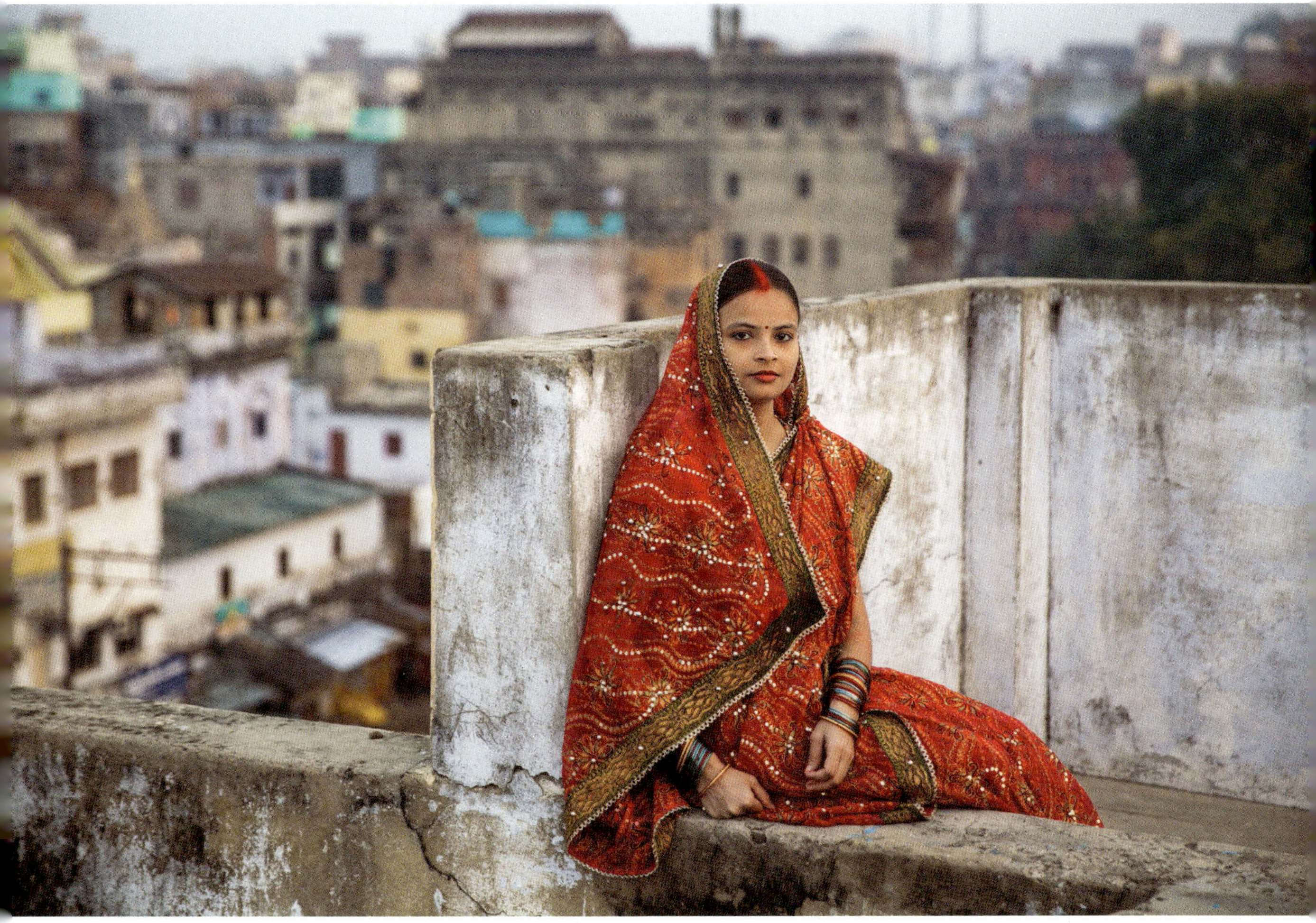

VARANASI, INDIEN *(oben)*

Sikha auf dem Dach ihres Zuhauses.

KAIRO, ÄGYPTEN *(linke Seite)*

Reham mit ihrer Stadt im Hintergrund.

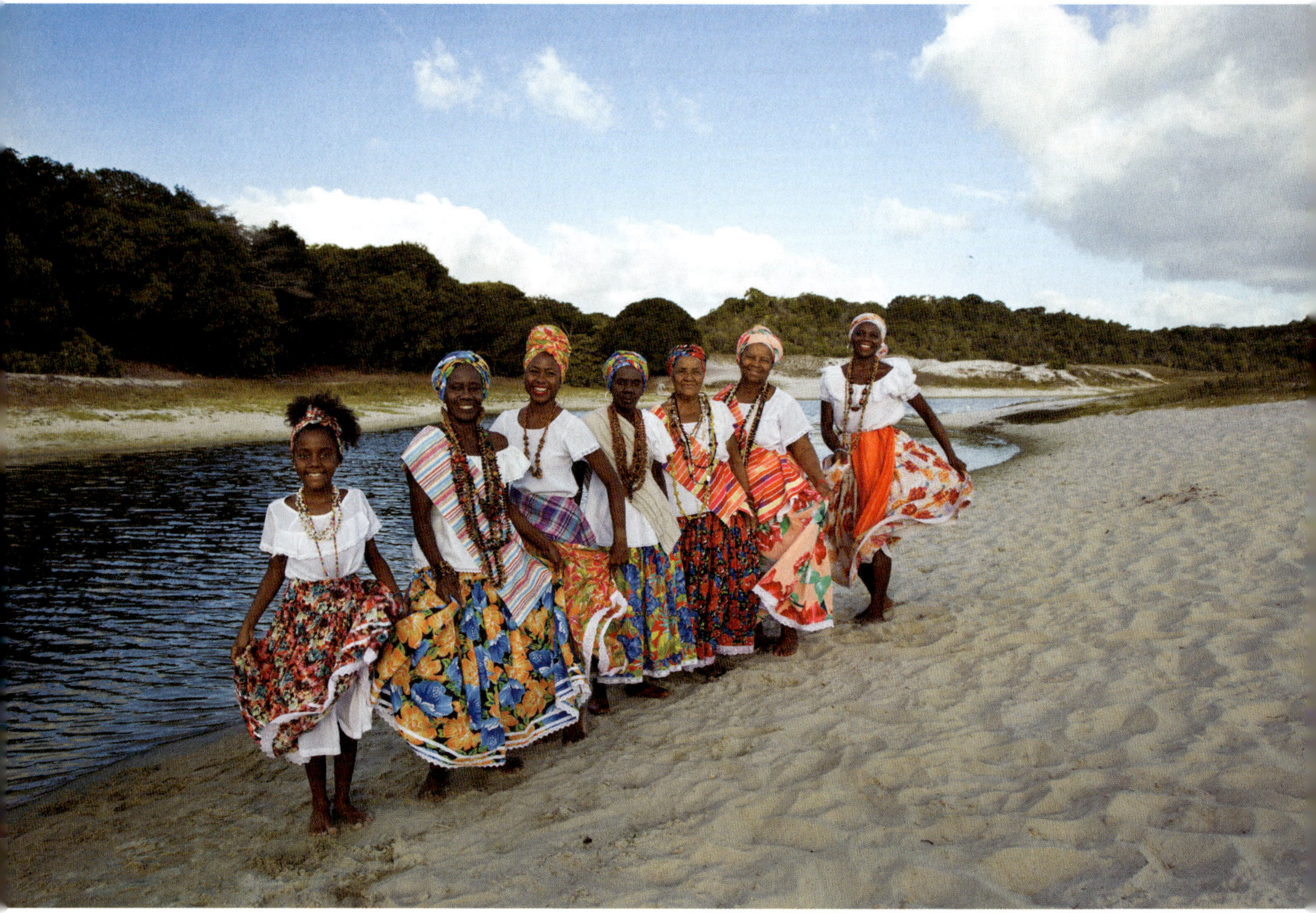

SALVADOR DE BAHIA, BRASILIEN

Ich habe diese tollen Frauen in ihrem kleinen Viertel Itapuã kennengelernt. 2004 haben sie diese Musikgruppe gegründet, die Ganhadeiras de Itapuã, um die Traditionen ihrer Gemeinde fortzuführen.

Dabei sieht man in einer Gruppe nur selten solche Altersunterschiede. Die Chemie zwischen diesen Frauen faszinierte mich. Ihre Freude, ihre Begeisterung ist ansteckend. Kein Wunder also, dass man sie gebeten hat, bei der Schlusszeremonie der Olympiade 2016 aufzutreten. So wurde die Aufmerksamkeit der ganzen Welt auf ihre Gruppe gelenkt. Ganz Itapuã ist stolz auf sie.

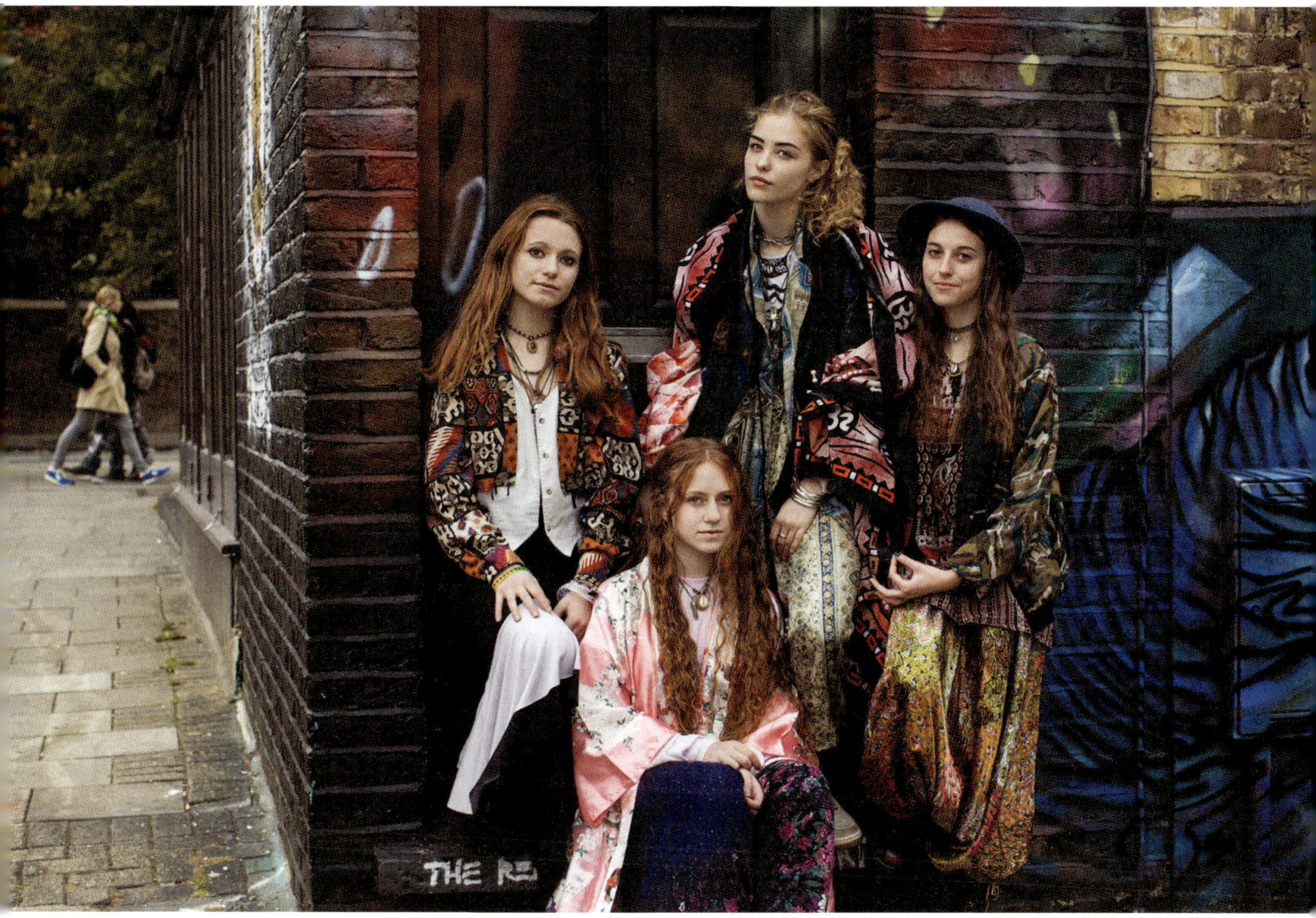

LONDON, ENGLAND

Zwei der Mädchen auf diesem Bild machen schon seit ihrem sechsten Lebensjahr miteinander Musik. Sie haben eine Band namens »Fire in her eyes« gegründet. Als ich sie in den bunten Straßen des Londoner Viertels Camden Town traf, suchten sie gerade nach einer passenden Location für ihr neues Musikvideo. Sie gingen die Sache sehr entspannt an – eine alte Kamera, kein Regisseur, also das genaue Gegenteil dessen, was in der Mainstream-Musikindustrie abläuft. Sie meinten, sie möchten mit ihrer Musik zu Frieden und Freiheit beitragen. Klar, dass ich da helfen musste!

»Letztes Jahr sind wir mit einem winzigen Budget durch Europa gezogen. Wir hatten ein paar kleinere Auftritte auf der Straße und eine Menge Spaß dabei. Wir lieben Musik, wir lieben es, frei zu sein. Wir lieben es, so zu sein, wie wir sind.«

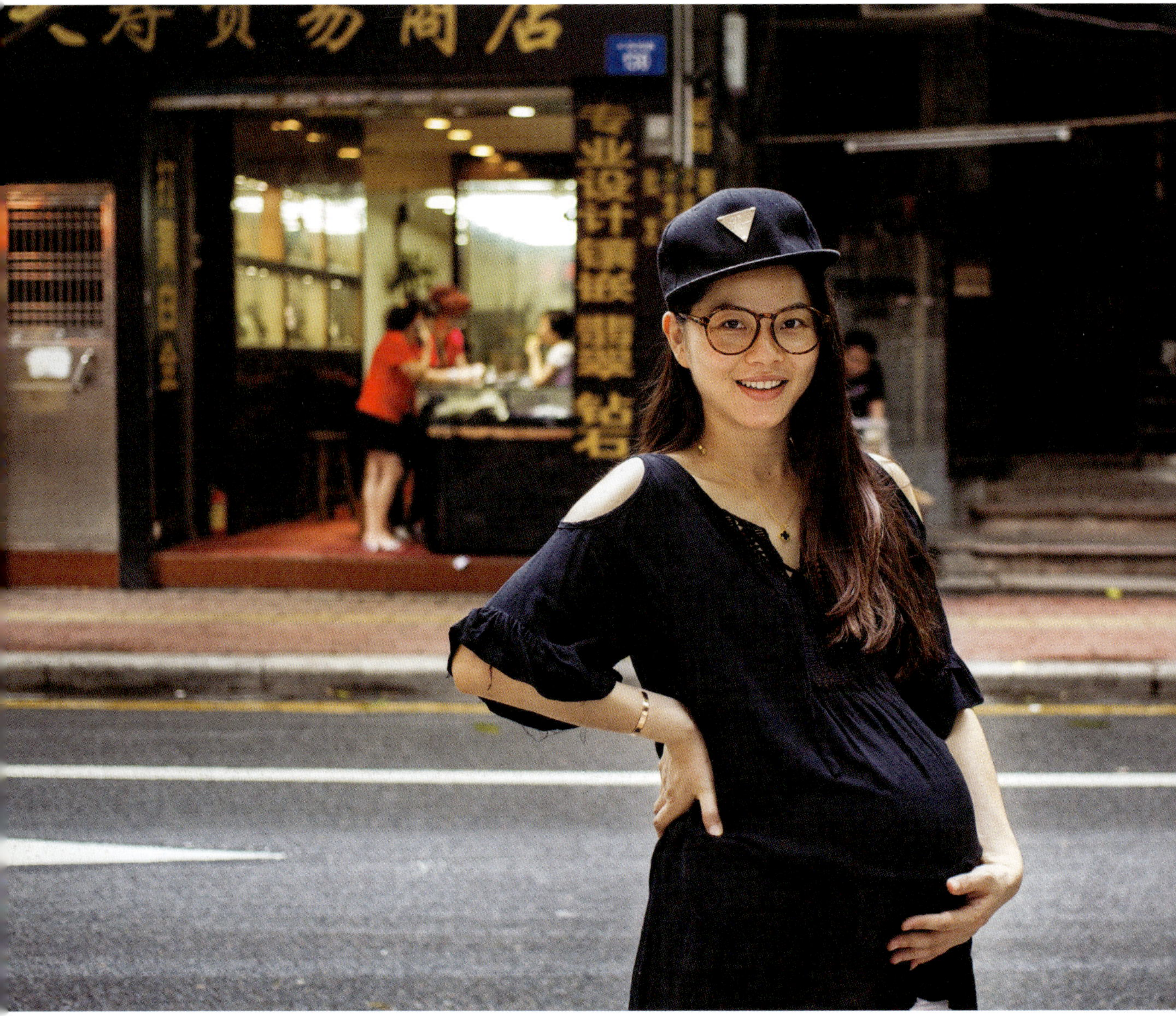

GUANGZHOU, CHINA

Ein ganz besonderer Tag! Sie war auf dem Weg ins Krankenhaus zur Entbindung.

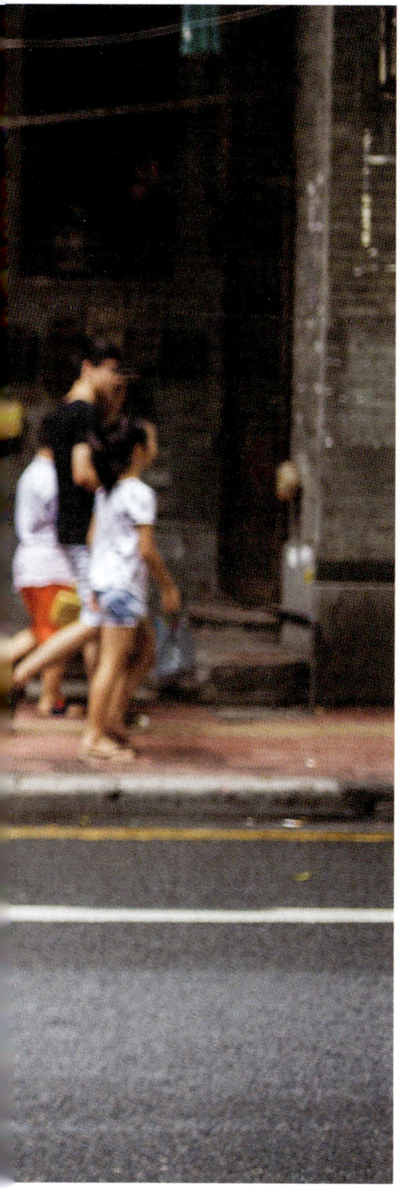

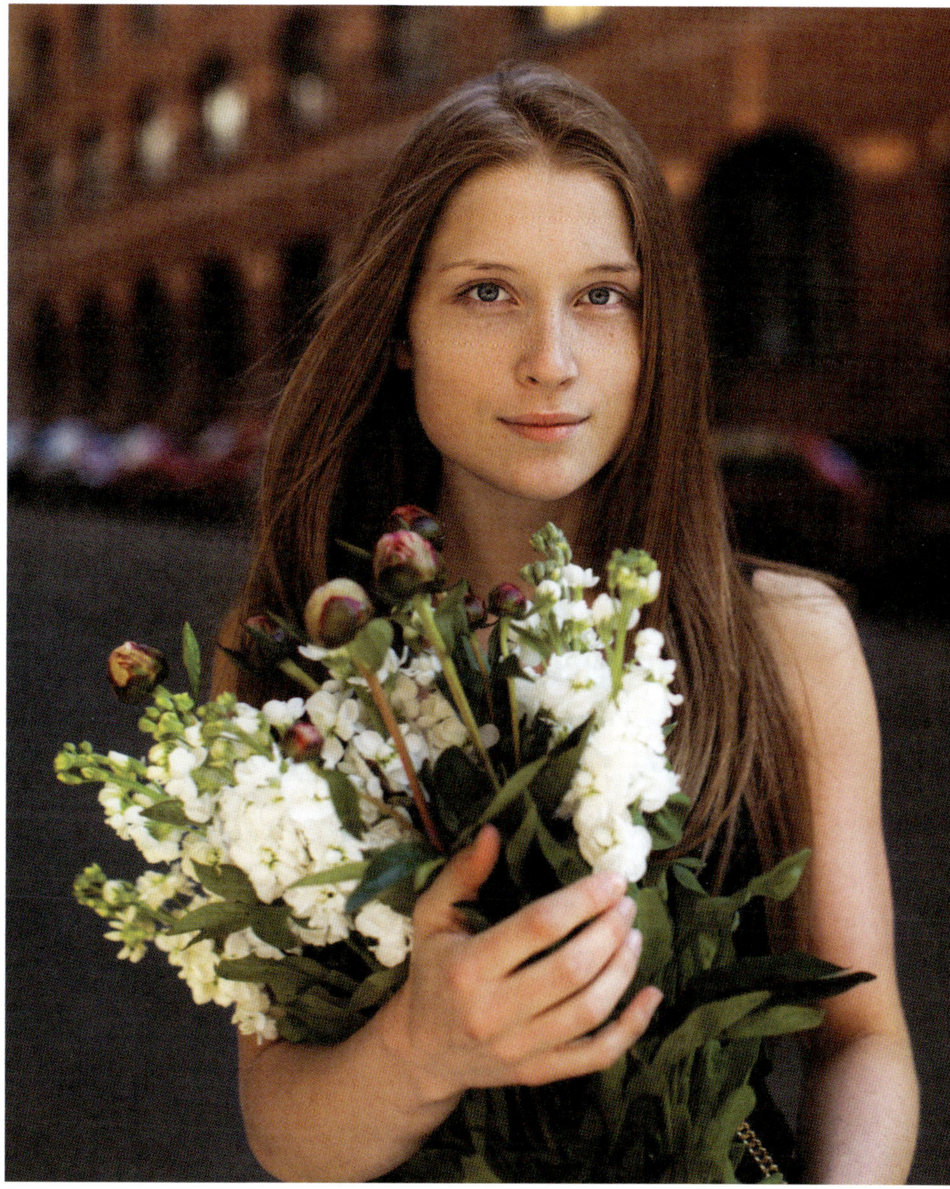

STOCKHOLM, SCHWEDEN

Muttertag! Sie brachte ihrer Mutter zur Feier des Tages Blumen.

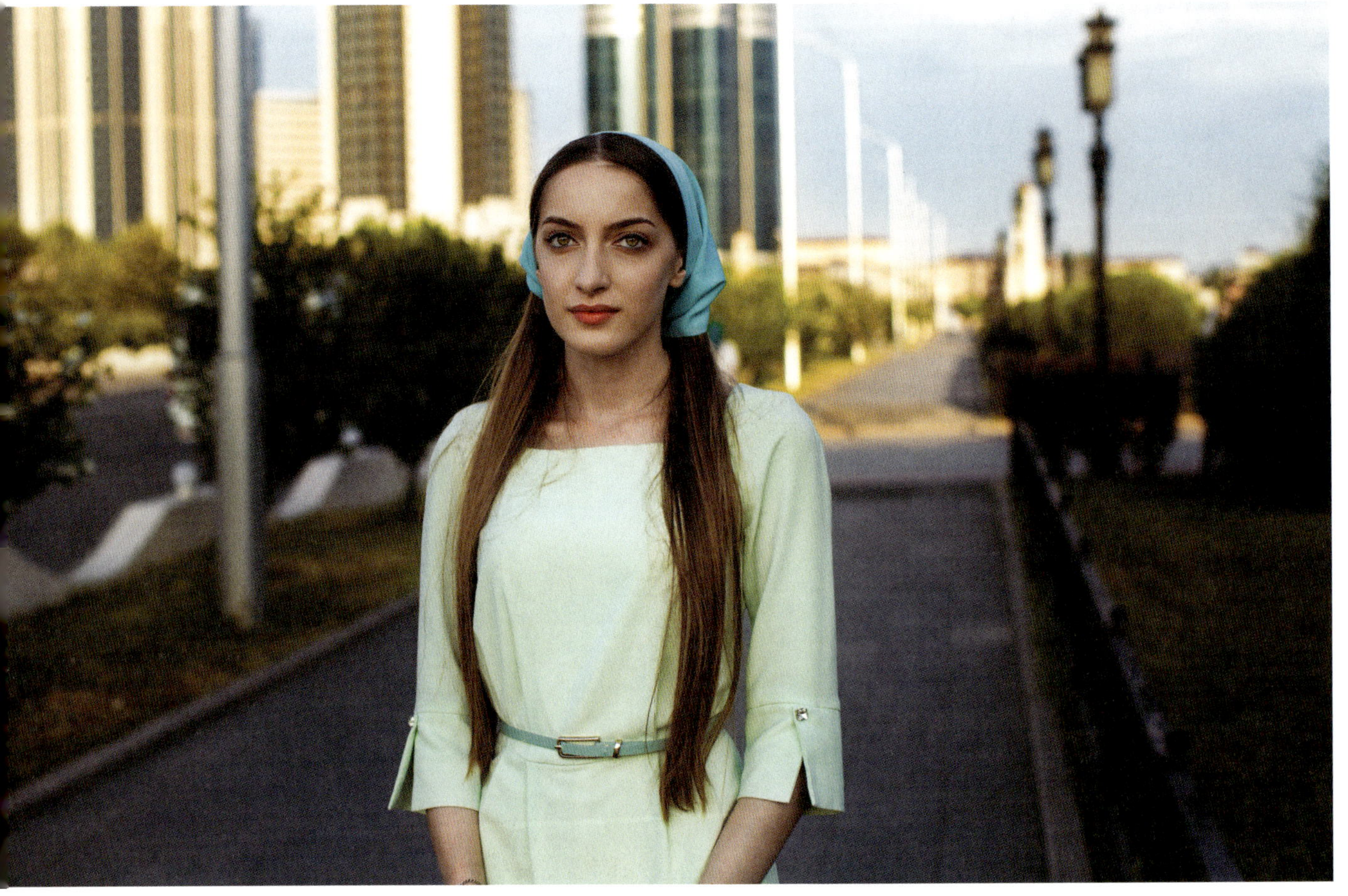

REPUBLIK TSCHETSCHENIEN, RUSSLAND

Linda kommt aus Grosny, der Hauptstadt dieser südrussischen Republik, wo sich die Tradition mit der Moderne vermischt und viele Frauen bunte Kopftücher tragen. Das Bild zeigt eine wiederaufgebaute, völlig neue Stadt, es zeigt aber auch, dass die Erinnerung an den Krieg noch frisch ist. 2003 bezeichnete die UN das jahrelang umkämpfte Grosny als die am schlimmsten zerstörte Stadt der Welt. Bei einem dieser Gefechte verlor Linda ihren Vater, er wurde auf dem Weg zur Arbeit erschossen. Damals erwartete Lindas Mutter ihr zweites Kind. Die Mutter zog Linda und ihre Schwester allein groß und sorgte dafür, dass die beiden eine gute Ausbildung bekamen. Heute studiert Linda Medizin, um Kinderärztin zu werden. Sie, die eine schwere Kindheit hatte, möchte ihr Leben anderen notleidenden Kindern widmen.

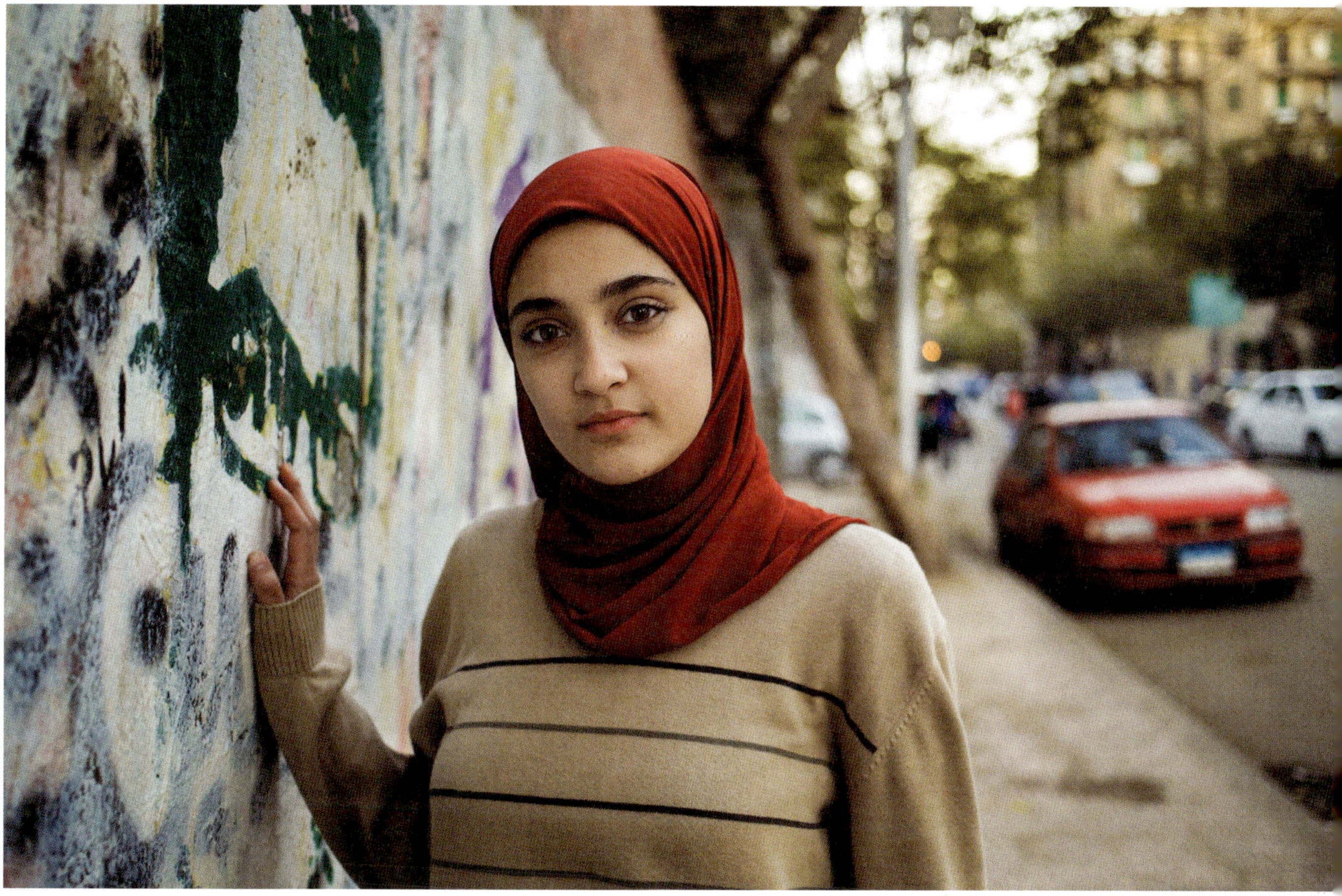

KAIRO, ÄGYPTEN

Nada ist online auf *The Atlas of Beauty* aufmerksam geworden. Es war das erste Mal, dass eine Frau fotografiert werden wollte, weil sie meine Arbeit bereits kannte.

»Wahnsinn, ich kann es nicht glauben! Ich kenne dein Projekt. Seit ich darauf gestoßen bin, träume ich davon, Teil davon zu werden.«

OMO-TAL, ÄTHIOPIEN *(nächste Doppelseite, links)*
MOSKAU, RUSSLAND *(nächste Doppelseite, rechts)*

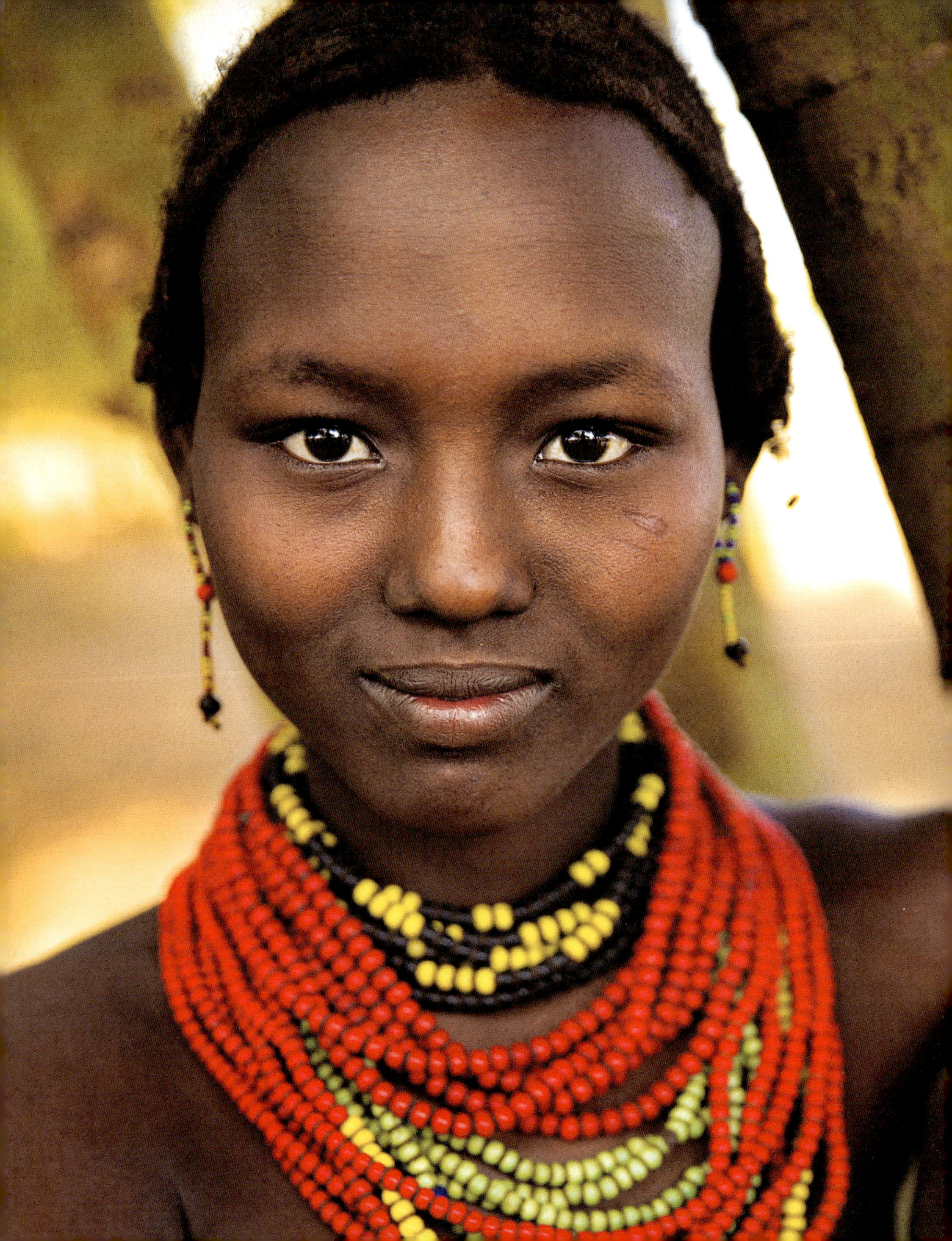

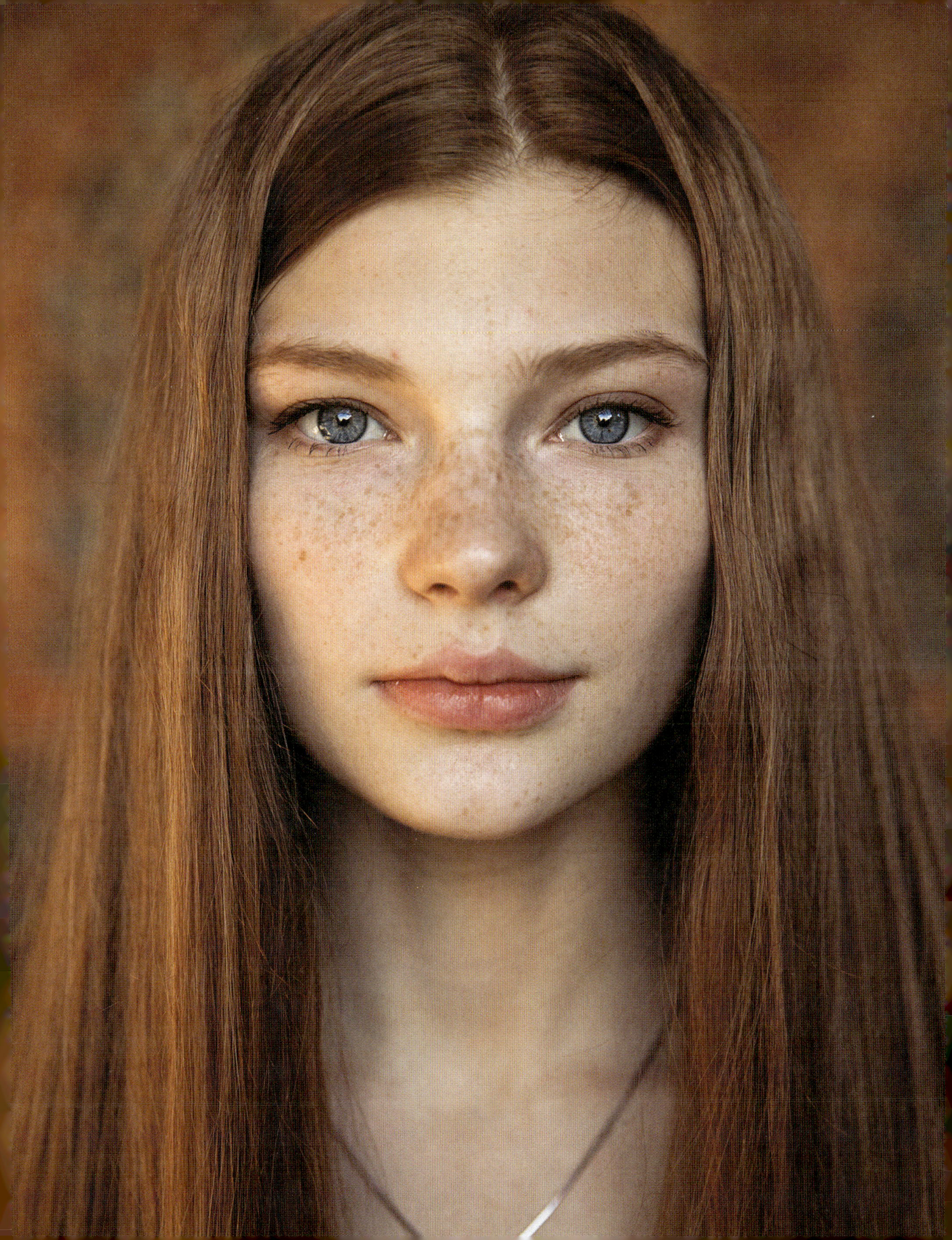

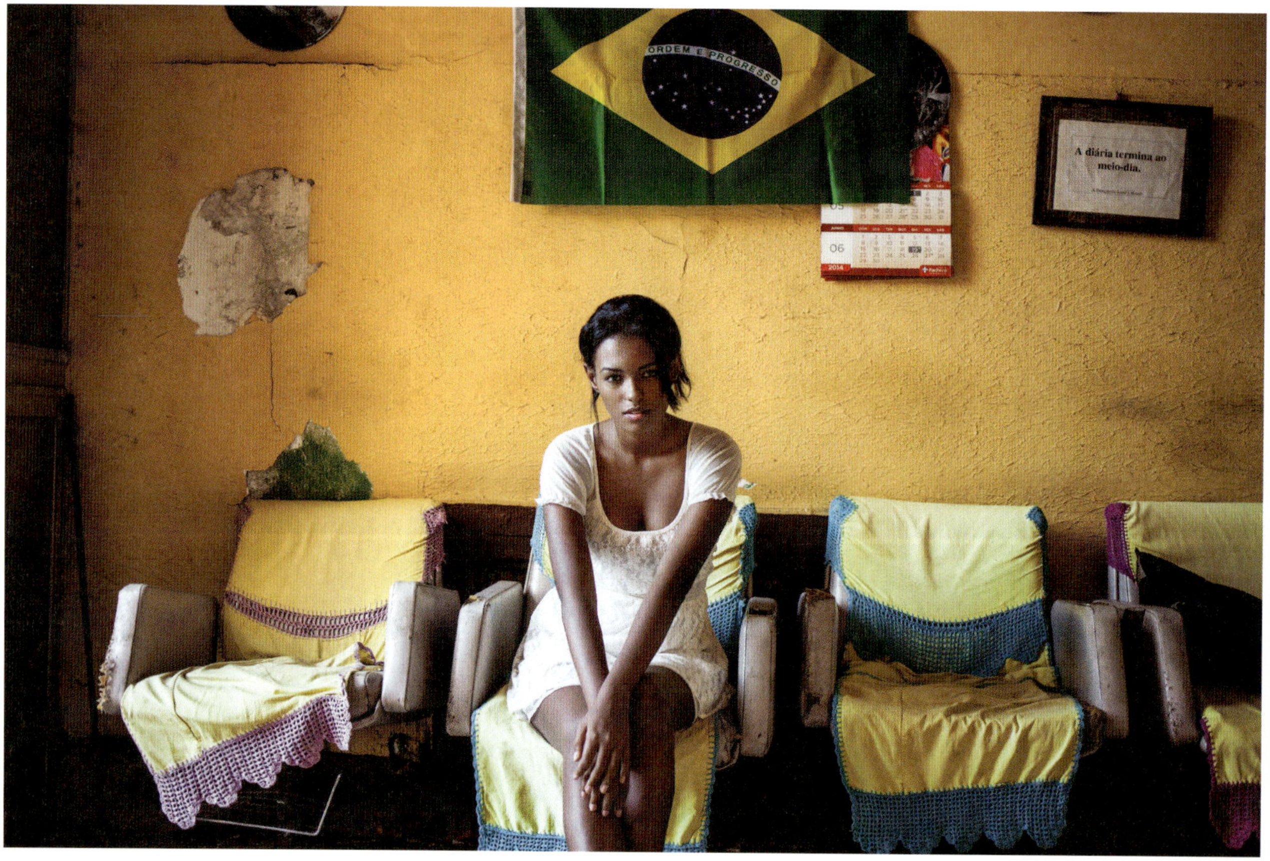

RIO DE JANEIRO, BRASILIEN

Auf meinen Reisen in Brasilien fiel mir auf, dass die Titelbilder der Frauenzeitschriften fast immer nur weiße Frauen zeigten. Nachdem ich Isabel fotografiert hatte, zeigten die Medien in ihrem Land verstärkt Interesse.

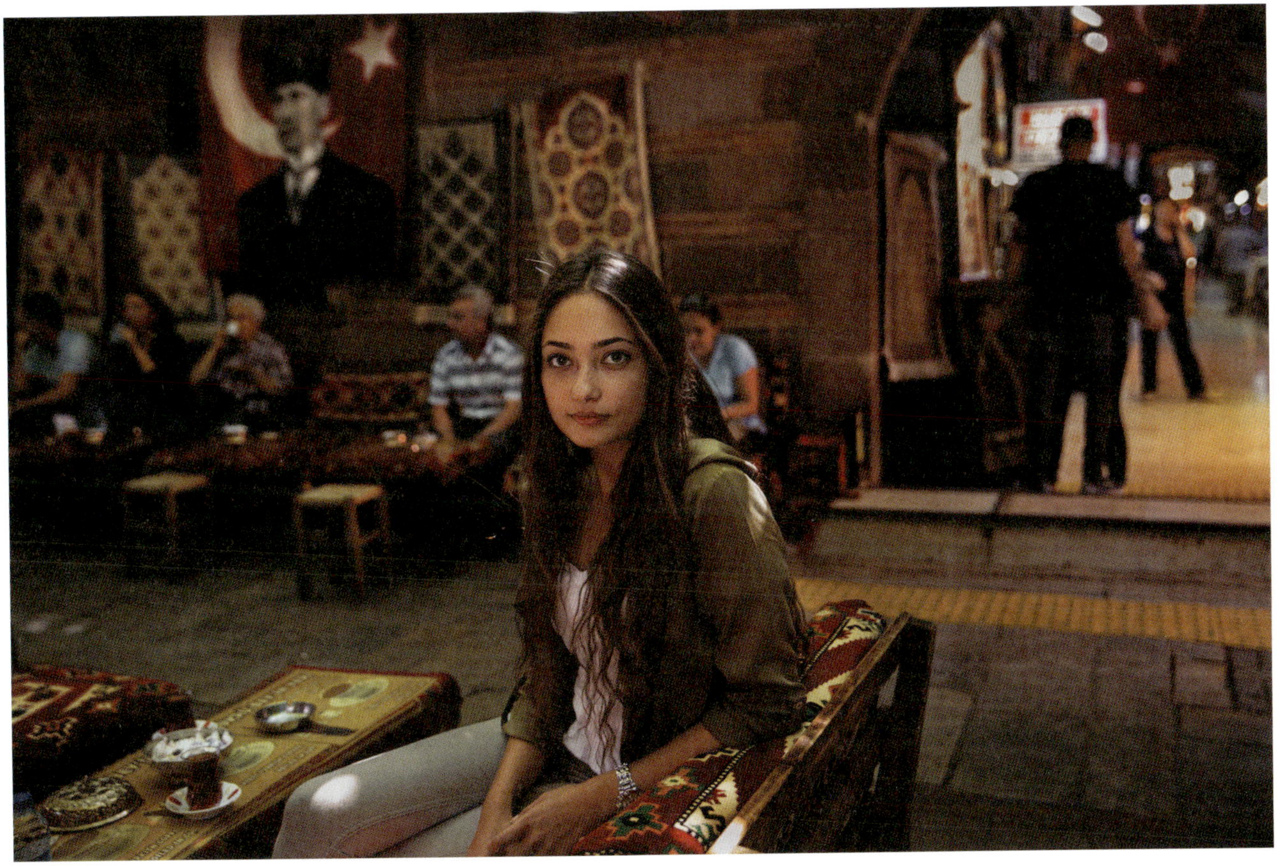

IZMIR, TÜRKEI

Ipek, zukünftige Grundschullehrerin, habe ich auf dem Basar kennengelernt.

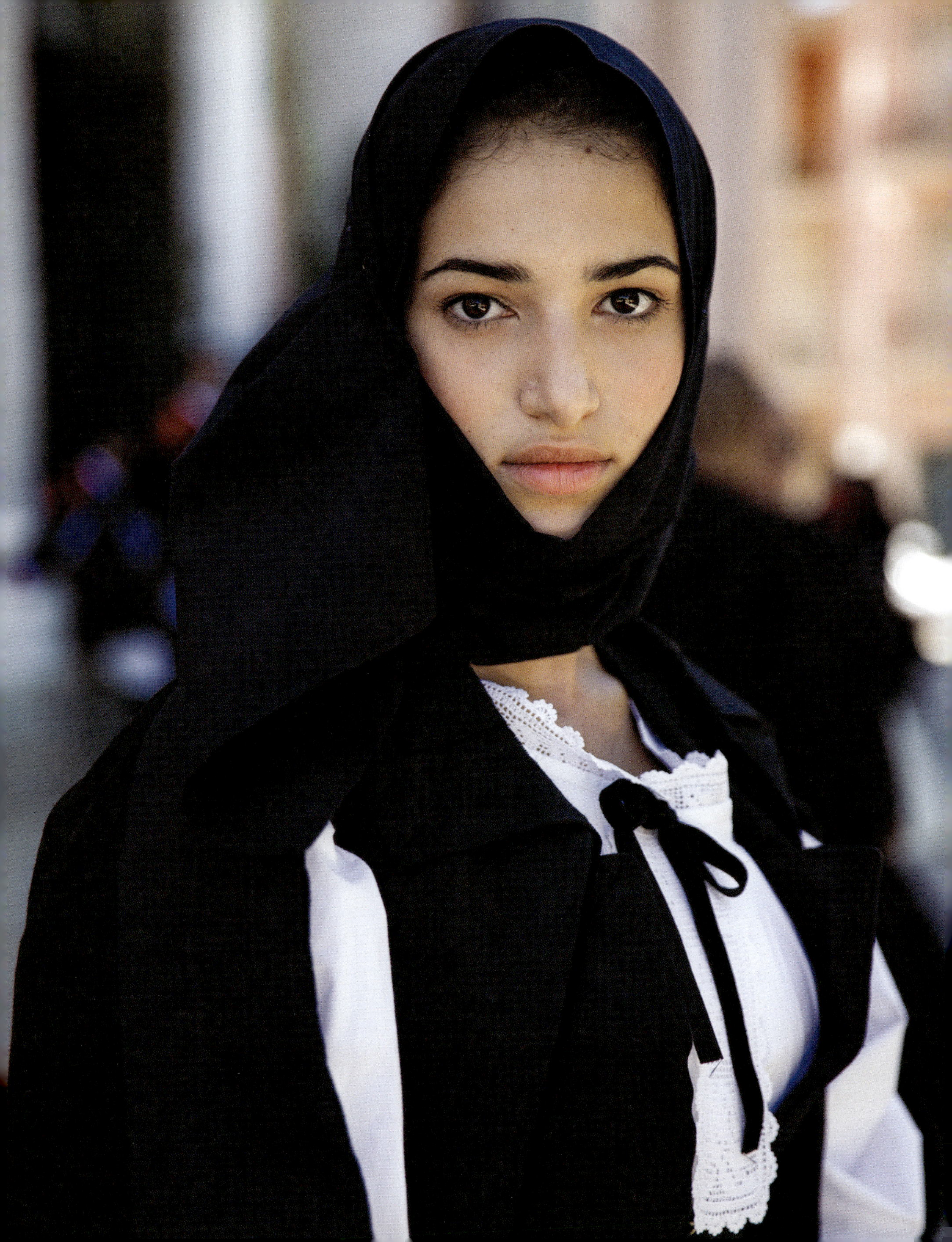

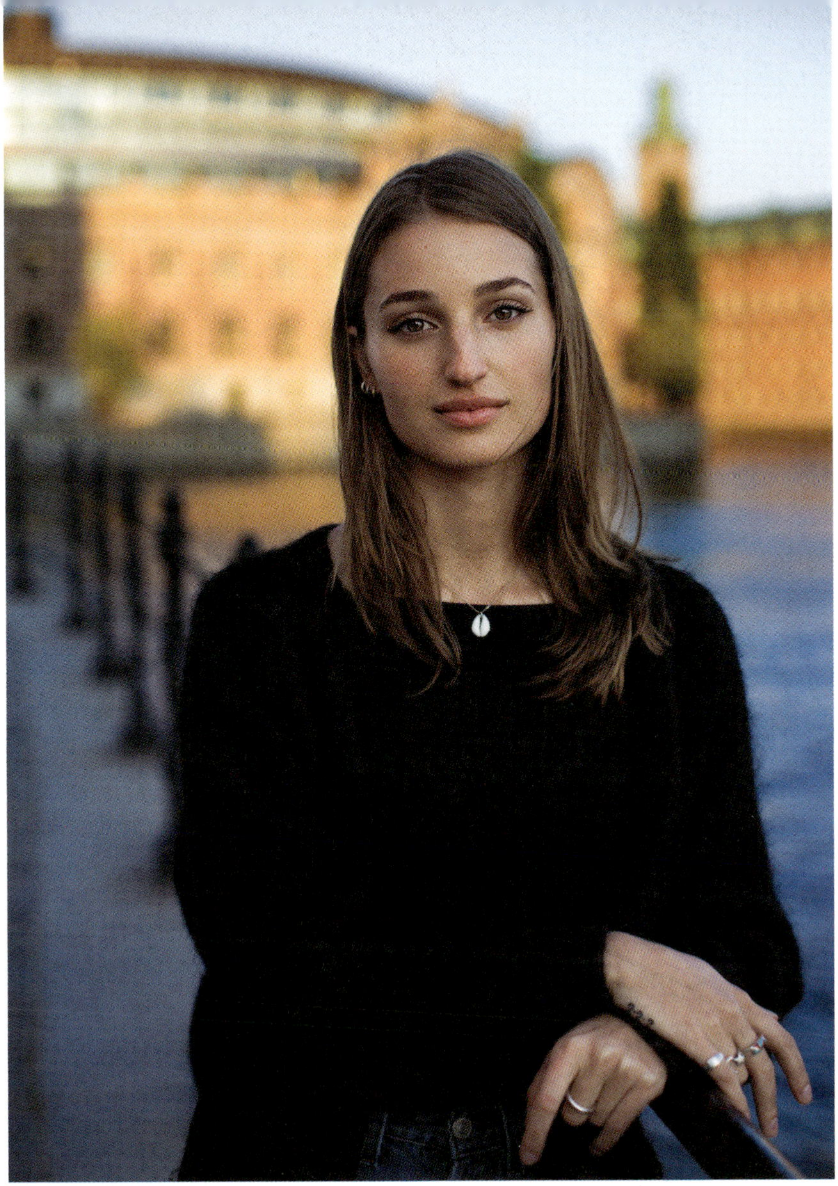

STOCKHOLM, SCHWEDEN *(oben)*

Nicole litt als Kind und Jugendliche unter der Scheidung ihrer Eltern. Ihr Bruder war immer ihre größte Stütze, und darum ehrt sie ihre Beziehung mit der Tätowierung auf ihrer Hand: 2–2–2. Das ist der Altersunterschied zwischen den beiden: 2 Jahre, 2 Monate und 2 Tage.

SARDINIEN, ITALIEN *(linke Seite)*

Zu diesem Fest kommen die Einheimischen entweder in Verkleidung oder als Zuschauer. Federica nimmt zum ersten Mal teil, nachdem sie sich kurz zuvor doch noch Witwenkleider ausleihen konnte.

»Ich muss als Witwe posieren, weil das heute meine Rolle ist.«

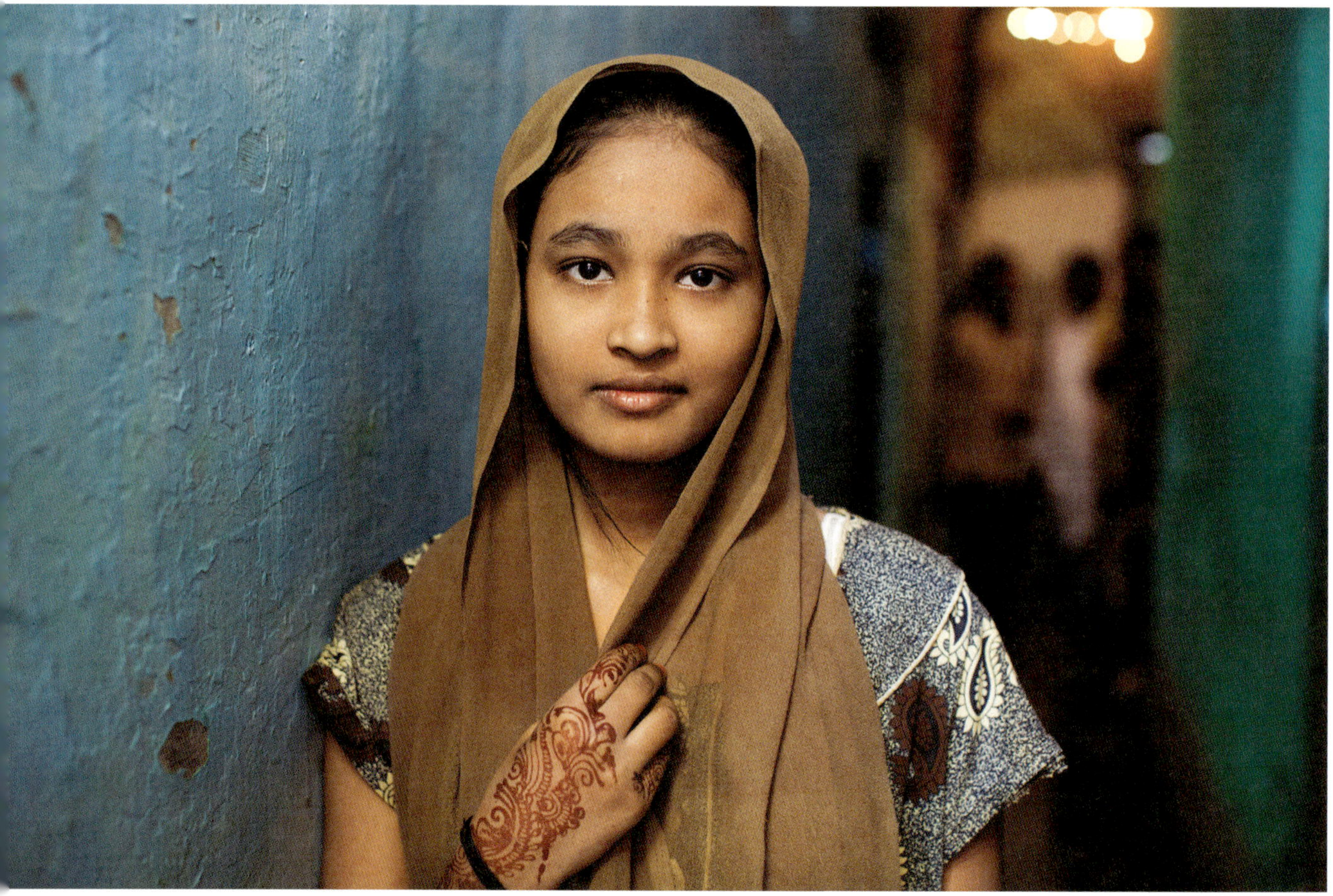

MUMBAI, INDIEN

Der riesige Dharavi-Slum scheint von außen ein gefährlicher und feindseliger Ort. Doch als ich die dunklen Gassen erkundet habe, bin ich vielen freundlichen Menschen begegnet und habe viele wunderbare Geschichten erfahren. Dieses Mädchen war für den nächsten Tag zu einer Hochzeit eingeladen und hatte daher, der indischen Tradition folgend, ihre Hände mit Henna geschmückt.

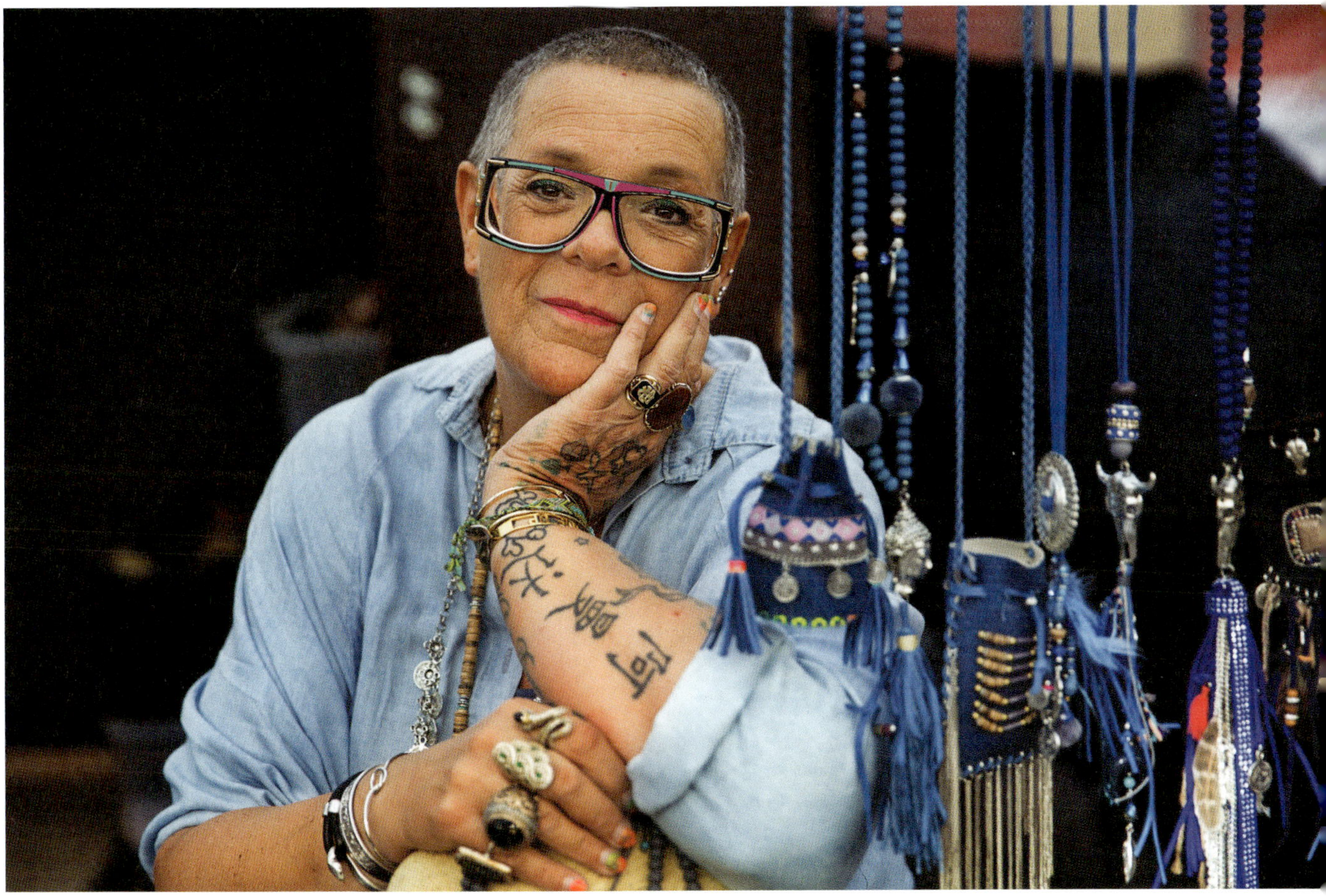

AMSTERDAM, NIEDERLANDE

Amanda liebt Tattoos. Sie hat einen Stand, an dem sie seit 36 Jahren sechs Tage die Woche modische Accessoires verkauft. Als ich sie traf, sprühte sie vor Energie, obwohl sie schon den ganzen Tag auf den Beinen war. Sie erzählte mir, dass sie in all den Jahren nie einen Stuhl hatte, um sich während der Arbeit mal zu setzen. Sie hat es selbst so entschieden.

SCHIRAS, IRAN

Ich lernte Ghazal zu Beginn meines Projekts kennen, als ich als Fotografin noch nicht so viel Erfahrung hatte, mir aber wirklich Mühe gab. Ich war so hingerissen von dem traditionellen persischen Gewand, dass ich Dutzende Fotos machte und trotzdem das Gefühl hatte, ihren Zauber nicht einfangen zu können.

Mittlerweile sind Jahre vergangen und ich habe begriffen, dass man den Zauber in Sekundenbruchteilen auf Film bannen kann.

Ghazal ist nach Polen gegangen und hat ein neues Leben angefangen. Wir stehen immer noch in Kontakt, und auch wenn wir uns beide in dieser Zeit verändert haben, lieben wir immer noch die traditionellen persischen Gewänder.

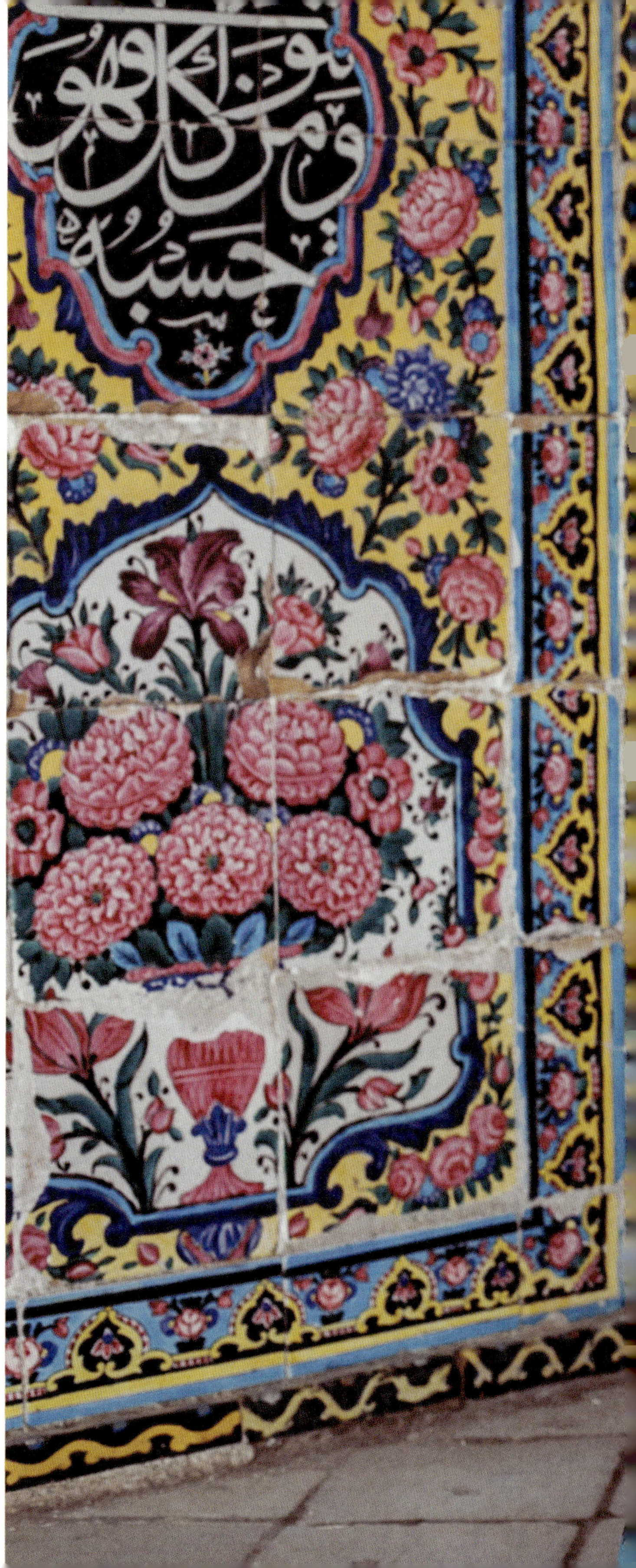

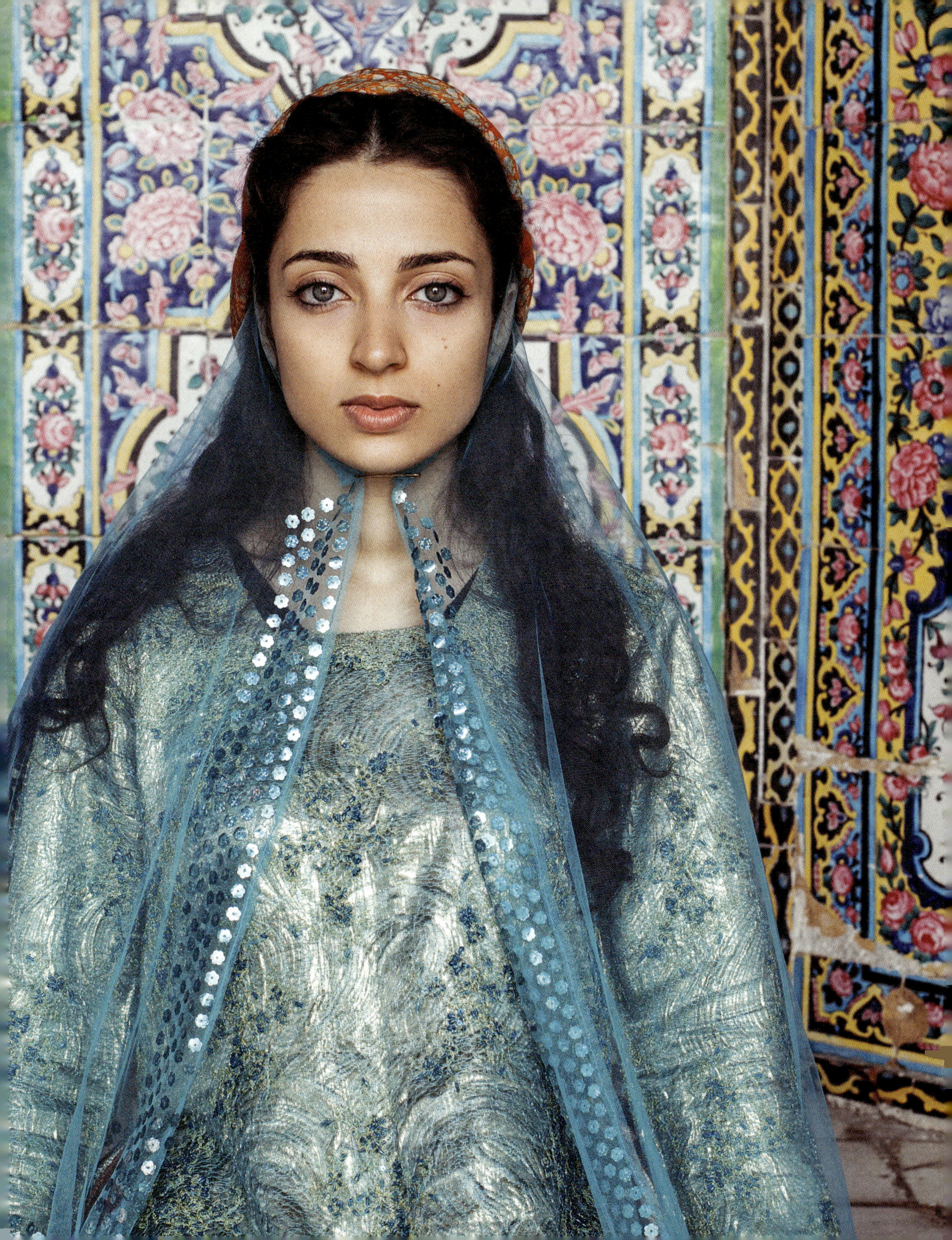

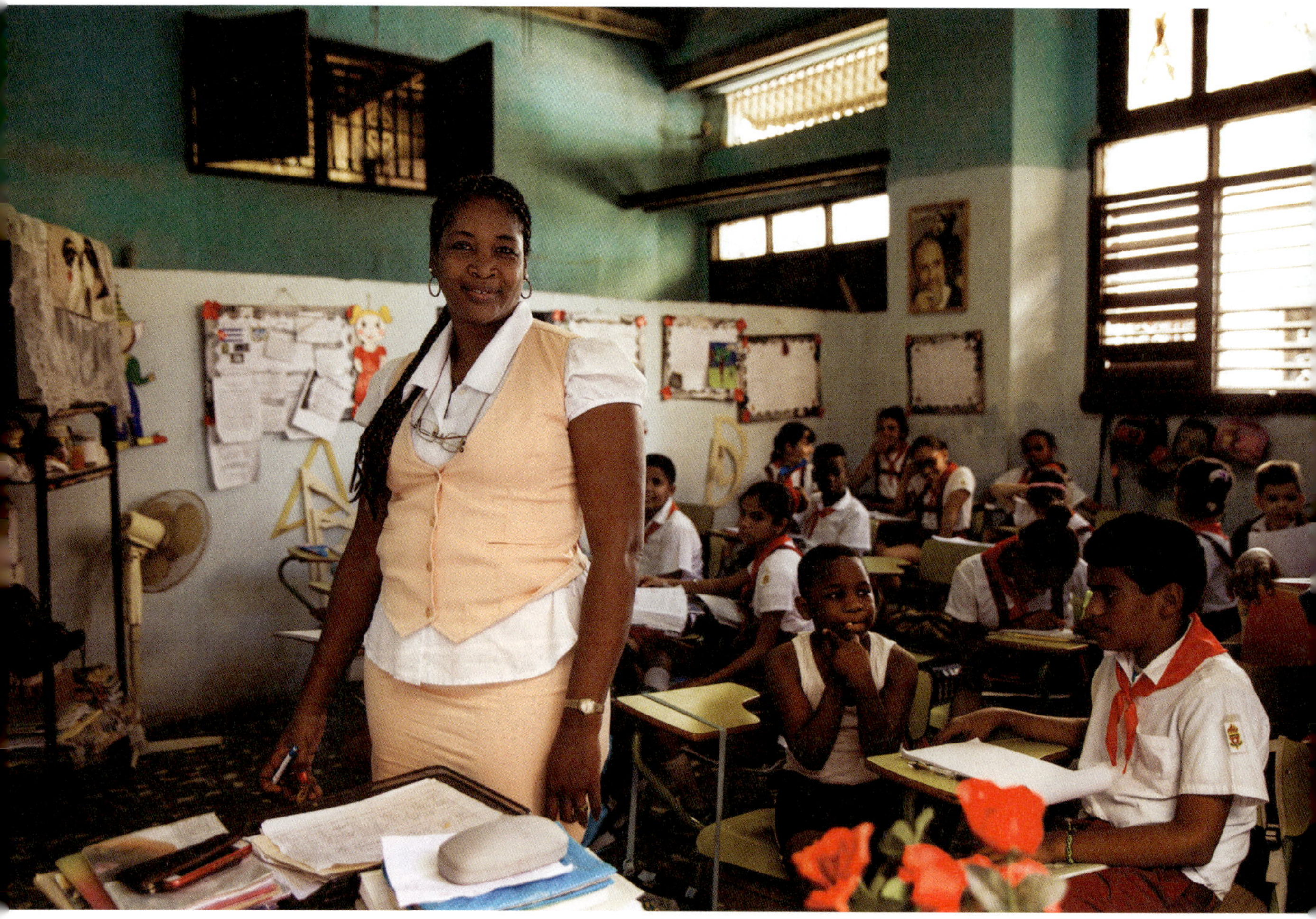

HAVANNA, KUBA

Die Türen zu diesem Klassenzimmer öffneten sich weit auf eine kleine Straße. Neugierig schaute ich hinein. Ich fühlte mich an meine Kindheit erinnert, denn während der kommunistischen Ära trugen die Kinder im Ostblock ebenfalls rote Halstücher. Ihre Lehrerin Yamila, die zu ihren Schülern war wie eine Mutter, bat mich freundlich herein.

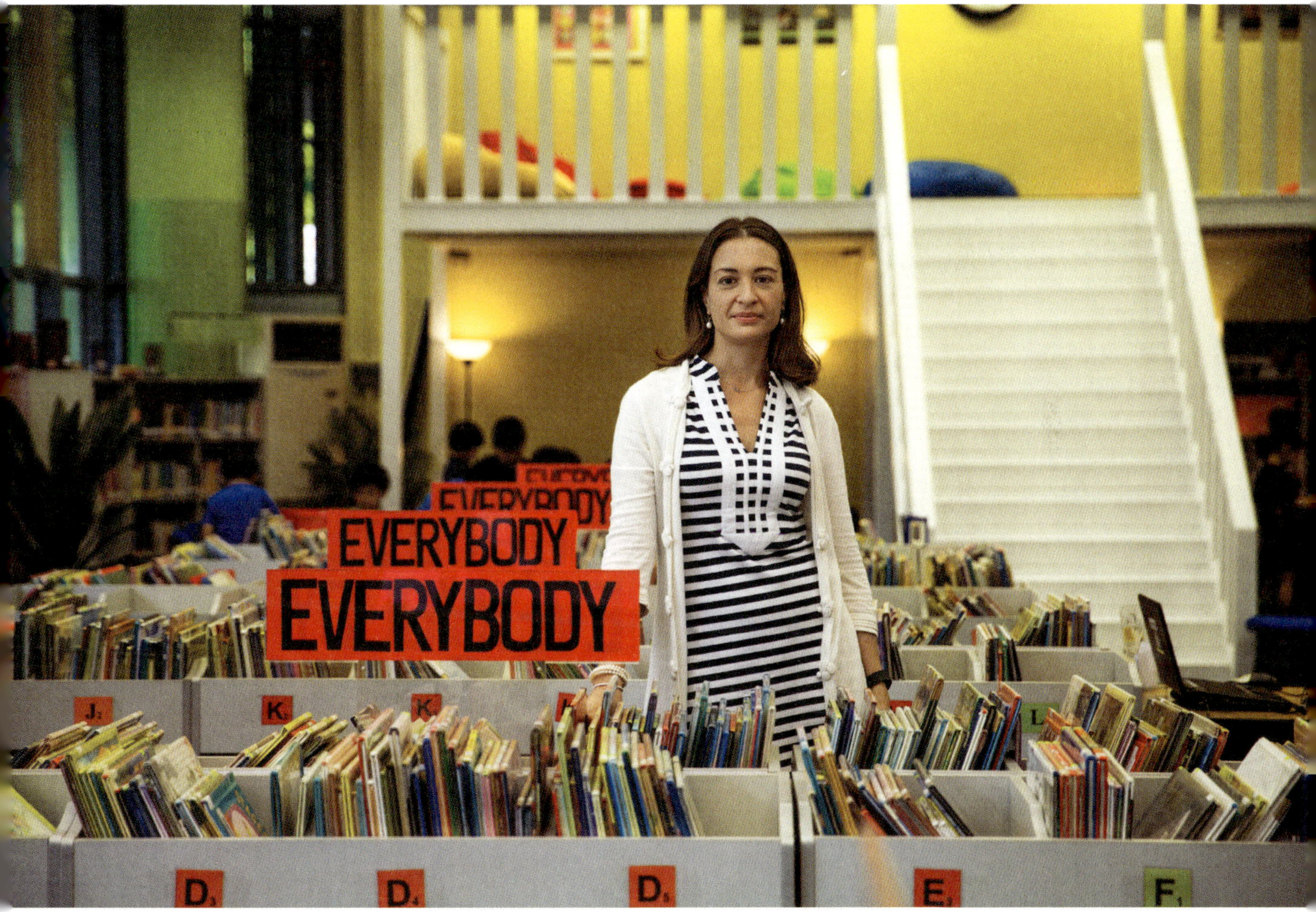

GUANGZHOU, CHINA

Liz ist Amerikanerin, lebt jetzt aber in China und leitet eine Grundschule. Sie spricht kein Chinesisch, doch ich stellte erstaunt fest, dass sie die Namen aller Schüler kannte. Die Kinder lieben sie über alles. Letztlich ist Lehrersein eine Berufung, ganz egal, wo man sie ausübt.

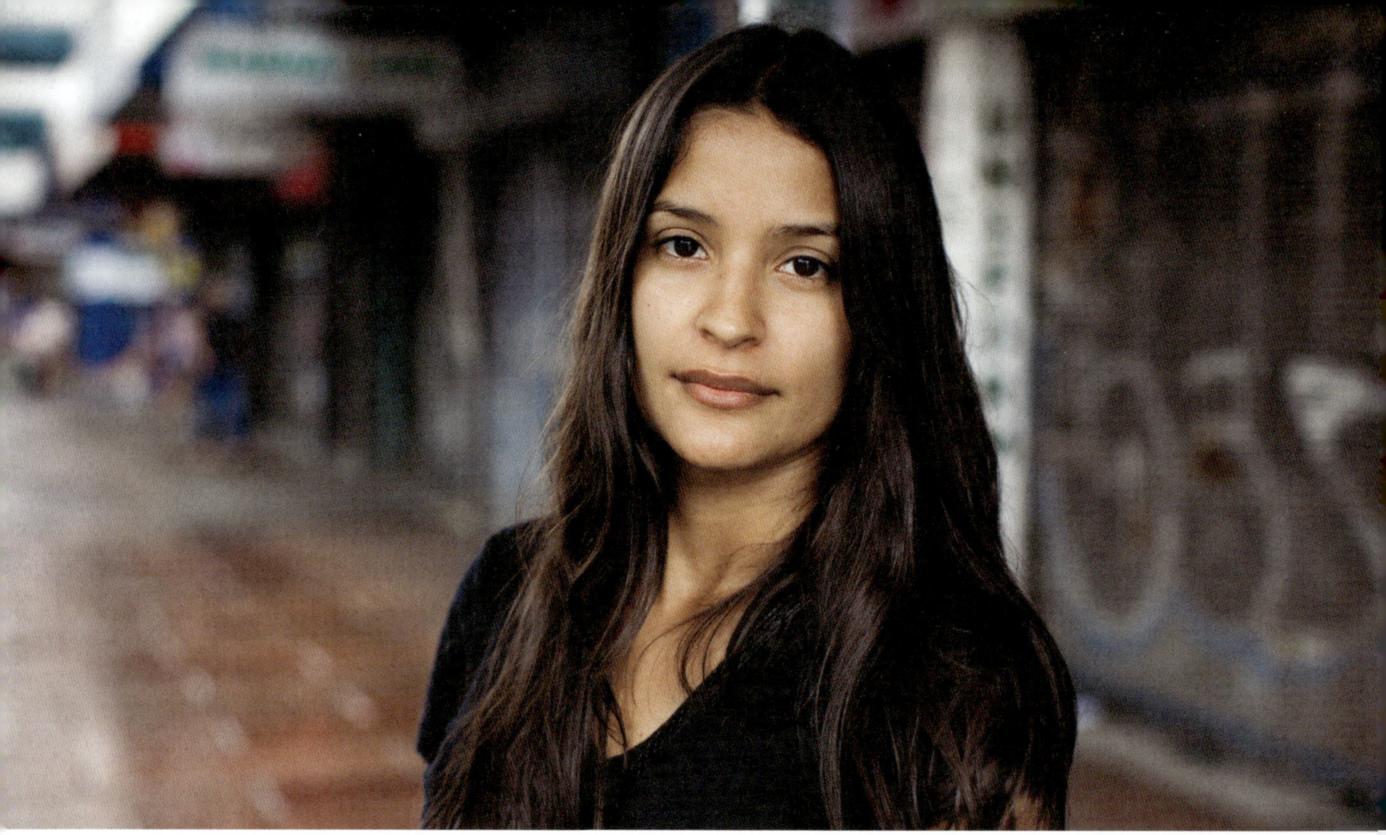

MONTEVIDEO, URUGUAY *(oben)*

Irina musste ihre Heimat Venezuela verlassen, ein Land, das durch eine schlimme Wirtschaftskrise ruiniert wird und in dem viele Menschen hungern. Auf dieser Welt gibt es Millionen Menschen, denen wie dieser jungen Frau die Emigration als einziger Ausweg bleibt. Wir sollten mit diesen Menschen so umgehen, wie wir in ihrer Lage behandelt werden wollen würden.

»Ich musste Venezuela verlassen. Ich wollte nicht dauernd in Angst leben müssen. Unsere Familie hat Weihnachten immer gemeinsam gefeiert, doch dieses Jahr bin ich in Uruguay, einer meiner Bruder ist in Panama, der andere in den USA und mein Vater in Venezuela.«

AMMAN, JORDANIEN *(rechte Seite)*

Tamara stammt aus dem Irak, sie und ihre Mutter flohen vor dem Krieg nach Jordanien. Ihr Status als Flüchtlinge war schwierig, doch kurz bevor wir unser Gespräch führten, hatte sie die gute Nachricht erhalten, dass ihr Einwanderungsantrag nach Kanada bewilligt worden war. Allerdings durfte ihre Mutter nicht mitkommen. Diese Vorstellung schien Tamara innerlich zu zerreißen: auf der einen Seite Freude und die Aussicht auf ein besseres Leben, auf der anderen Seite unendliche Trauer bei dem Gedanken, von ihrer Mutter getrennt zu sein. Als wir auseinandergingen, wusste sie immer noch nicht, was sie tun sollte. Die Entscheidung quälte sie sehr.

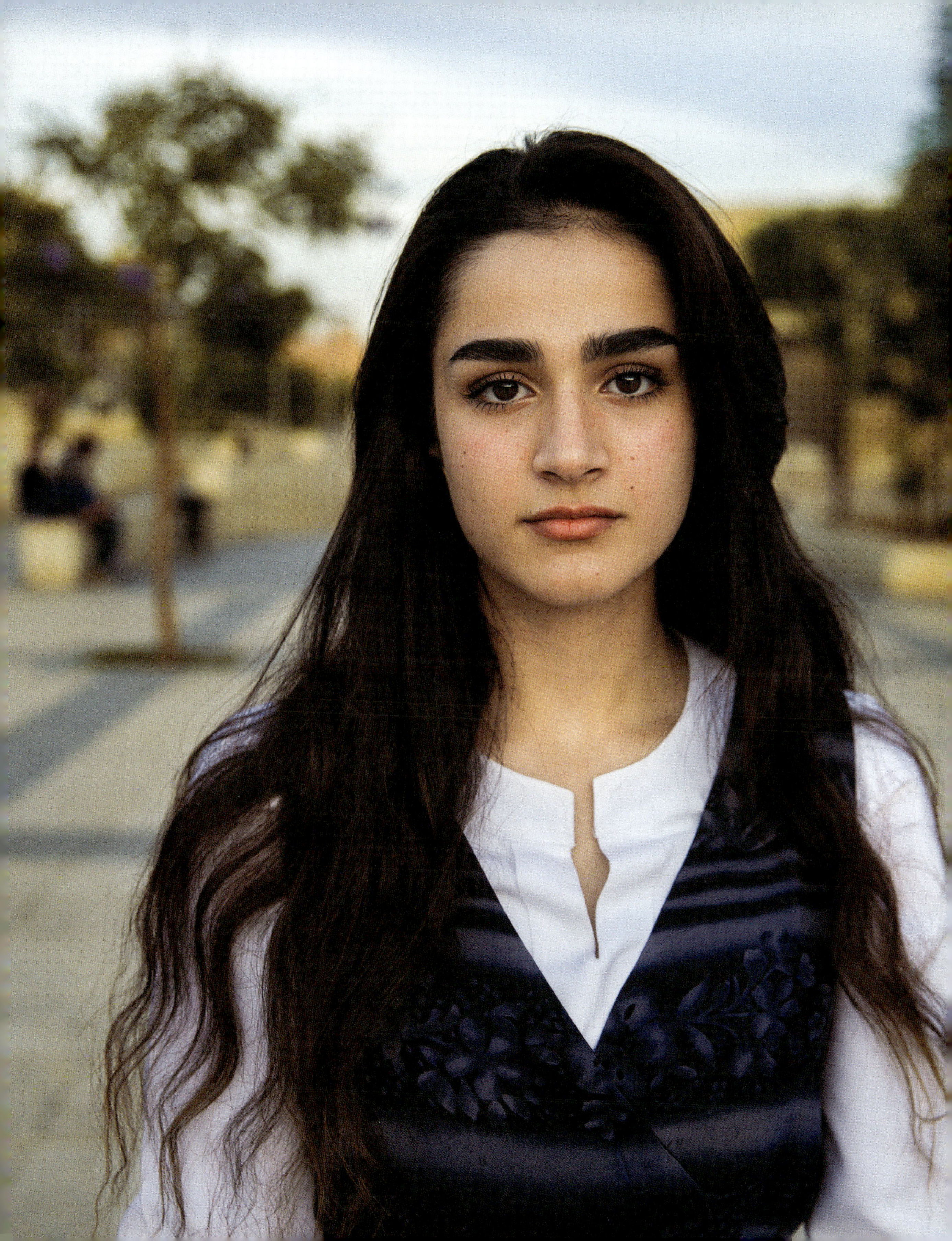

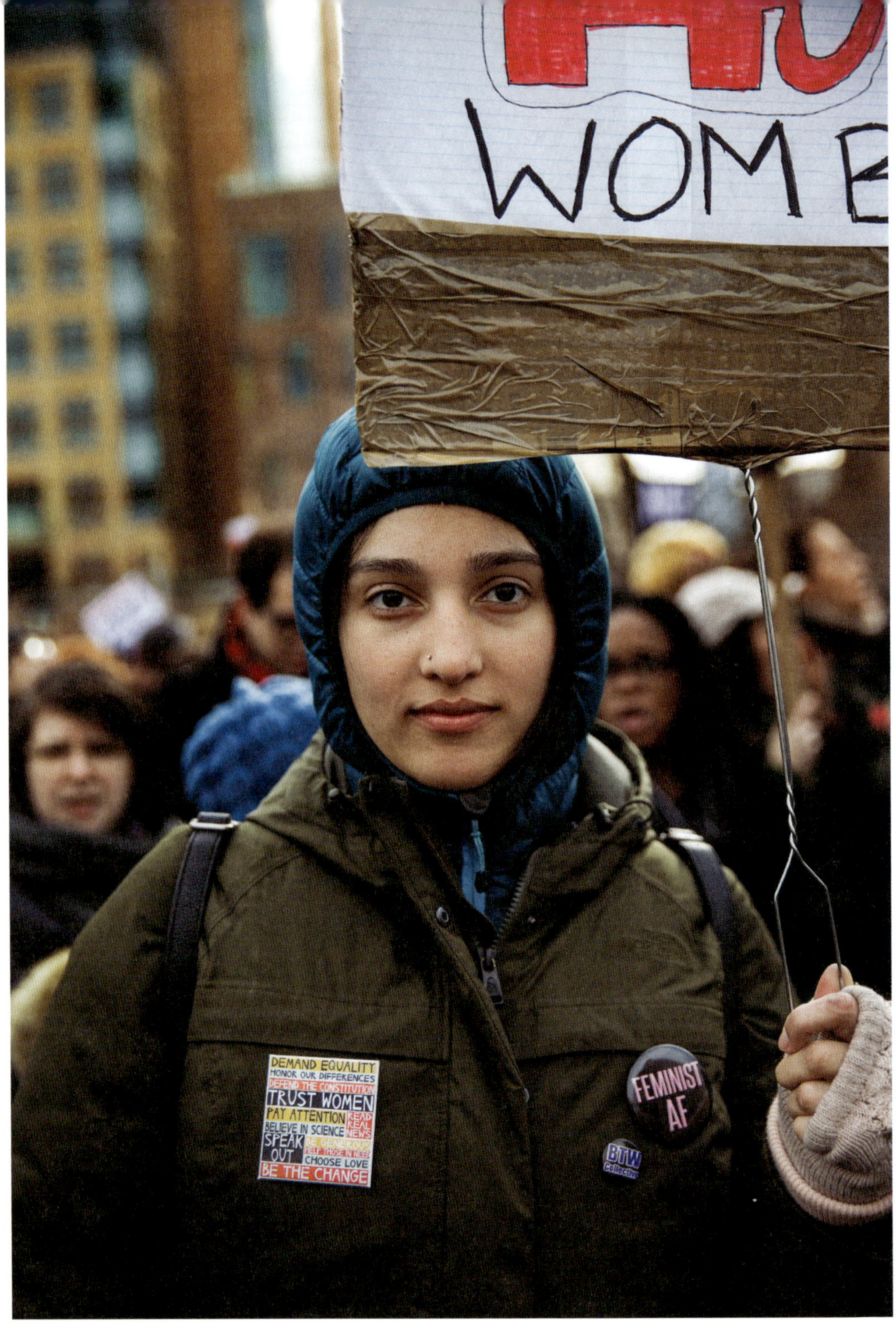
DEMAND EQUALITY
HONOR OUR DIFFERENCES
DEFEND THE CONSTITUTION
TRUST WOMEN
PAY ATTENTION
READ REAL NEWS
BELIEVE IN SCIENCE
SPEAK OUT
BE GENEROUS
CHOOSE LOVE
BE THE CHANGE
FEMINIST AF
BTW
Collective

NEW YORK, USA

Amanda engagiert sich aktiv für Frauenrechte und lässt keine Frauendemo aus.

»Diese Protestaktionen sind mir sehr wichtig.«

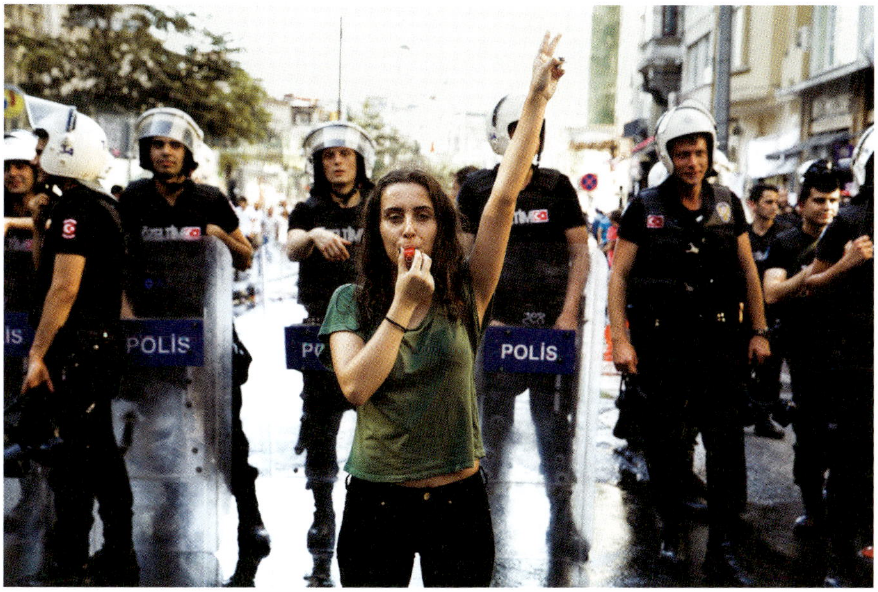

ISTANBUL, TÜRKEI

Diese Frau nahm gerade an einer LGBT-Pride-Parade teil. Istanbul ist eine faszinierende Stadt, in der progressive und religiös-konservative Kräfte aufeinanderprallen.

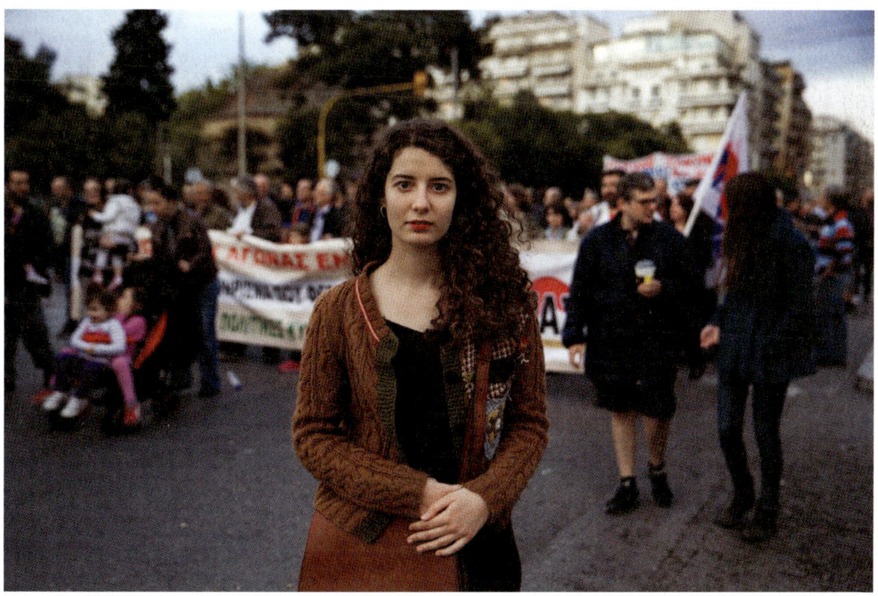

THESSALONIKI, GRIECHENLAND

Demonstrantin bei einer Protestveranstaltung der Sozialisten.

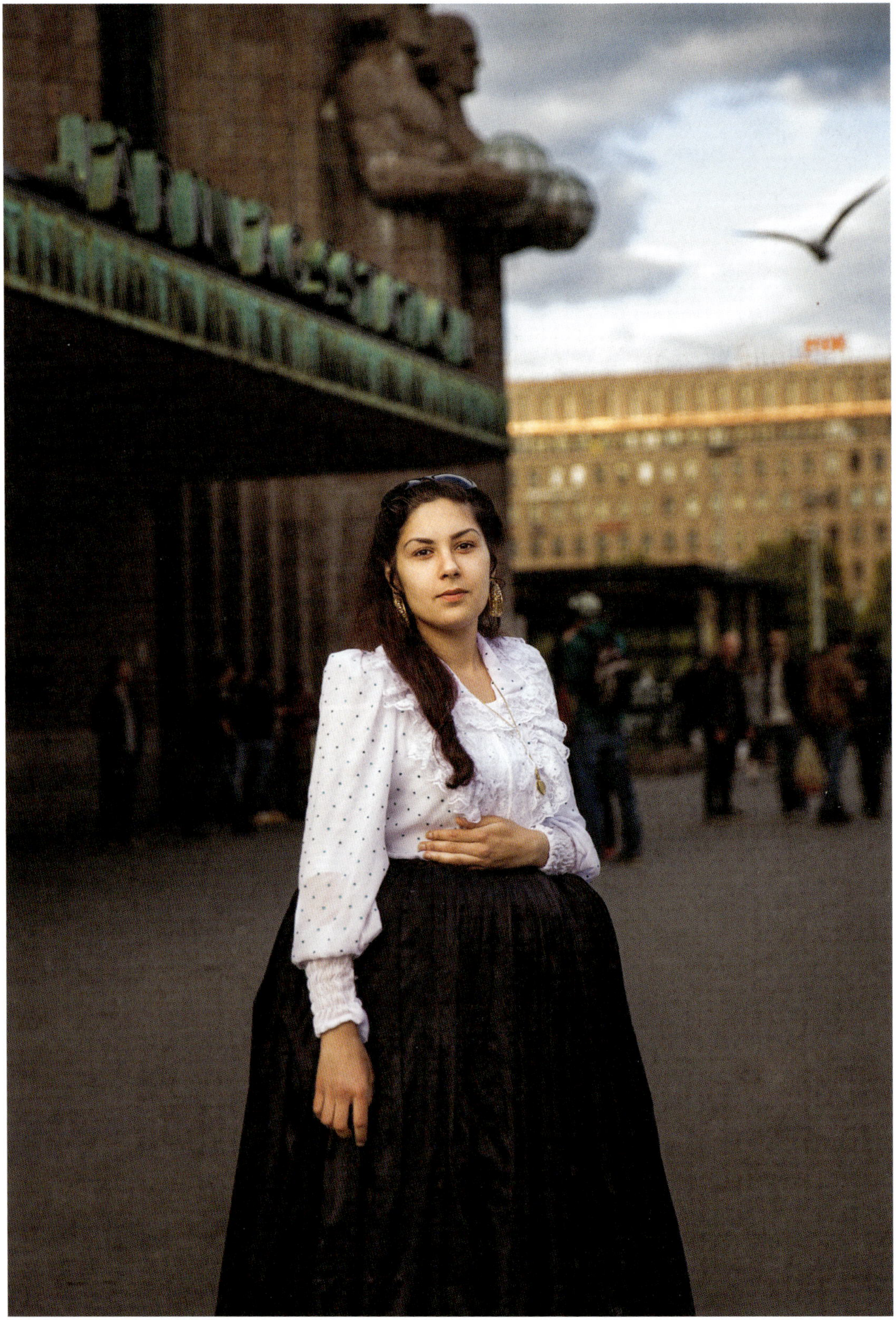

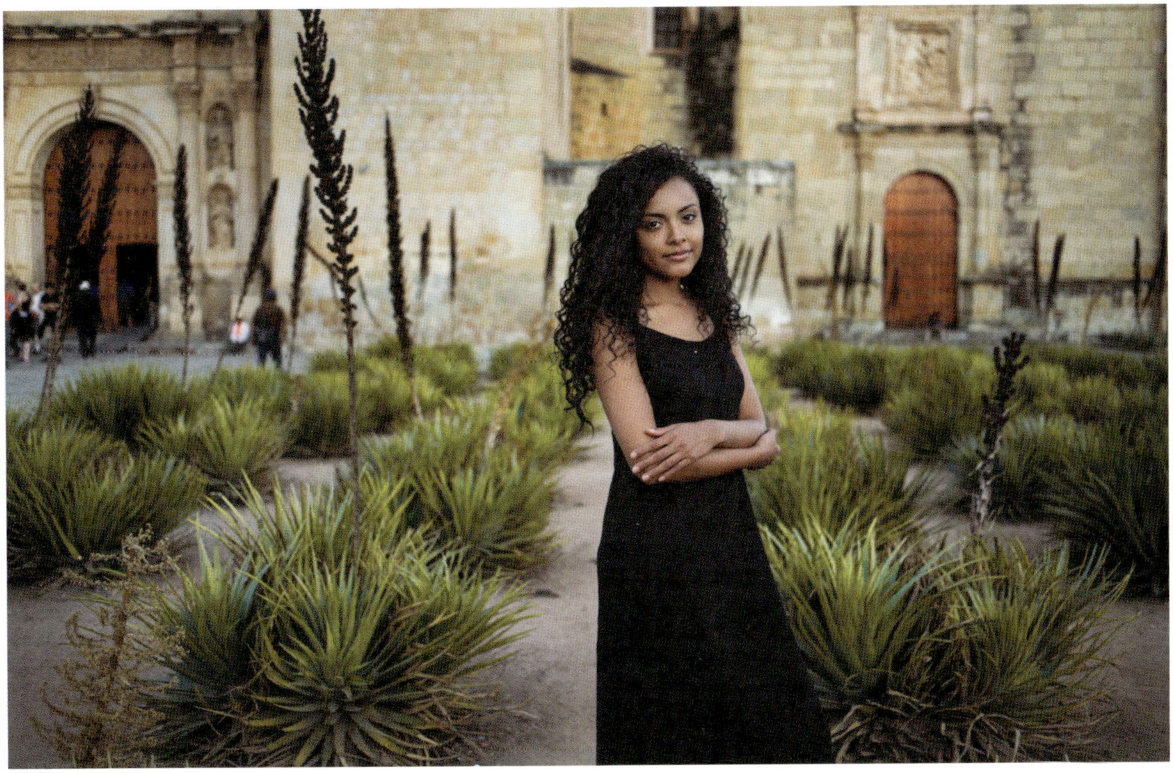

OAXACA, MEXIKO *(oben)*

Nadia ist mit ihren afrikanischen, indigenen und europäischen Wurzeln der lebende Beweis für die Vielfalt des amerikanischen Kontinents.

HELSINKI, FINNLAND *(linke Seite)*

Voller Erstaunen bemerkte ich diese Frau, die an einem ganz normalen Tag in diesem außergewöhnlichen Outfit durch die Straßen ging. »Was mag wohl ihre Geschichte sein?«, fragte ich mich. Sofia gehört zu den finnischen Roma und zieht sich, wie die meisten anderen Roma-Frauen, jeden Tag so an. Die Roma sind ursprünglich Nomaden aus Nordindien, die heute hauptsächlich in Europa sowie Nord- und Südamerika leben.

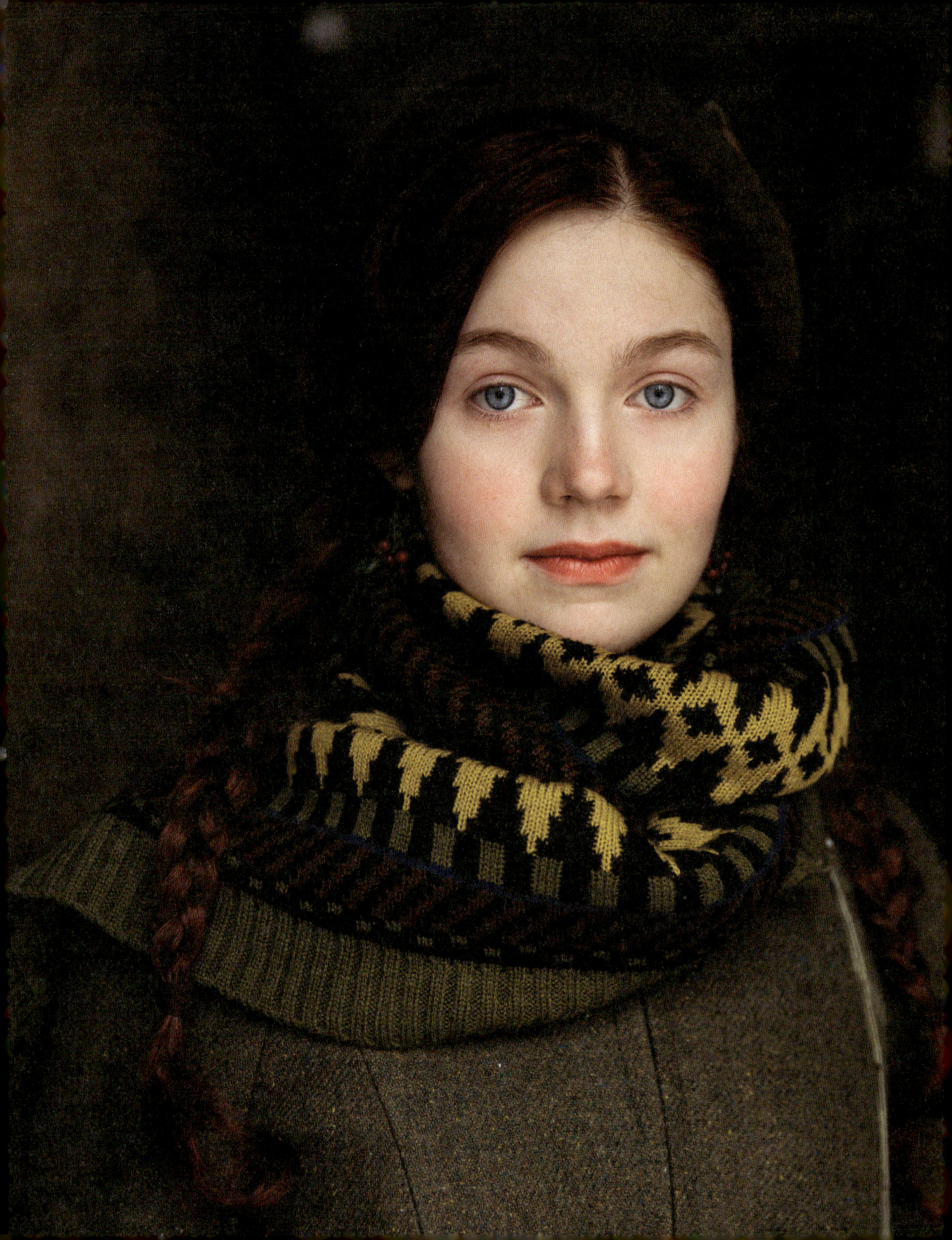

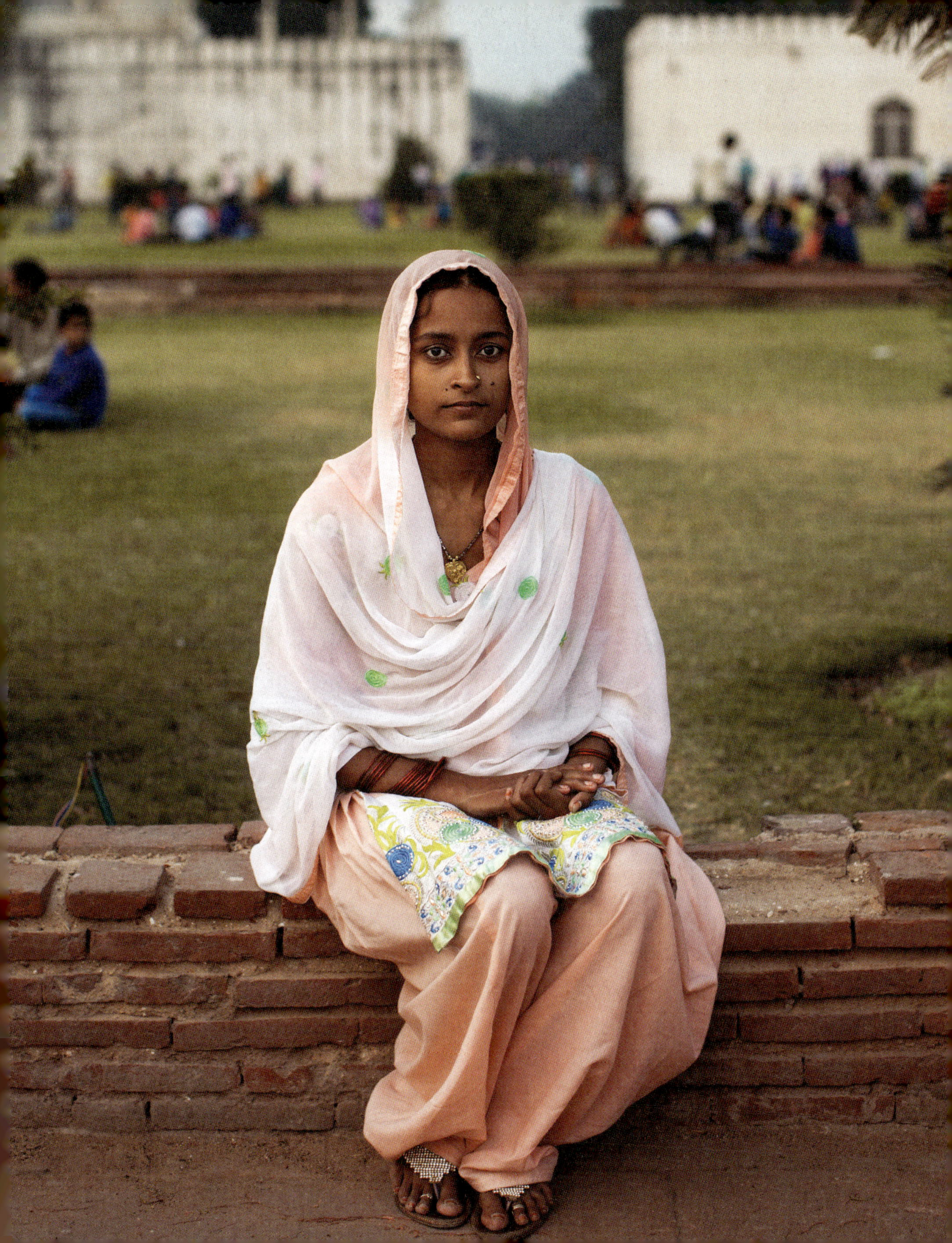

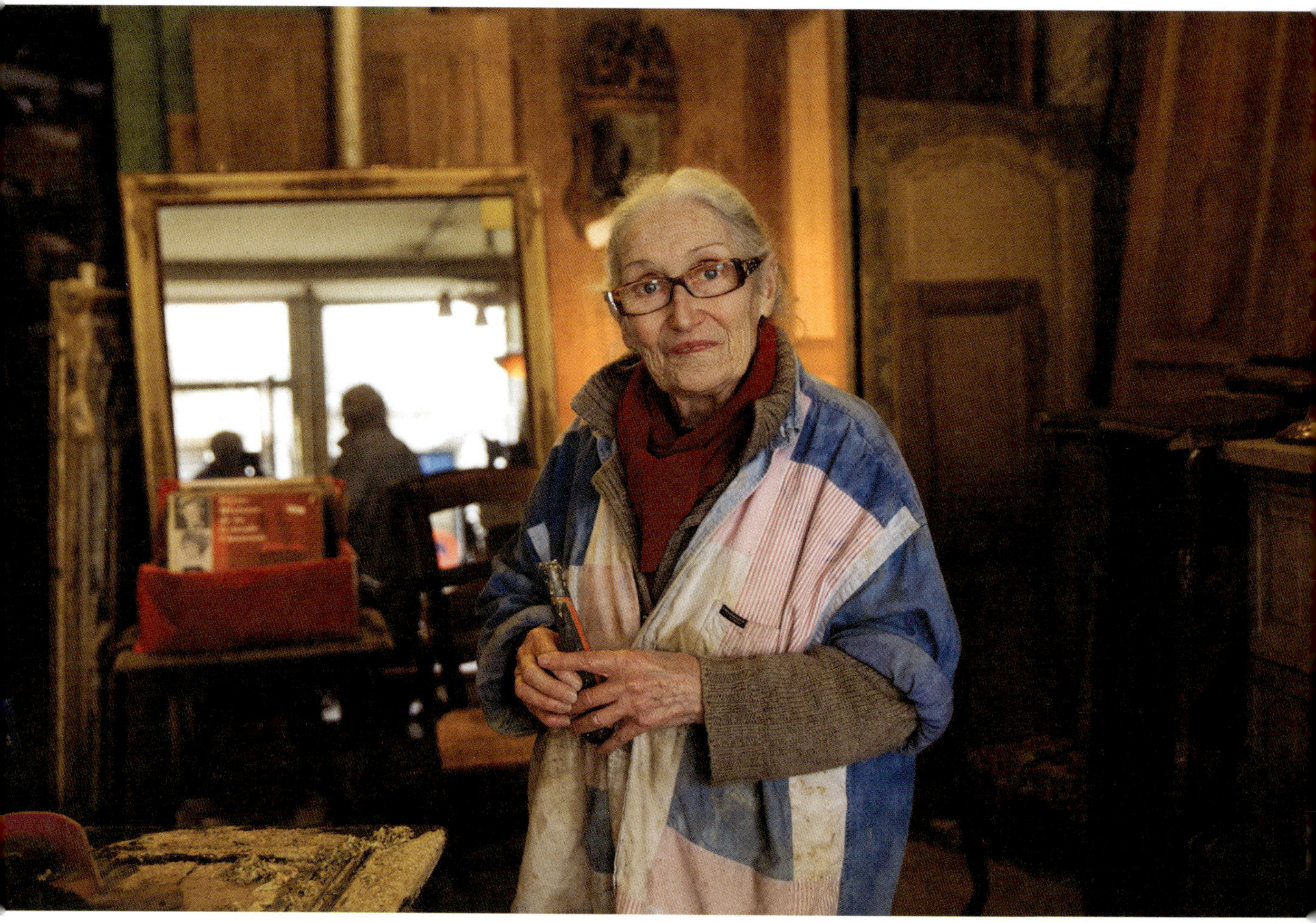

PARIS, FRANKREICH

Gilberte restauriert Möbel und Türen. Sie scheint mit sich und der Welt zufrieden zu sein in diesem Lebensabschnitt, ganz im Wissen, dass Alter dem Holz eine schöne Patina und dem Wein ein volles Bouquet verleiht.

WEST-JERUSALEM, ISRAEL *(vorherige Doppelseite, links)*

Als ich sie auf der Straße sah, glaubte ich mich kurz in eine andere Zeit versetzt. Rikki trägt und designt gern Retrokleidung. Die gebürtige russische Jüdin ist nach Jerusalem ausgewandert.

DELHI, INDIEN *(vorherige Doppelseite, rechts)*

Ihr Gewand ist nicht retro, sondern schlicht traditionell. Der über Generationen gepflegte Kleidungsstil lässt Inderinnen wie Geschöpfe aus einer anderen Zeit wirken.

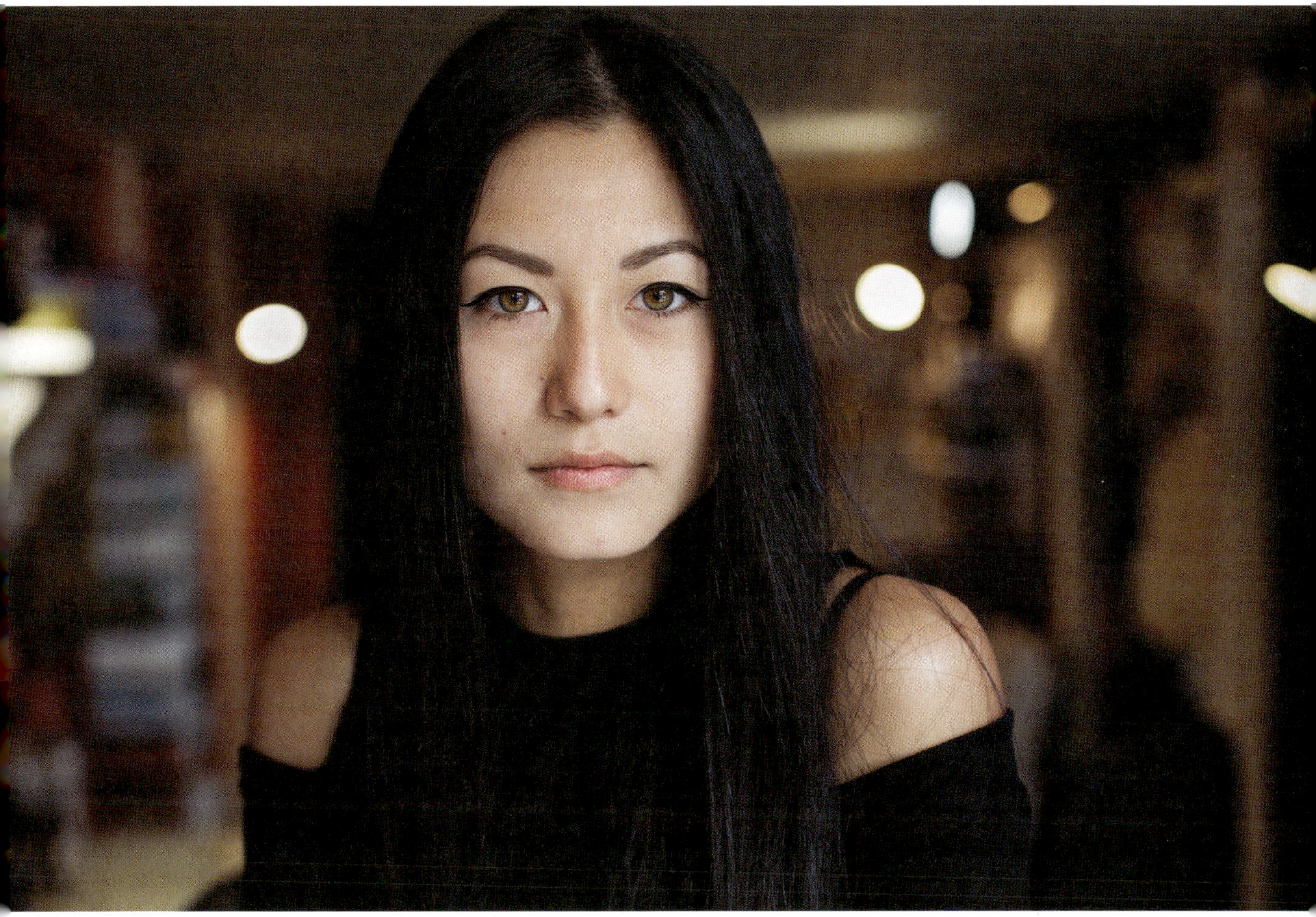

SOFIA, BULGARIEN

Iveatas Mutter ist Bulgarin, ihr Vater Vietnamese. Kennengelernt haben wir uns in dem Tattoostudio, in dem sie arbeitet.

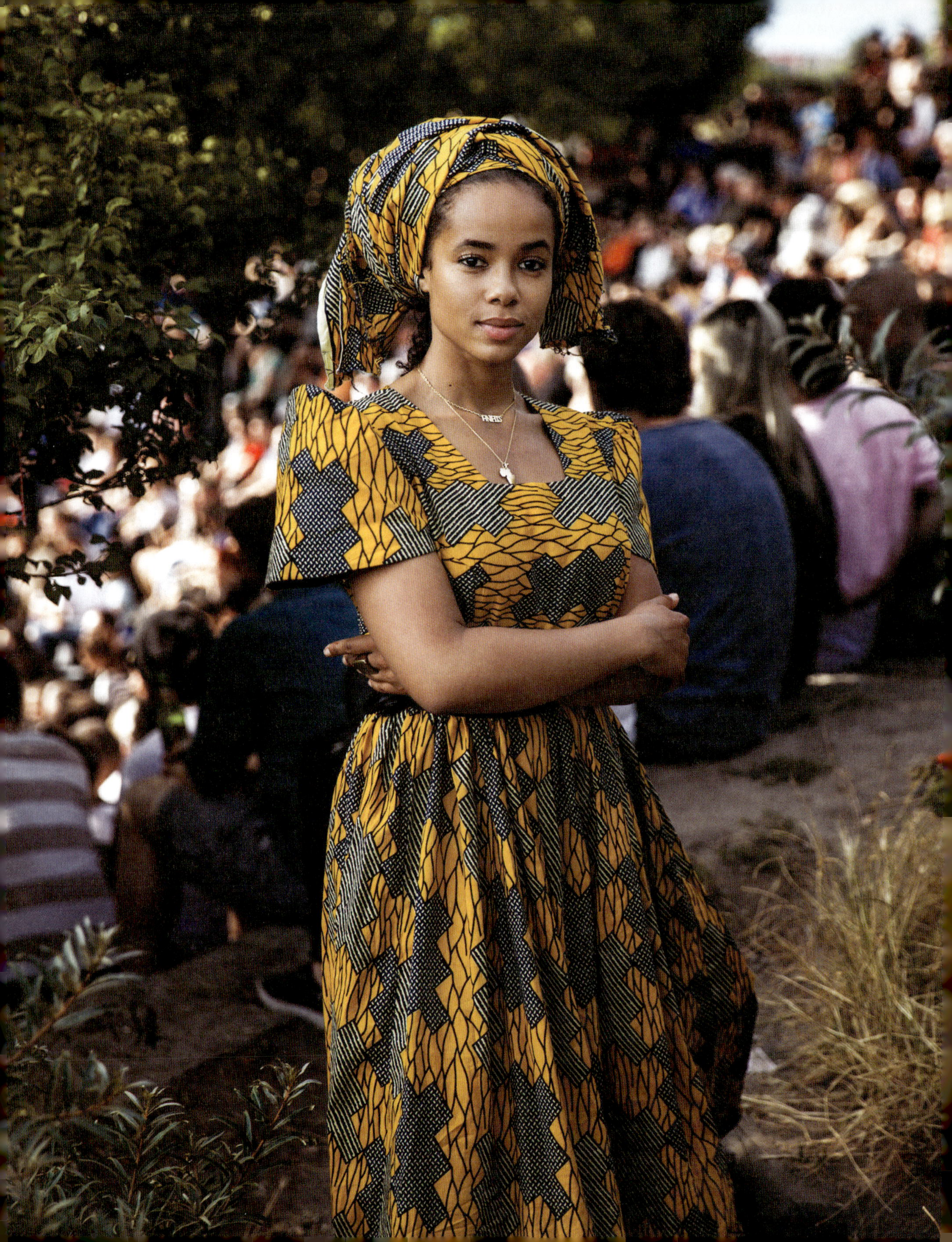

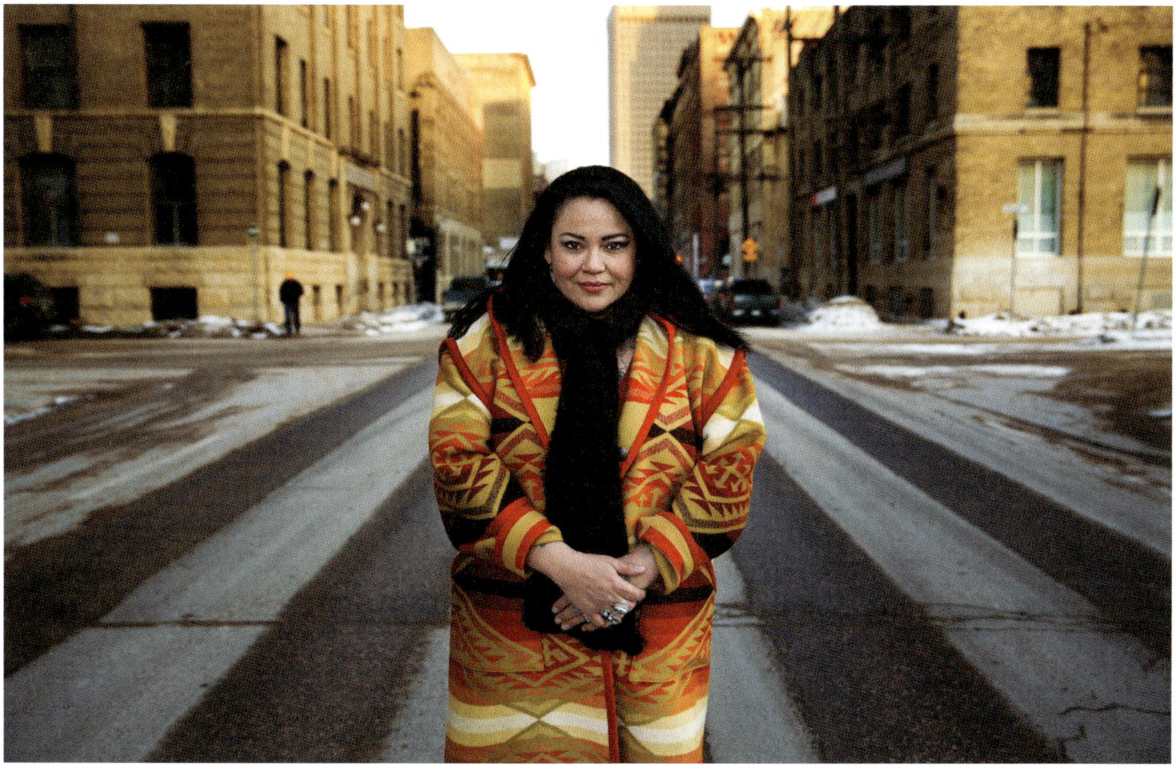

WINNIPEG, KANADA *(oben)*

Wie etwa 20 000 andere kanadische Ureinwohner-Kinder wurde Jackie zwischen den Sechziger- und Achtzigerjahren ihren Eltern weggenommen und in ein Internat gesteckt, während ihre beiden Geschwister weit weg zur Adoption freigegeben wurden. Ohne Hoffnung und Unterstützung geriet sie in Schwierigkeiten und landete schließlich im Gefängnis. Dort fing sie an zu malen. Ihre Bilder und Geburtstagskarten waren bald so beliebt bei ihren Mitgefangenen, dass sie sie ihr abkauften. Nach ihrer Freilassung studierte sie Kunst an der University of Manitoba. Ihre Wurzeln hat sie nicht vergessen: Die verschwundenen Frauen der First Nations, der indigenen Völker Kanadas, sind das Hauptthema ihrer Kunst und ihres politischen Engagements. Heute hat sie drei Töchter und eine Enkelin.

»Als Kind hatte ich niemanden, der sich für mich einsetzte. Aber meine Töchter und meine Enkeltochter haben mich an ihrer Seite.«

BERLIN, DEUTSCHLAND *(linke Seite)*

Anais' Mutter kommt aus Mali, ihr Vater aus Frankreich. In Mali halten die Leute sie für eine Weiße, in Europa für eine Schwarze. Anais fühlt sich als Afrikanerin und Europäerin zugleich, auch wenn die Kleidung, die sie gewöhnlich trägt, ihr afrikanisches Erbe betont.

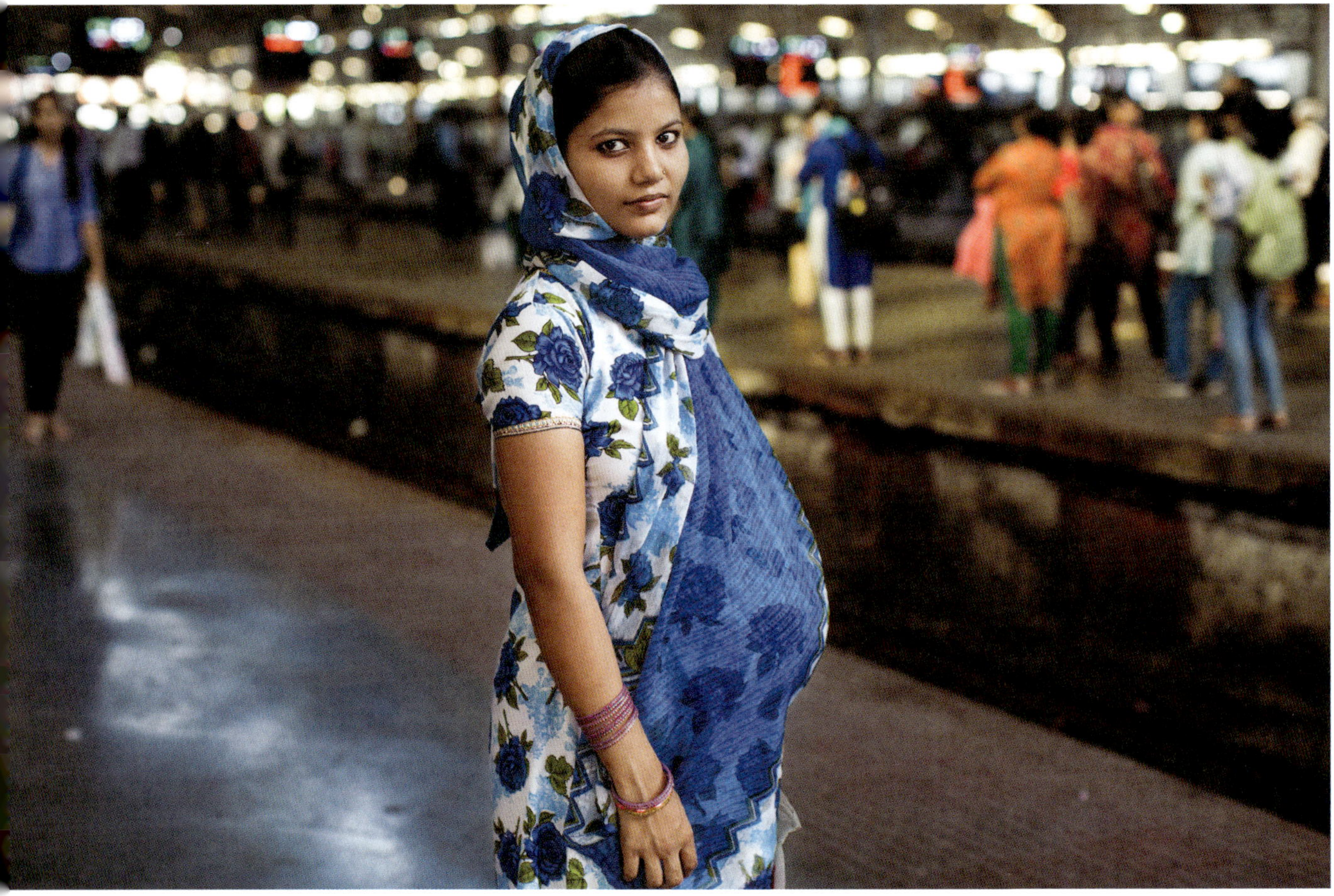

MUMBAI, INDIEN

Sie wartete auf ihren Zug nach Hause.

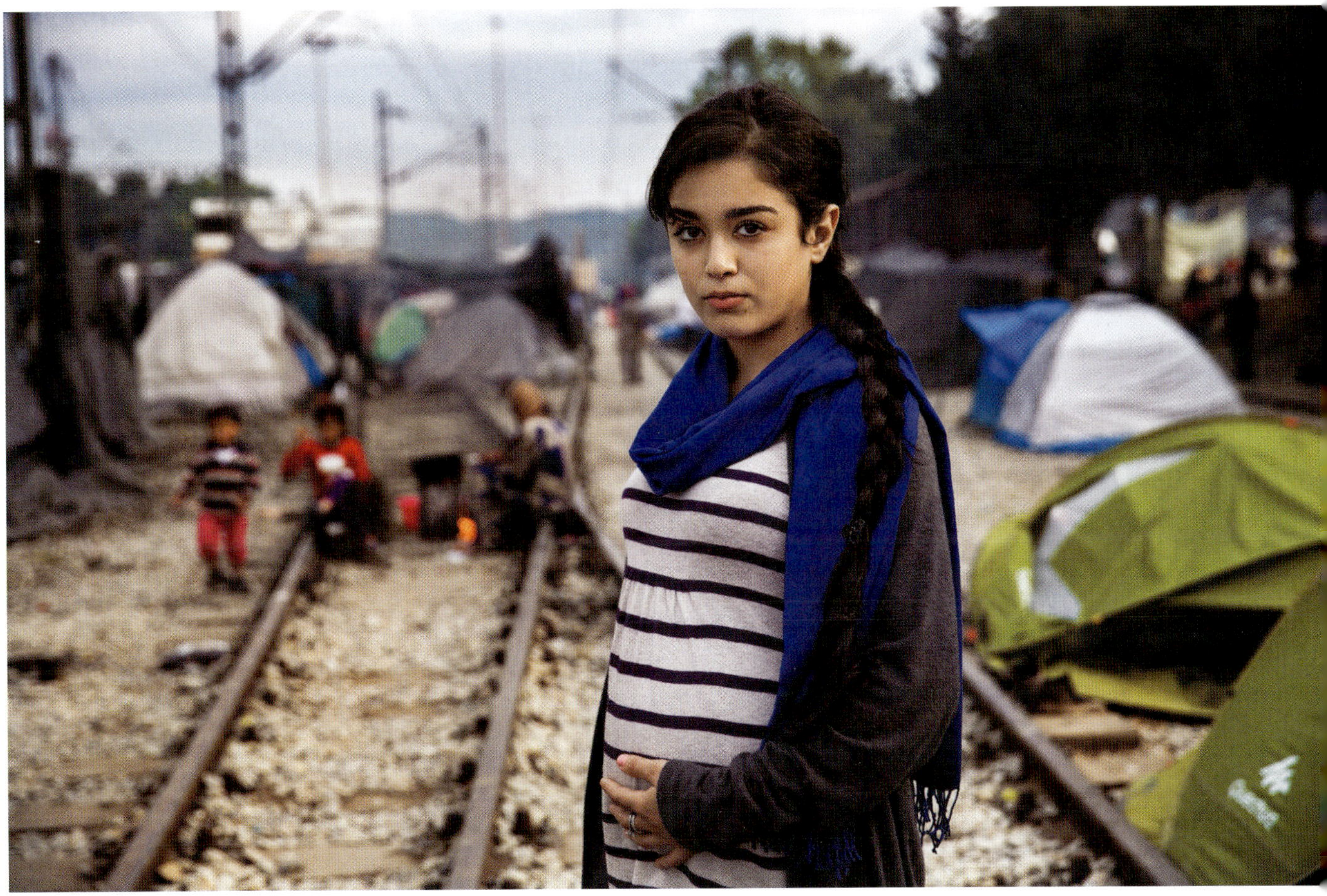

IDOMENI FLÜCHTLINGSLAGER, GRIECHENLAND

Sie verließ ihre syrische Heimat und hofft, dass ihr Baby fernab von Krieg und Gewalt zur Welt kommen wird.

PARIS, FRANKREICH

Du kannst dir nicht vorstellen, was für eine lebensfrohe Frau Ania ist. Ihre Lebensgeschichte gehört zu den beeindruckendsten, die ich je gehört habe. Da sie ohne rechtes Bein geboren wurde, bat ihre Mutter die Ärzte im Krankenhaus, sich um das Mädchen zu kümmern. Mit 19 Monaten wurde sie von einer belgischen Familie adoptiert, in der sie eine erfüllte Kindheit erlebte.

Sie erzählte mir, dass ihre Eltern außergewöhnlich seien. Sie haben mehrere Kinder mit Behinderungen adoptiert und sie wuchsen alle zusammen in Belgien auf einem Bauernhof auf dem Land auf, auf dem sie von Tieren und Natur umgeben waren.

Ania war schon immer sportbegeistert. Als Kind rannte sie stets querfeldein und durch den Wald und fühlte sich dabei frei und unabhängig. Mehr als einmal ging dabei ihre Prothese kaputt. Damals war es unmöglich, eine richtige Sportprothese zu bekommen, da ihr der Oberschenkelknochen fehlt. Jede Nacht vor dem Einschlafen stellte sie sich vor, dass sie wie eine Leichtathletin lief. Ihr einziger Wunsch war eine richtige Sportprothese. Sie malte sich aus, dass wenn sie eine berühmte Sportlerin wäre, ihre leibliche Mutter sie im Fernsehen sehen würde und sie ausfindig machen könnte.

Ania war fest entschlossen, Leichtathletin zu werden und brachte ihre Ärzte dazu, sie zur Versuchspatientin zu machen. Heute hat sie eine einzigartige Beinprothese und kann genauso laufen, wie sie es sich als Kind immer erträumt hat.

»Ich hoffe wirklich, dass ich auf diesem Weg meine Mutter finde und ihr sagen kann, was ich tue und dass ich sie nie verurteilt habe für das, was geschehen ist. Ich stelle mir vor, dass sie arm und in einer schwierigen Lage war. Letztendlich verdanke ich es ihrer Entscheidung, dass ich jetzt dieses wundervolle Leben mit all seinen Möglichkeiten führen kann. Sie ist meine Mutter und ich bin mir sicher, dass sie das für mich gewollt hat.«

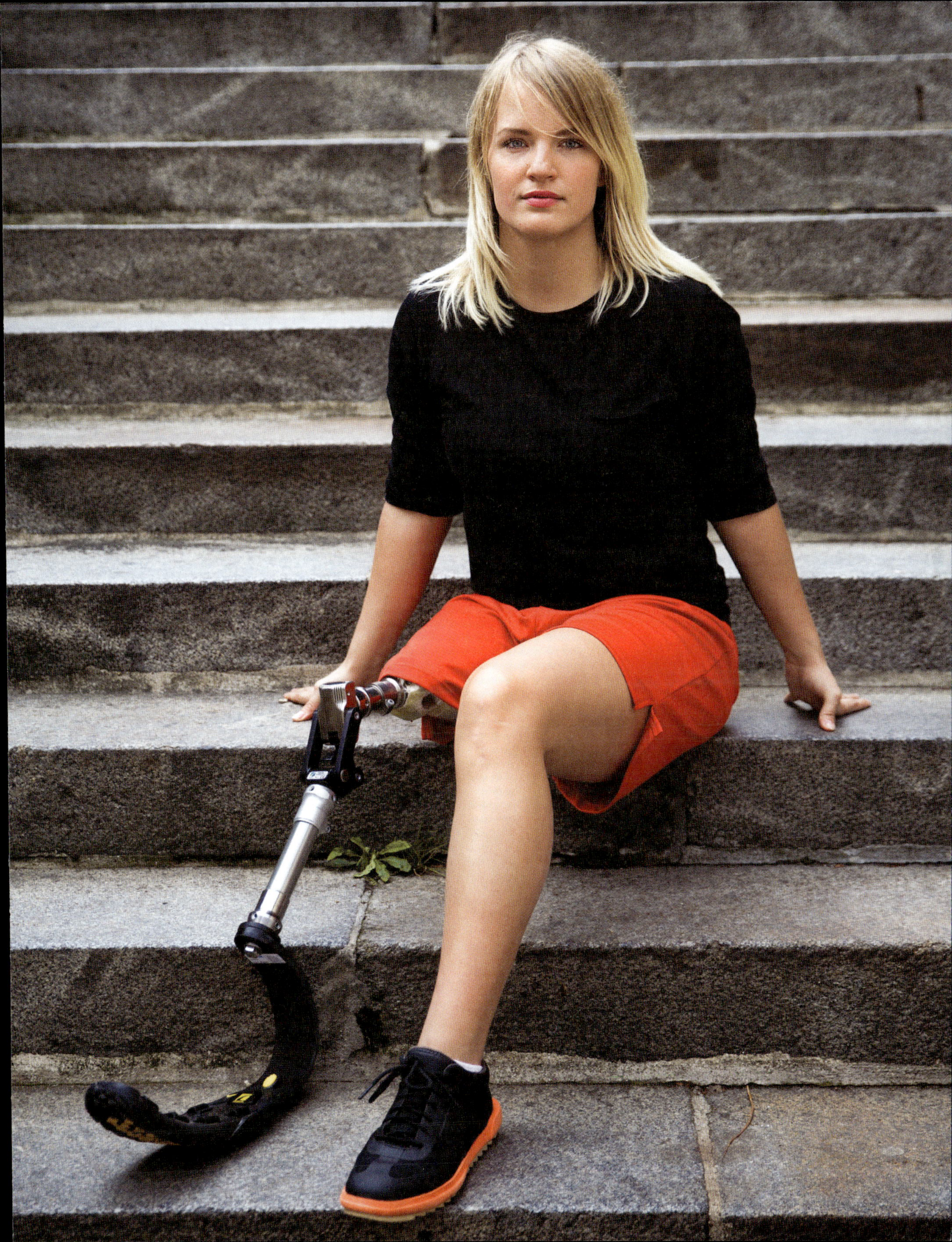

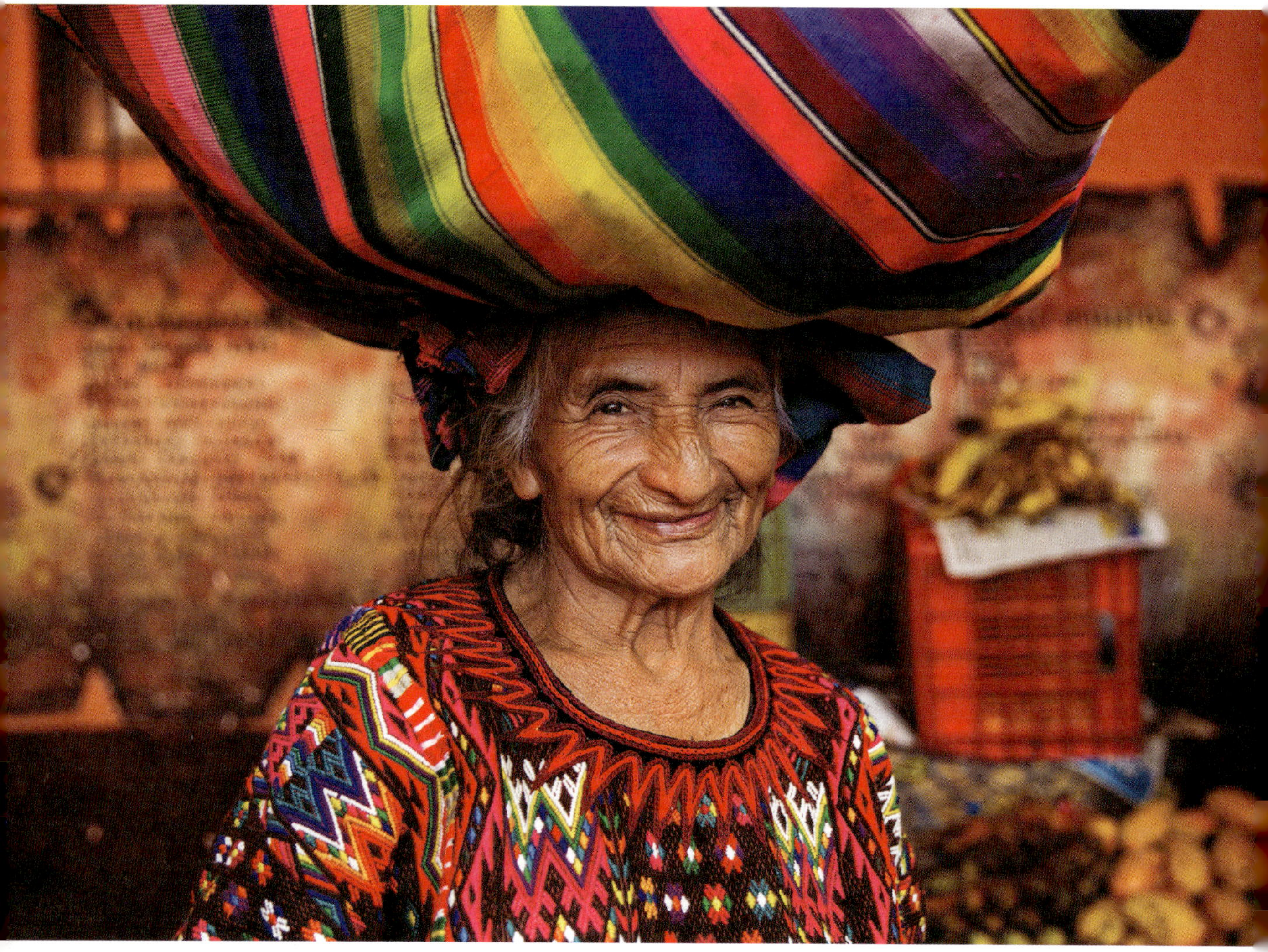

CHICHICASTENANGO, GUATEMALA

Viele Frauen dieser Welt tragen jeden Tag schwere Lasten, im wörtlichen und im übertragenen Sinn. Sie tun es, wie diese Frau, mit viel Zärtlichkeit und einem Ja zum Leben.

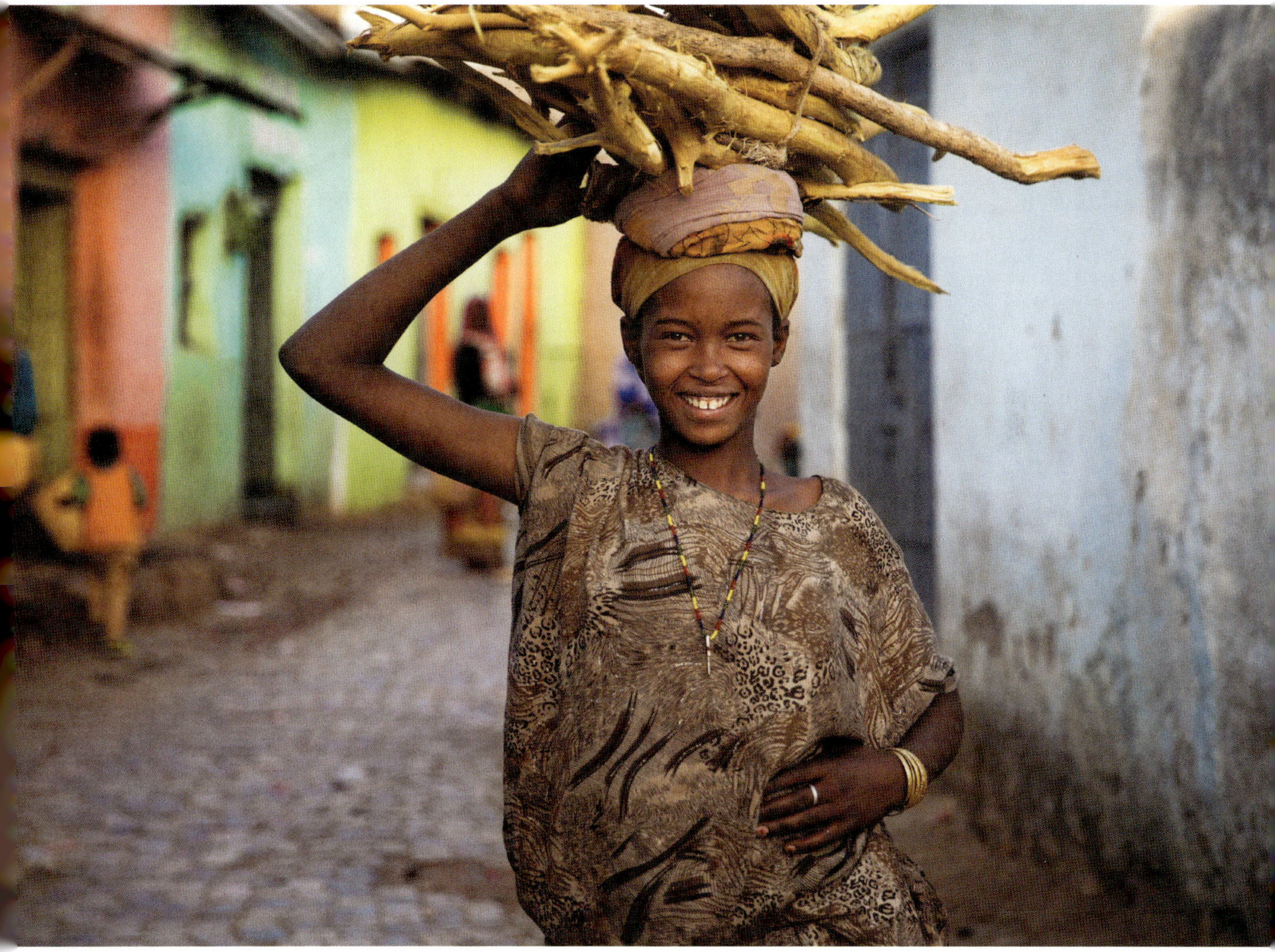

HARAR, ÄTHIOPIEN

Tausende Kilometer und viele Lebensjahre liegen zwischen den beiden, und doch eint sie das Lachen und die Anmut, mit der sie der täglichen Herausforderung begegnen.

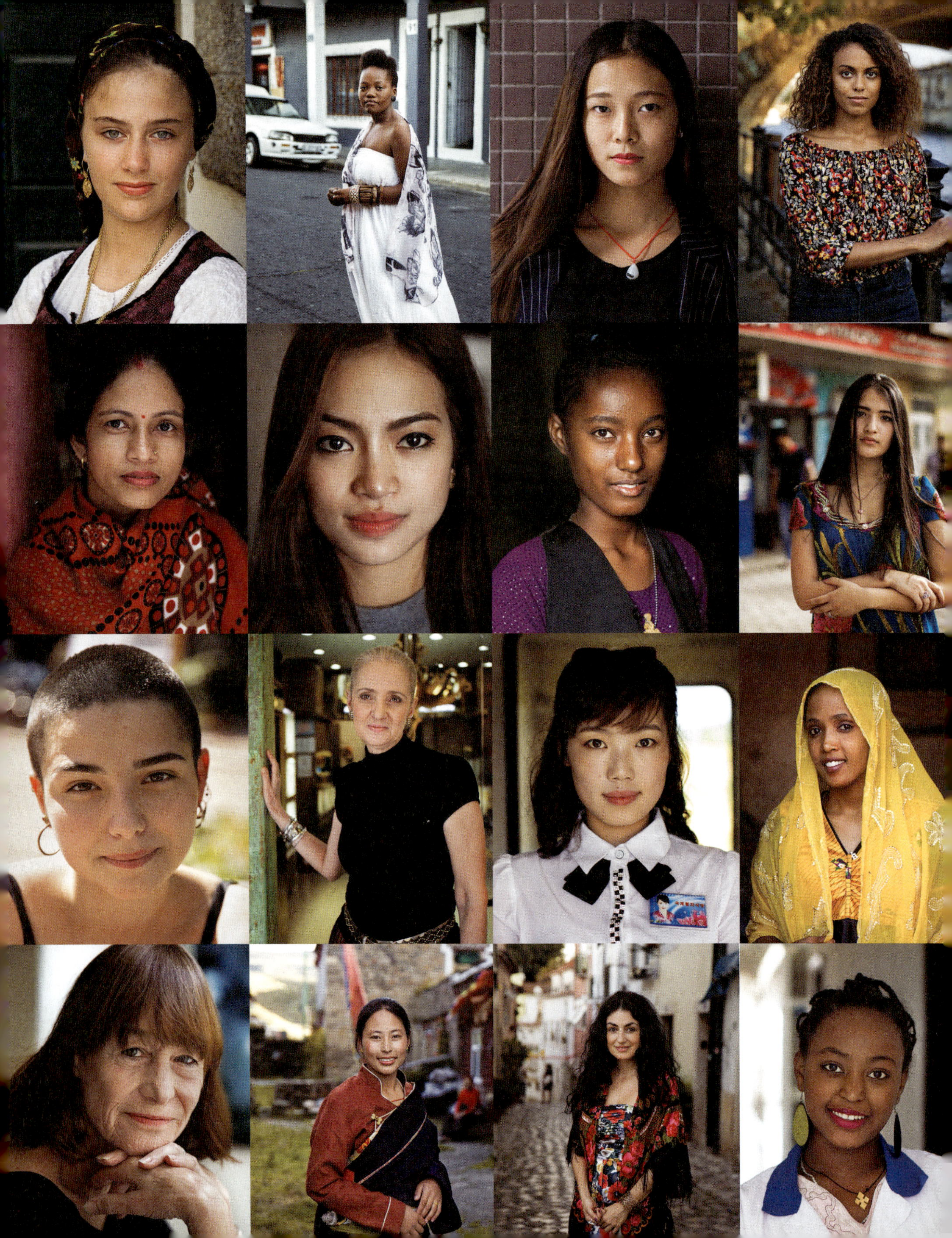

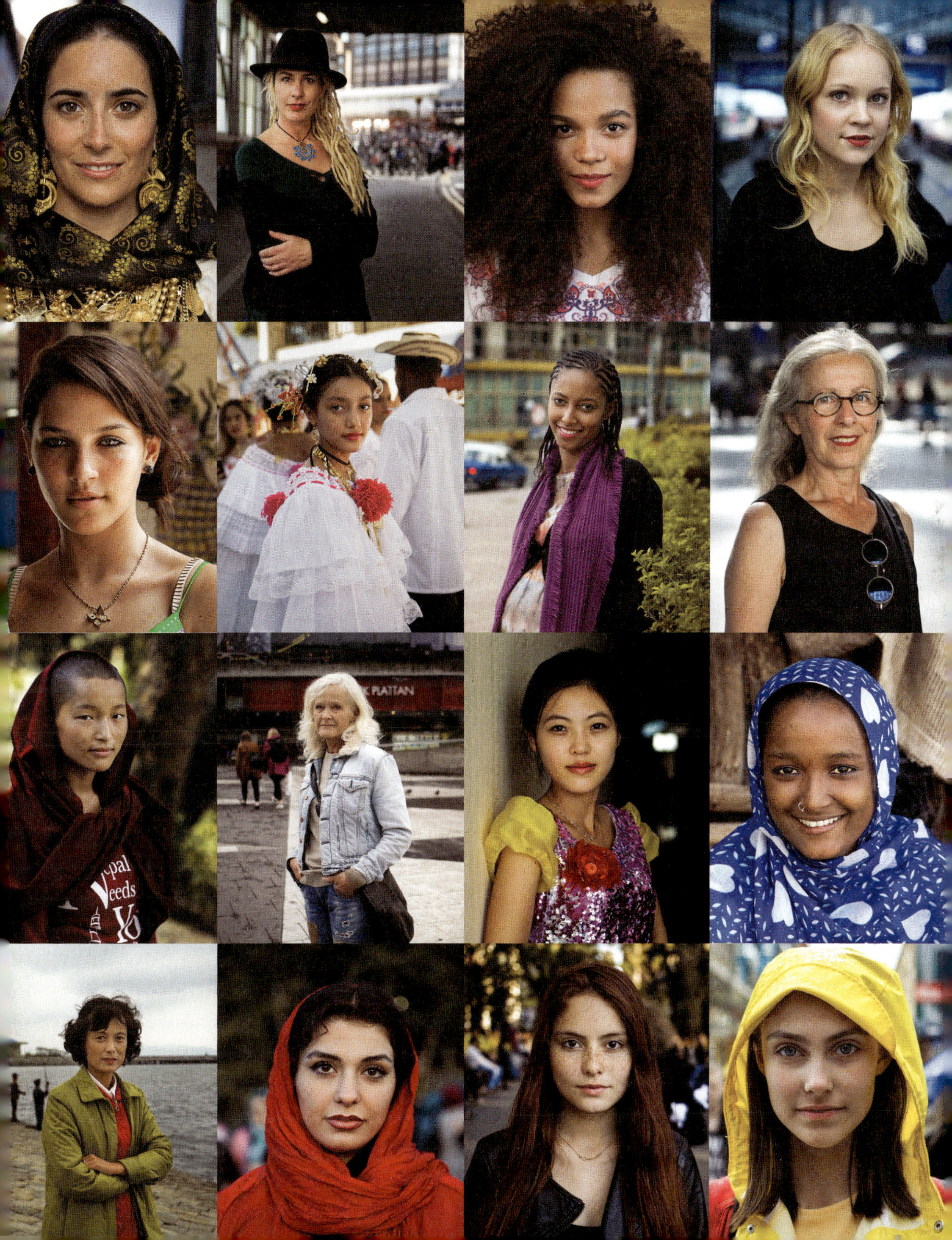

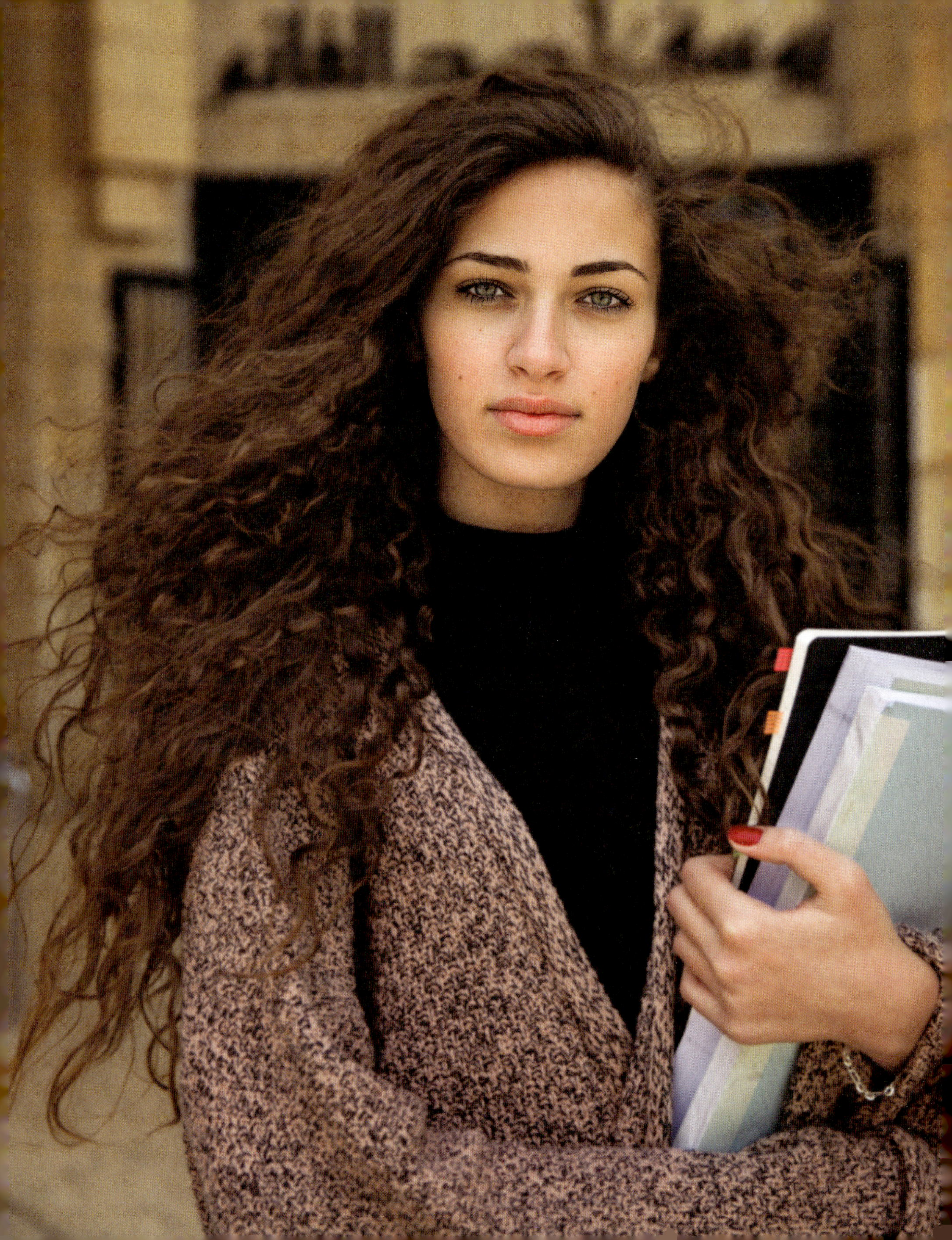

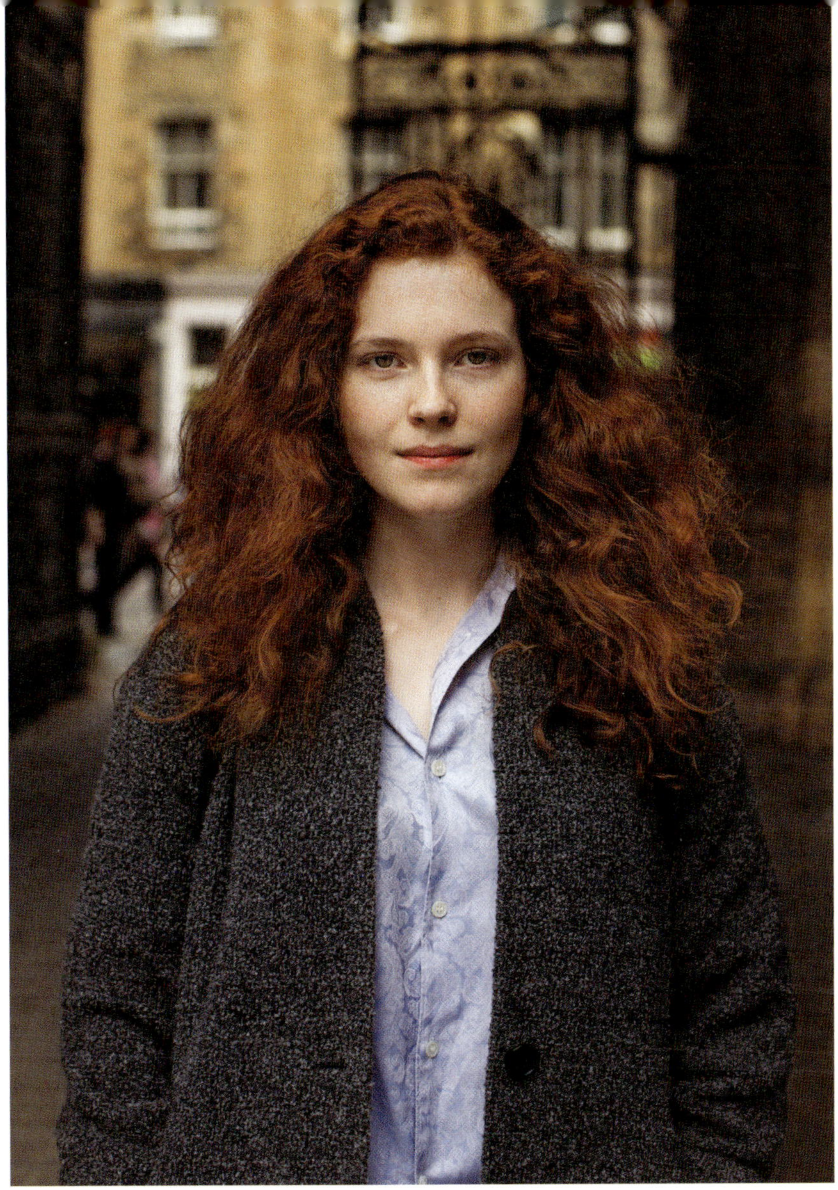

EDINBURGH, SCHOTTLAND *(oben)*

Ella liebt ihr Studienfach Geschichte über alles und verbringt täglich viele Stunden in der Bibliothek.

RAMALLAH, PALÄSTINA *(linke Seite)*

Amal – ihr Name bedeutet auf Arabisch »Hoffnung« – ist Palästinenserin, lebt aber seit ihrem fünften Lebensjahr in Saudi-Arabien, wohin ihre Familie ausgewandert ist.

»Vor einem Jahr kam ich zurück nach Palästina, um zu studieren. Hier fühle ich mich wirklich zu Hause, und ich glaube, hier kann ich die Frau werden, die ich sein möchte.«

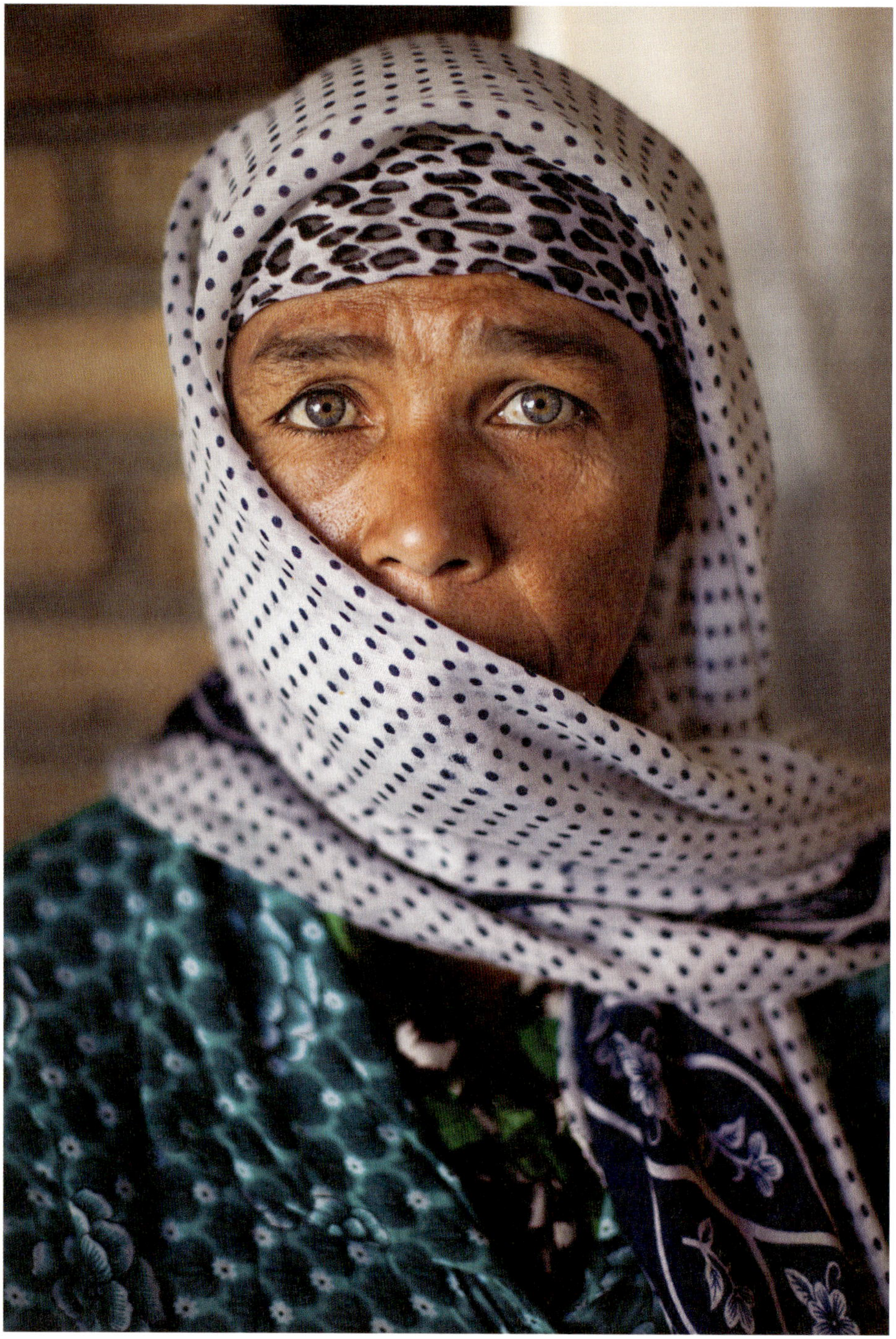

BUCHARA, USBEKISTAN

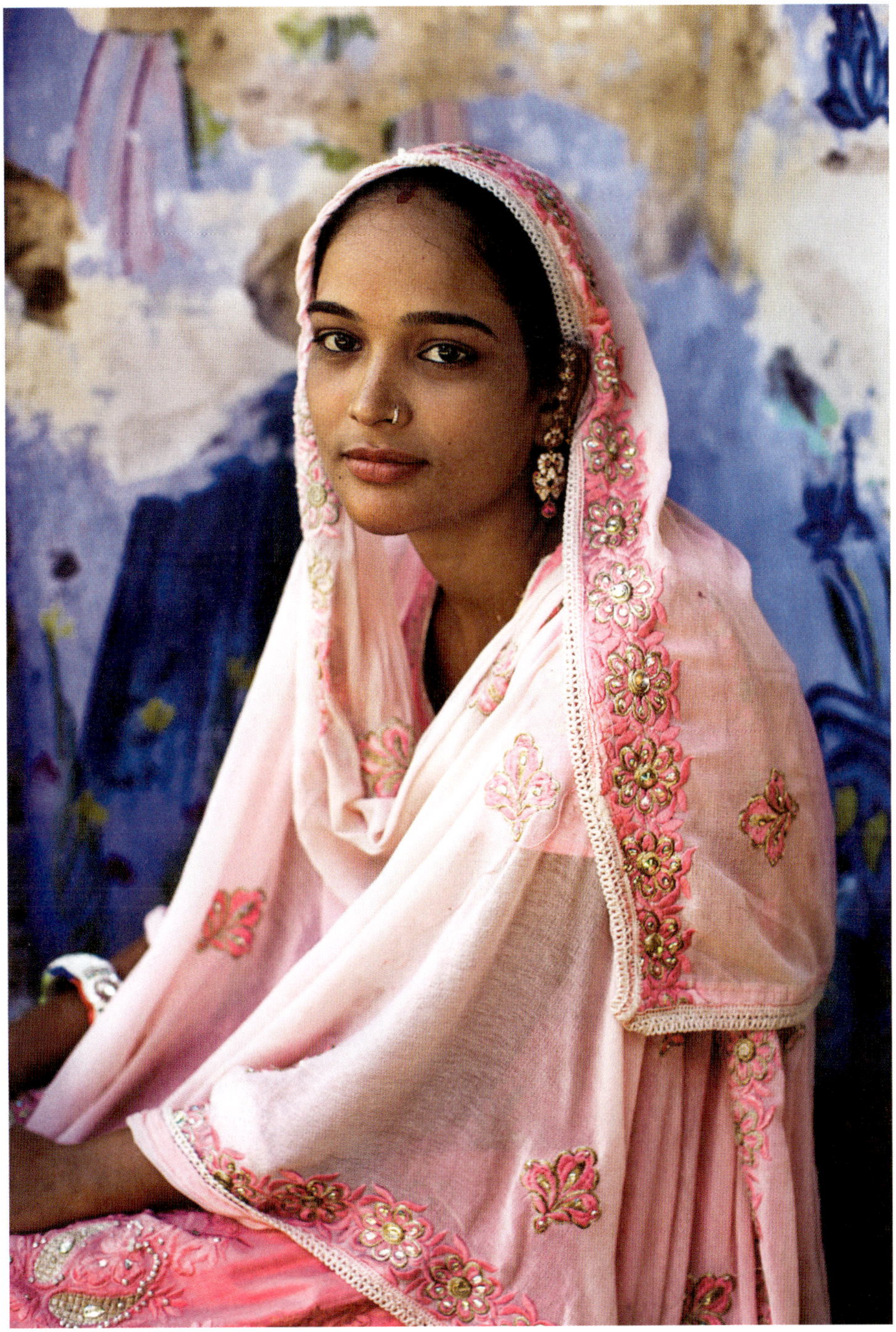

PUSHKAR, INDIEN

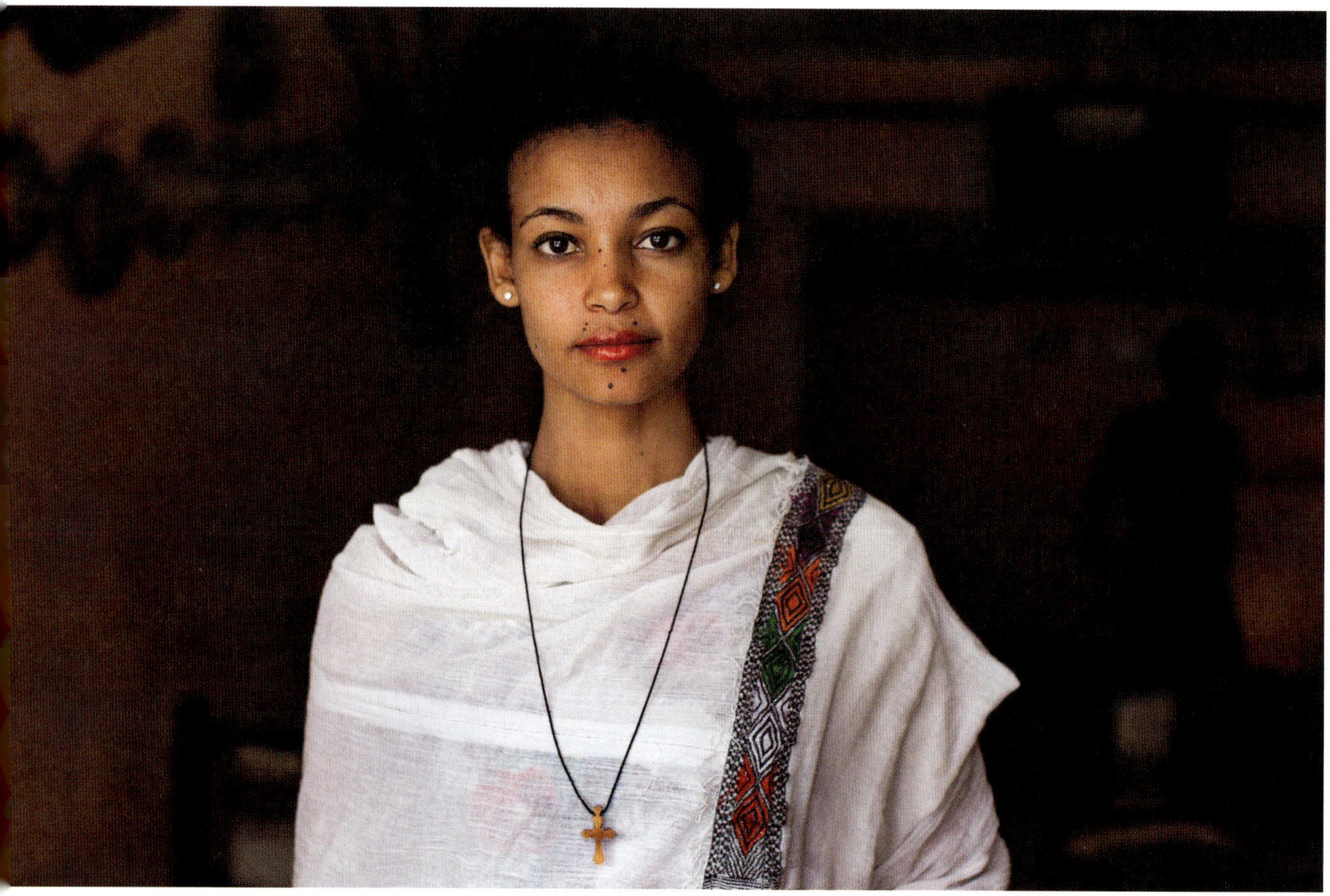

ADDIS ABEBA, ÄTHIOPIEN

Ich lernte die Jungunternehmerin Fana in ihrem Café kennen. In Äthiopien, wo der Kaffee zuallererst angebaut wurde, gleichen Zubereitung und Servieren dem Ritual der japanischen Teezeremonie.

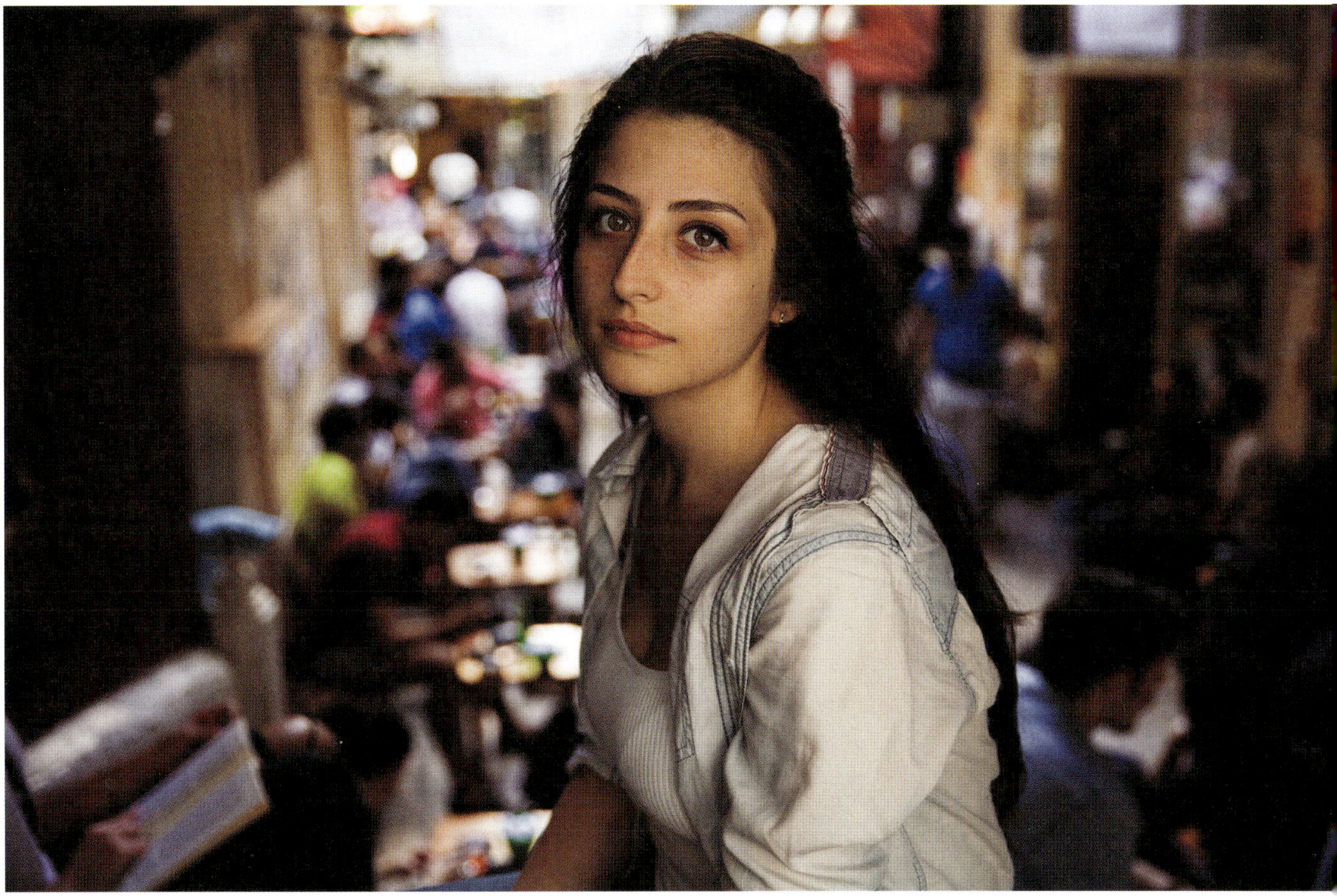

ISTANBUL, TÜRKEI

Dieses reizende Mädchen genoss mit ihren Freundinnen Tee, als ich sie bemerkte. Teetrinken ist in der Türkei ein soziales Event, weit mehr als nur eine althergebrachte Tradition.

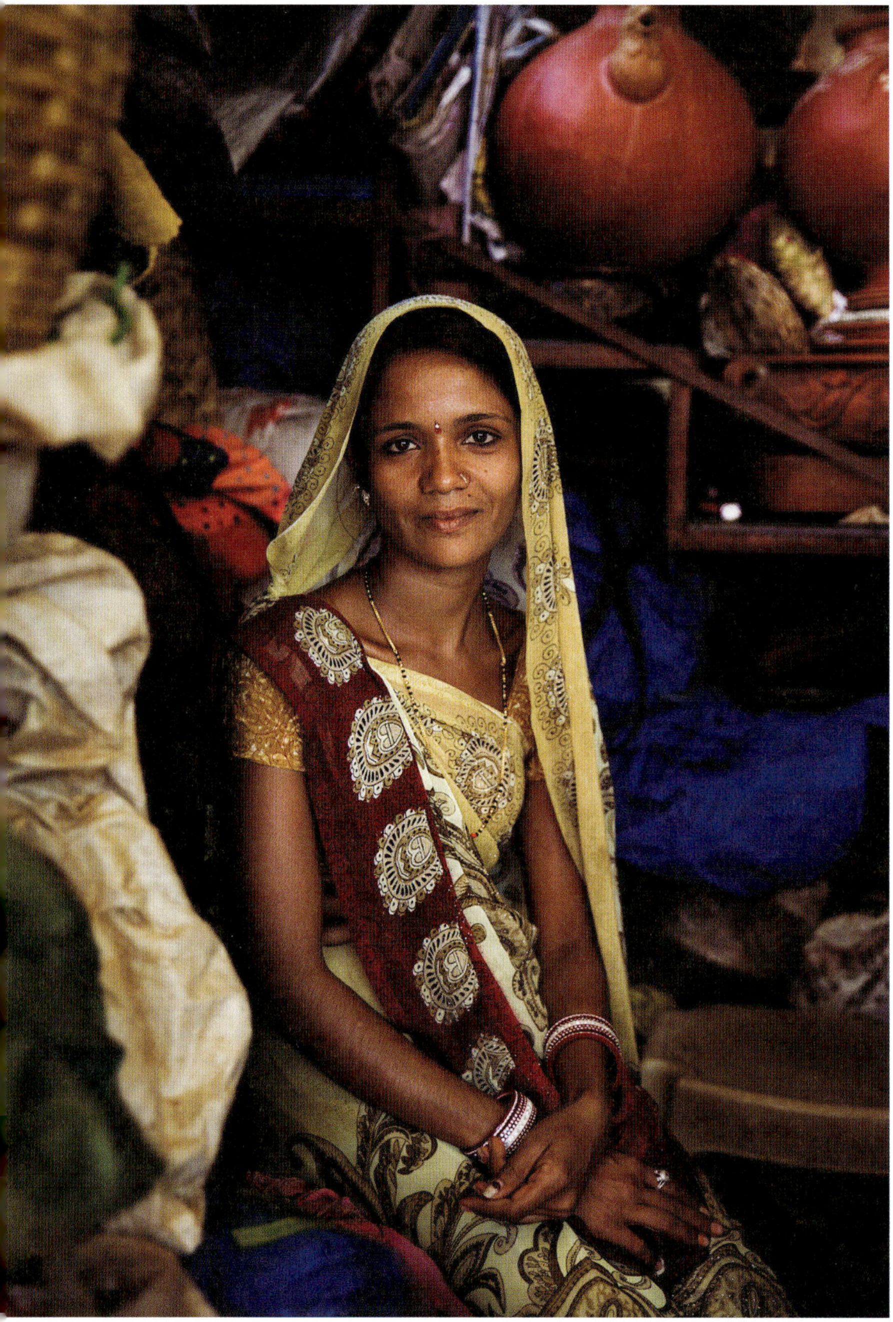

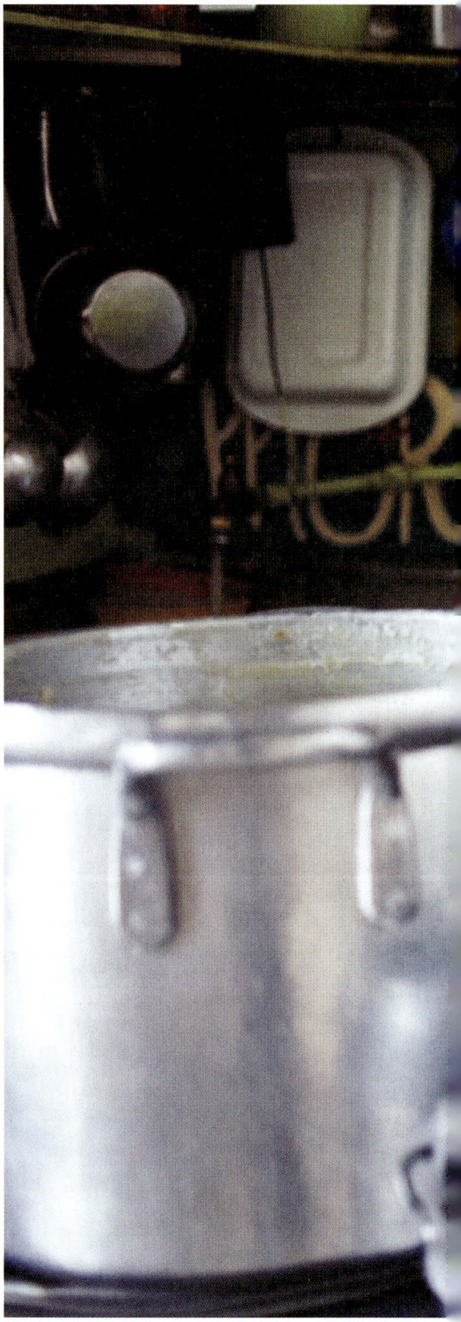

GOA, INDIEN

Stets in ihre farbenprächtigen Saris gekleidet, bereisen die Frauen aus Rajasthan als fahrende Händlerinnen ganz Indien.

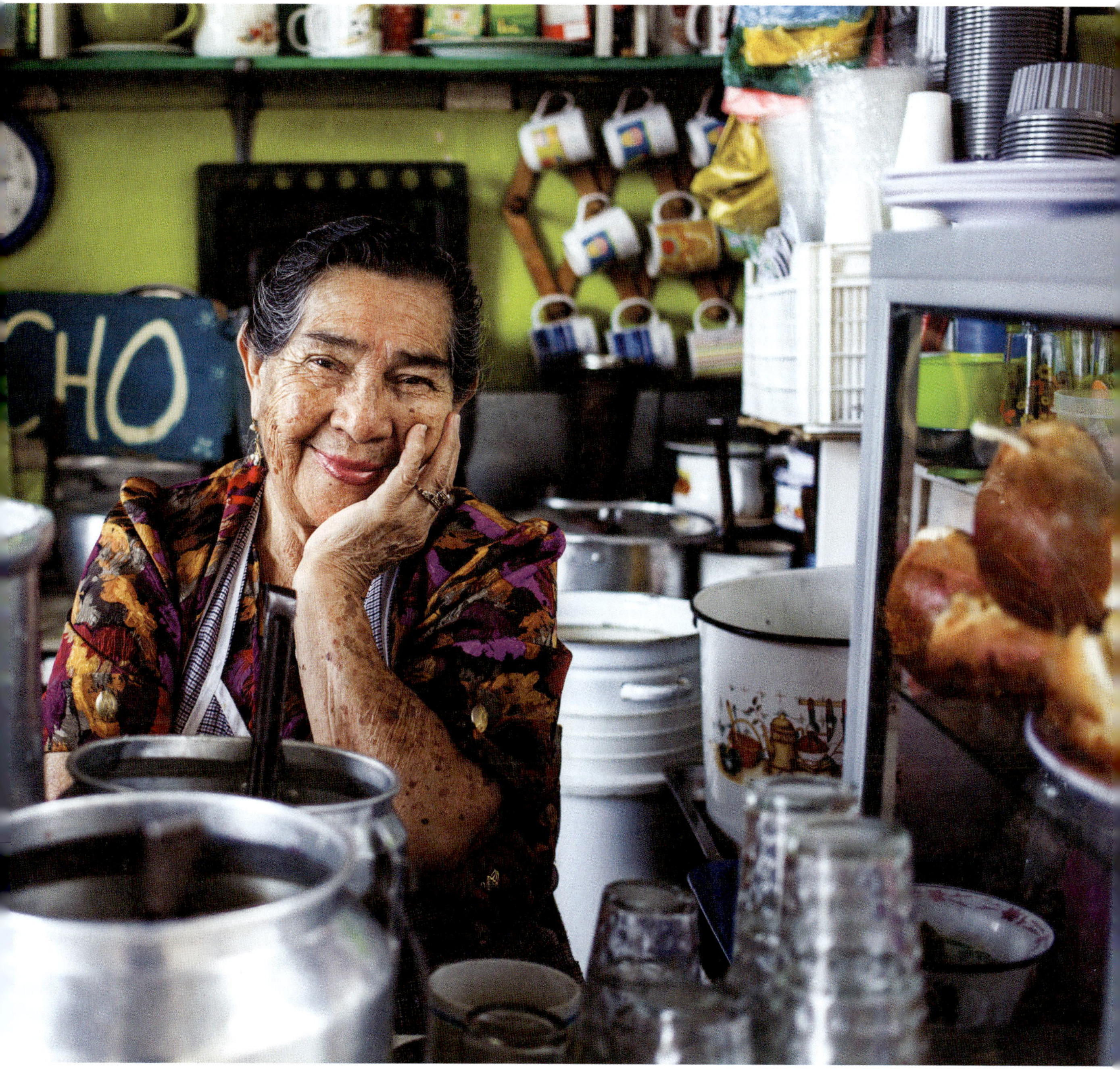

CUENCA, ECUADOR

Ein Moment der Güte auf dem Markt.

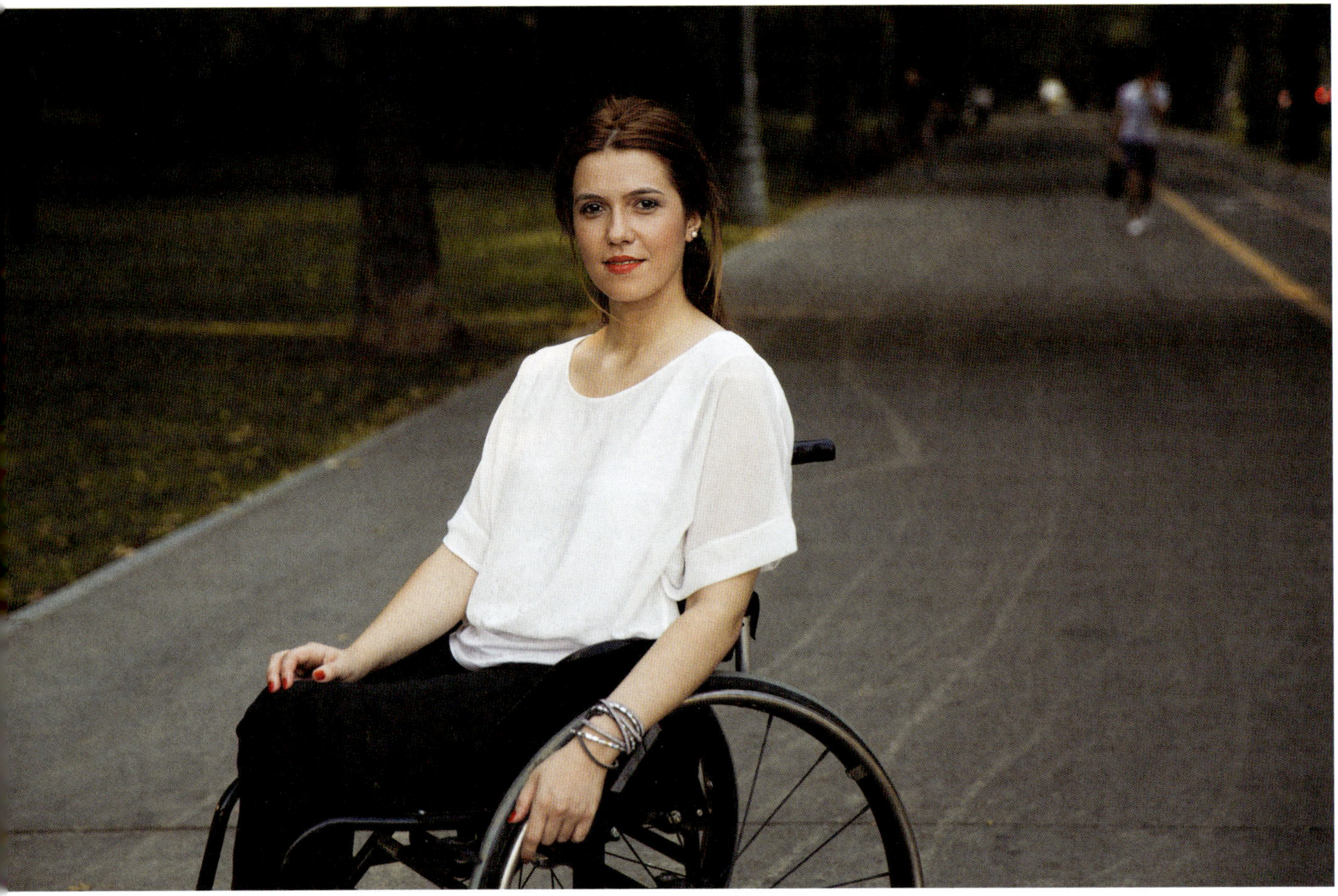

BUKAREST, RUMÄNIEN

2005 wurde Magda bei einem schrecklichen Autounfall schwer verletzt. Auf meinen Reisen fiel mir auf, dass vielerorts Menschen im Rollstuhl aus dem öffentlichen Leben verbannt und zur Isolation verdammt sind. Zum Teil liegt das an der mangelnden Barrierefreiheit, die Rollstuhlfahrer an ihre Wohnung fesselt.

Magda möchte erreichen, dass zumindest in ihrem Heimatland Rollstuhlfahrer besser behandelt werden, und hat dazu einige tolle Initiativen gestartet, wie zum Beispiel eine regelmäßige Modenschau, bei der die Models in einem Rollstuhl auf den Laufsteg fahren. Mit Veranstaltungen wie diesen will sie zeigen, dass Beeinträchtigung bei einer Frau nicht gleichbedeutend ist mit einem Mangel an Talent, Begabung oder Schönheit. Sie hat vielen Frauen neues Selbstvertrauen eingeflößt. Einige haben, seit sie mit ihr arbeiten, eine Familie gegründet und Kinder bekommen. Magda selbst ist Mutter einer sechsjährigen Tochter. Ich betrachte es als besondere Auszeichnung, Menschen wie ihr begegnen zu dürfen. Mit ihrer Hingabe, ihrer Kraft und Großherzigkeit schenken sie anderen Freude und Unterstützung.

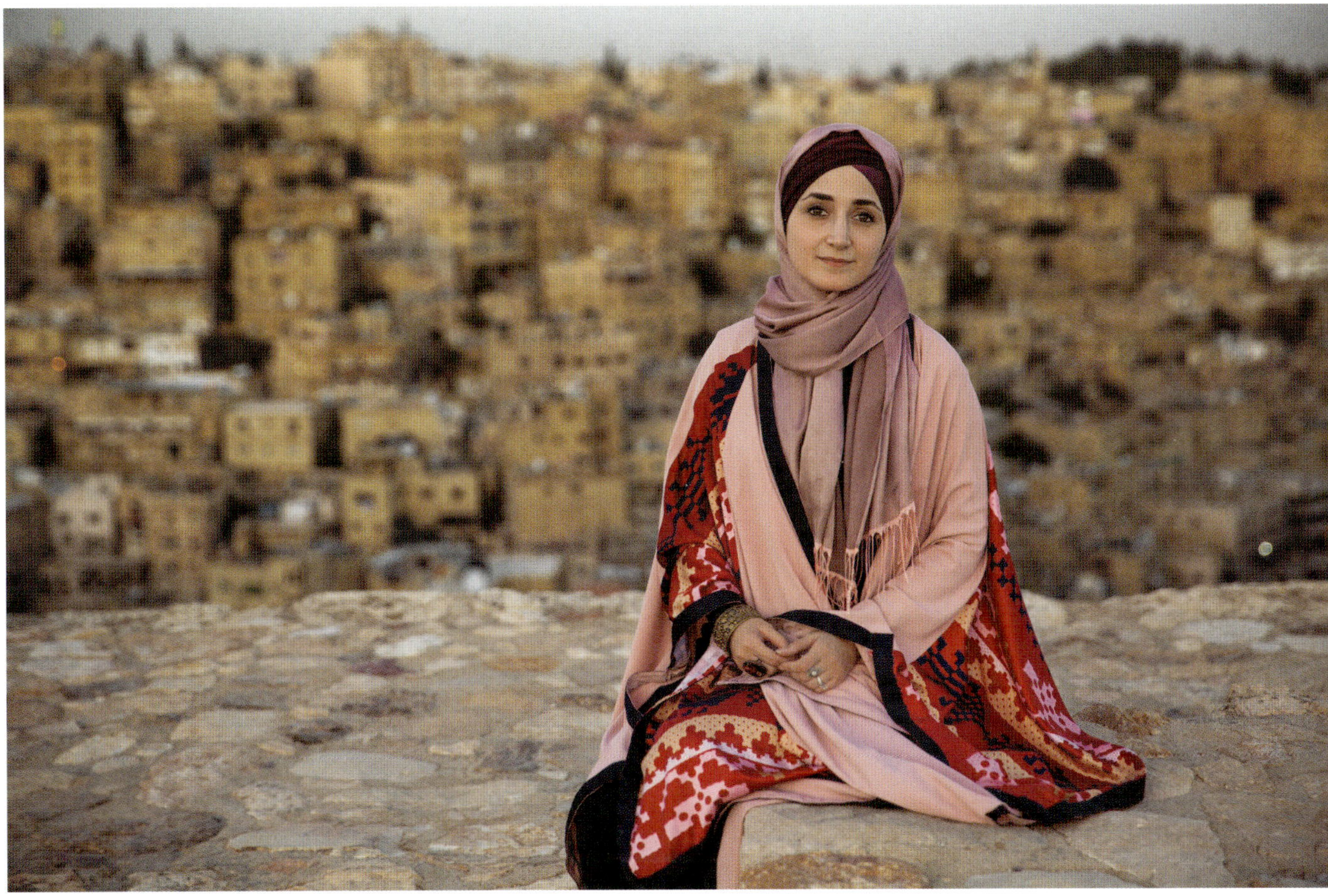

AMMAN, JORDANIEN

Ala ist eine vielversprechende Filmemacherin. An der Uni erwachte ihre Liebe zur Fotografie. Mit Teilzeitjobs verdiente sie sich das Geld für eine ordentliche Kamera. Doch ihr Vater wollte ihr nicht erlauben, einen Fotokurs zu machen, weil er sagte, dass sei nicht das passende Umfeld für eine junge Frau. Da hatte Ala eine brillante Idee: Sie überzeugte ihren Vater, sich zusammen mit ihr für den Kurs einzuschreiben. Nach zwei Kursabenden gingen ihm die Augen auf – und er ließ seine Tochter ihren Traum verfolgen.

KAPSTADT, SÜDAFRIKA *(nächste Doppelseite)*

Diesen vier Versicherungsvertreterinnen begegnete ich, als sie auf den Bus in eine andere Stadt warteten. Ich wette, bei der positiven Energie, die sie ausstrahlten, hatten sie einen erfolgreichen Tag.

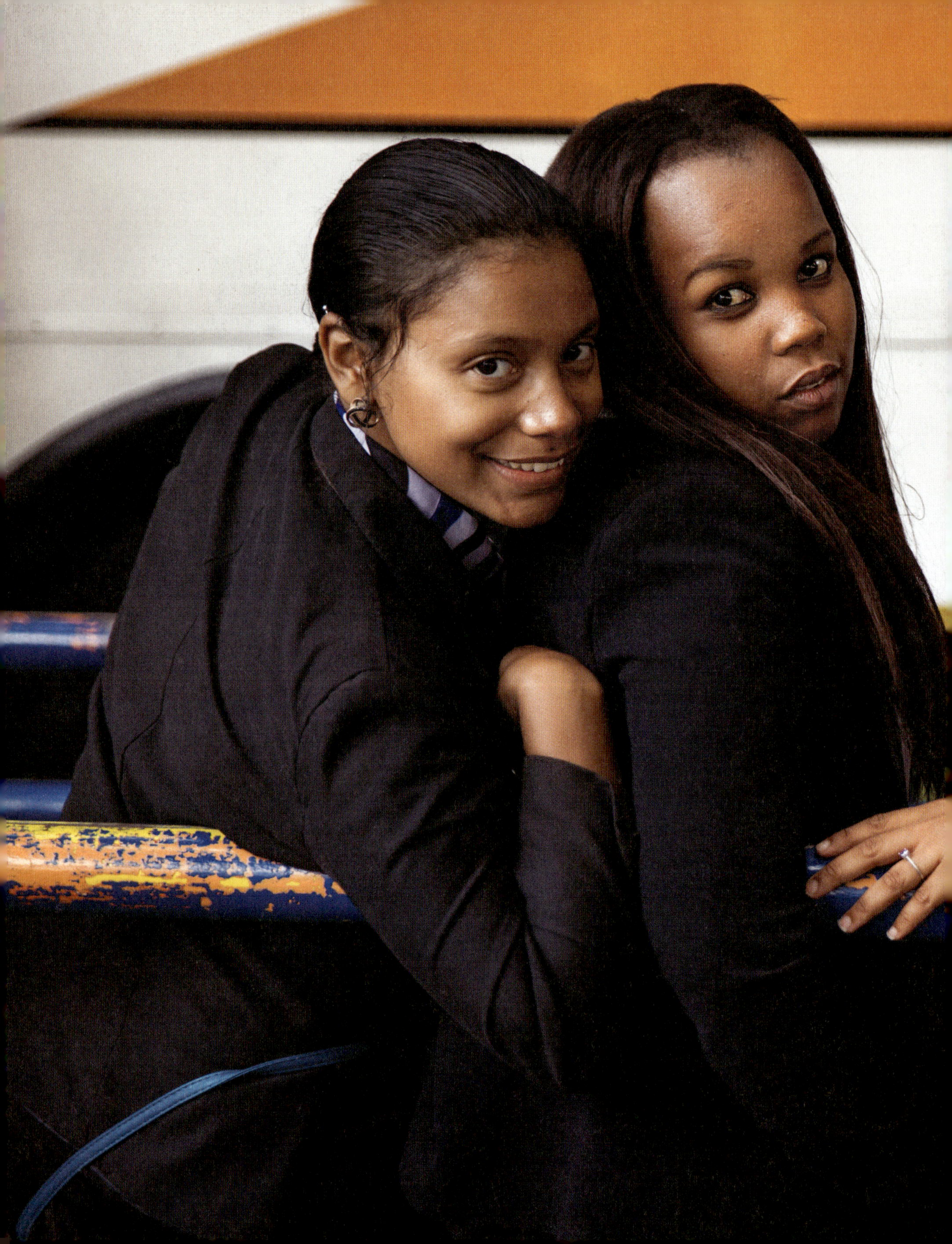

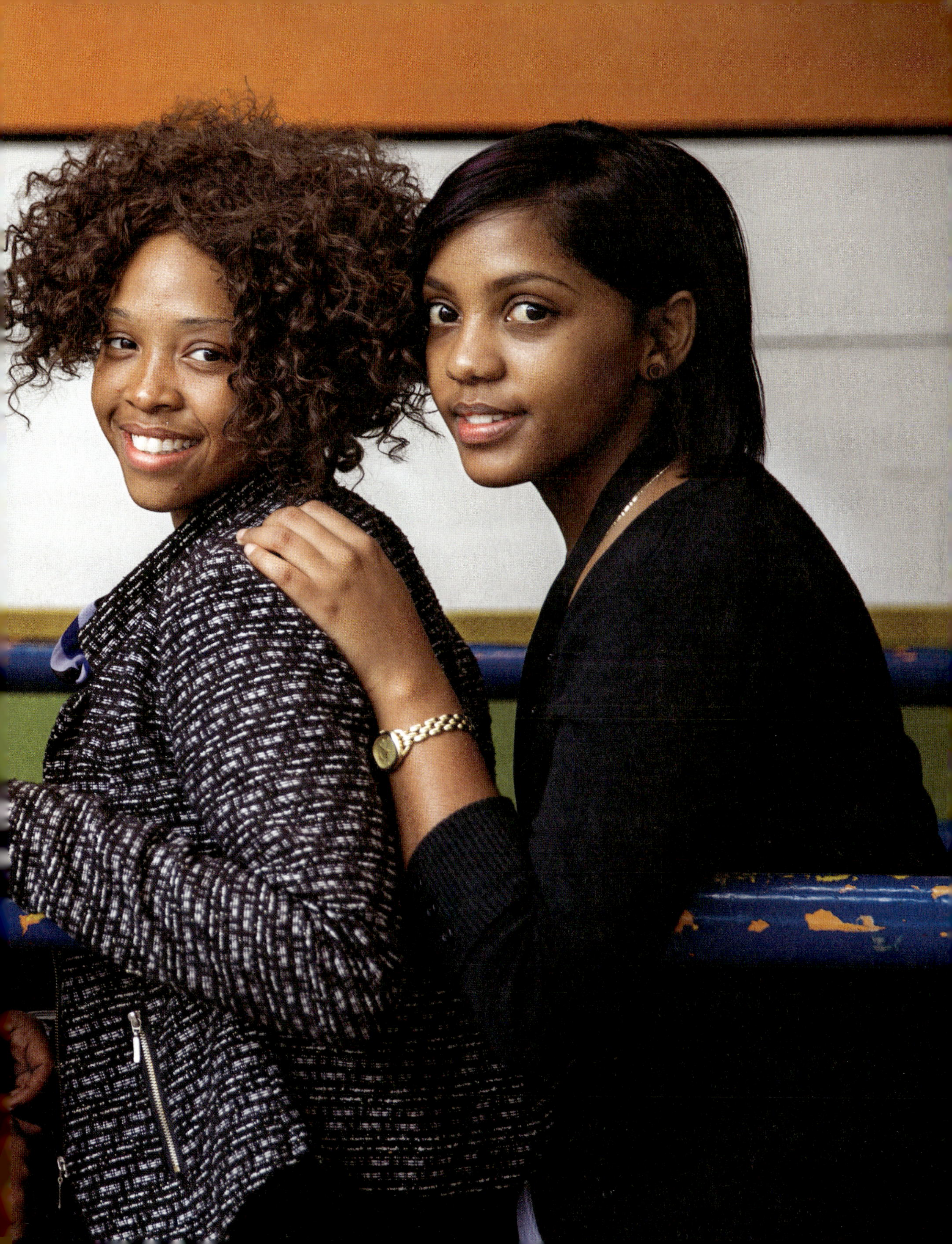

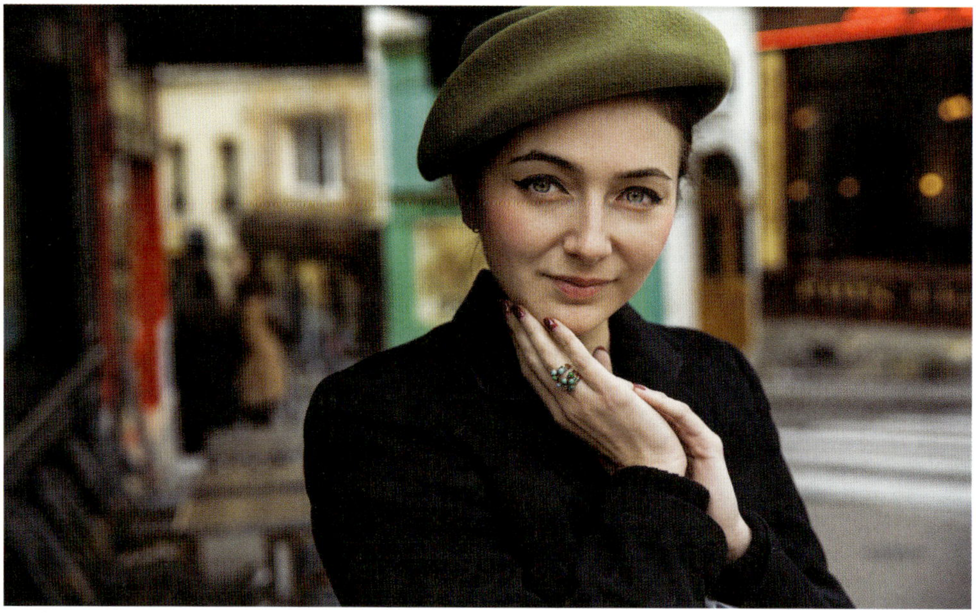

PARIS, FRANKREICH

Kein Wunder, dass der Begriff »chic« aus dem Französischen kommt – die Französin verkörpert ihn vollkommen.

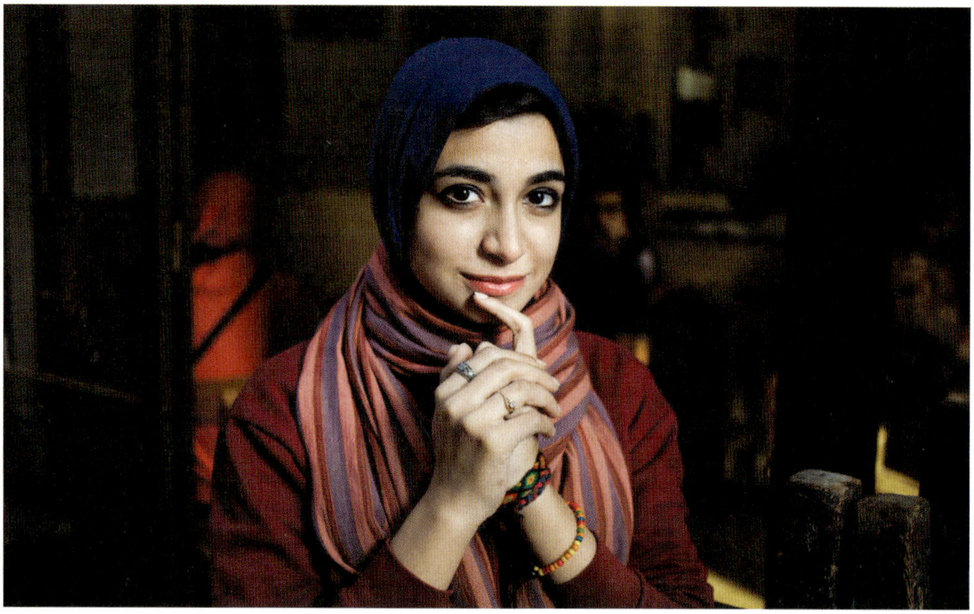

KAIRO, ÄGYPTEN

Als sie mir auffiel, war sie tief in Gedanken versunken. Sogar als sie für dieses Foto posierte, fragte ich mich: Was mag hinter ihrer Stirn vorgehen?

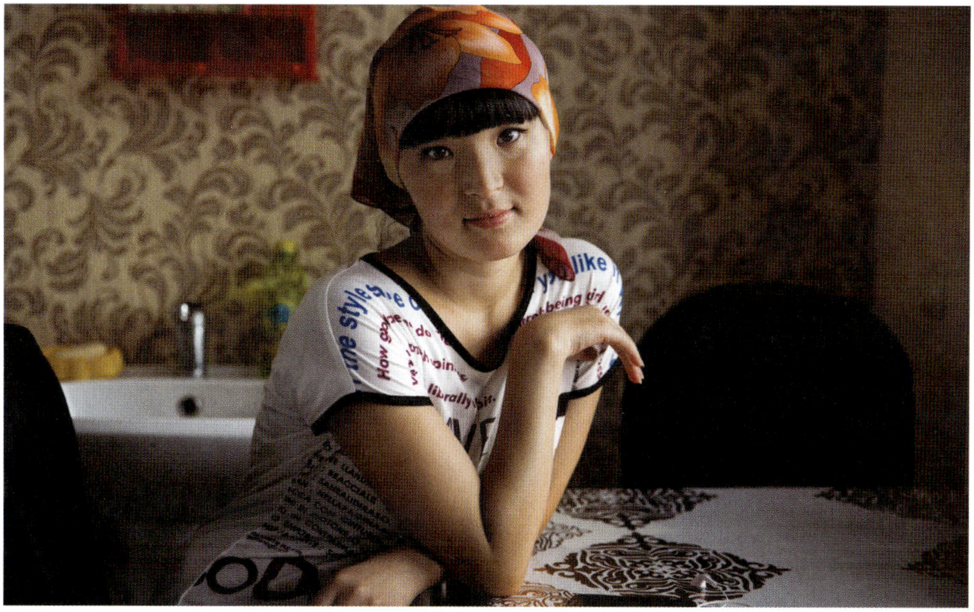

BISCHKEK, KIRGISIEN

Sie wartet auf Gäste in dem Restaurant, in dem sie arbeitet.

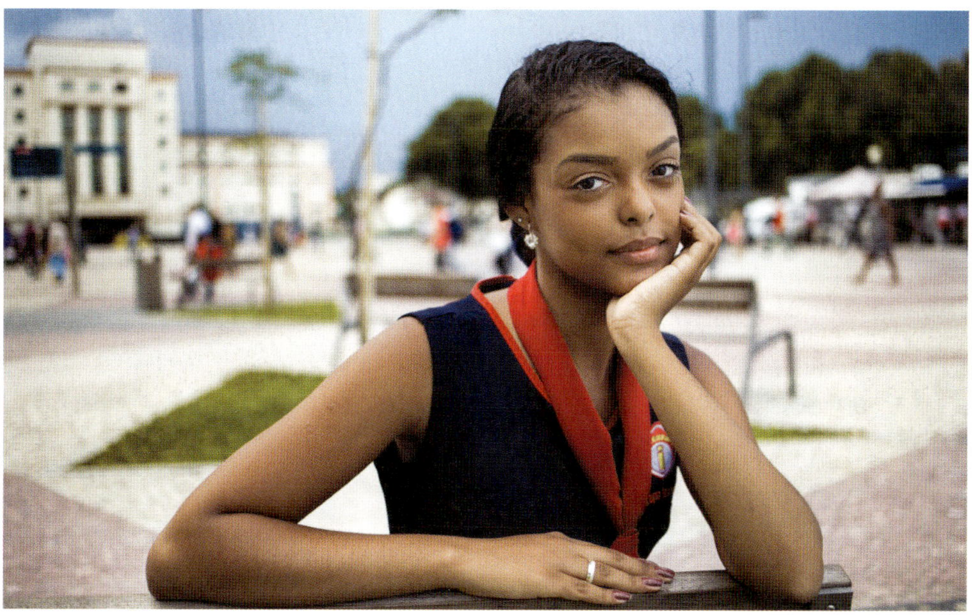

RIO DE JANEIRO, BRASILIEN

Froh über eine Rast auf einer Bank nach einem langen Arbeitstag.

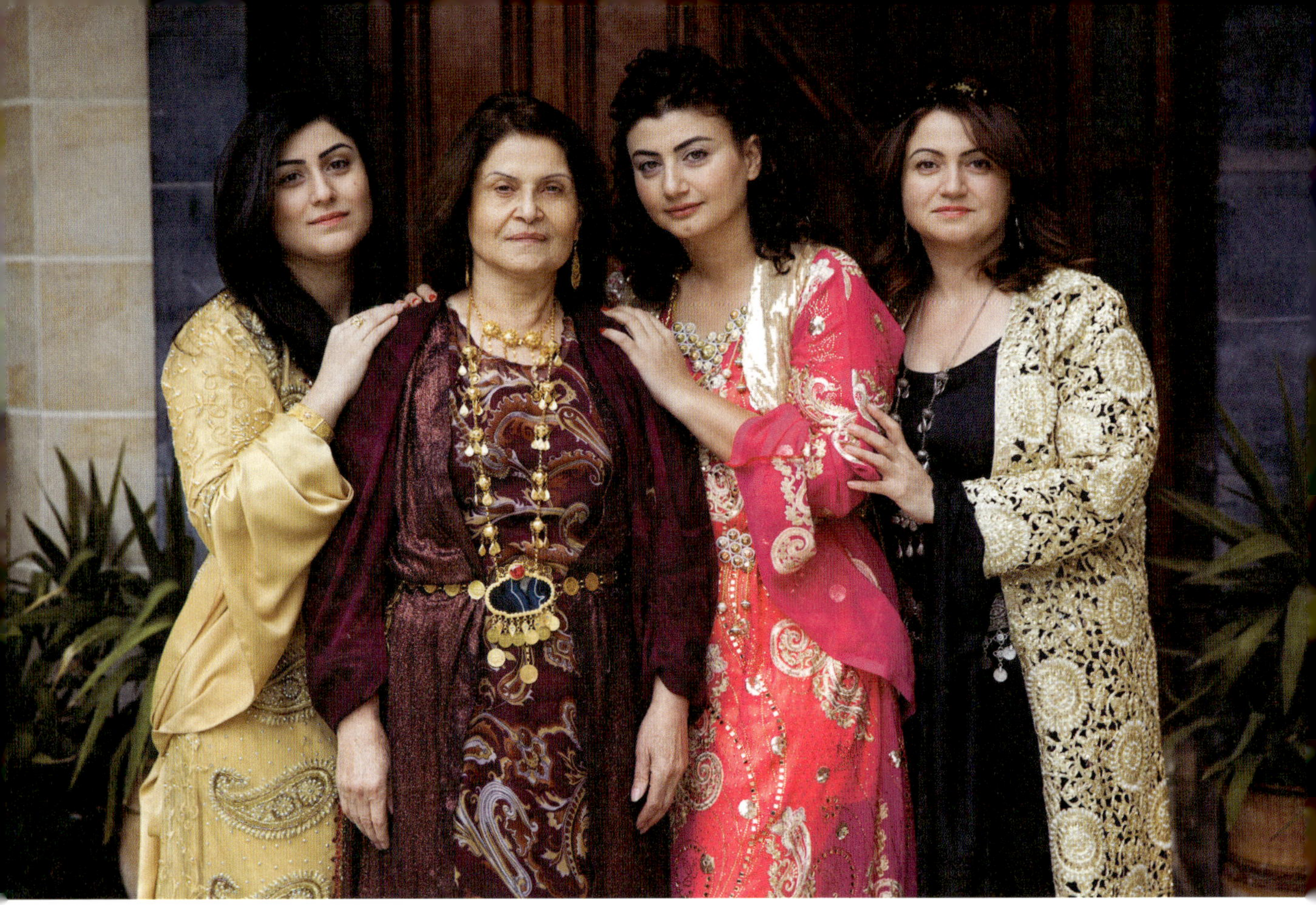

AUTONOME REGION KURDISTAN, IRAK

Sabiha ist die Mutter von Blesa, Kelpa und Deria. Zu besonderen Anlässen tragen sie traditionelle kurdische Kleidung. Die Liebe zu ihrem Heimatland und zu ihrer Kultur ist ein Teil ihres Lebens.

Die Schwestern wuchsen mit ihrer Mutter in den Bergen auf, wo sie sich in Höhlen vor Bombenanschlägen schützen mussten. Ihr Vater kämpfte gemeinsam mit anderen Kurden gegen das Regime von Saddam Hussein. Nach einem schrecklichen chemischen Angriff, der Tausende von Kurden tötete, flohen Mutter und Töchter 1988 in den Iran, dann nach Deutschland. Ihr Vater blieb, um weiterzukämpfen.

16 Jahre lang lebten diese Frauen weit weg von ihrer Heimat. Im Jahr 2004 zogen sie zurück, um ihrem Mann und Vater nah zu sein, der sehr krank war. Nachdem er verstorben war, beschlossen sie, zu bleiben und ihr Wissen zu nutzen, um ihr Heimatland nach so vielen Jahren des Krieges wieder aufzubauen.

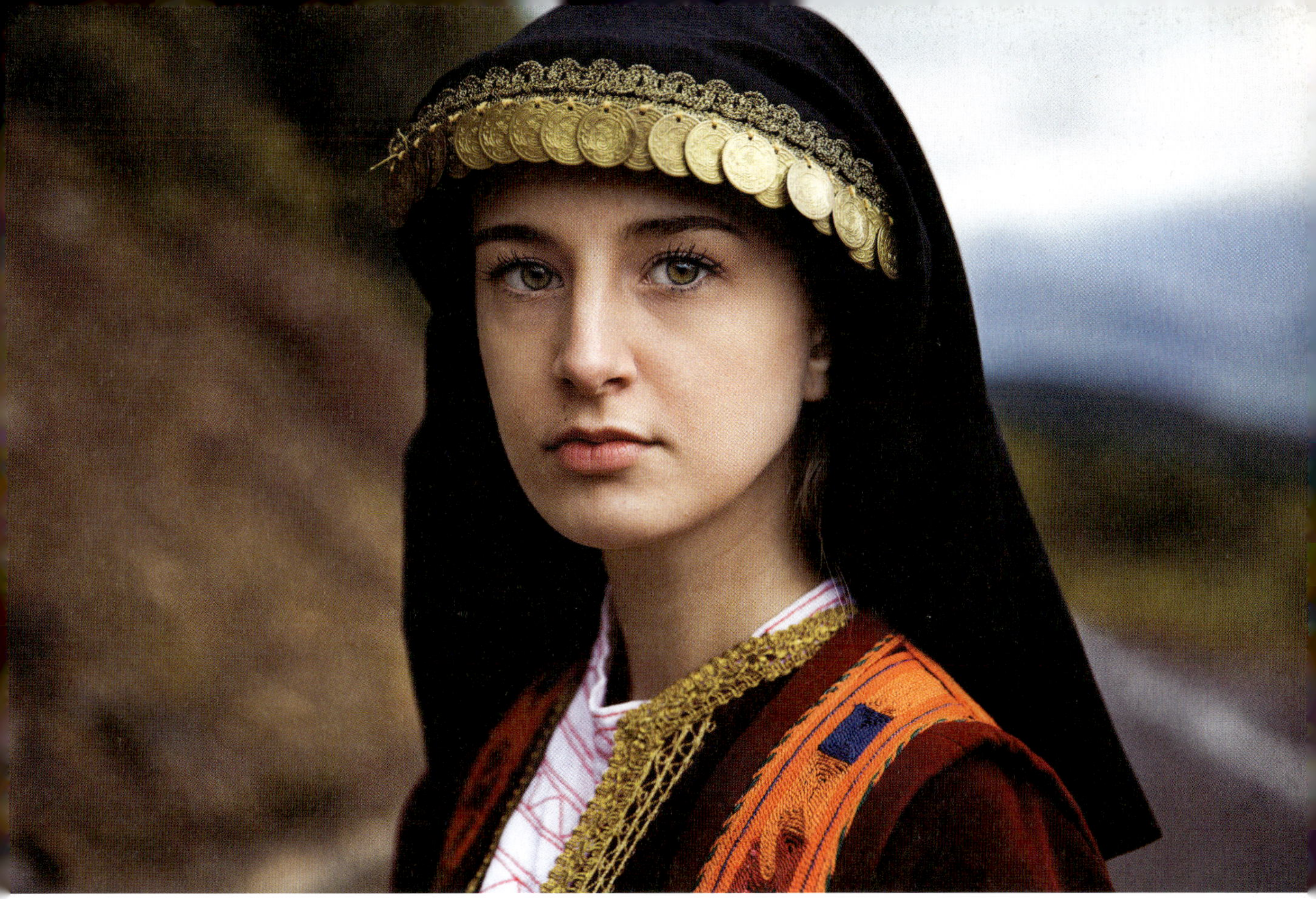

DELPHI, GRIECHENLAND

An normalen Tagen arbeitet Eleni im Restaurant ihrer Eltern. Doch einmal im Jahr, zu Ostern, zieht sie sich an wie auf dem Bild. Es ist faszinierend zu sehen, dass ein modernes Land wie Griechenland sich so viele seiner alten Traditionen bewahrt.

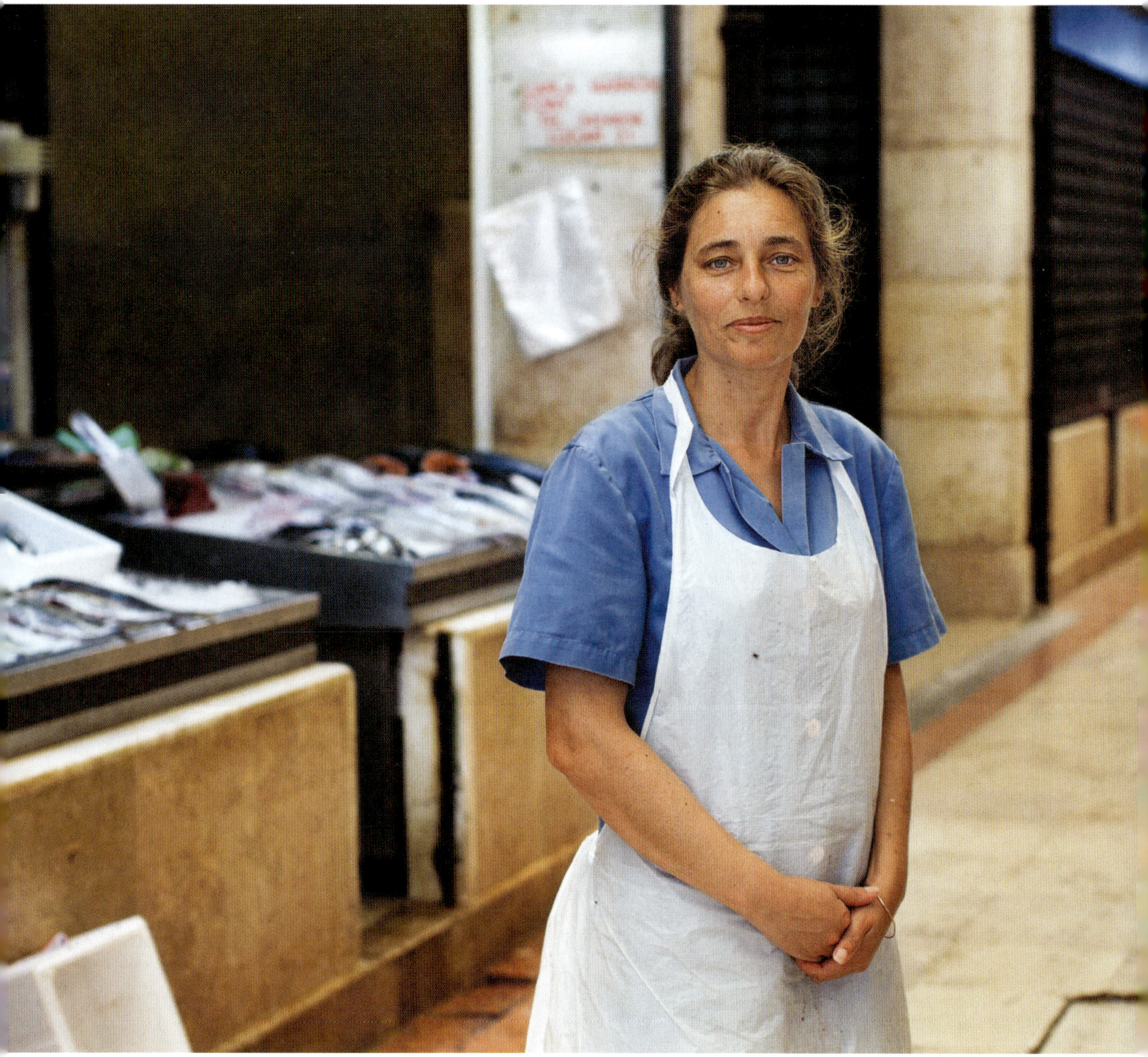

LISSABON, PORTUGAL

Carla hat einen Fischstand auf einem der Stadtmärkte. Sie steht jeden Tag um fünf Uhr auf, um zur Arbeit zu gehen. Nachmittags kümmert sie sich um ihren behinderten Bruder, den sie sehr liebt. Als sie von ihm erzählte, traten ihr Tränen in die Augen und ihre Stimme versagte. Auf der Welt gibt es Millionen schwer arbeitender Frauen wie Carla. Sie ernten keinen Ruhm, keiner kennt ihre Geschichte und ihre Träume, und doch sie sind die Heldinnen ihrer Familie und ihrer Gemeinde.

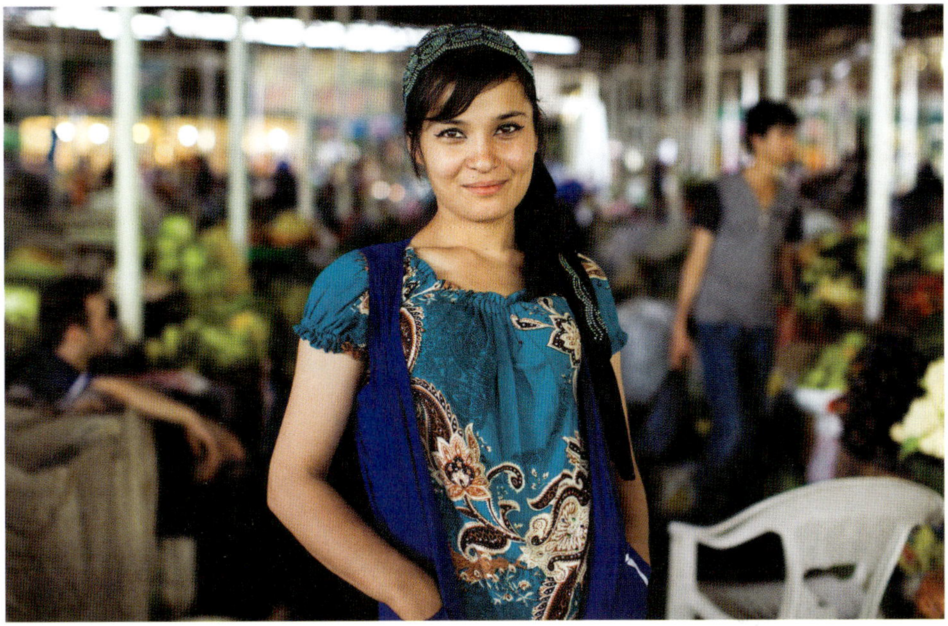

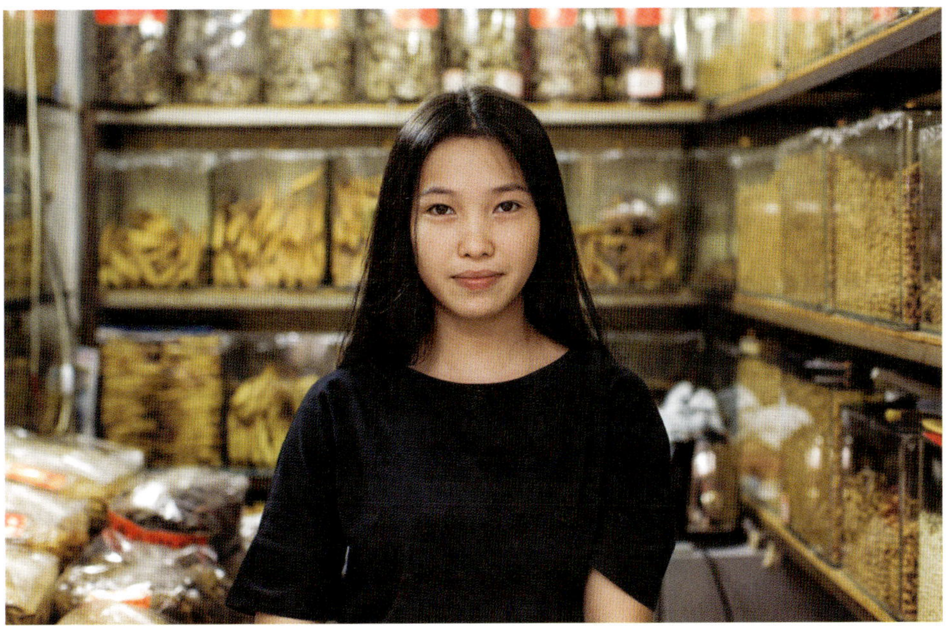

DUSCHANBE, TADSCHIKISTAN *(oben)*

GUANGZHOU, CHINA *(unten)*

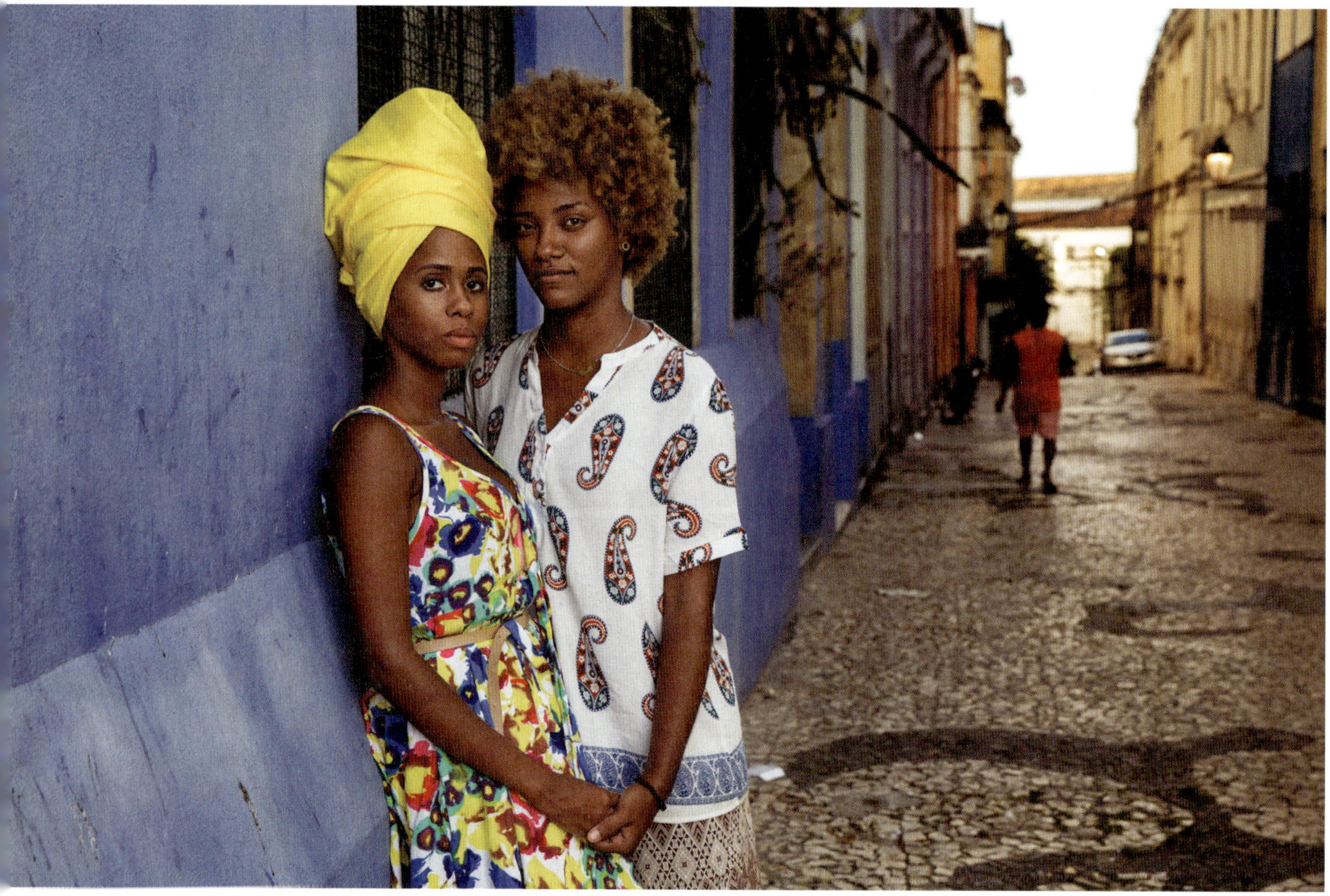

SALVADOR DE BAHIA, BRASILIEN

Rafaela und Obax erzählten mir, wie schwierig es sei, schwarz und lesbisch zu sein. Doch ihre Beziehung ist stärker als alle Vorurteile, denen sie ausgesetzt sind.

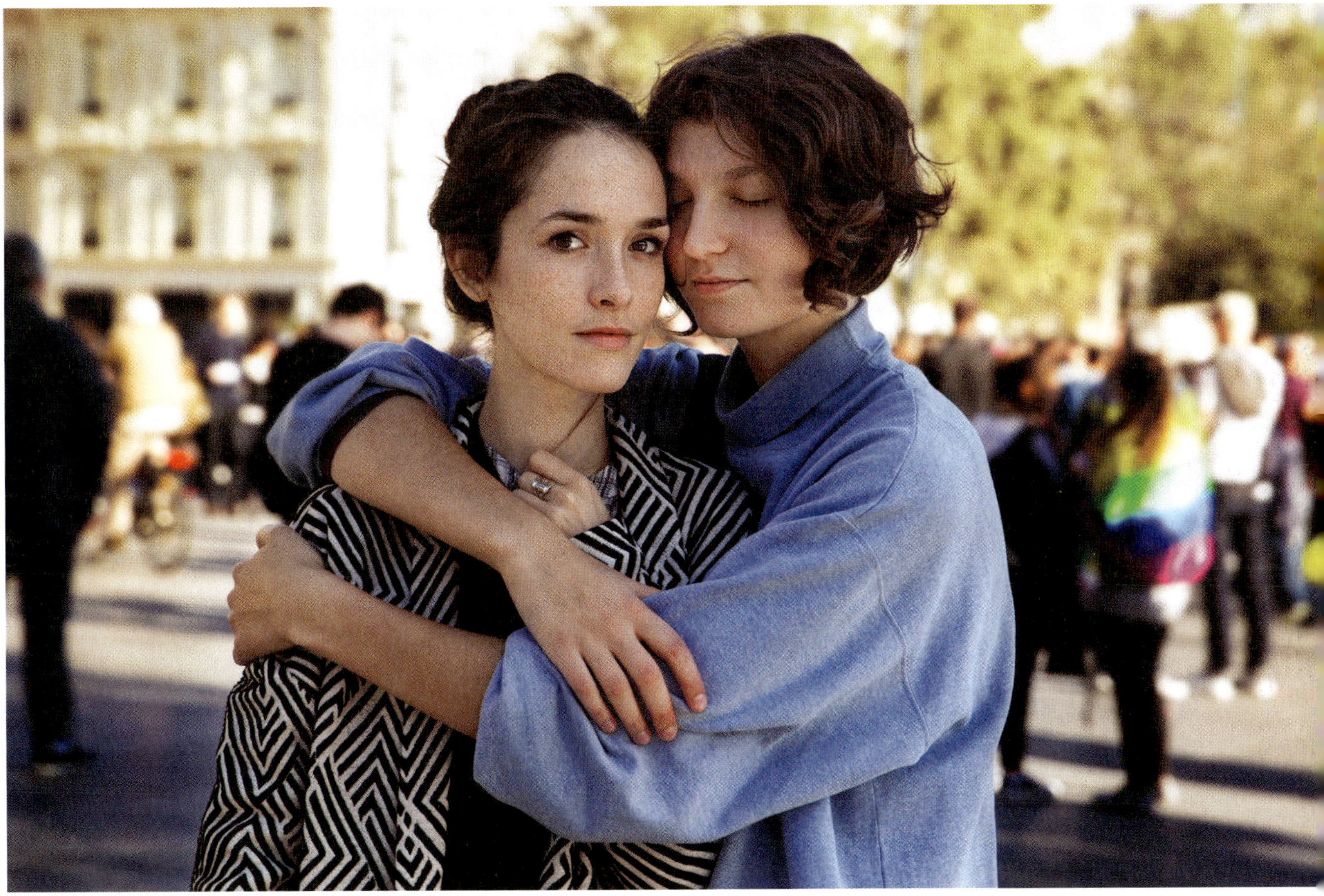

PARIS, FRANKREICH

Lucille und Amélie traf ich bei einer LGBT-Protestkundgebung. Beide fanden, dass die Intoleranz gegenüber sexuellen Minderheiten in ihrer Stadt Jahr für Jahr zunimmt.

ZENTRALE MONGOLEI *(nächste Doppelseite)*

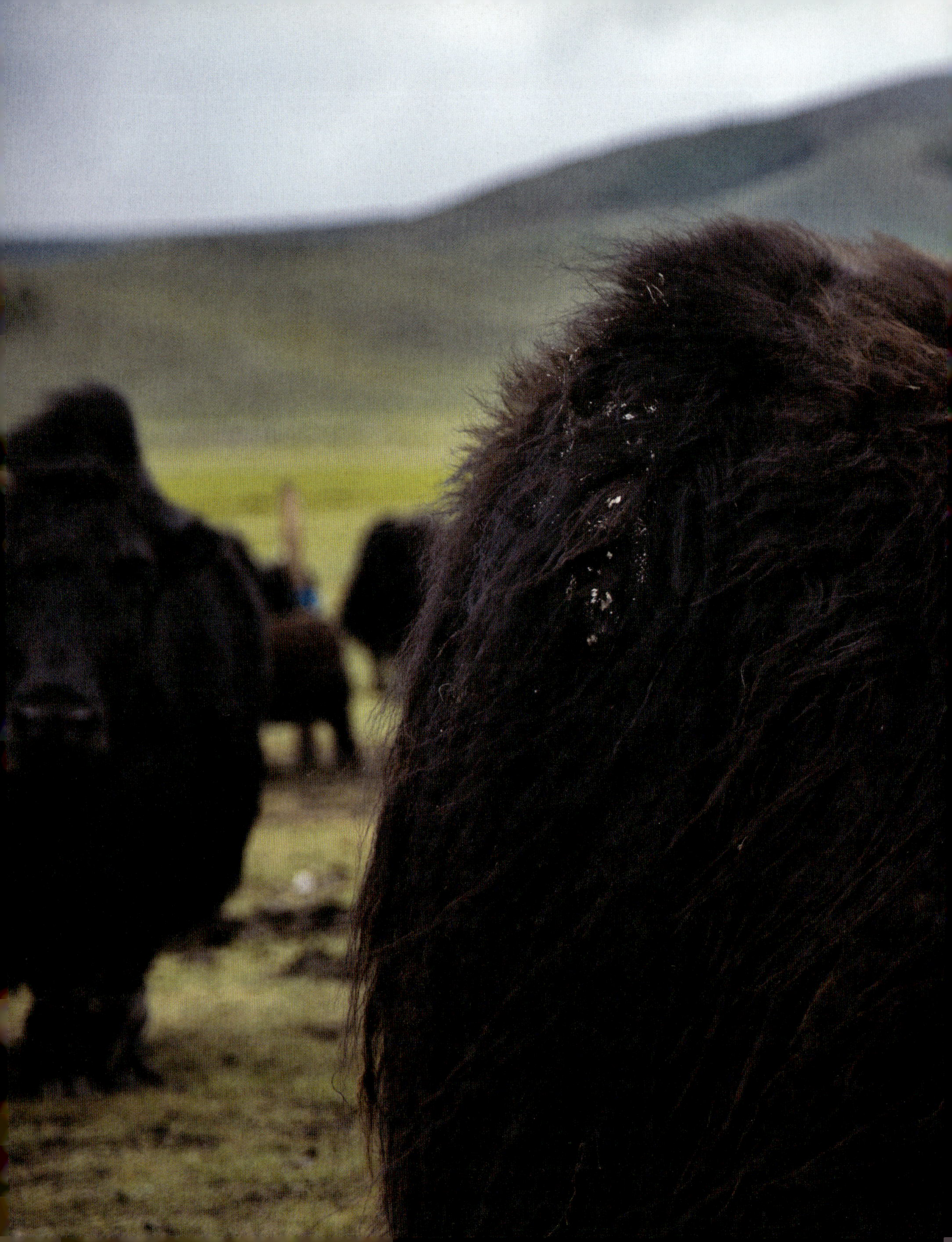

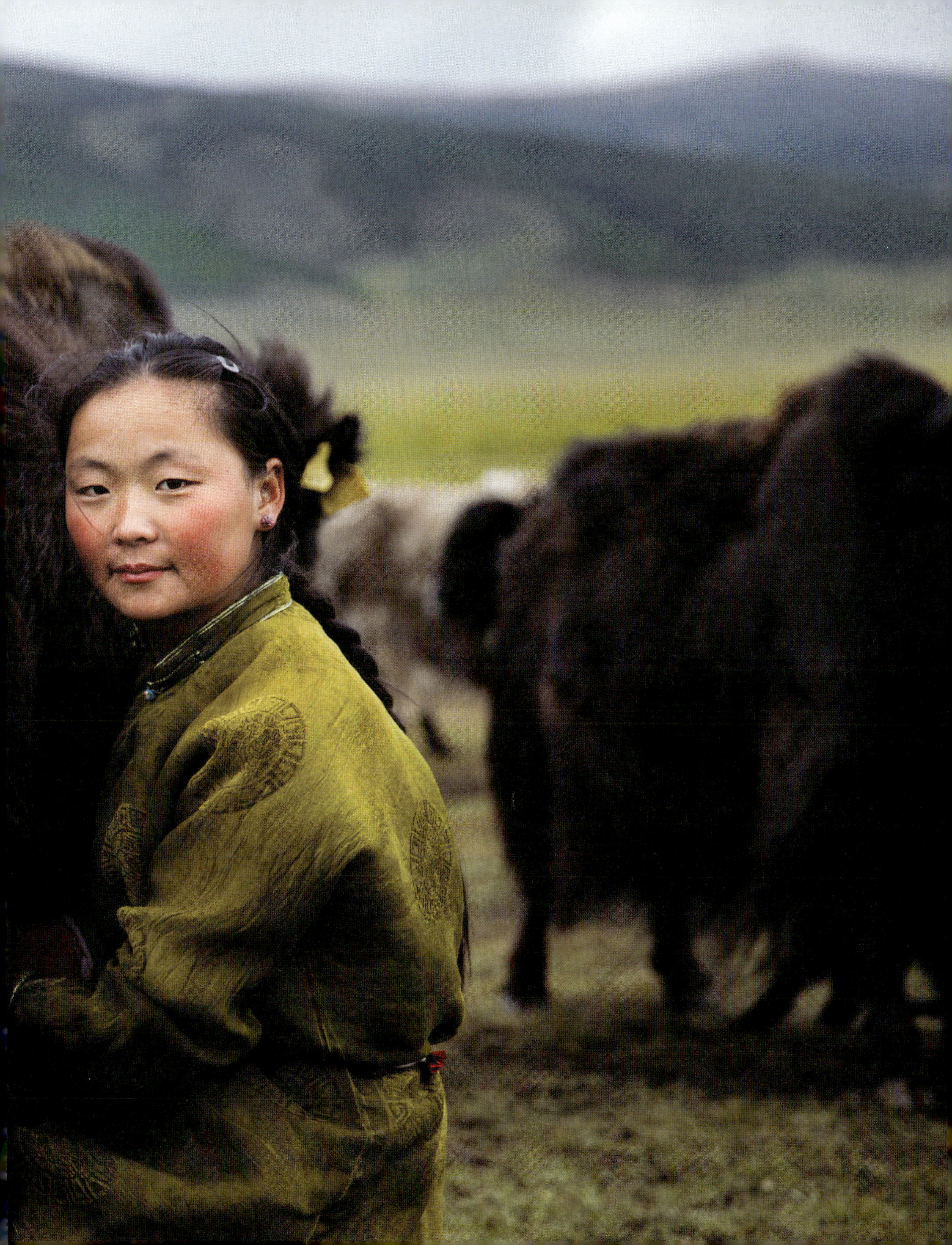

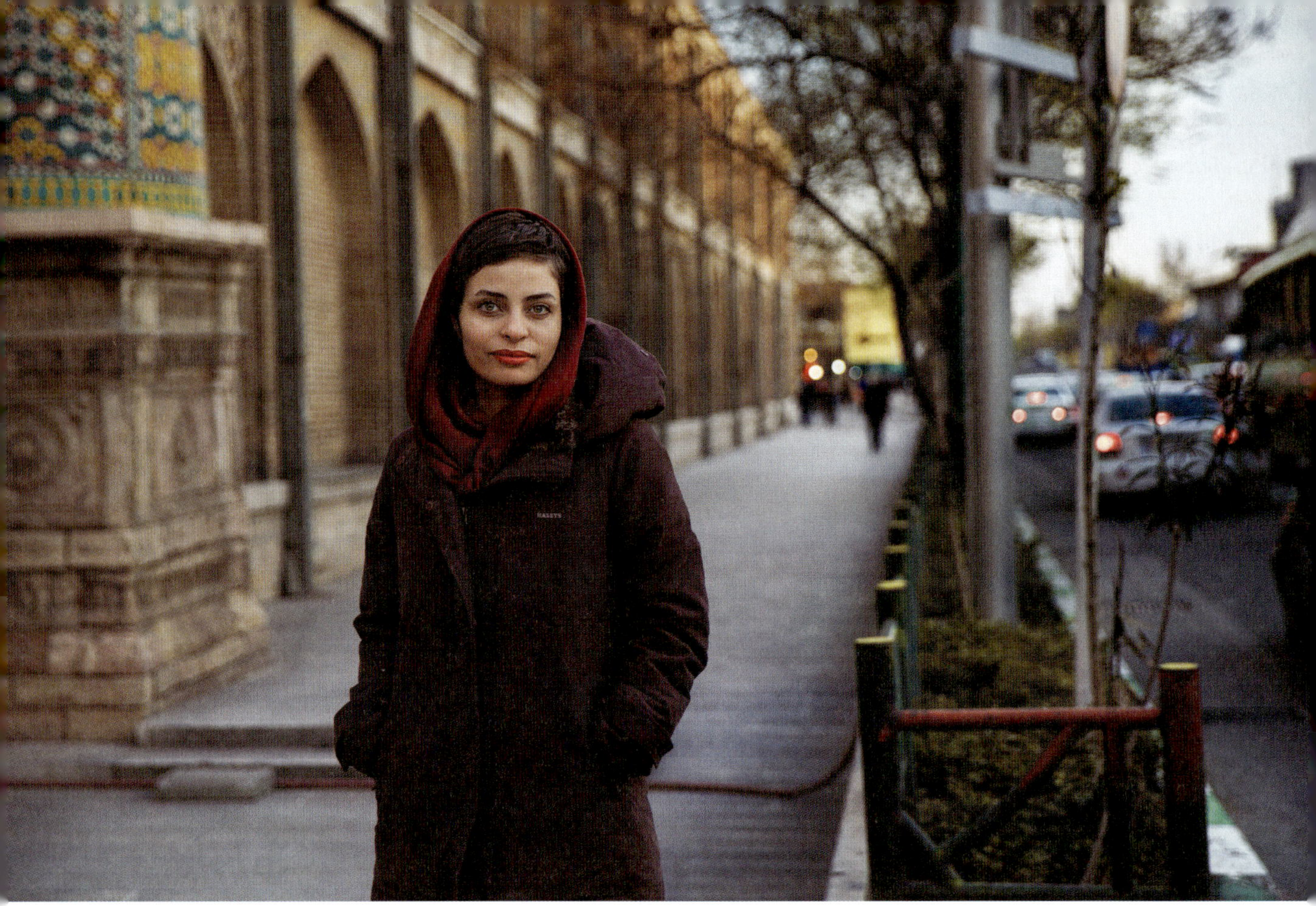

TEHERAN, IRAN

Mahzad hat Anthropologie studiert und wendet ihr Wissen jetzt auf der Straße an. Zwei Jahre hatte sie für eine Zeitschrift gearbeitet und dann beschlossen, einen Artikel übers Trampen zu schreiben. Also reiste sie per Anhalter durch den Iran, ohne zu ahnen, dass dies ihr ganzes Leben verändern würde. Sie fand so großen Gefallen daran, dass Reisen ihr Lebensinhalt und die Straße ihr Zuhause wurde.

Heute arbeitet sie als Reiseschriftstellerin. In diesem konservativen Land gehört Mahzad zu jenen Menschen, die sich den Normen nicht unterwerfen.

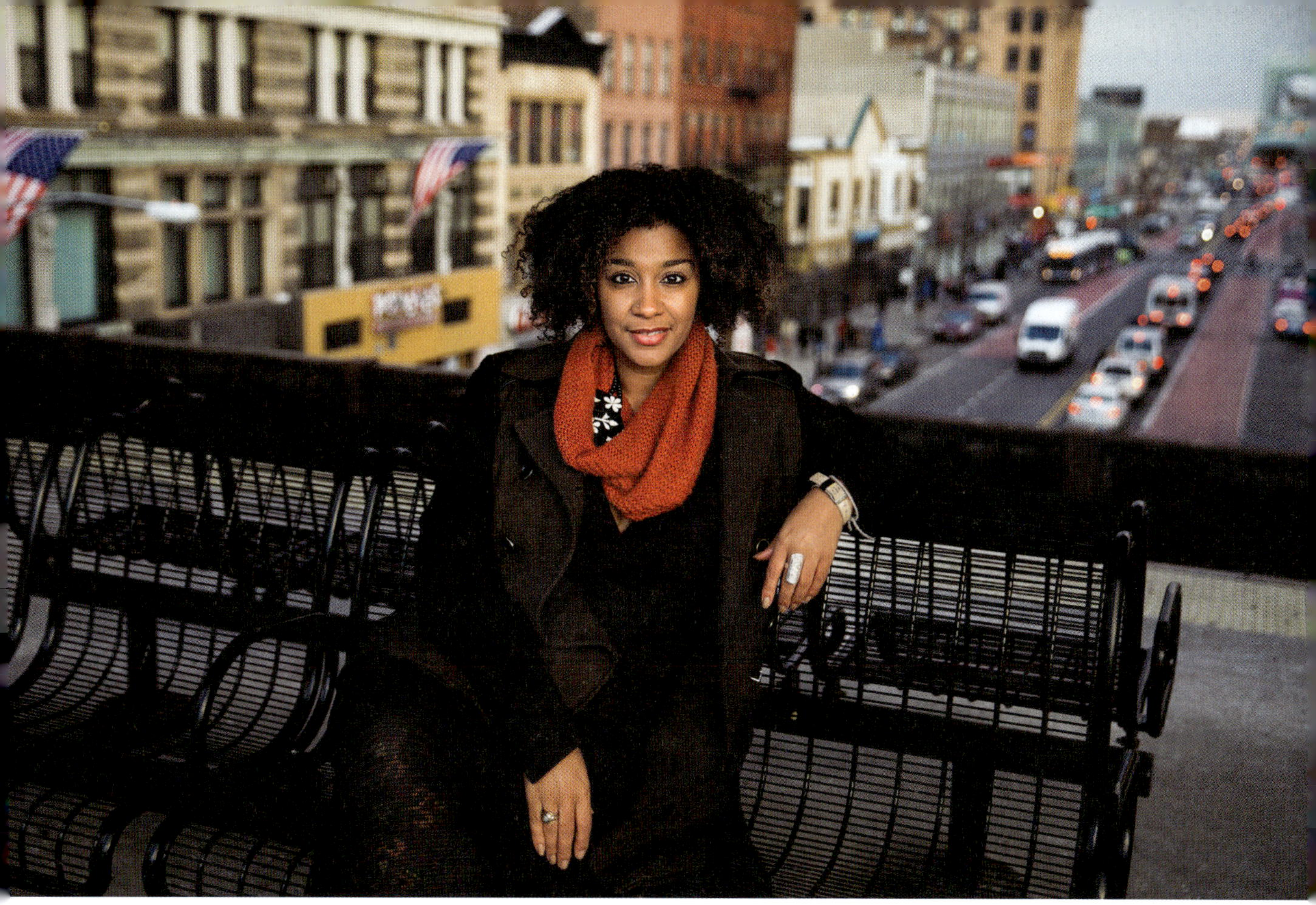

NEW YORK, USA

Evita ist die Gründerin des Nomadness Travel Tribe, einer Online-Community, die Tausende Afroamerikanerinnen dazu inspiriert, ihre Träume wahrzumachen und ins Ausland zu reisen.

An der Highschool stammten die meisten ihrer Mitschülerinnen aus wohlhabenden Familien. Evita weiß noch gut, wie sie immer von ihren aufregenden Reisen erzählten. Sie hörte diesen Geschichten fasziniert zu, hatte aber selbst nie etwas zu erzählen. Nach dem College nahm sie ein Darlehen auf, um ihr Studium in Paris fortzusetzen. In Europa packte sie dann vollends die Wanderlust. Später bekam sie eine Stelle als Lehrerin in Japan und lernte ein weiteres faszinierendes Land kennen.

Heute organisiert sie Gruppenreisen und betreibt eine Plattform, auf der die Mitglieder Reisegeschichten und -tipps austauschen können. Sie ermöglicht Menschen das Reisen, die früher dazu wenig Gelegenheit hatten. Oft stellen die Mitglieder der Community fest, dass sie in manchen Ecken der Welt die ersten Farbigen sind, die die Einheimischen zu Gesicht bekommen. Was sie aber nicht entmutigt, sondern vielmehr motiviert, ihre Kultur mit Stolz und Würde zu repräsentieren, wo immer sie hinkommen.

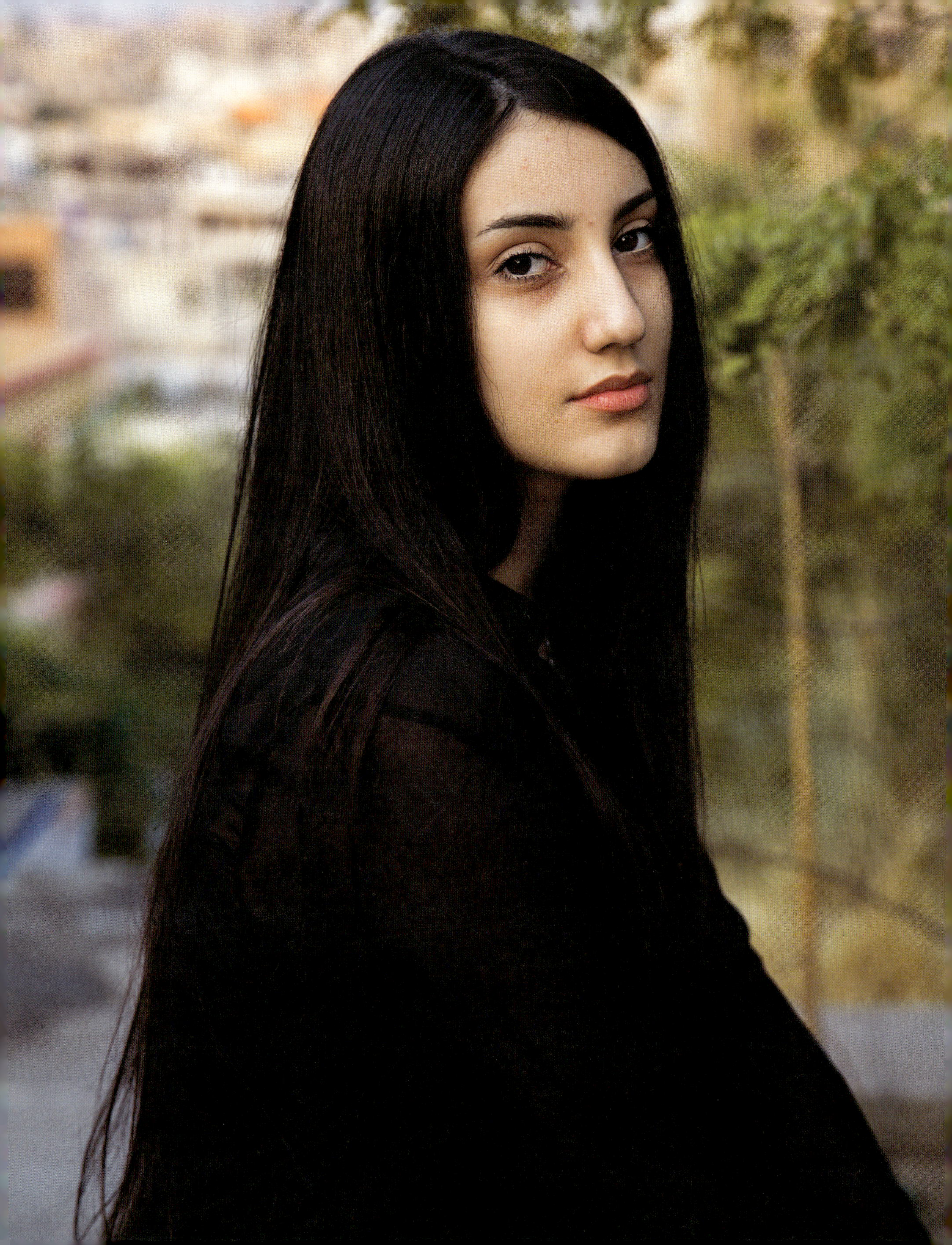

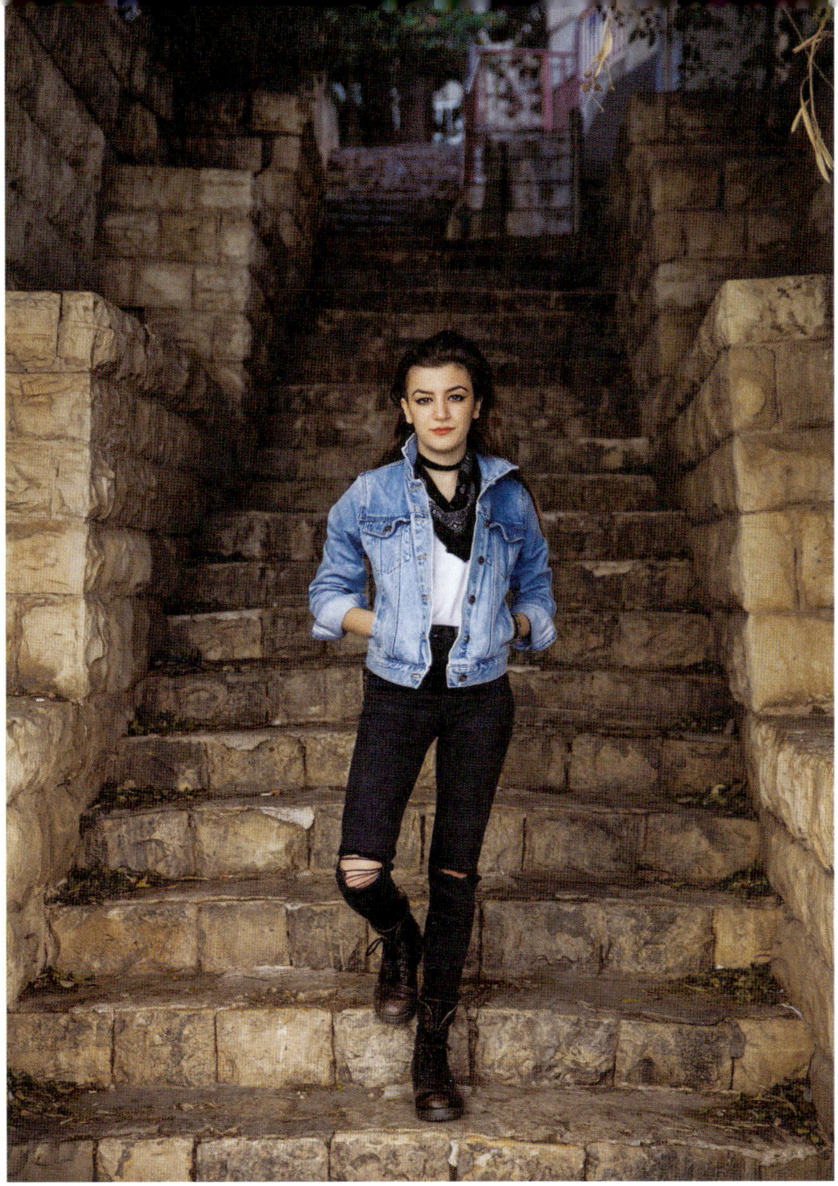

HAIFA, ISRAEL *(oben)*

Sahar wurde in Israel in einem drusischen Dorf geboren. Die Drusen sprechen Arabisch und leben in Gemeinden, wo sie ihren speziellen Glauben, das Drusentum, pflegen. Sahar hatte immer das Gefühl, nicht zu dem konservativen Dorf zu gehören, in dem sie aufwuchs, und wurde aufgrund ihrer rebellischen Haltung ausgegrenzt. Jetzt genießt sie ihr Leben in dieser offenen Stadt, wo sie als Barkeeperin arbeitet. In ihrer Freizeit singt und malt sie.

SULAIMANIYYA, IRAK *(linke Seite)*

Vor einiger Zeit trat Nma zum Zoroastrimus über, einer der ältesten Religionen der Welt. Sie geht zurück auf den iranischen Propheten Zarathustra.

»Der Zoroastrimus war unsere alte Religion, und für mich als Kurdin war das wie eine Rückkehr zu meinen Wurzeln.«

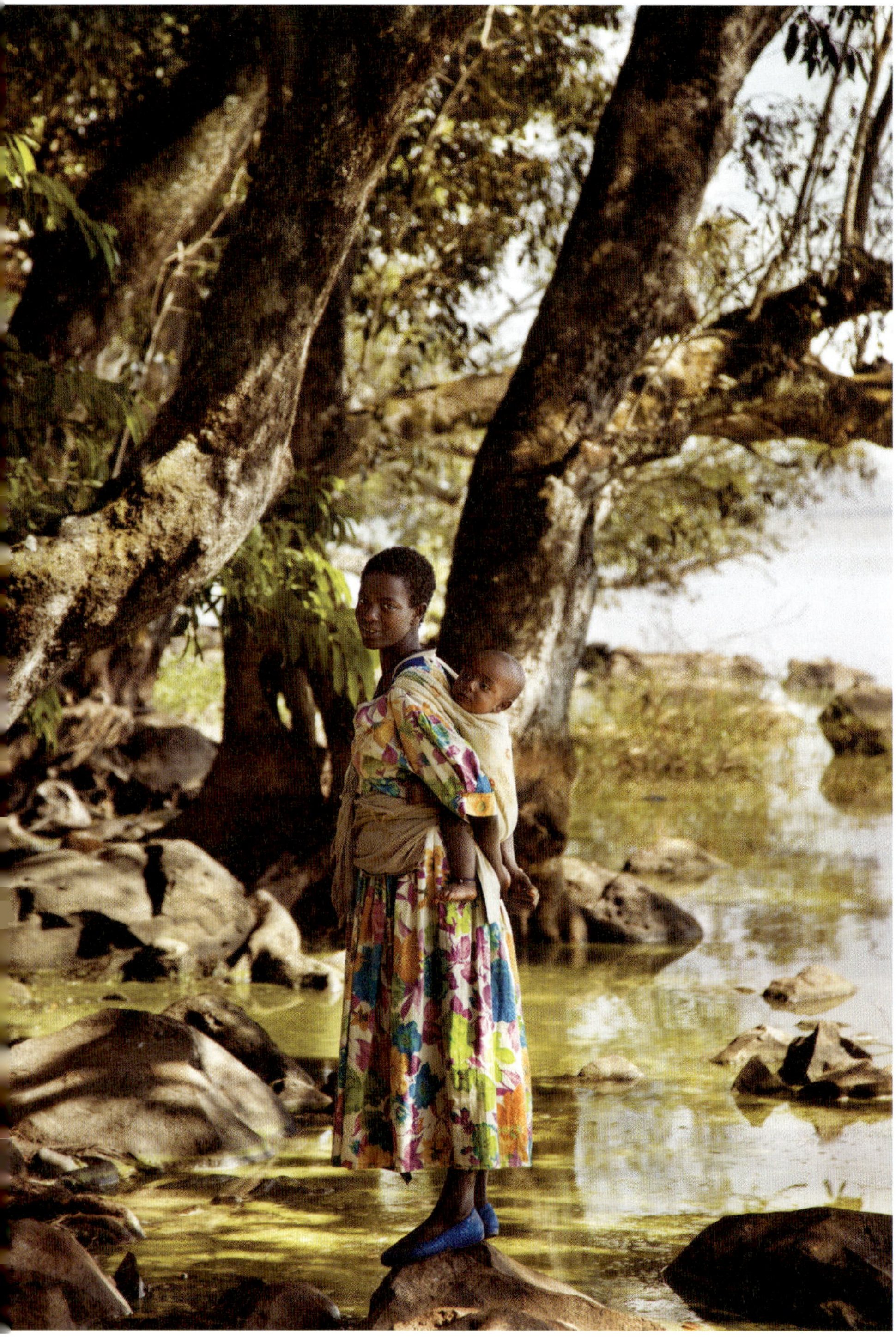

BAHIR DAR, ÄTHIOPIEN

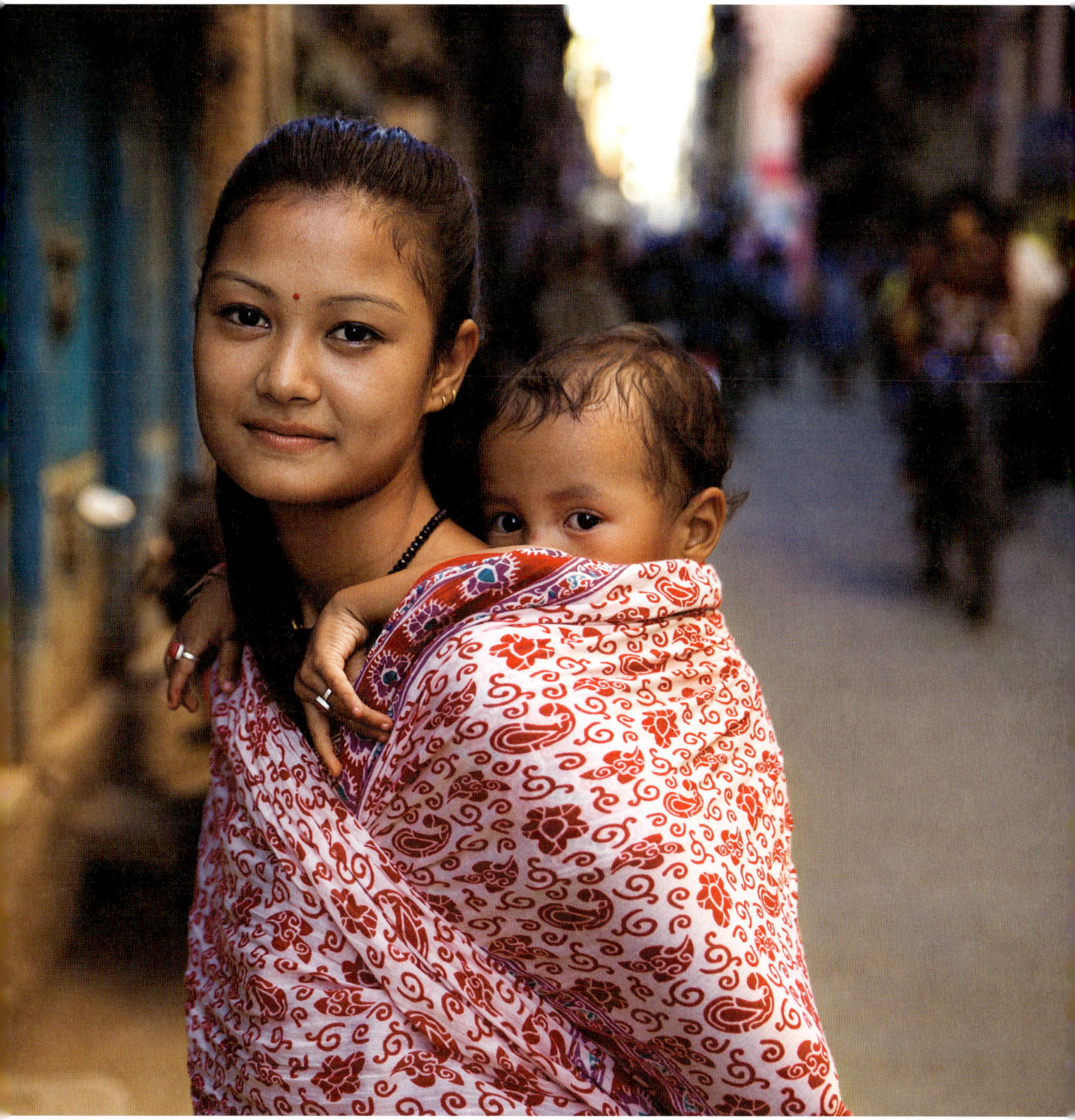

KATHMANDU, NEPAL

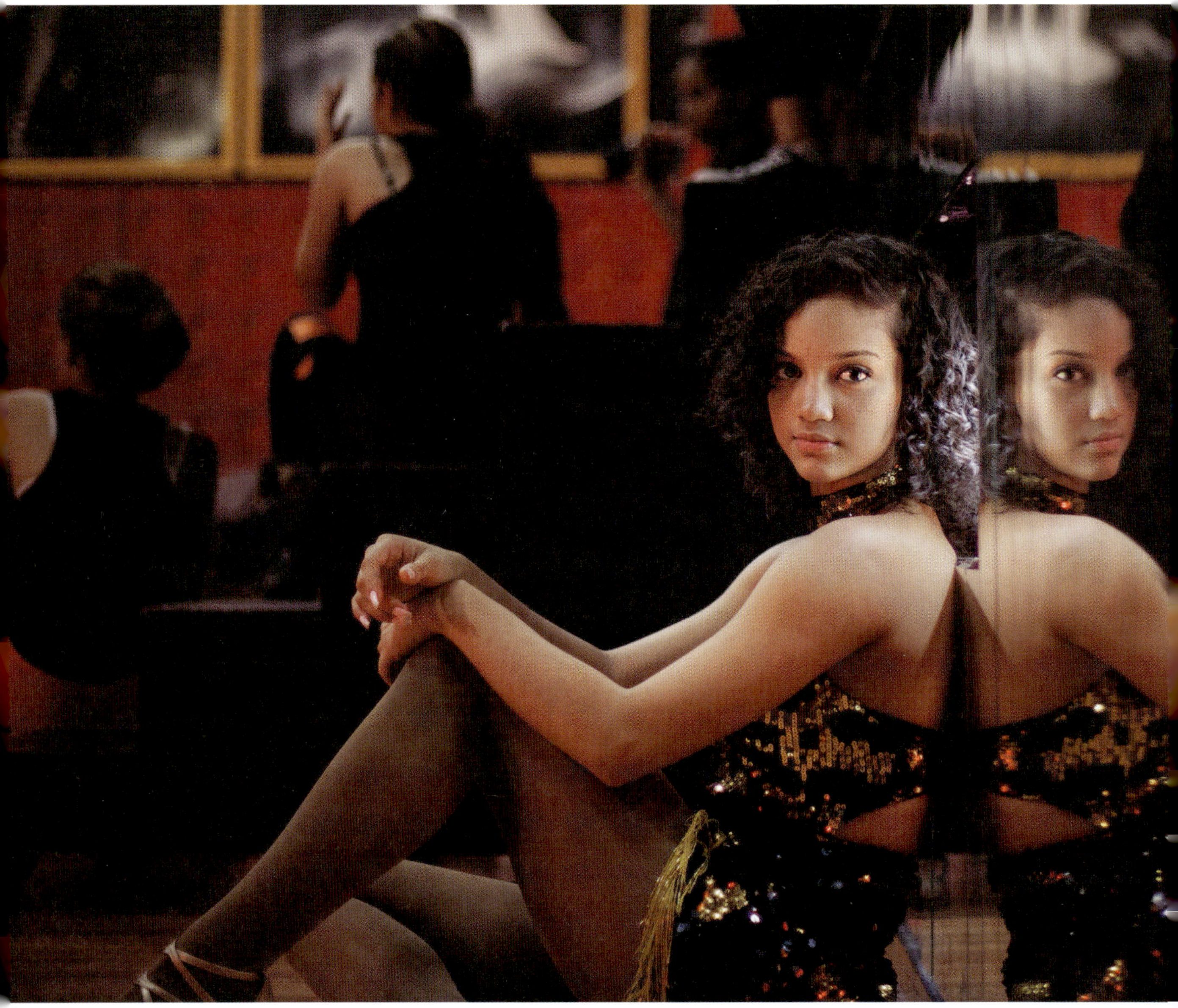

CALI, KOLUMBIEN

Hätte der Salsa eine Hauptstadt, dann wäre es wahrscheinlich Cali. Die Kinder hier werden mit Salsa groß. Helen begann zu tanzen, als sie fünf Jahre alt war, und heute ist es ihr Beruf.

»Mein Traum ist es, die beste Salsatänzerin Kolumbiens zu werden.«

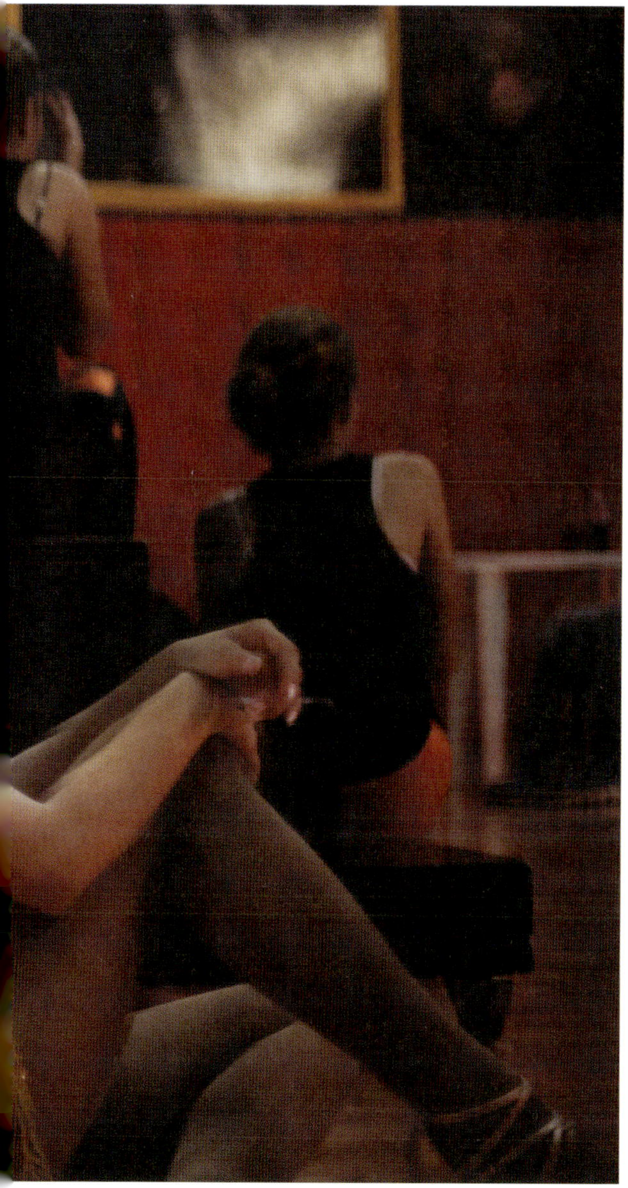

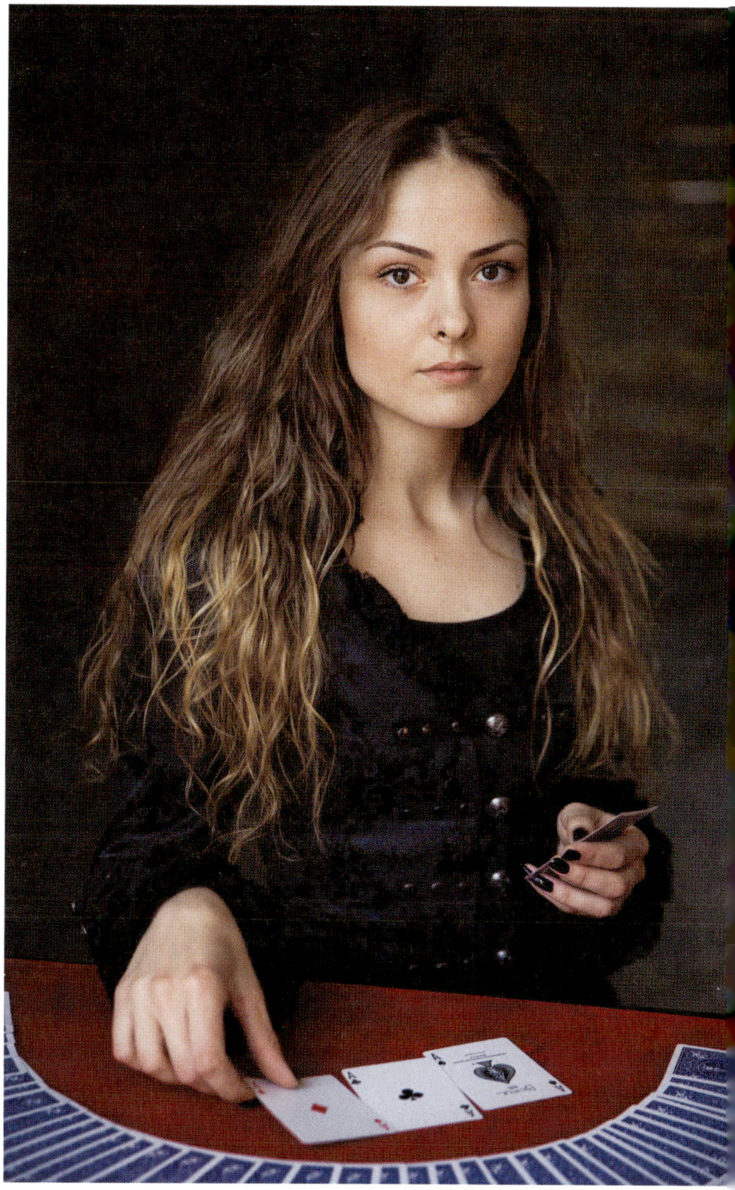

BUKAREST, RUMÄNIEN

Cristinas Traum führte sie in eine reine Männerdomäne. Sie ist die erste Zauberkünstlerin Rumäniens.

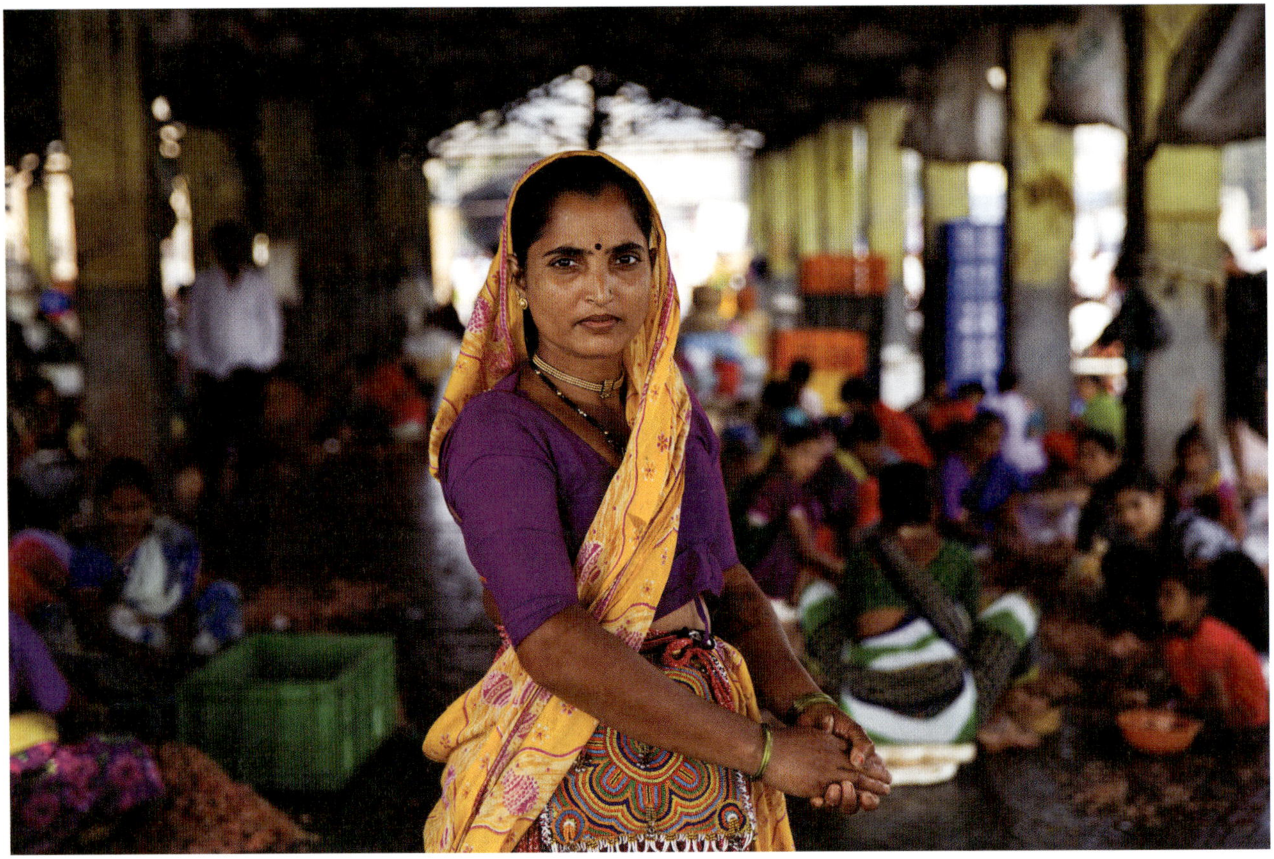

MUMBAI, INDIEN

Jeden Tag um 5 Uhr morgens beginnt diese Banjara-Frau mit ihrer Arbeit in einem der größten Fischmärkte der Stadt. Zusammen mit anderen Frauen und Mädchen schält sie für wenig Geld Garnelen. Es ist ein hartes Leben, aber sie beklagt sich überhaupt nicht. Vor ein paar Jahren war ihr Leben noch härter. Sie kam den weiten Weg von Südindien, um eine solche eine Arbeit zu finden und um mehr Möglichkeiten für ihre Kinder zu haben. Trotz aller Probleme gehen die indischen Frauen, die ich getroffen habe, mit Mut und Würde durch das Leben. Es ist bemerkenswert, mit welcher Kraft und welcher Anmut sie sich ihren täglichen Herausforderungen stellen.

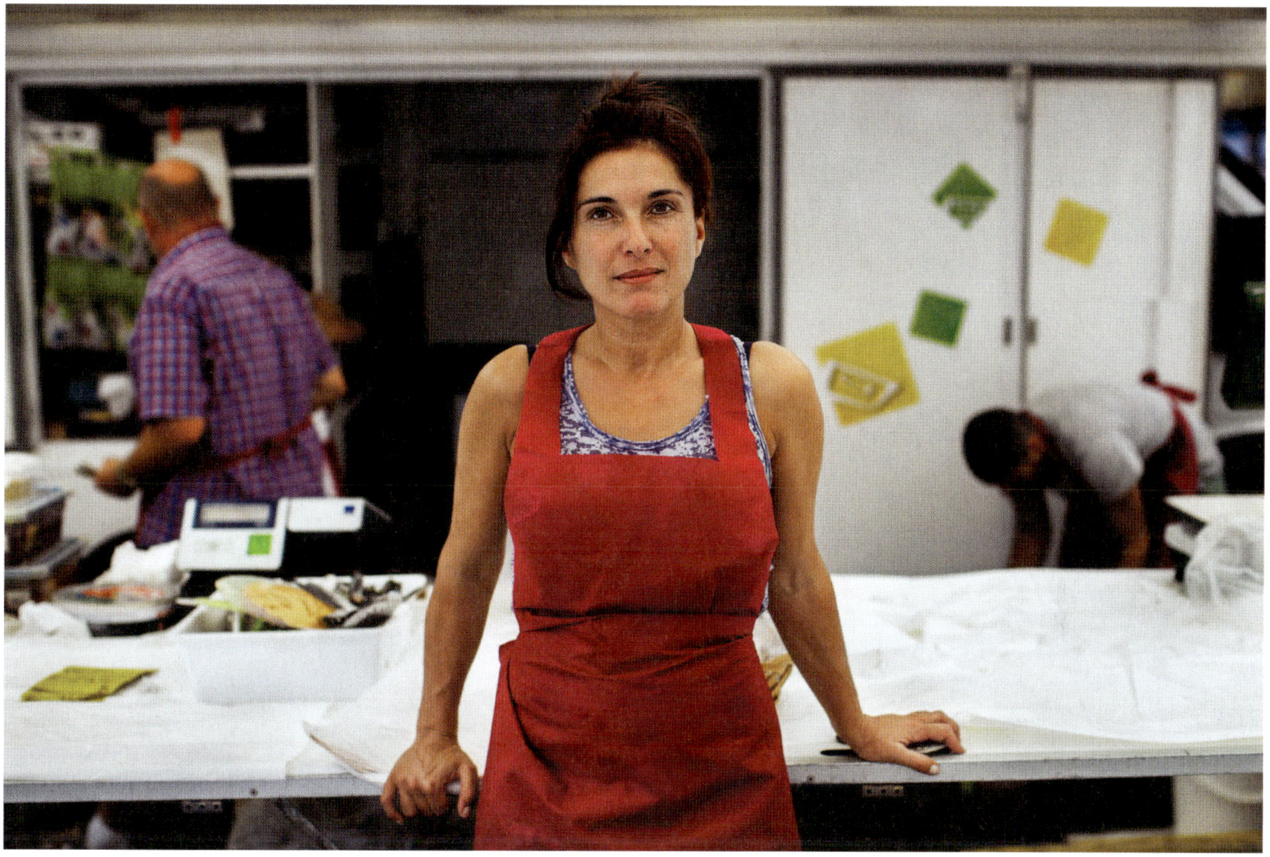

MAILAND, ITALIEN

Daniela habe ich auf einem der Märkte der Stadt getroffen, wo sie zwölf Stunden am Tag arbeitet. Sie hat einige schmerzliche Erfahrungen hinter sich: drei Fehlgeburten und eine Scheidung. Doch allem Unglück und aller harten Arbeit zum Trotz ist sie eine optimistische und warmherzige Frau geblieben.

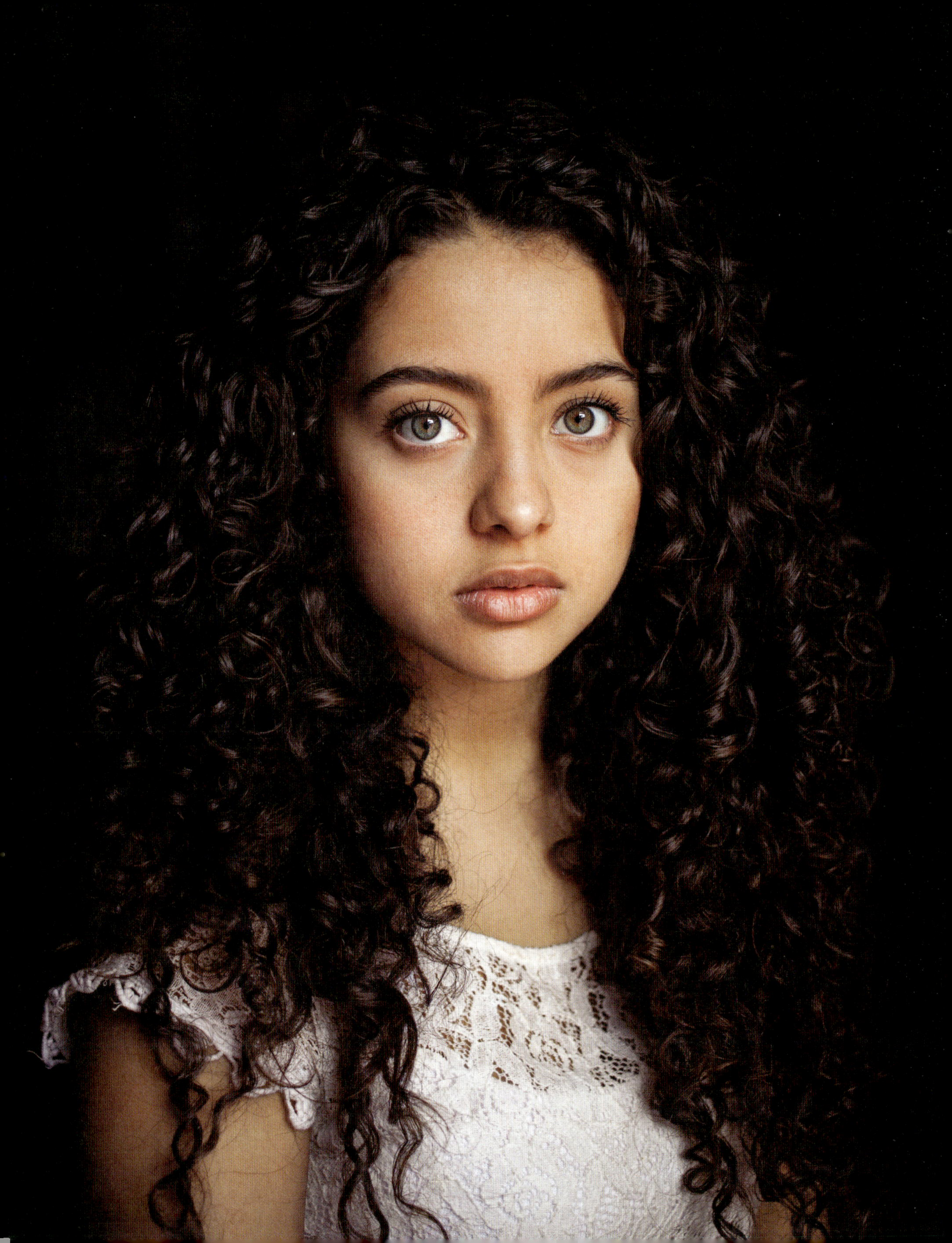

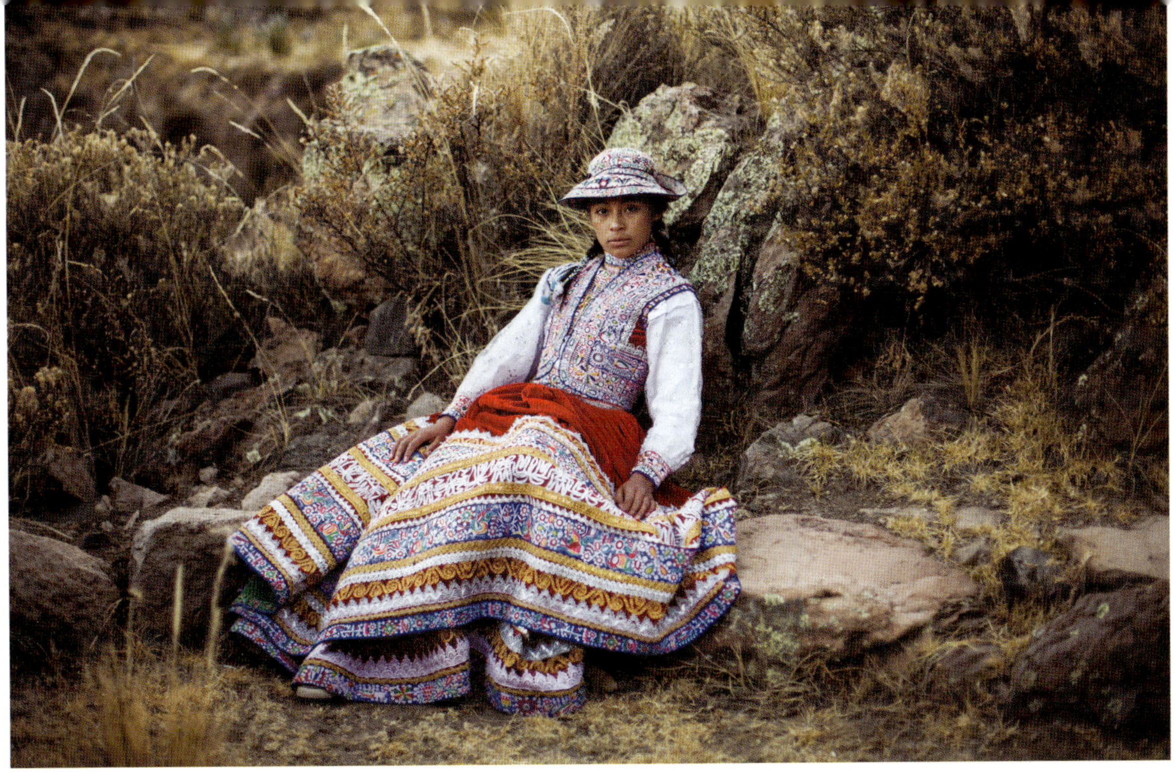

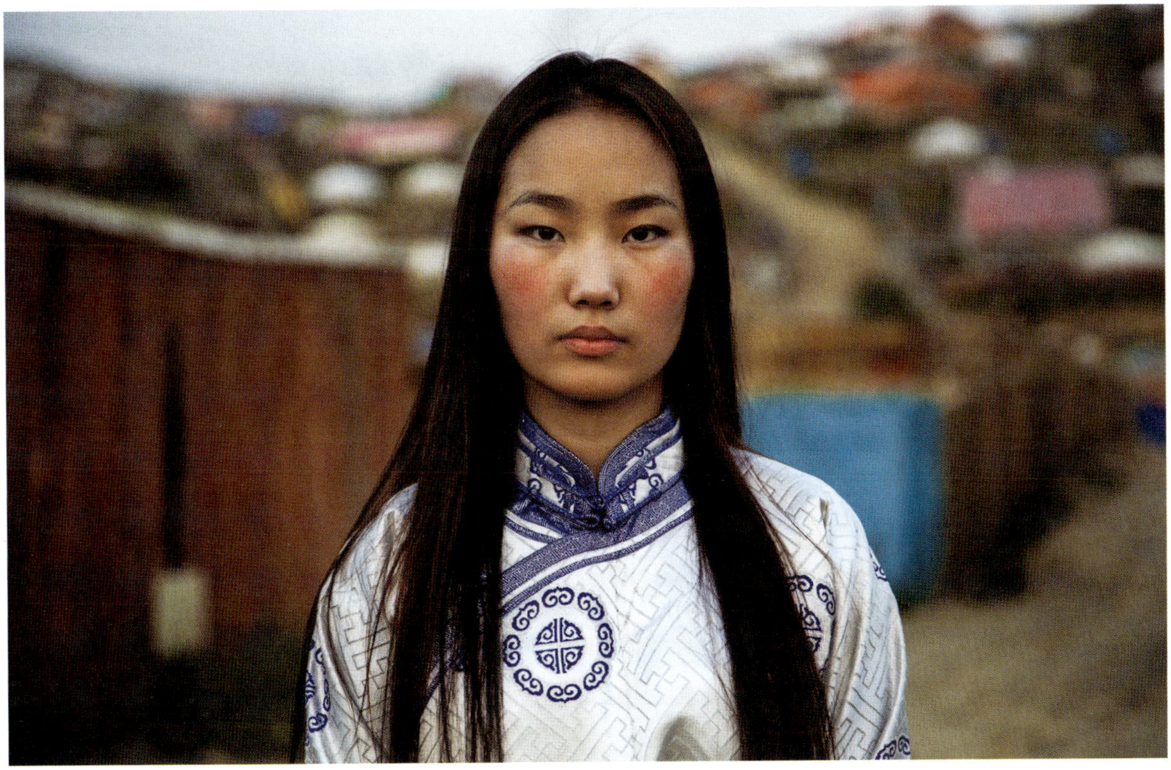

COLCA-TAL, PERU *(oben)*

MEDELLIN, KOLUMBIEN *(linke Seite)*

BEI ULAN-BATOR, MONGOLEI *(unten)*

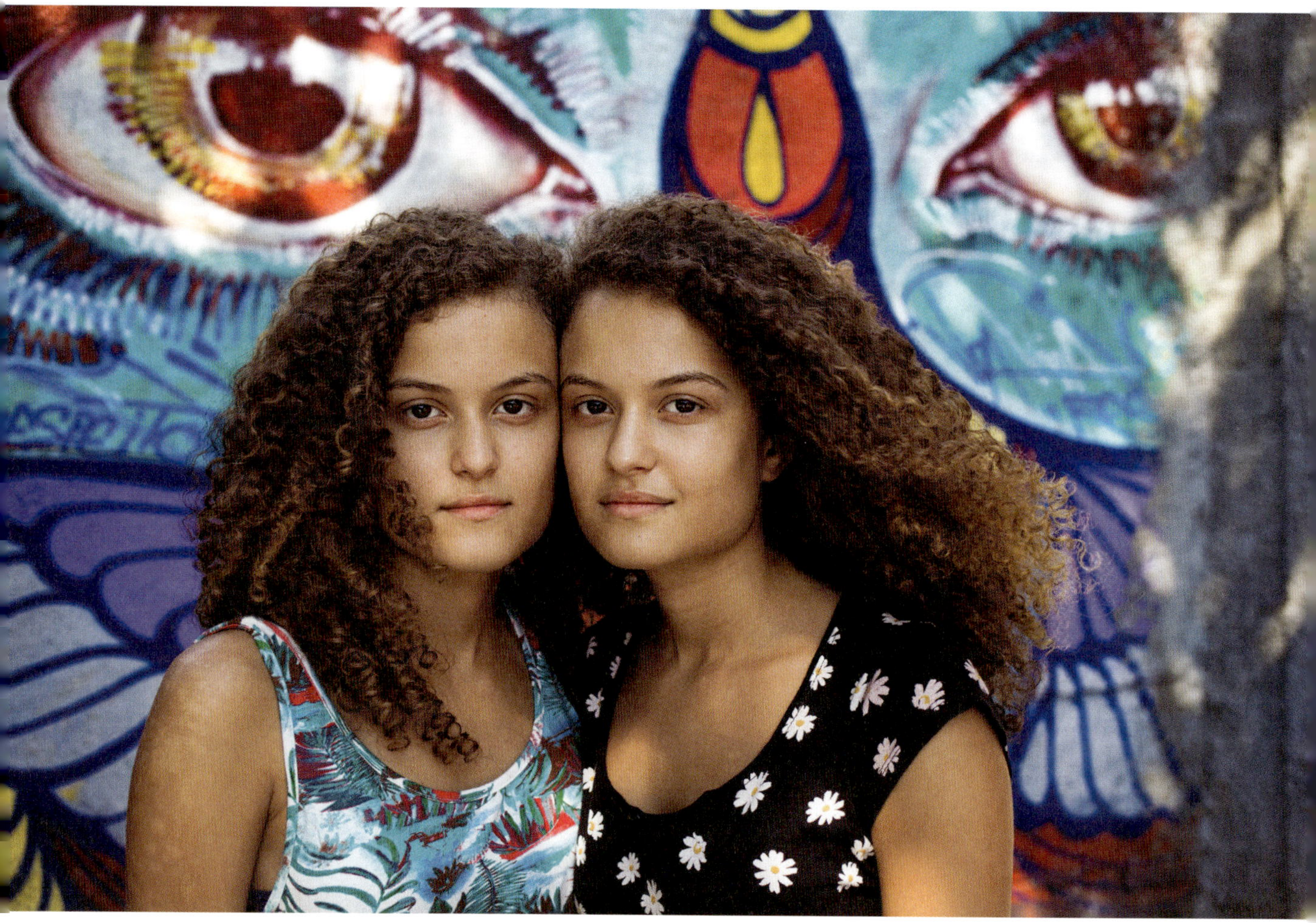

RIO DE JANEIRO, BRASILIEN

Die Schwestern Camila und Bruna.

»Wir haben sehr unterschiedliche Persönlichkeiten. Doch wenn eine von uns sehr traurig oder sehr glücklich ist, spürt die andere das sofort.«

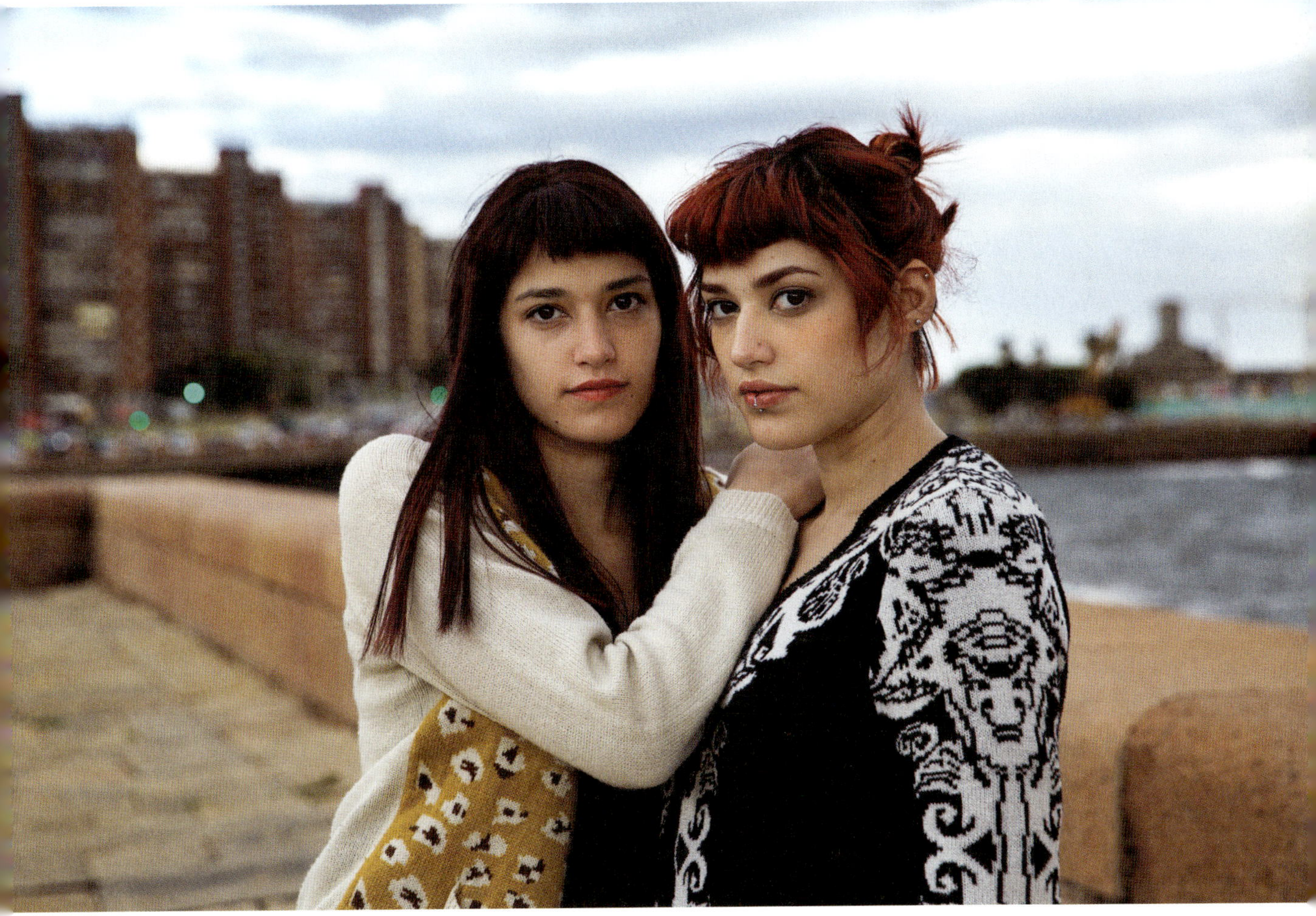

MONTEVIDEO, URUGUAY

Maria und Camila sind eineiige Zwillinge, doch ihre Lebenswege könnten unterschiedlicher nicht sein. Maria erzählte mir, dass sie immer eine optimistische Person war, die die guten Seiten des Lebens sieht, während Camila viele depressive Episoden durchgemacht hat.

»Es gab eine schwierige Zeit in meinem Leben, in der ich Selbstmord begehen wollte. Aber meine Schwester hat mich sehr unterstützt und ich kann sagen, dass sie diejenige war, die mich gerettet hat.«

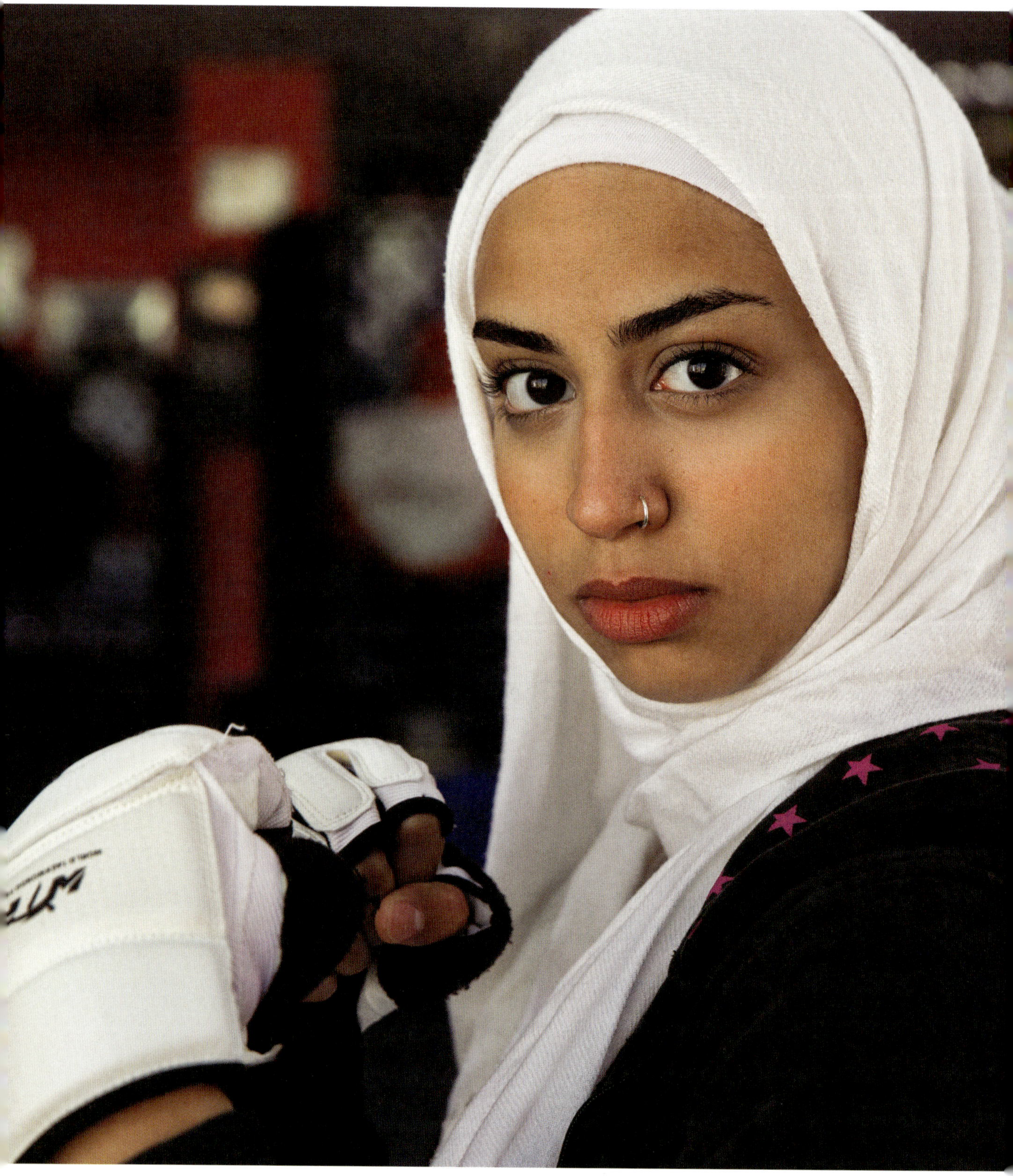

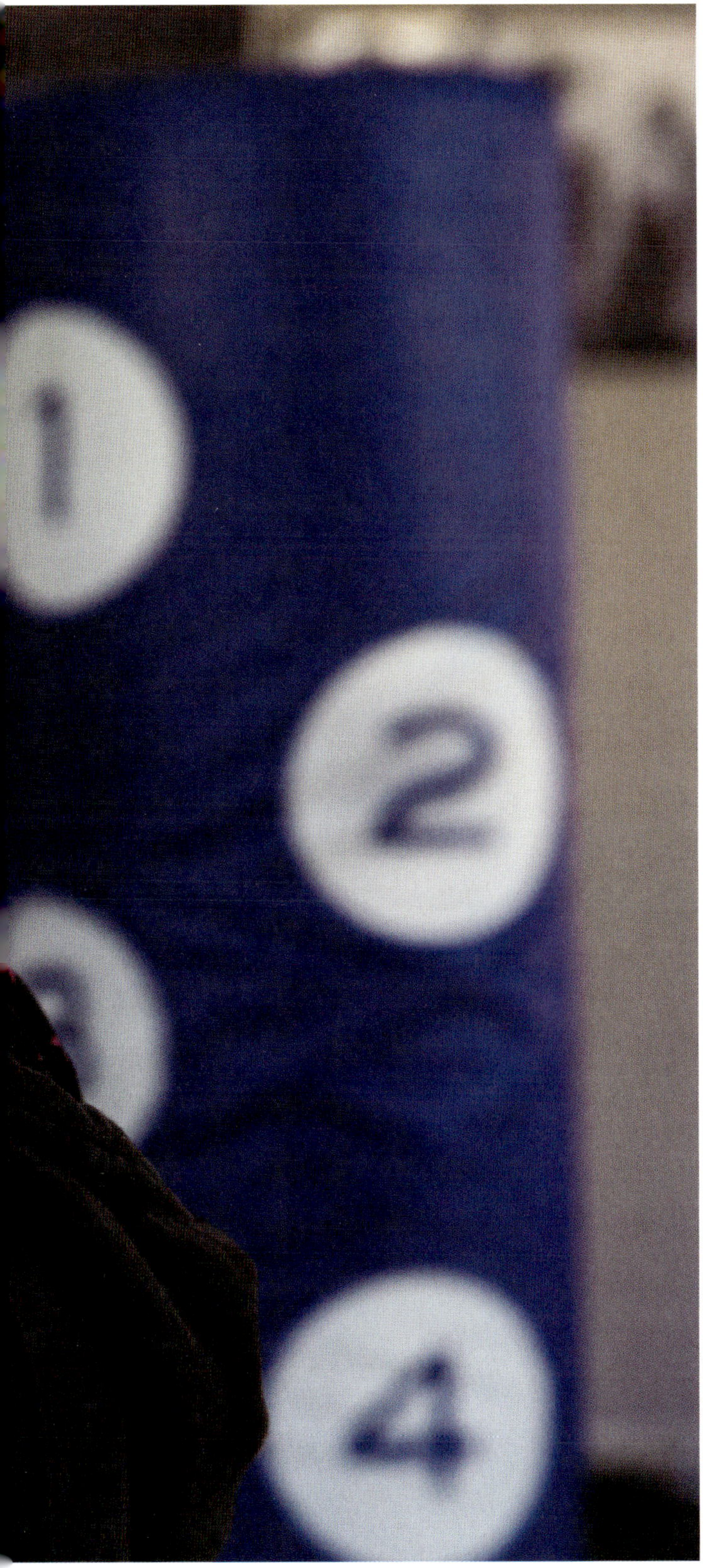

AMMAN, JORDANIEN

Ala ist Mitglied von She Fighter, der ersten Selbstverteidigungsschule für Frauen in der arabischen Welt. In einem Land, in dem viele Frauen in ihrem eigenen Zuhause Gewalt ausgesetzt sind und wo Belästigungen auf öffentlicher Straße üblich sind, verändert diese Schule Normen.

Als ich das Studio betrat, erfuhr ich eine tolle Verbundenheit zwischen den Frauen aus verschiedenen Umgebungen. Alle Frauen ezählten mir, dass sie viel Selbstvertrauen gewonnen haben, seit sie mit den Kursen anfingen.

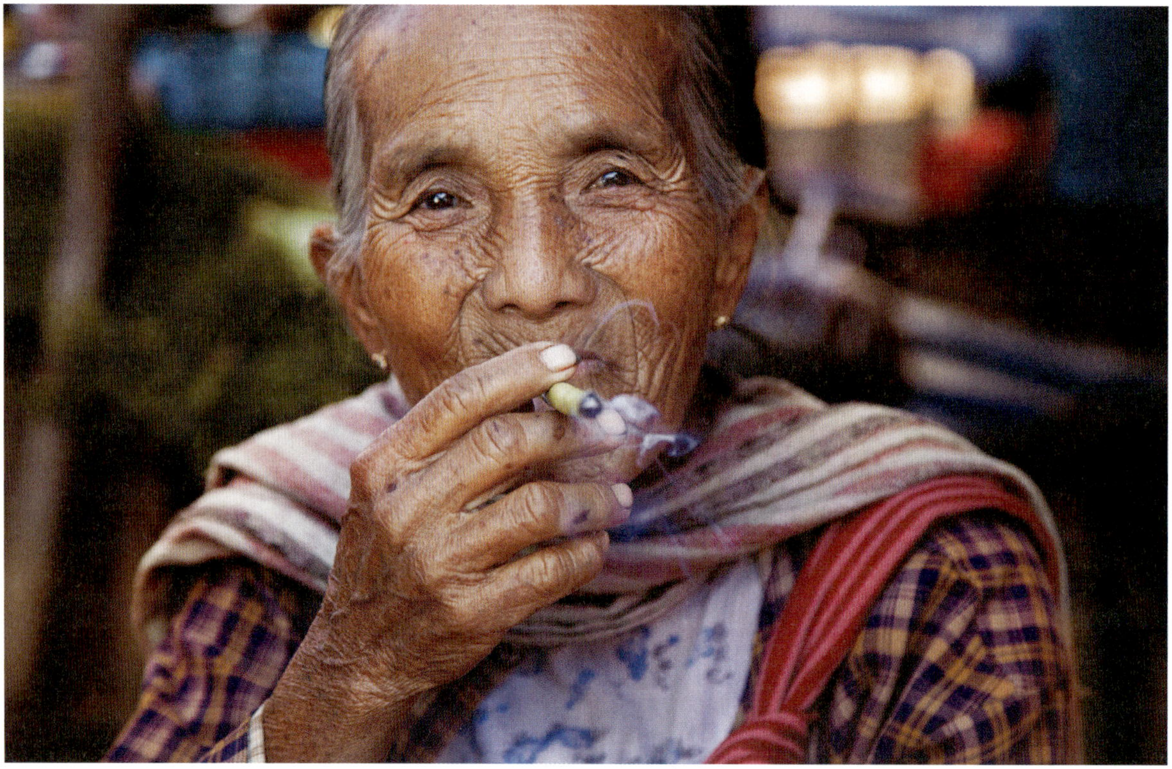

INLE-SEE, MYANMAR *(oben)*

Bilder wie dieses sieht man oft in einem Land, in dem Zigaretten mit der Hand aus Tabakblättern gedreht werden und nicht in Packungen mit Gesundheitswarnungen geliefert werden.

OMO-TAL, ÄTHIOPIEN *(rechte Seite)*

Dieses Stöckchen im Mund dient bei den Hamar als Zahnbürste. Ob es wirkt? Scheint so, denn hier habe ich so manches prächtige Lächeln gesehen.

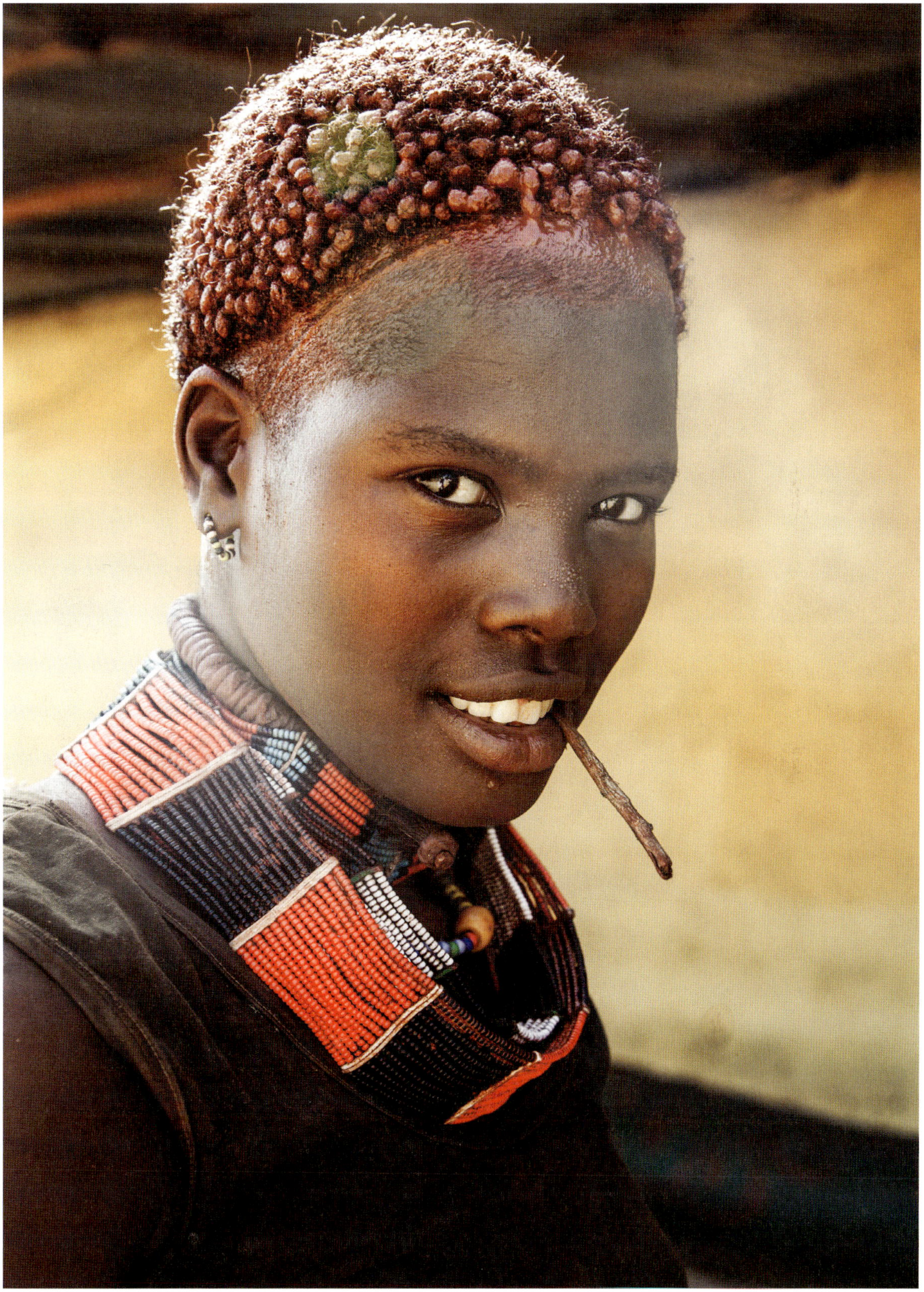

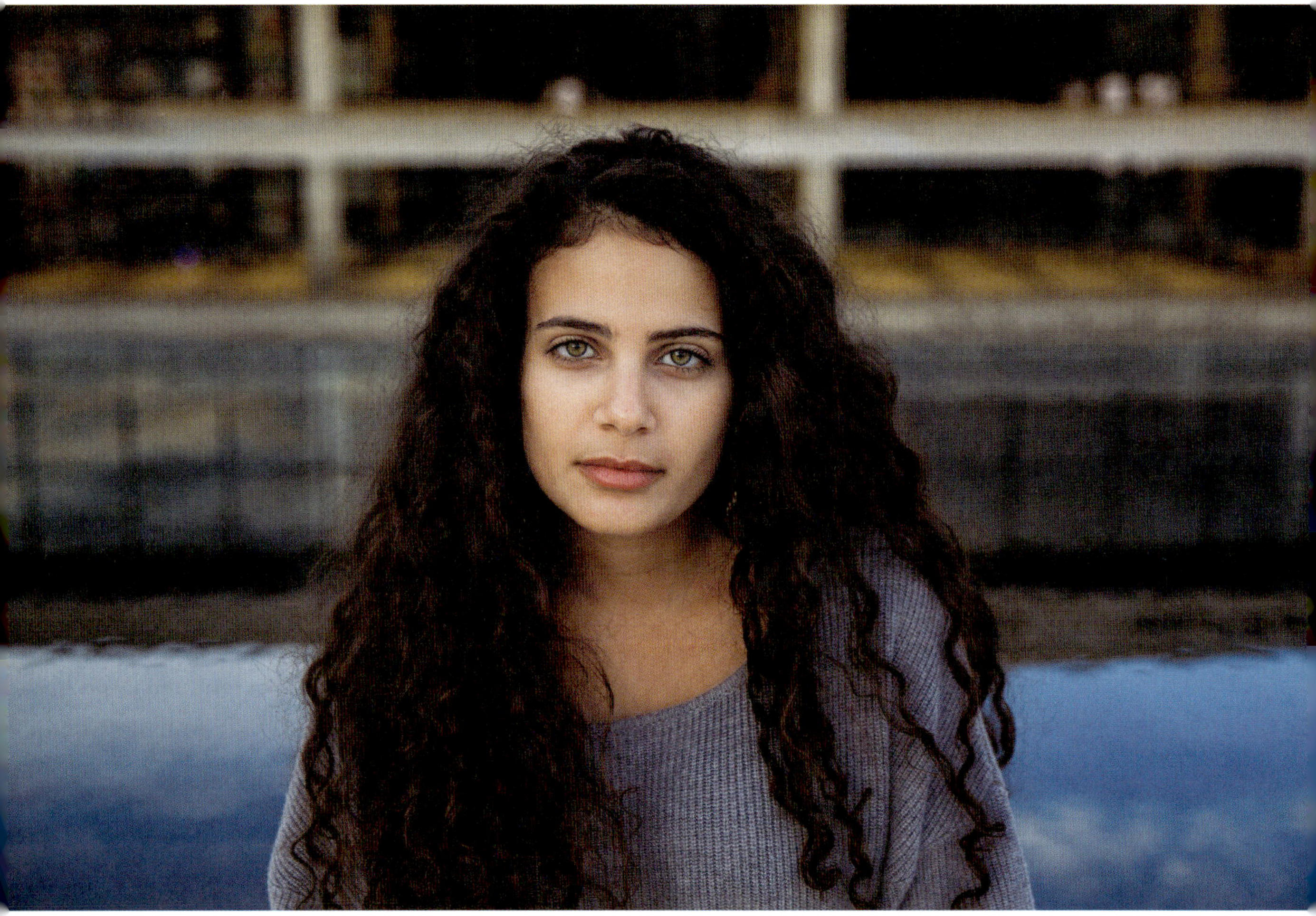

TEL AVIV, ISRAEL

Woher kommen diese seelenvollen Augen? Ihre jüdischen Eltern stammen aus Marokko und dem Jemen.

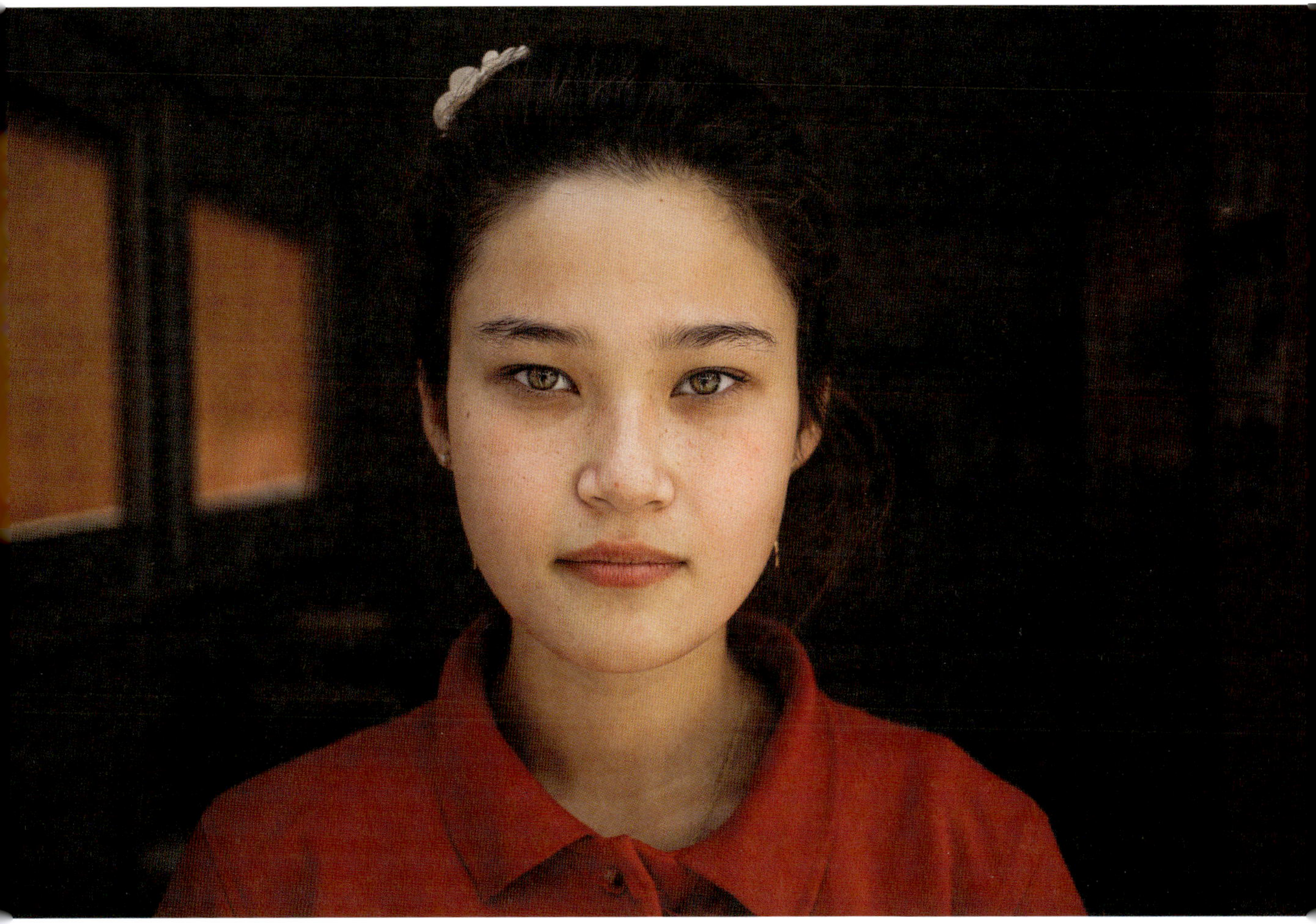

BISCHKEK, KIRGISIEN

Im Vorbeigehen bemerkte ich diese strahlenden Augen in einem dunklen Donut-Kiosk. Sie fragte mich, ob ich ein Donut möchte, ich fragte sie, ob ich sie fotografieren dürfe.

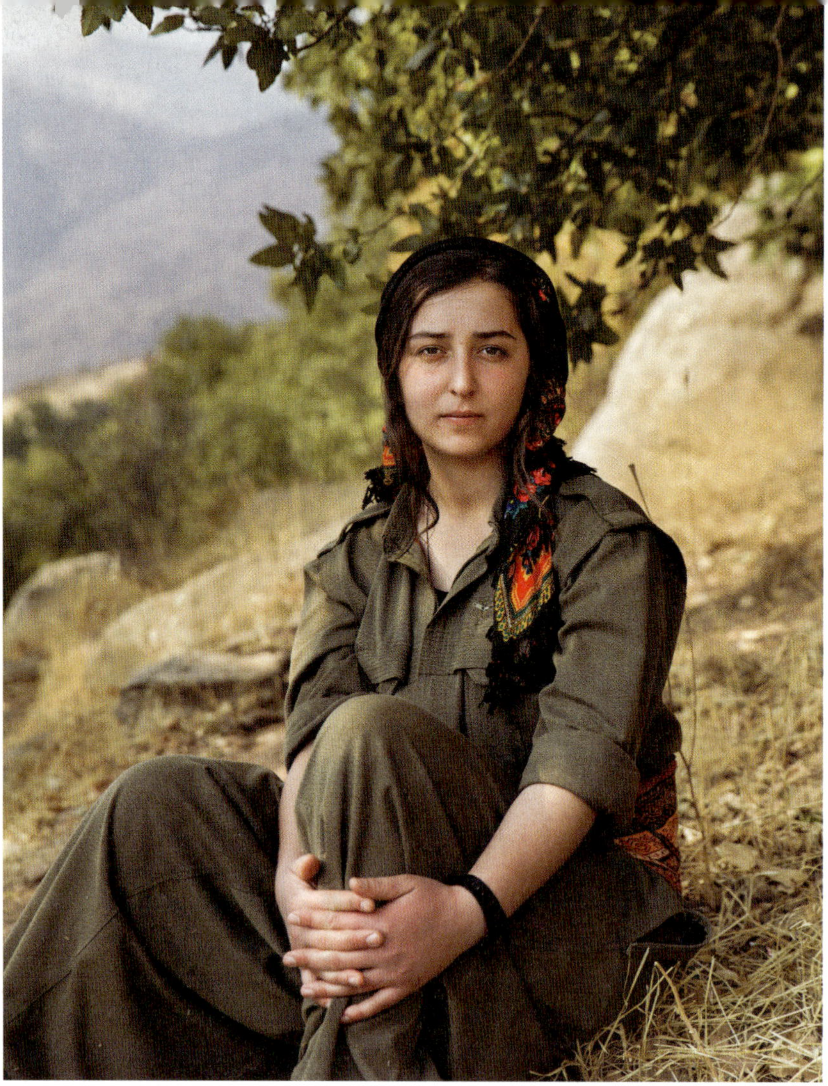

AUTONOME REGION KURDISTAN, IRAK

Ezdah gehört einer Frauen-Kampfeinheit an, die den IS im Irak und in Syrien bekämpft, um kurdische Siedlungen zu schützen. Zusammen mit anderen Einheiten bilden sie den bewaffneten Flügel der PKK, die von der Türkei und den USA als terroristische Vereinigung eingestuft werden. Sie wechseln oft ihren Standort, da türkische Militärmaschinen Einsätze gegen die PKK fliegen. Als ich Ezdahs Einheit traf, hielten sie sich in den Bergen Nordiraks versteckt. Während meines Aufenthalts in ihrem Lager brachten sie mir viel Freundlichkeit und Verständnis entgegen, was mich bei dem harten und gefährlichen Leben, das sie führen, überraschte. Bevor es zu einem neuen Kampf hinausgeht, feiern sie am Vorabend das Leben mit einem Tanz. Die meisten dieser Frauen fühlten sich, ehe sie sich den Guerillas anschlossen, diskriminiert und ausgegrenzt. Sie träumen von einem Land, in dem Frauen und Männer gleichberechtigt sind, und sie sind bereit, dafür ihr Leben zu geben.

»Ich möchte gern dein Buch sehen. Aber ich weiß nicht, ob ich noch lebe, wenn du es herausbringst.«

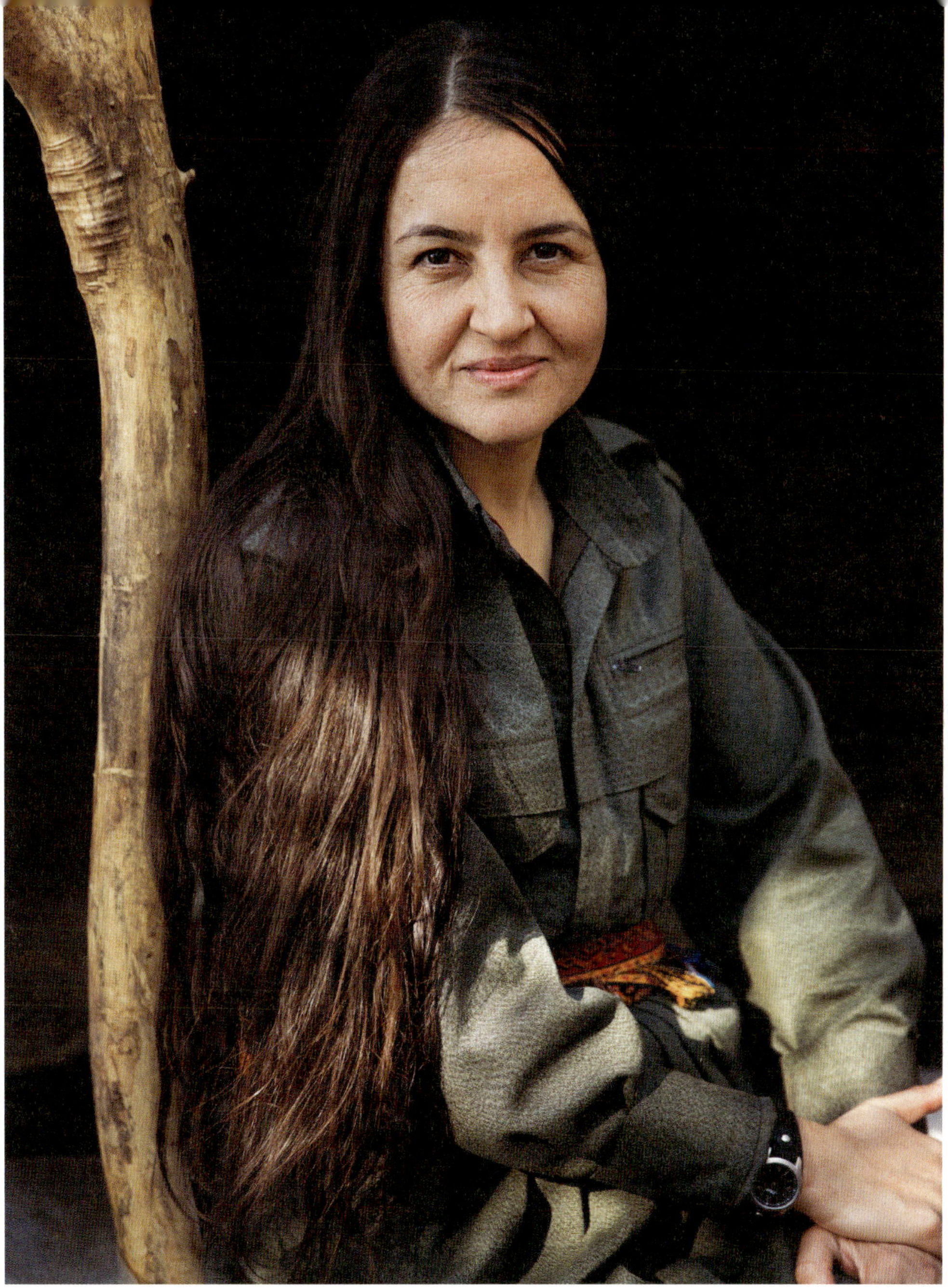

AUTONOME REGION KURDISTAN, IRAK

Newroz, 48, ist Kommandantin der Einheit, der auch Ezdah angehört. Mit nur 13 Jahren schloss sie sich den Guerillas an, nachdem die meisten Bewohner ihres kurdischen Dorfes in der Türkei ermordet worden waren. Sie sagt, sie höre noch heute die Schreie der Mütter und Kinder. Bei ihrem letzten Einsatz gegen den IS verlor sie infolge eines Giftwaffenangriffs einen Teil ihrer Sehfähigkeit. Sie wurde mehrfach angeschossen, doch Aufgeben kam ihr nie in den Sinn.

»Ich bin ein friedlicher Mensch, aber hier müssen wir um zwei Dinge kämpfen: Kurden zu sein und Frau zu sein.«

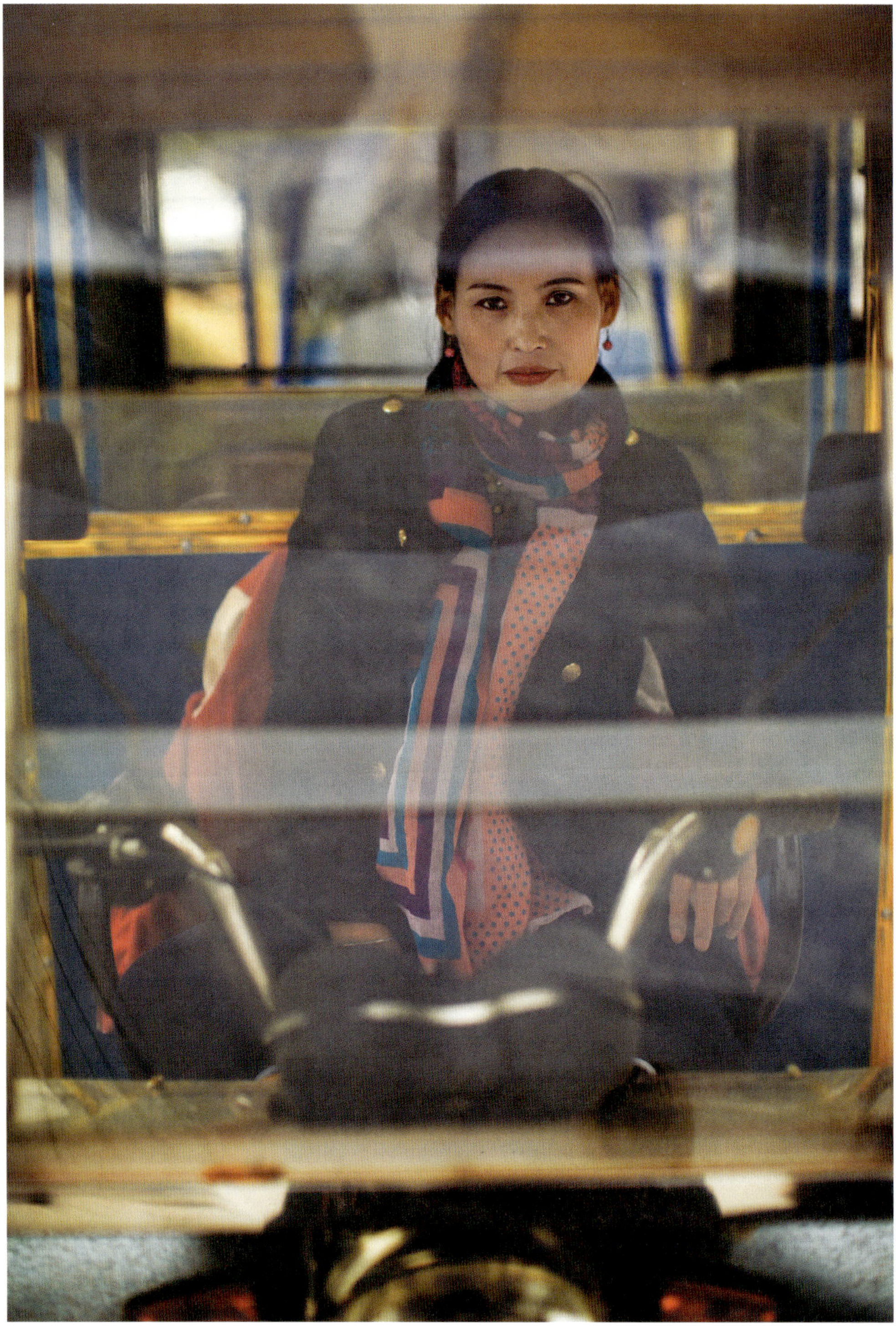

CHENGDU, CHINA

Eine Rikschafahrerin.

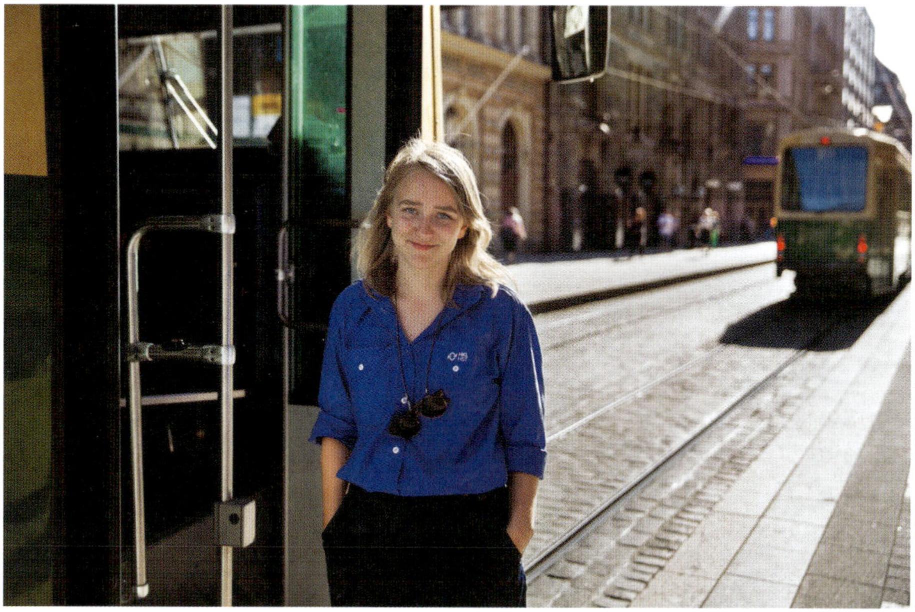

HELSINKI, FINNLAND

Eine Trambahnfahrerin.

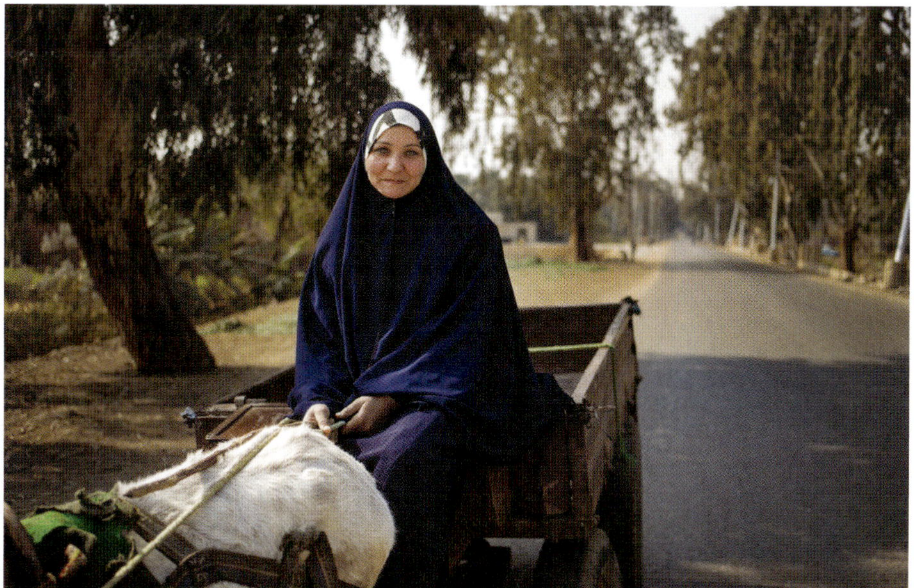

BEI KAIRO, ÄGYPTEN

Eine Kutscherin.

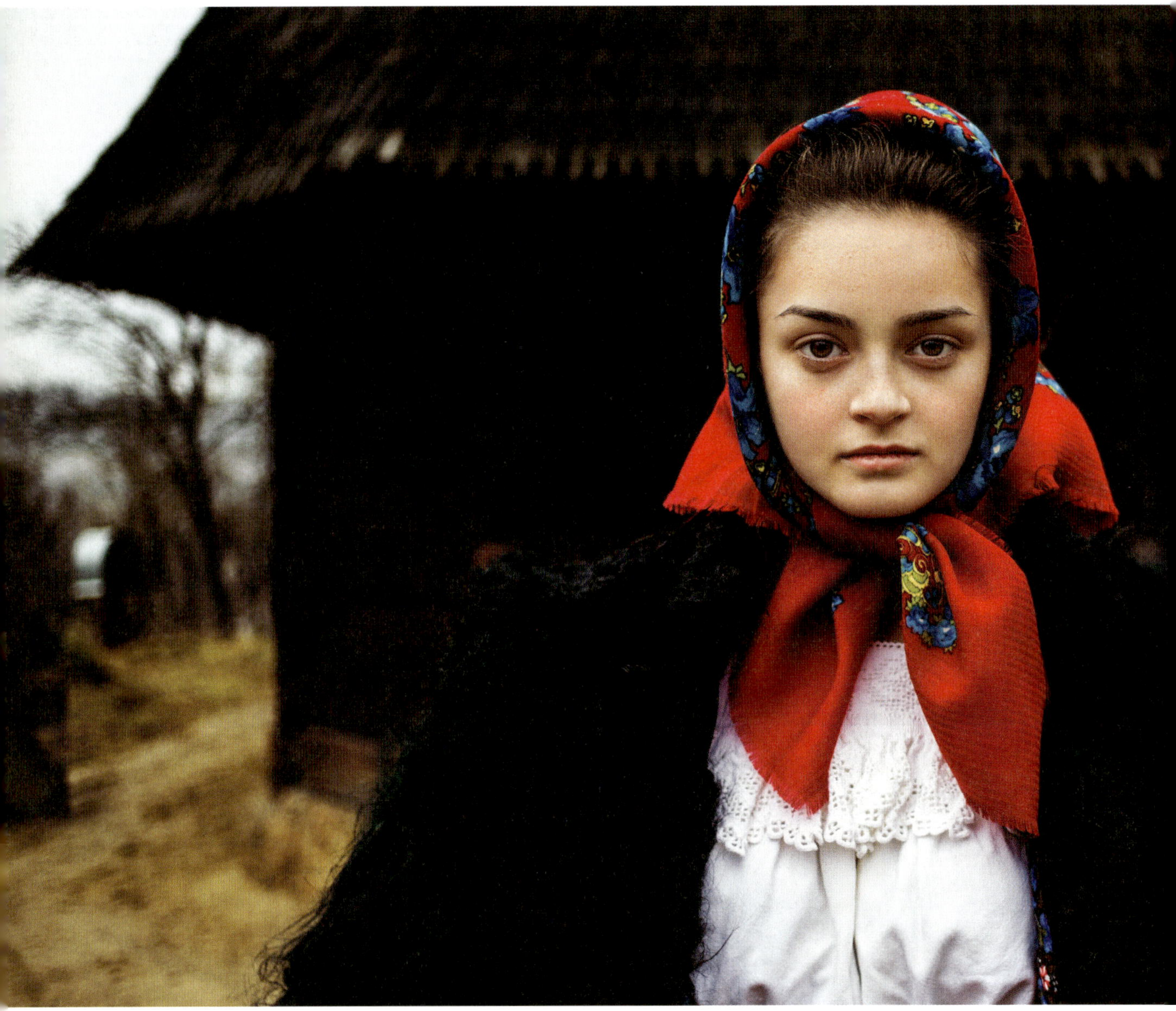

MARAMUREŞ, RUMÄNIEN

An anderen Tagen kleidet Maria sich wie alle anderen jungen Mädchen. Doch als wir uns begegneten, war Weihnachten, und an diesem besonderen Tag tragen die meisten Frauen in diesem malerischen Dorf ihre traditionellen Trachten.

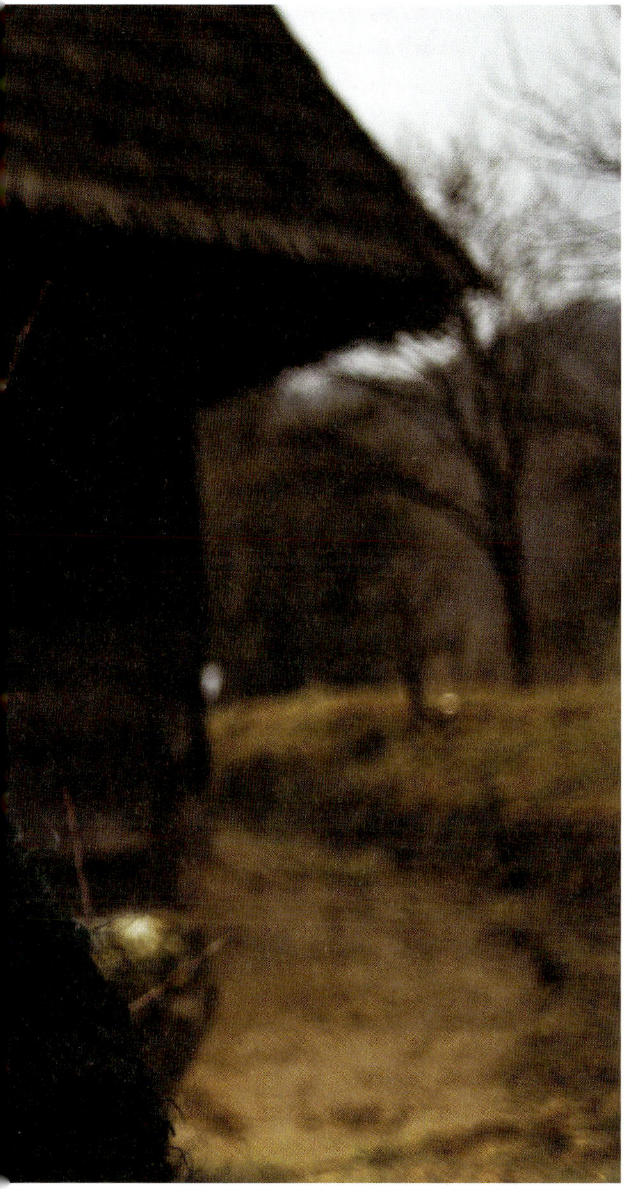

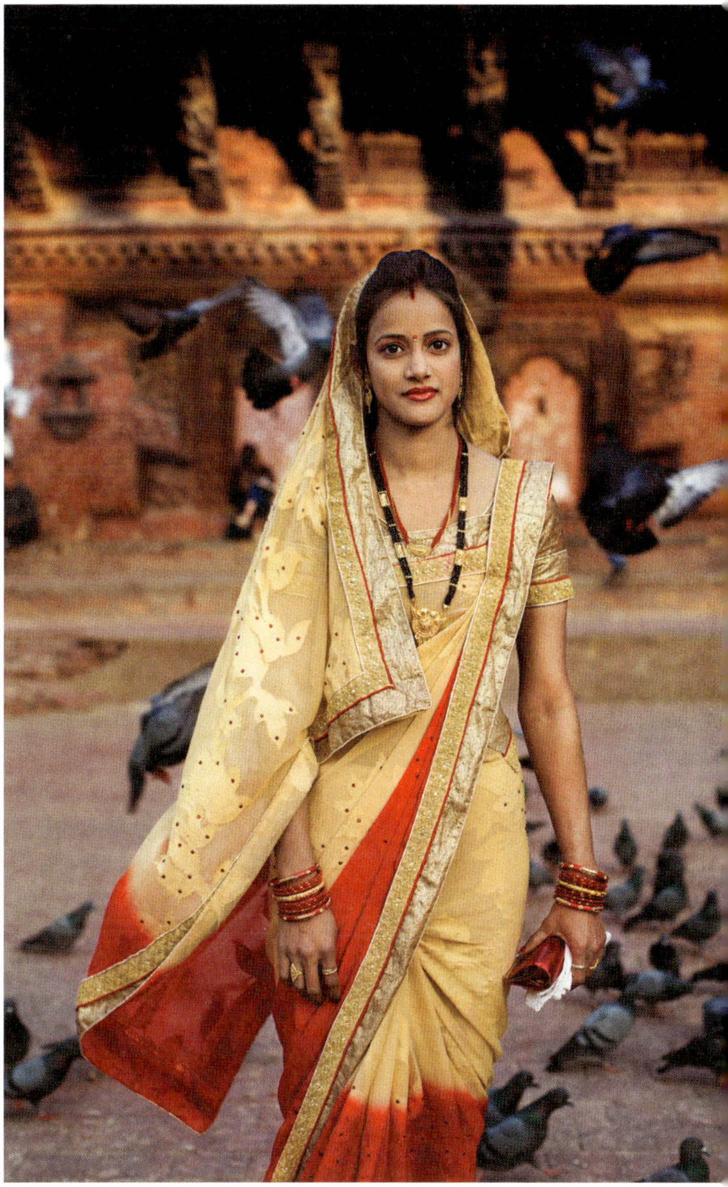

KATHMANDU, NEPAL

In diesen prächtigen Sari gekleidet, war Lakshmi auf dem Weg zu ihren Eltern, um Holi, eines der wichtigsten hinduistischen Feste, zu feiern.

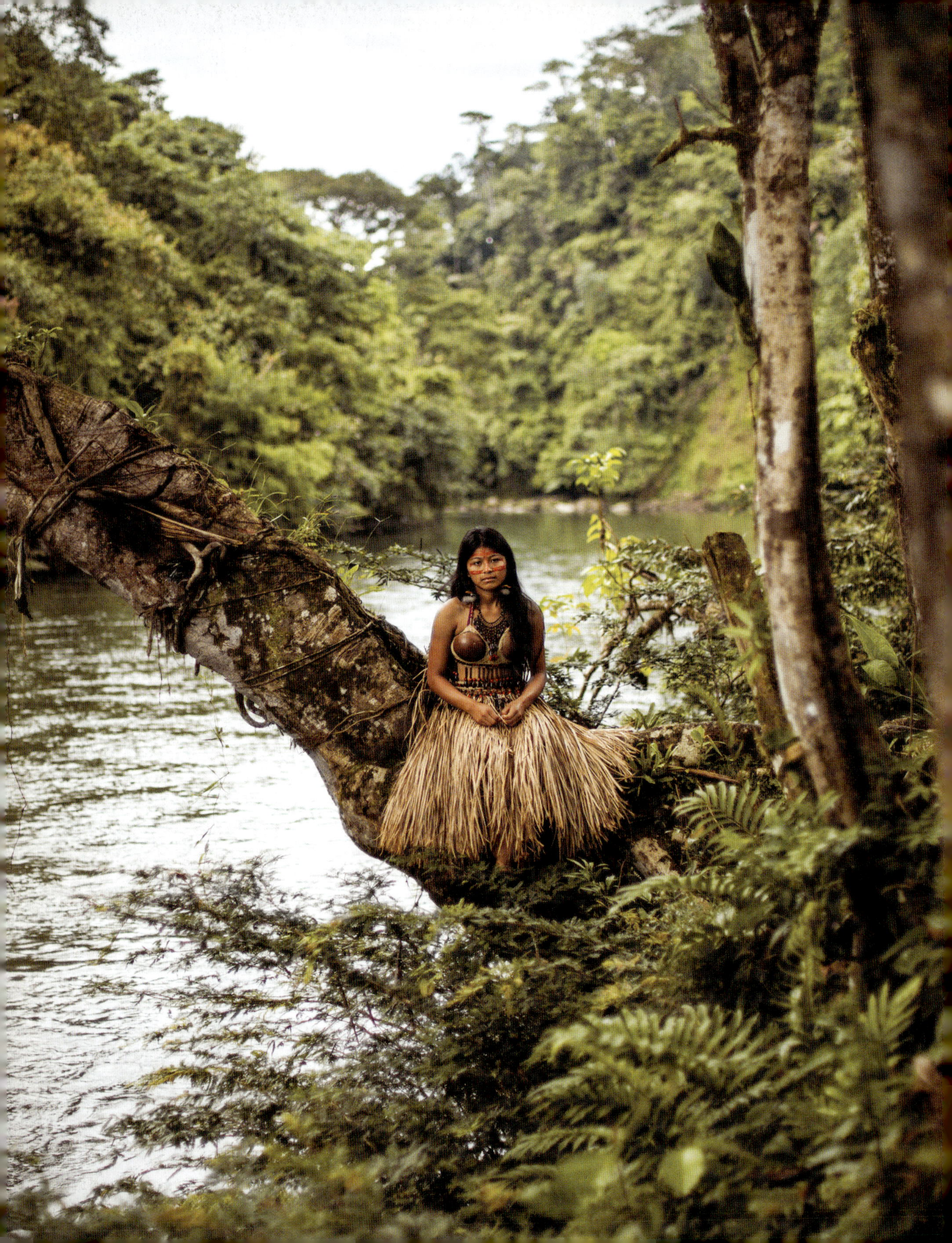

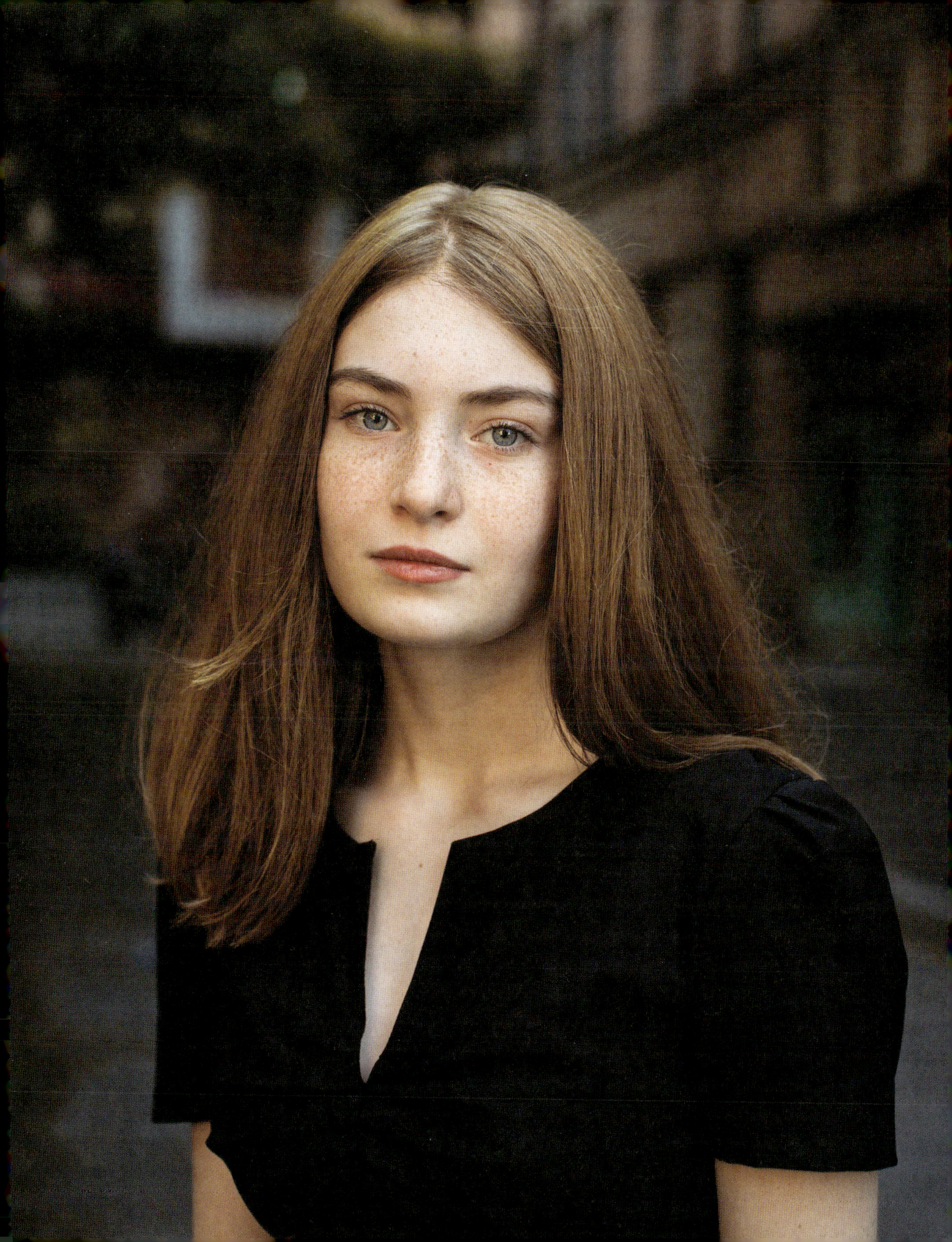

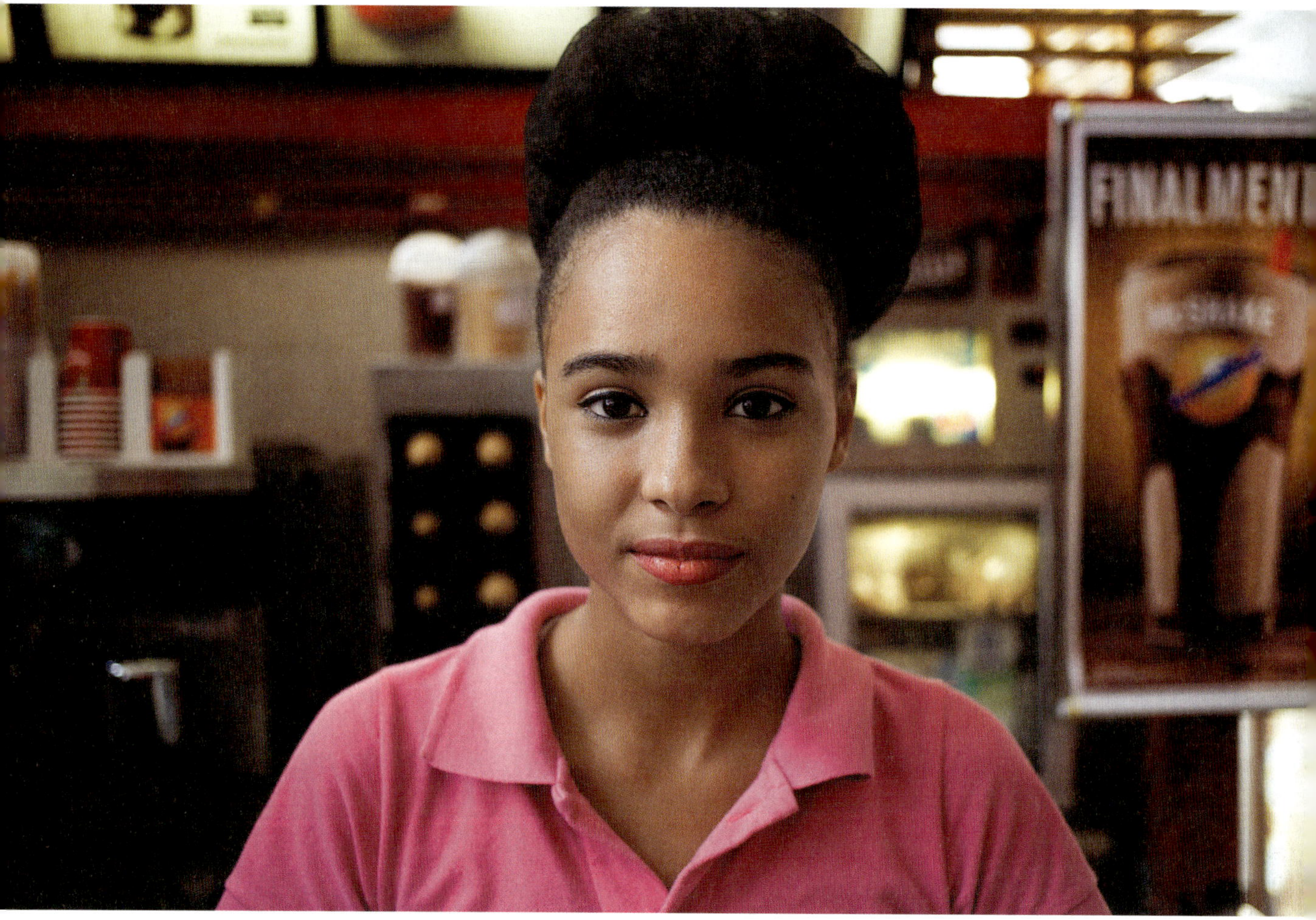

SALVADOR, BRASILIEN

Junge Angestellte in einem Fast-Food-Lokal.

AMAZONAS-REGENWALD, ECUADOR *(vorherige Doppelseite, links)*

Immer mehr Stämme des Amazonas tragen in ihrem Alltag moderne Kleidung. Aber sie behalten ihre traditionelle Kleidung für besondere Ereignisse. Diese junge Frau habe ich in ihrem Hochzeitskleid fotografiert.

REPUBLIK NORDOSSETIEN-ALANIEN, RUSSLAND *(vorherige Doppelseite, rechts)*

Ich bin fasziniert vom Kaukasus, dieser Gebirgsregion, wo Europa und Asien sich berühren, mit seiner ethnischen Vielfalt und dem unglaublichen Facettenreichtum der Gesichter. Dort entstand das Foto von Delyara, die Ossetin ist.

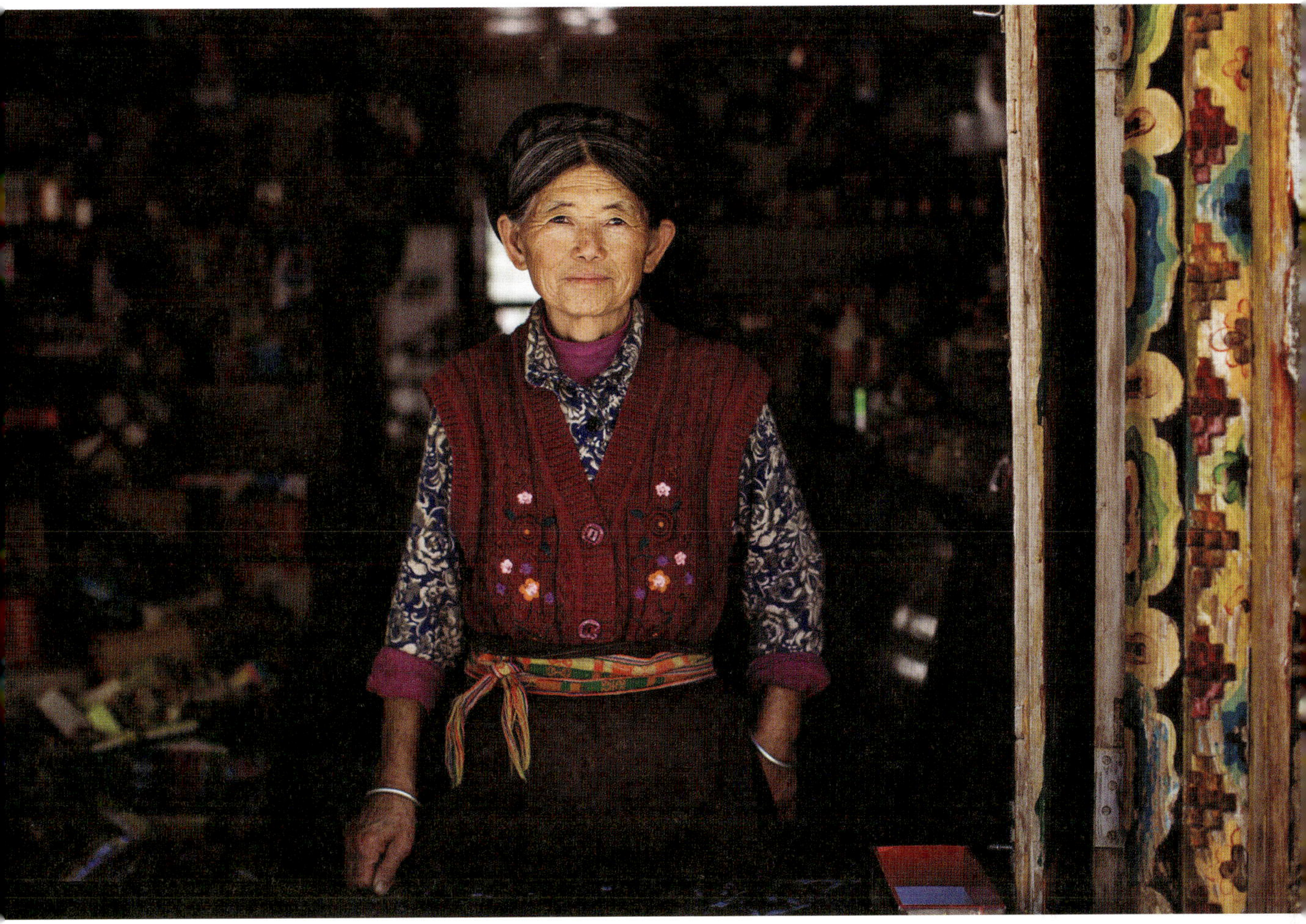

PROVINZ SICHUAN, CHINA

Händlerin in einem kleinen Dorf in Gyarong.

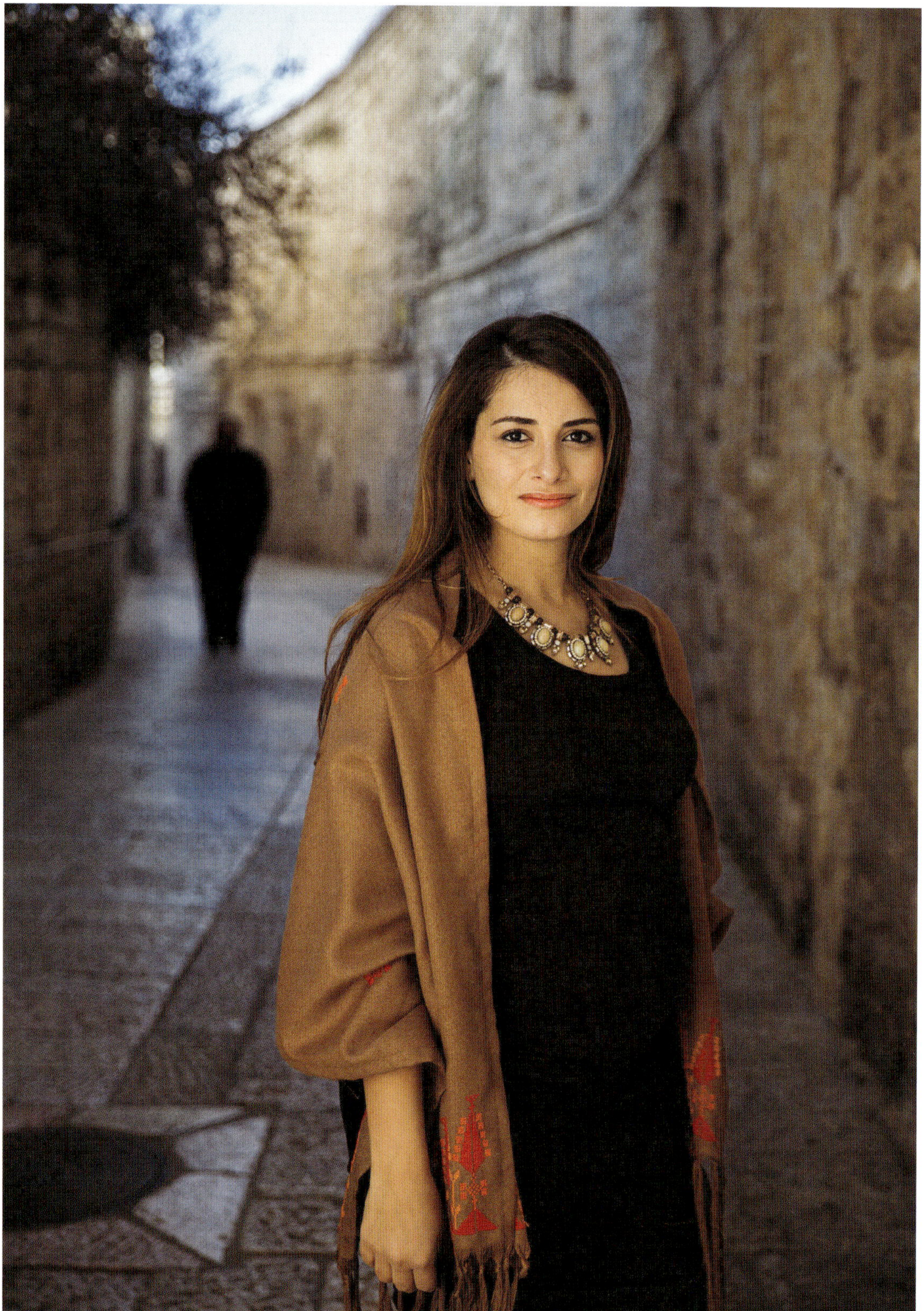

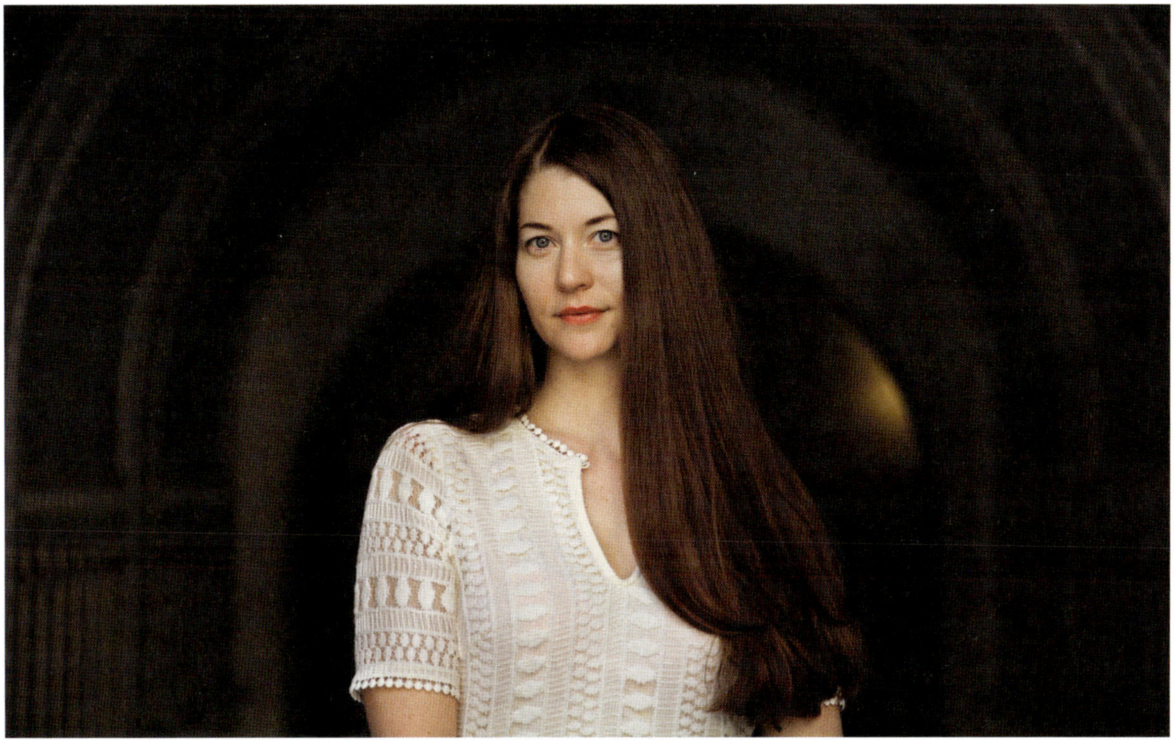

HELSINKI, FINNLAND *(oben)*

Als bei ihrer Mutter Krebs diagnostiziert wurde, begann Katariina das Leben mit anderen Augen zu sehen. Sie hatte zu dieser Zeit viele Jahre in der Parfümindustrie gearbeitet, doch die Krankheit ihrer Mutter machte ihr die gesundheitsschädlichen Wirkungen vieler Kosmetikprodukte bewusst. Katariina wollte daran etwas ändern. Sie holte ein Team von Spezialisten an Bord und entwickelte eine App, die den Barcode eines Kosmetikprodukts scannt, um die Verbraucher über schädliche Nebenwirkungen der Inhaltsstoffe zu informieren.

JERUSALEM, ISRAEL *(linke Seite)*

Nach ihrem Studium in den Vereinigten Staaten und in England kehrte diese Frau in ihre Heimat zurück, um ihr Wissen hier einzubringen. Als ich sie traf, war Raya schwanger mit ihrem zweiten Kind. Aber sie war nicht nur dabei, zum zweiten Mal Mutter zu werden, sie war unterwegs, um palästinensische Frauen zu bestärken.

Raya hat als junge Unternehmerin eine Kosmetikfirma gegründet und die meisten ihrer Angestellten sind palästinensische Frauen aus Randgemeinschaften. Sie arbeitet auch für Palästinas größte Bank und eines ihrer Hauptprojekte ist es, den Anteil der weiblichen Beschäftigten in allen Rängen zu erhöhen.

»So viele Frauen zu unterstützen gibt mir die Leidenschaft, den Enthusiasmus und die Energie, um zwei Jobs nachzugehen, während ich zwei kleine Kinder zu Hause habe.«

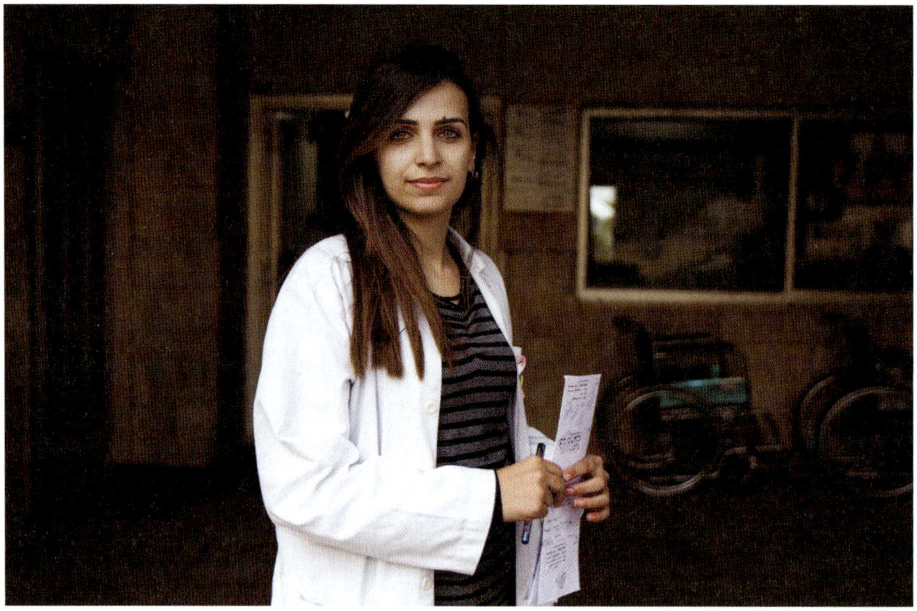

AMMAN, JORDANIEN

Eine Allgemeinmedizinerin.

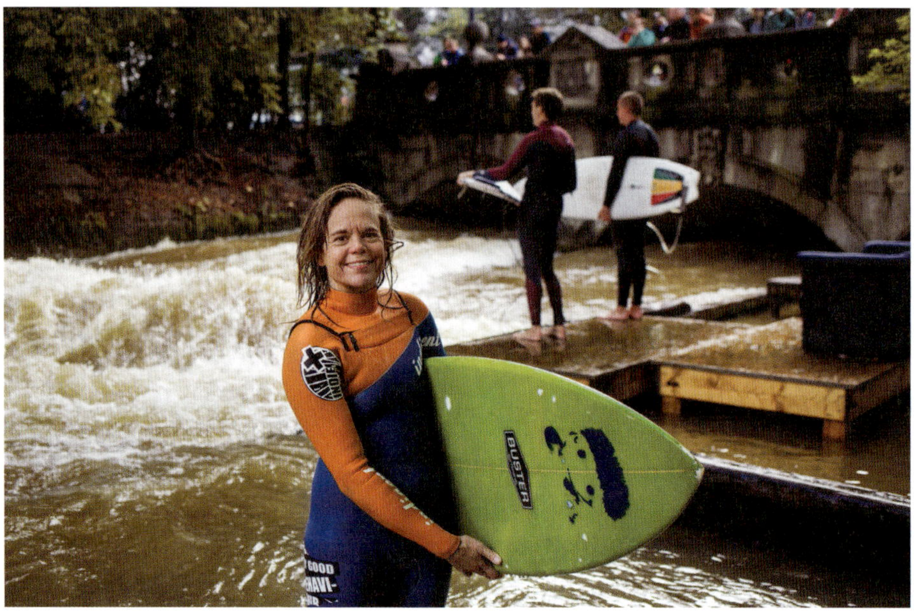

MÜNCHEN, DEUTSCHLAND

Sie surft am Eisbach, wozu es in diesem engen Flüsschen viel Mut bedarf.

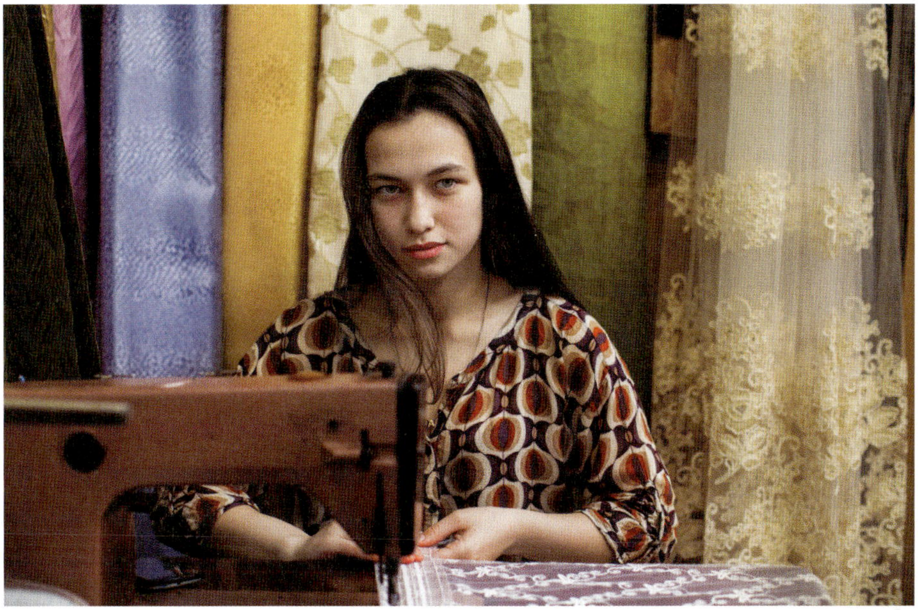

REPUBLIK NORDOSSETIEN-ALANIEN, RUSSLAND

Sie näht Vorhänge.

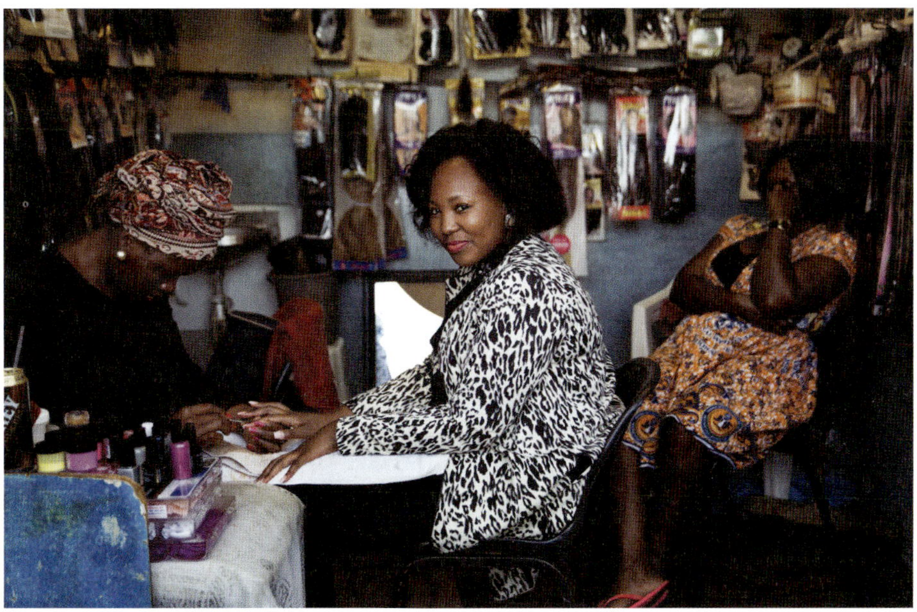

KAPSTADT, SÜDAFRIKA

Im Schönheitssalon.

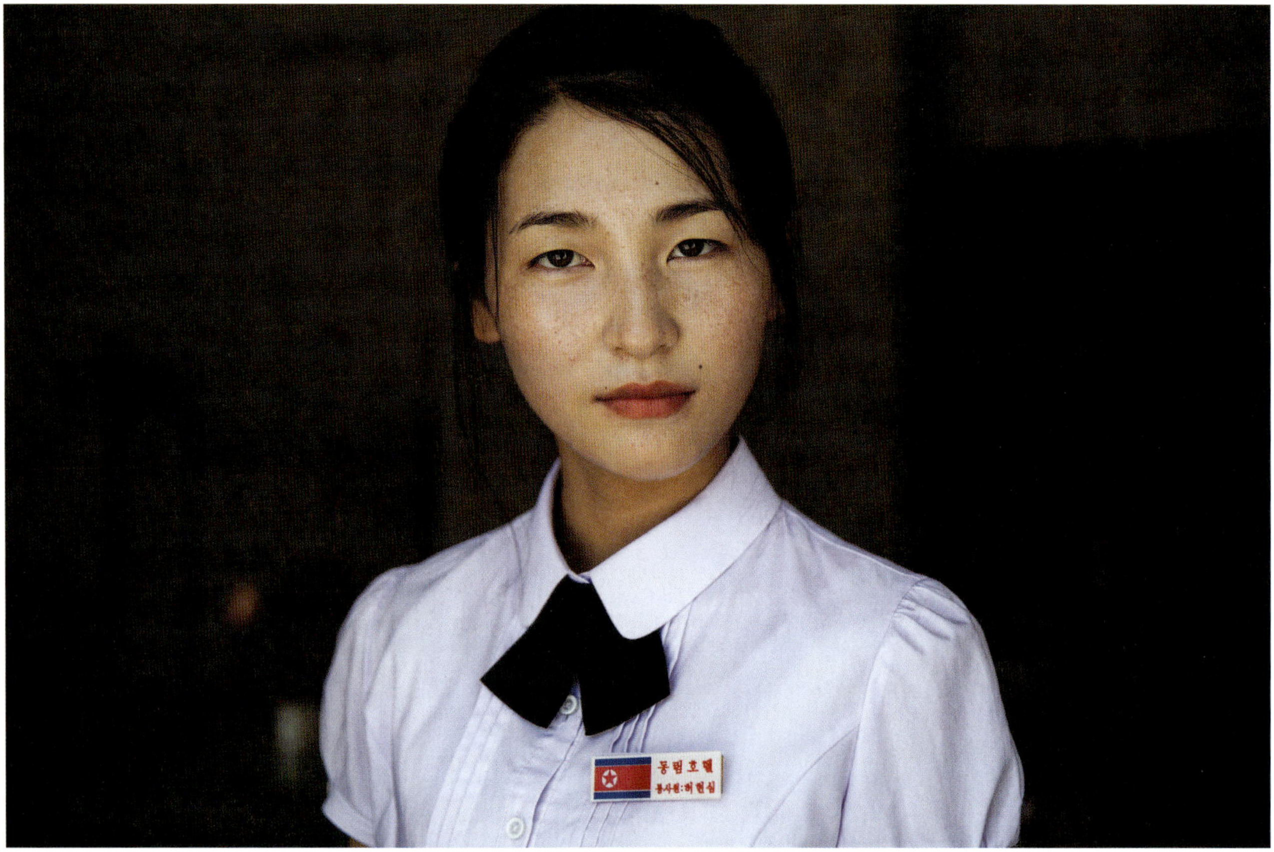

SINUIJU, NORDKOREA

Vor über 70 Jahren hat Nordkorea sich von der Welt abgeschottet. Eine Reise nach Nordkorea ist, als beträte man eine andere Welt. Internet, wie wir es kennen, gibt es dort nicht, nur ein Netz staatlicher Websites. Von daher empfand ich es als Privileg, Fotos von Koreanerinnen machen und mit ihnen ein paar Worte reden zu können. Es war faszinierend zu spüren, dass es trotz unterschiedlicher Kulturen und Mentalitäten etwas gab, das uns als Frauen und Menschen tief miteinander verband. Es gibt in Nordkorea Schönheit und Menschlichkeit, und ich fand sie bei ganz normalen Menschen.

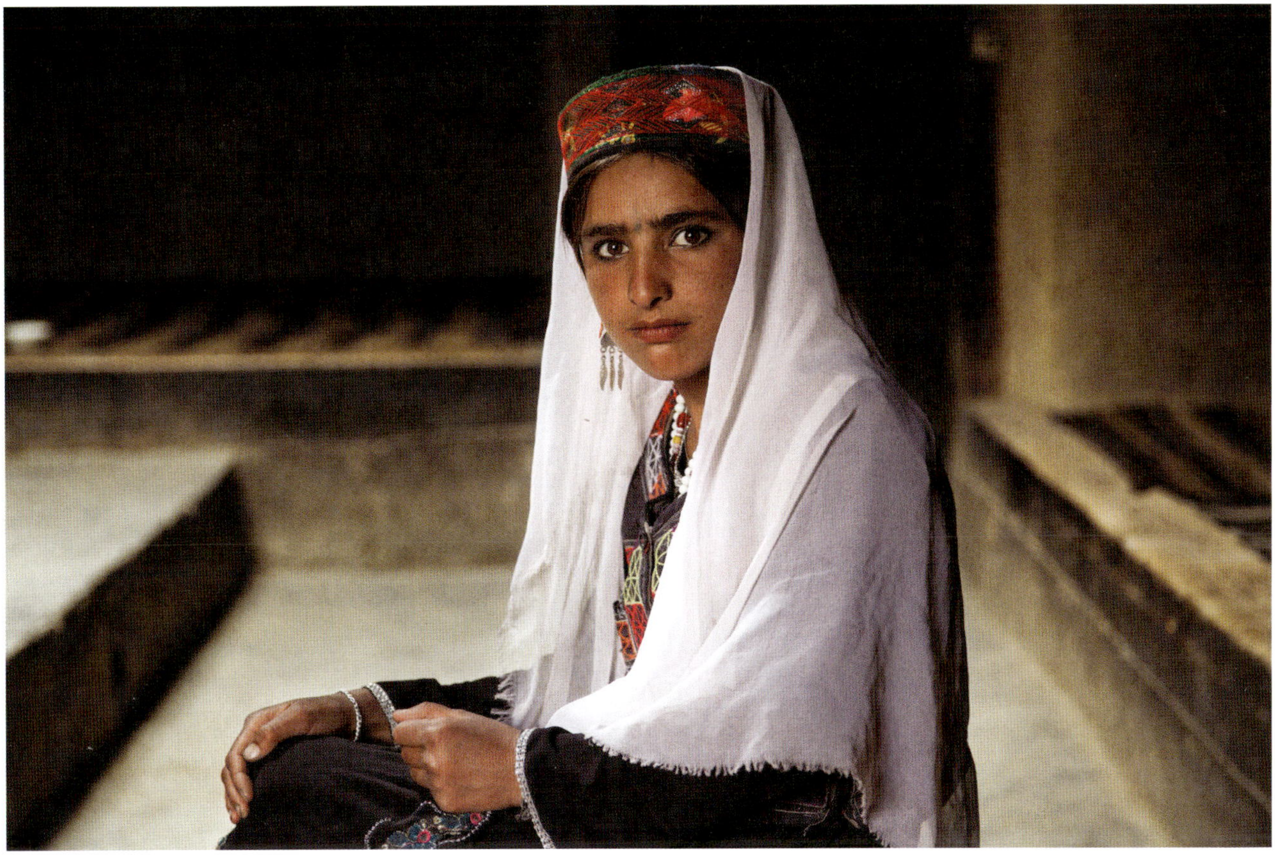

WACHAN-KORRIDOR, AFGHANISTAN

Seit fast 40 Jahren wird Afghanistan vom Krieg erschüttert, eine ganze Generation hat dort noch nie Frieden erlebt. Glücklicherweise blieb dieser Korridor, der von majestätischen Bergen umgeben ist, aufgrund seiner isolierten Lage von kriegerischen Konflikten verschont. Als ich dort war, lieferten sich nur 50 Kilometer entfernt die Taliban und die afghanische Armee heftige Gefechte. Sollten die Taliban jemals in das Dorf dieser Frau vordringen, würden sie wahrscheinlich alle Bewohner wegen ihres Glaubens ermorden. Was mich in diesem Teil der Welt am meisten beeindruckt hat, war der durchdringend klare Blick dieser Menschen, aus dem ihre inneren Kämpfe sprechen.

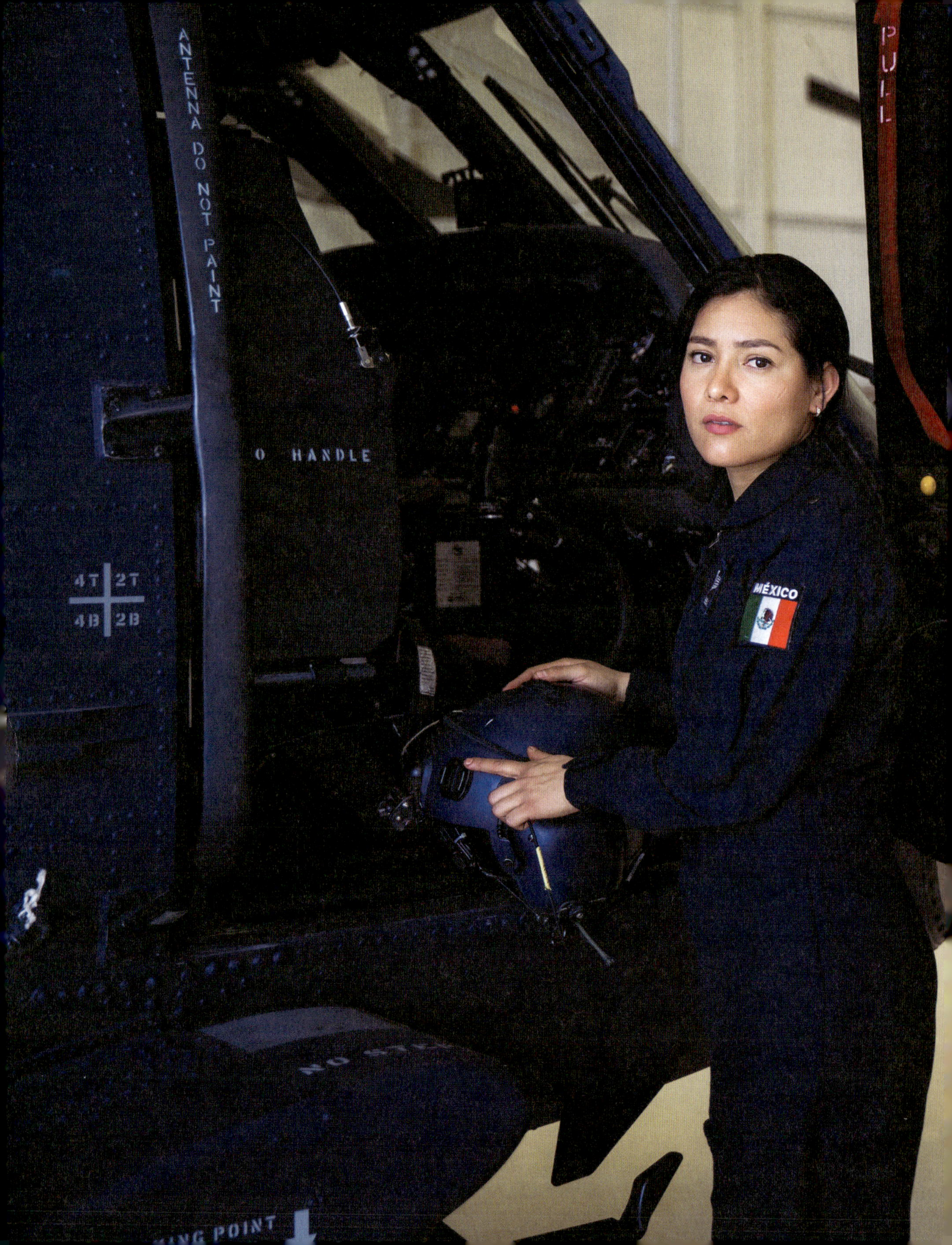
ANTENNA DO NOT PAINT
HANDLE
4T 2T
4B 2B
MÉXICO

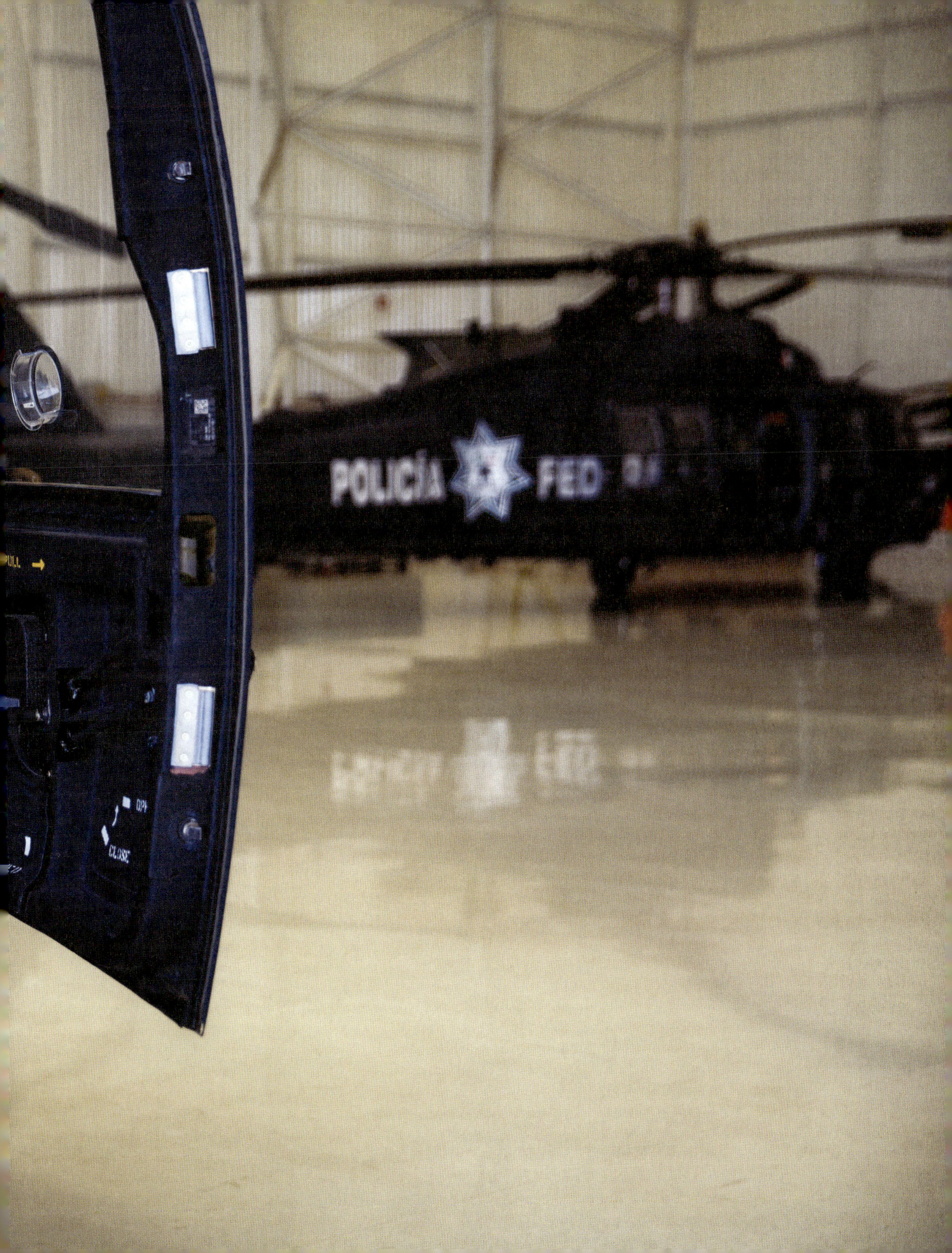
POLICÍA
CLOSE

MEXIKO-STADT, MEXIKO *(vorherige Doppelseite)*

Captain Berenice Torres ist Hubschrauberpilotin bei der mexikanischen Bundespolizei. Die mutige Frau und Mutter gehört einer Einheit zur Bekämpfung von Drogenkriminalität an und fliegt zudem Rettungseinsätze bei Naturkatastrophen. Wenn sie über ihre Arbeit spricht, beginnen ihre Augen zu leuchten.

»Ich habe immer davon geträumt, zu fliegen. Obwohl meine Einsätze nicht ungefährlich sind – ich habe zwei Unfälle überlebt –, liebe ich jede Sekunde, die ich in der Luft bin. Dass ich in Not geratenen Menschen helfen und so meiner Tochter ein Vorbild sein kann, motiviert mich jeden Tag neu.«

ZÜRICH, SCHWEIZ *(rechte Seite)*

Patricia und Rebecca sind Schwestern. Auf dem Bahnhof stach mir die Farbe ihrer Haare ins Auge. Ich fand sie wunderbar, doch sie erzählten mir, dass sie sie als Kinder nicht gemocht hätten.

»Als wir noch klein waren, haben uns die anderen Kinder oft wegen unserer roten Haare gehänselt. Aber das hat uns einander nähergebracht.«

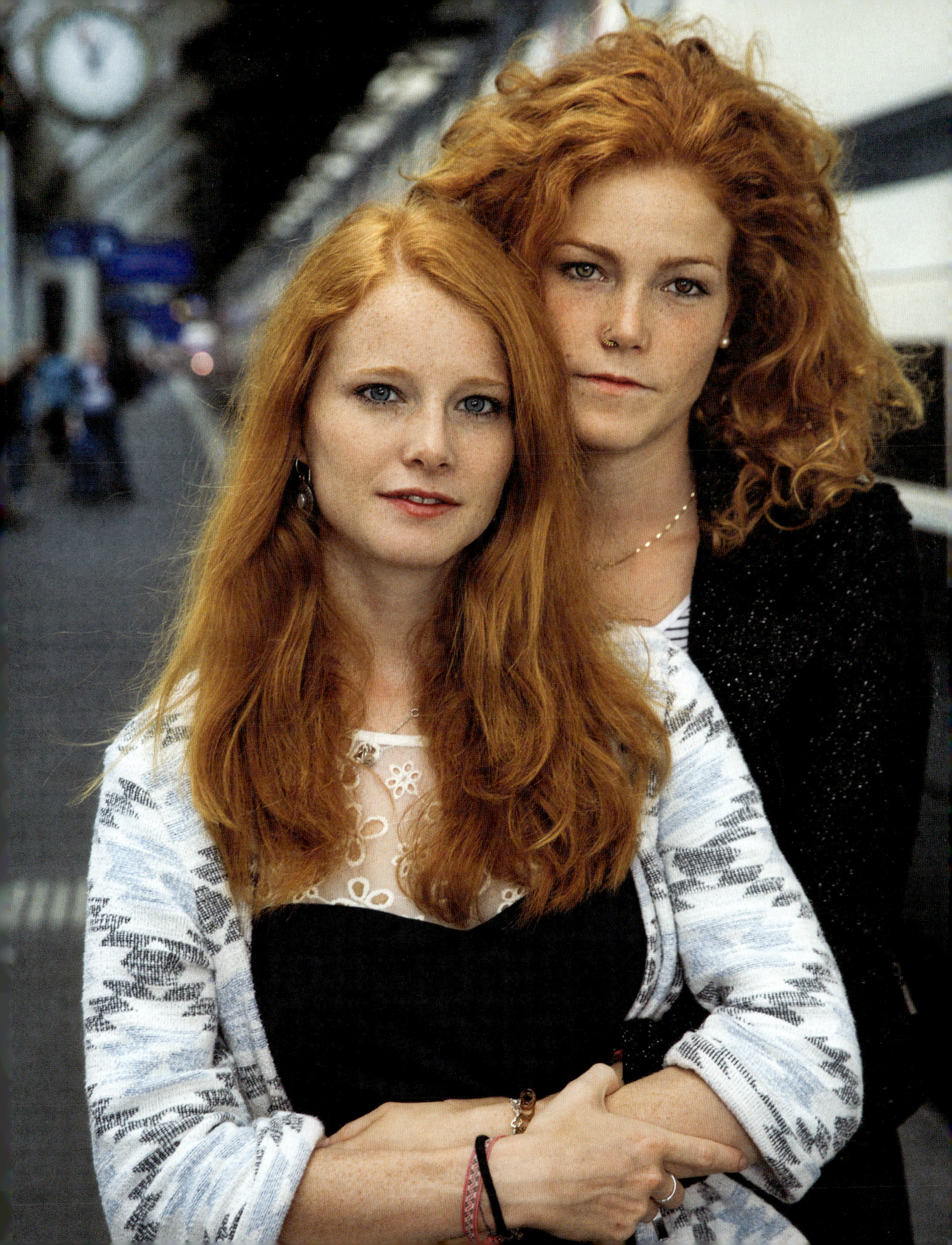

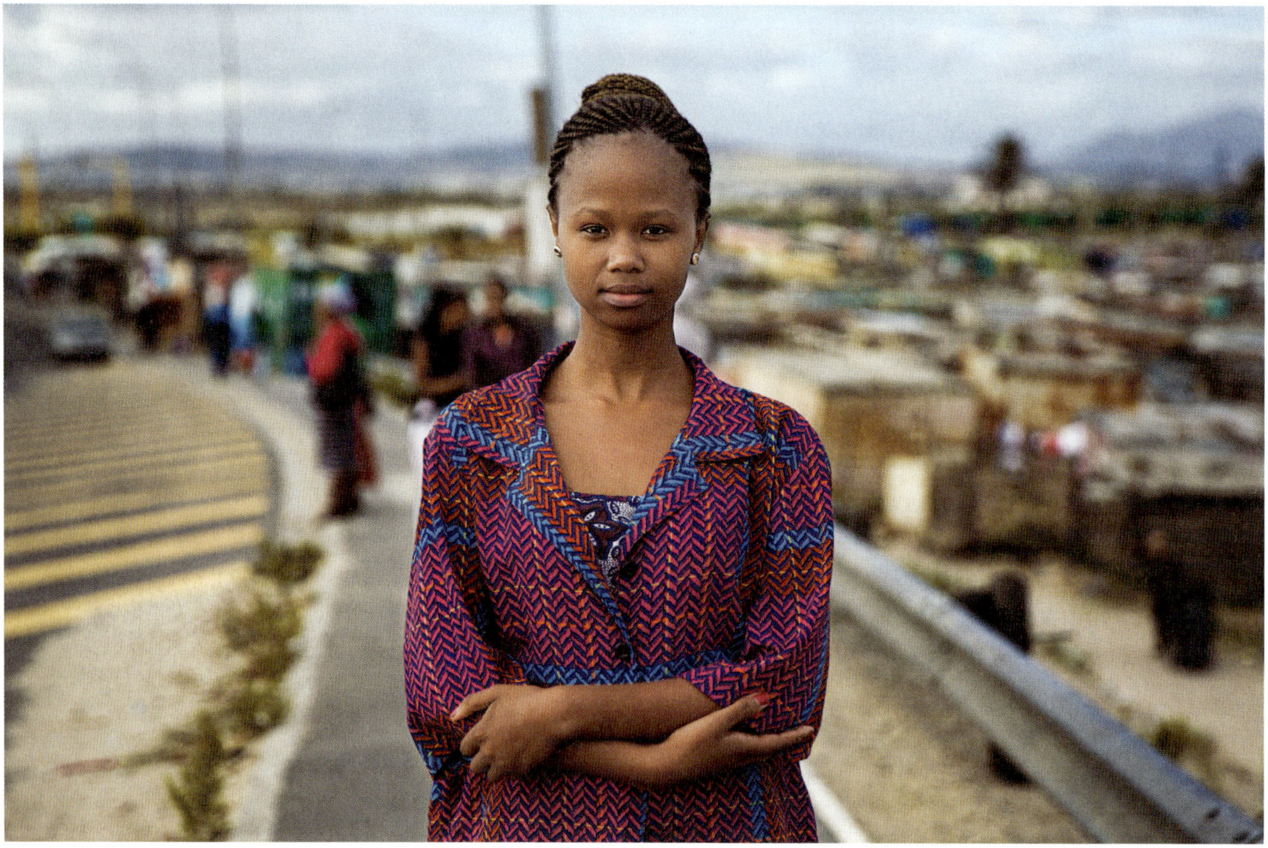

KAPSTADT, SÜDAFRIKA

Yandiswa lebt in Khayelitsha, einem großen Slum. Immer wieder versuchen Männer, nachdem sie getrunken oder Drogen genommen haben, nachts in ihre Hütte einzudringen, erzählt sie. Sie wurde hier von ihrer Mutter, die vor ein paar Jahren gestorben ist, großgezogen. Jetzt lebt sie mit ihrem kleinen Cousin zusammen, der ebenfalls Waise ist. Vor Kurzem wurde Yandiswa zum Studium zugelassen und erhielt einen Wohnheimplatz auf dem Campus. Doch sie kann diesem gefährlichen Ort nicht einfach den Rücken kehren, weil ihr Cousin niemanden hat, der sich um ihn kümmert.

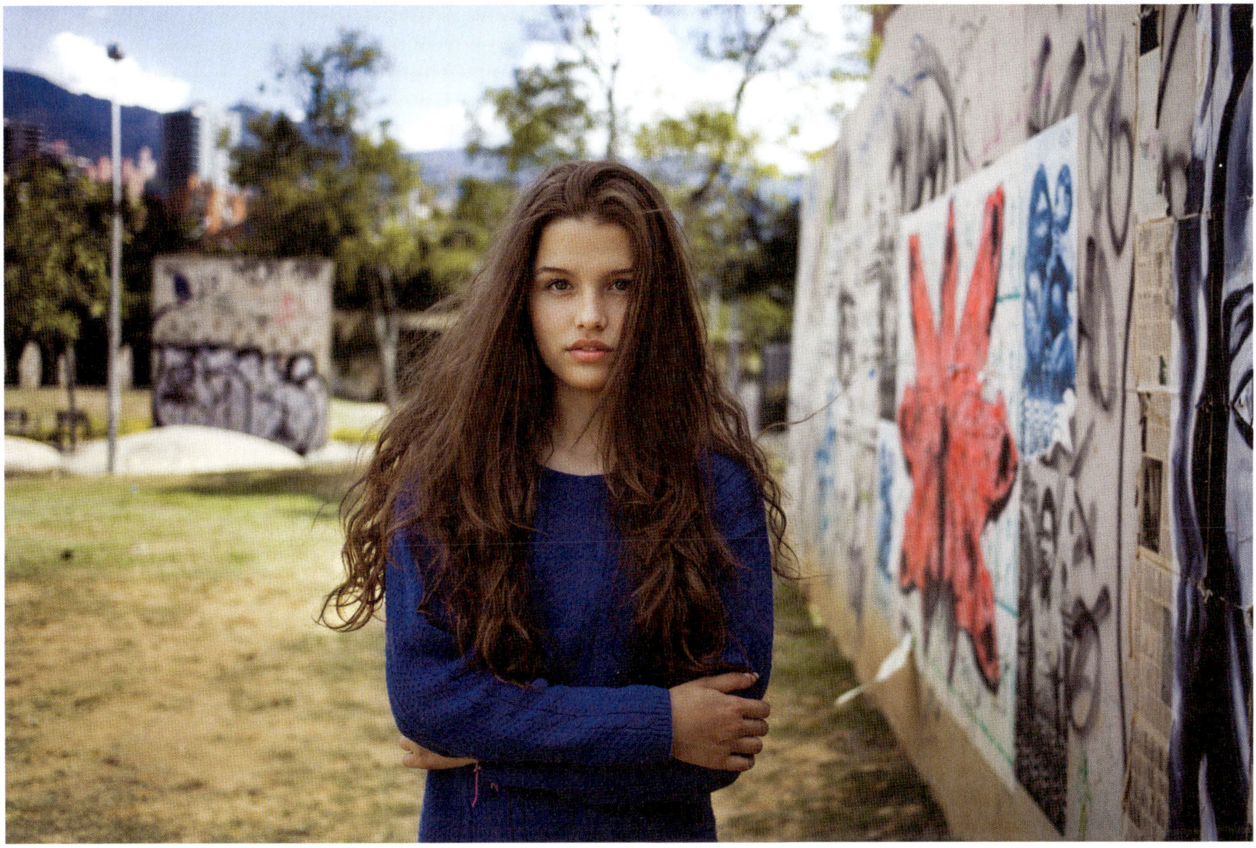

MEDELLÍN, KOLUMBIEN

Medellín ist eine herrliche Stadt, doch außerhalb Kolumbiens ist sie nur für ihre Drogengangs, die Gewalt und den berüchtigten Gangsterboss Pablo Escobar bekannt. Es dauerte eine Weile, bis ich Karen überzeugen konnte, dass ich keine bösen Absichten hegte, und sie sich von mir fotografieren ließ.

»Ich bin immer äußerst misstrauisch, wenn mich Fremde auf der Straße ansprechen. Ich bin in dieser Stadt aufgewachsen und habe ihre schlimmsten Seiten gesehen. Mein Vater wurde von einem aus der Escobar-Gang umgebracht, und ich bin damit groß geworden, immer sehr vorsichtig zu sein.«

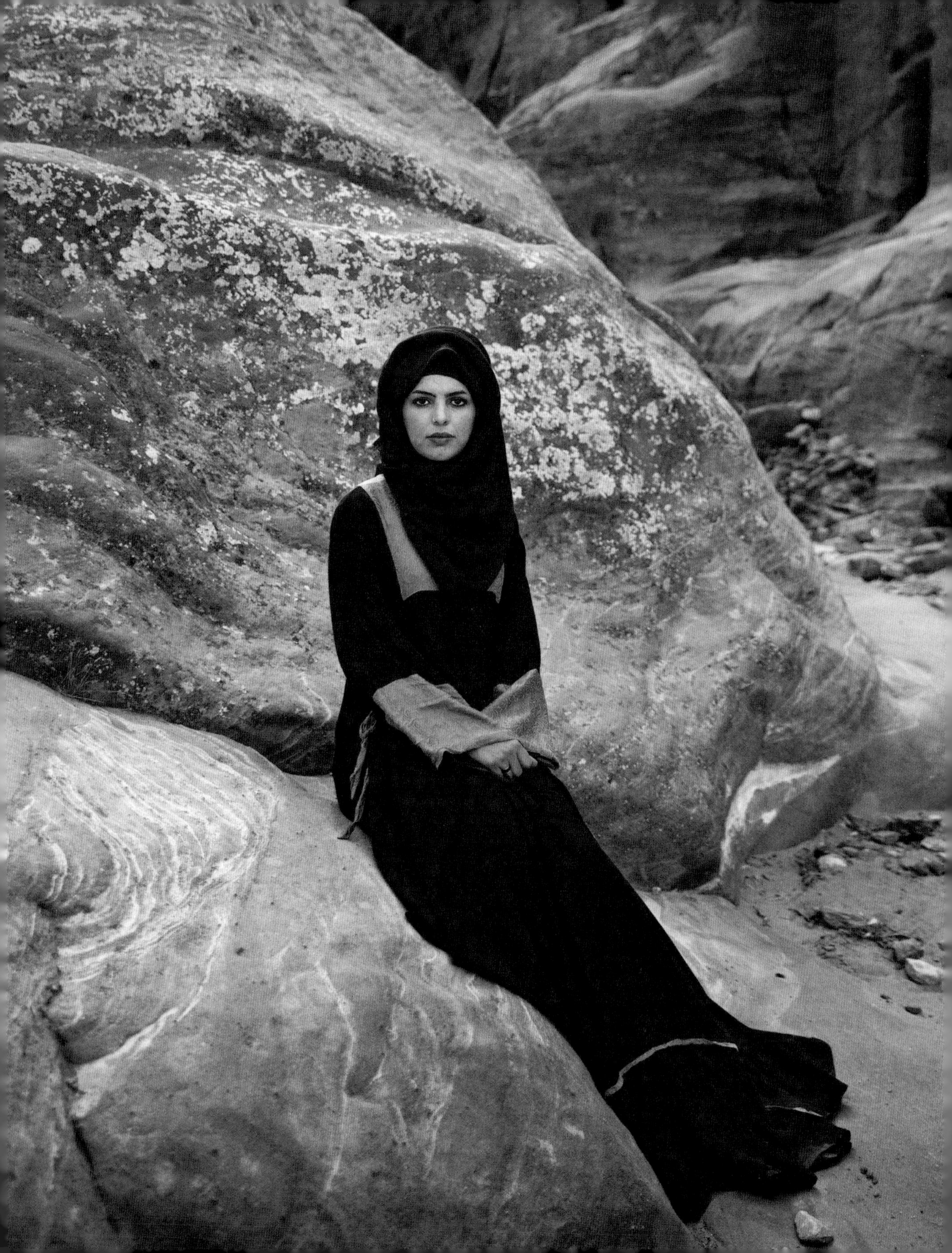

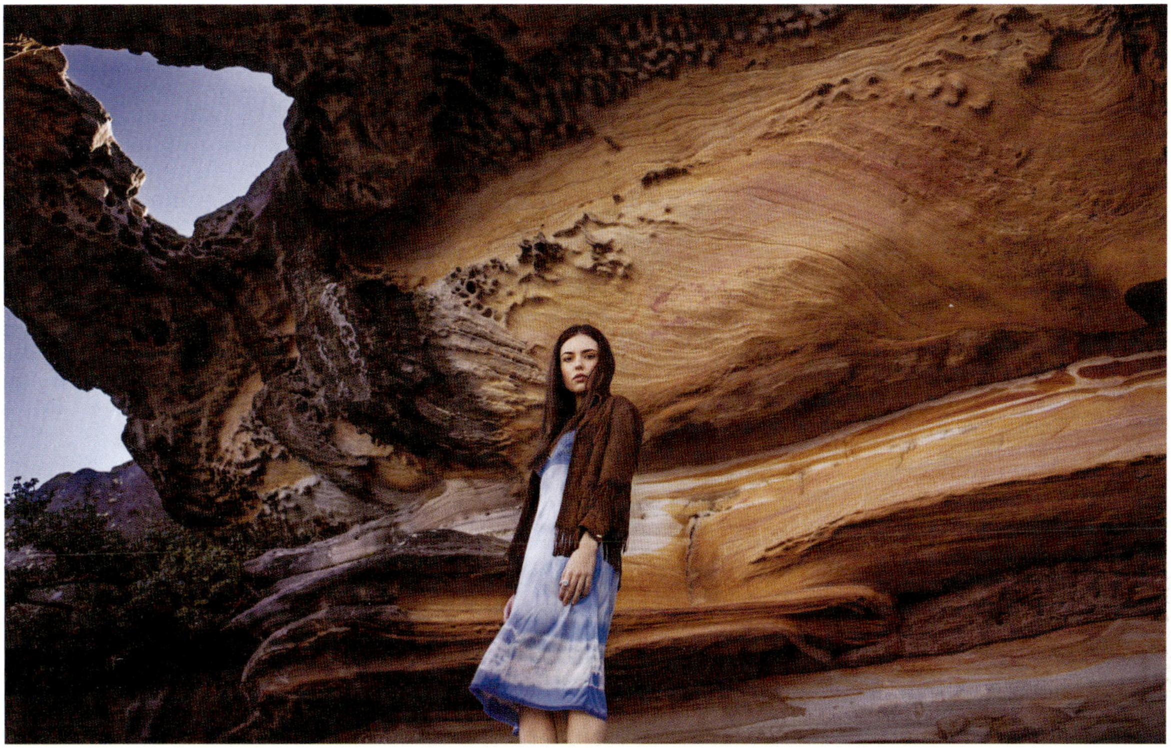

SYDNEY, AUSTRALIEN *(oben)*

Claudia in der schönen Umgebung rund um ihre Stadt.

PETRA, JORDANIEN *(linke Seite)*

Die herrliche Felsenstadt wurde vor über 2300 Jahren in die Felswände geschlagen. Im Lauf ihrer Geschichte wechselten dort vielfach die Kulturen, die letzten Bewohner waren Beduinen. Als Petra Weltkulturerbe wurde, ließen sich viele Beduinen wie diese Frau woanders nieder.

»Meine Eltern und Großeltern haben hier gelebt. Meine Schwester wurde sogar in einer dieser Höhlen geboren.«

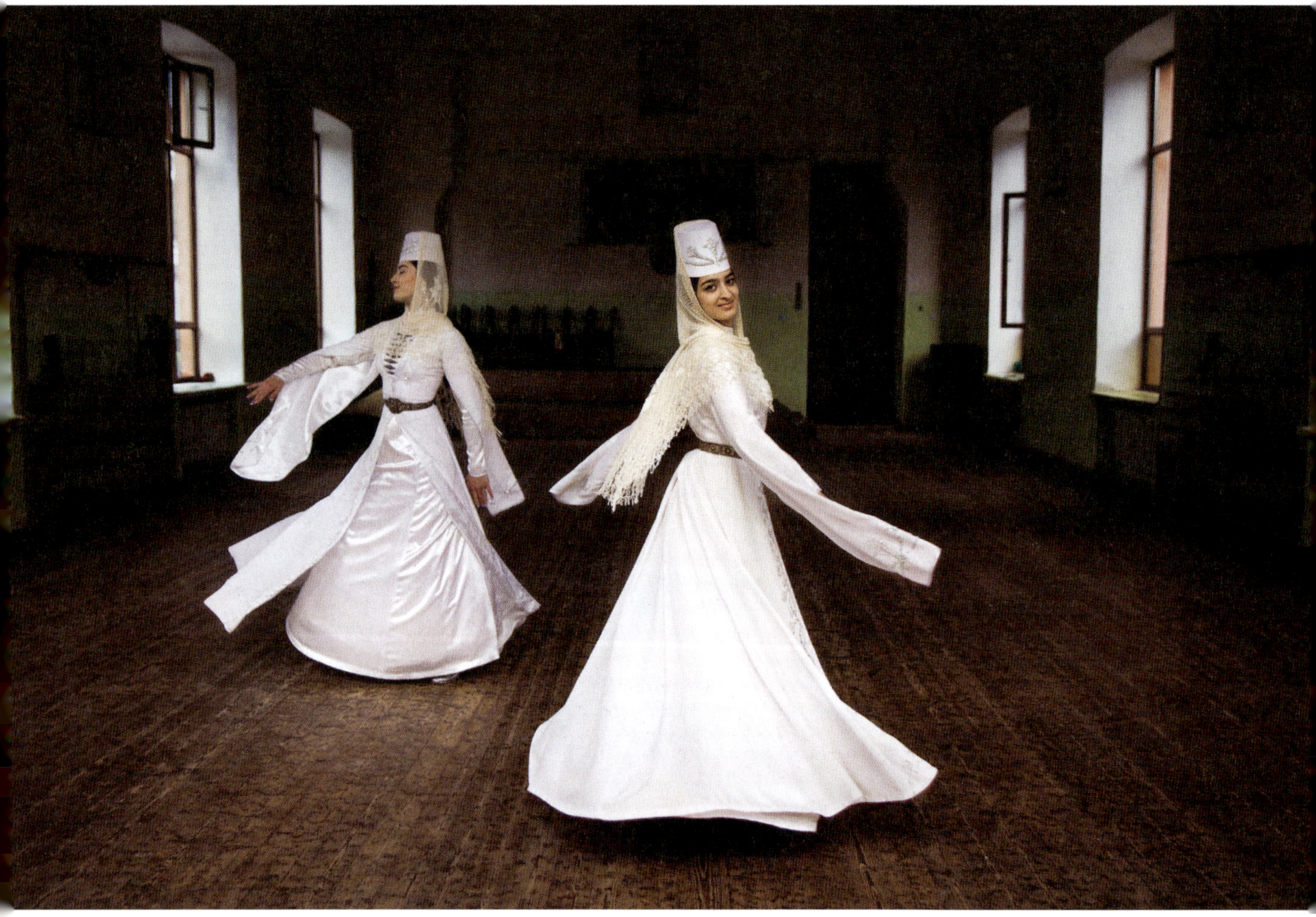

WLADIKAWKAS, RUSSLAND

Der traditionelle ossetische Tanz ist durch weiche, schwingende Kreisbewegungen charakterisiert.

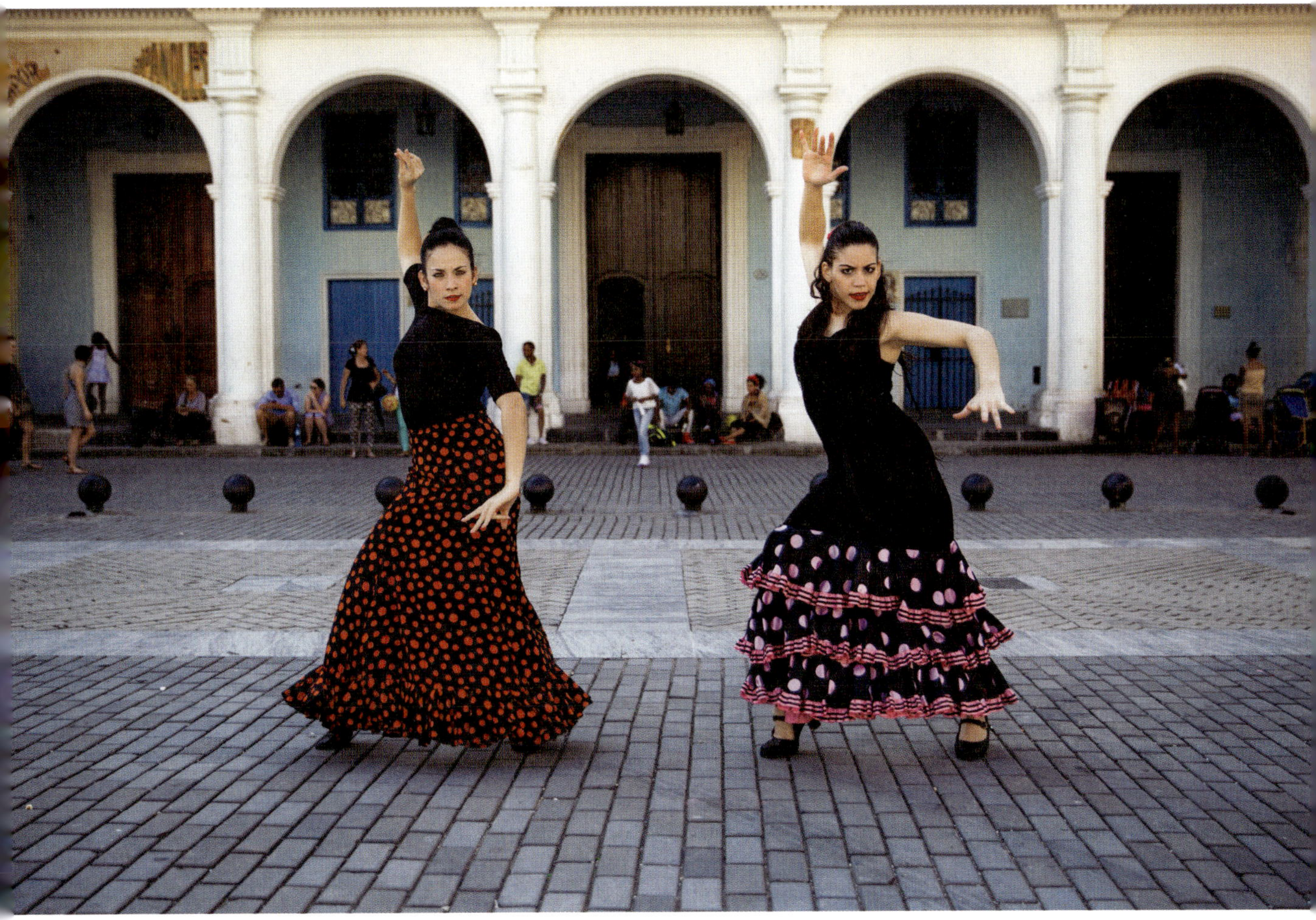

HAVANNA, KUBA

Der Flamenco dagegen zeichnet sich durch expressive Bewegungen und intensive Blicke aus.

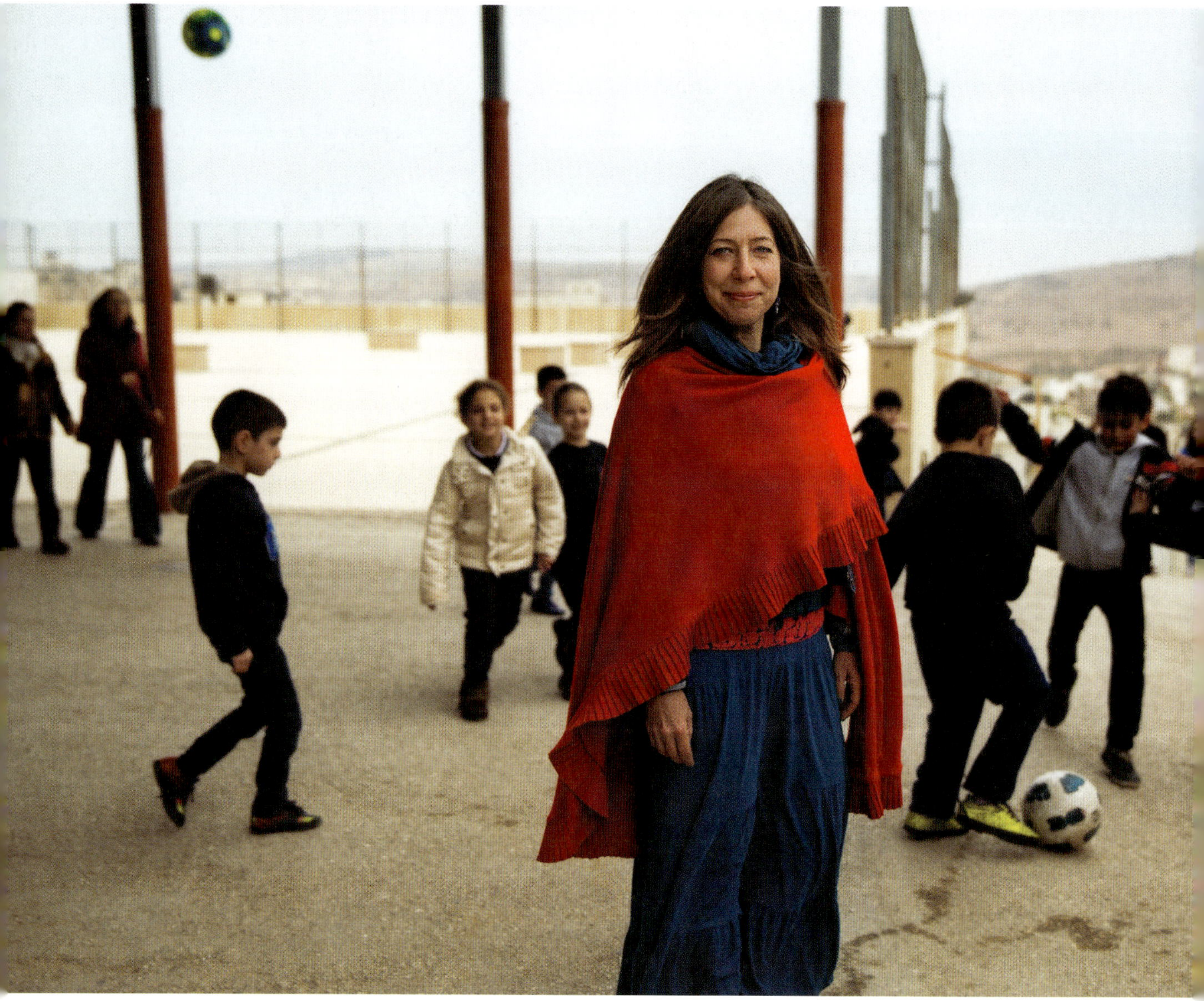

JERUSALEM, ISRAEL

Lisa ist Jüdin und unterrichtet in einer Schule für palästinensische Kinder. Ihr Traum ist es, eines Tages ihre eigene Schule zu gründen, wo Palästinenser und Juden gemeinsam lernen.

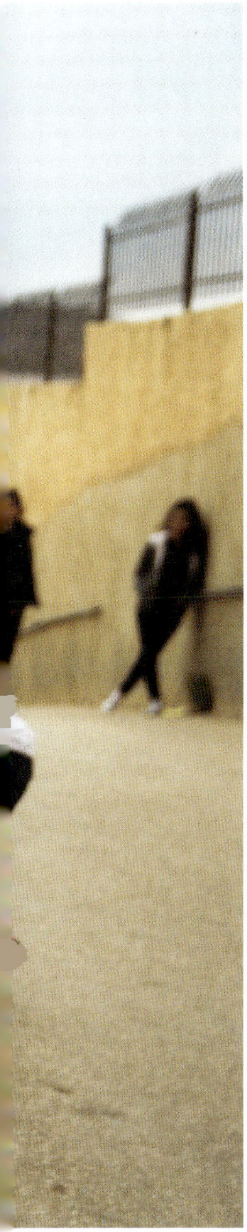

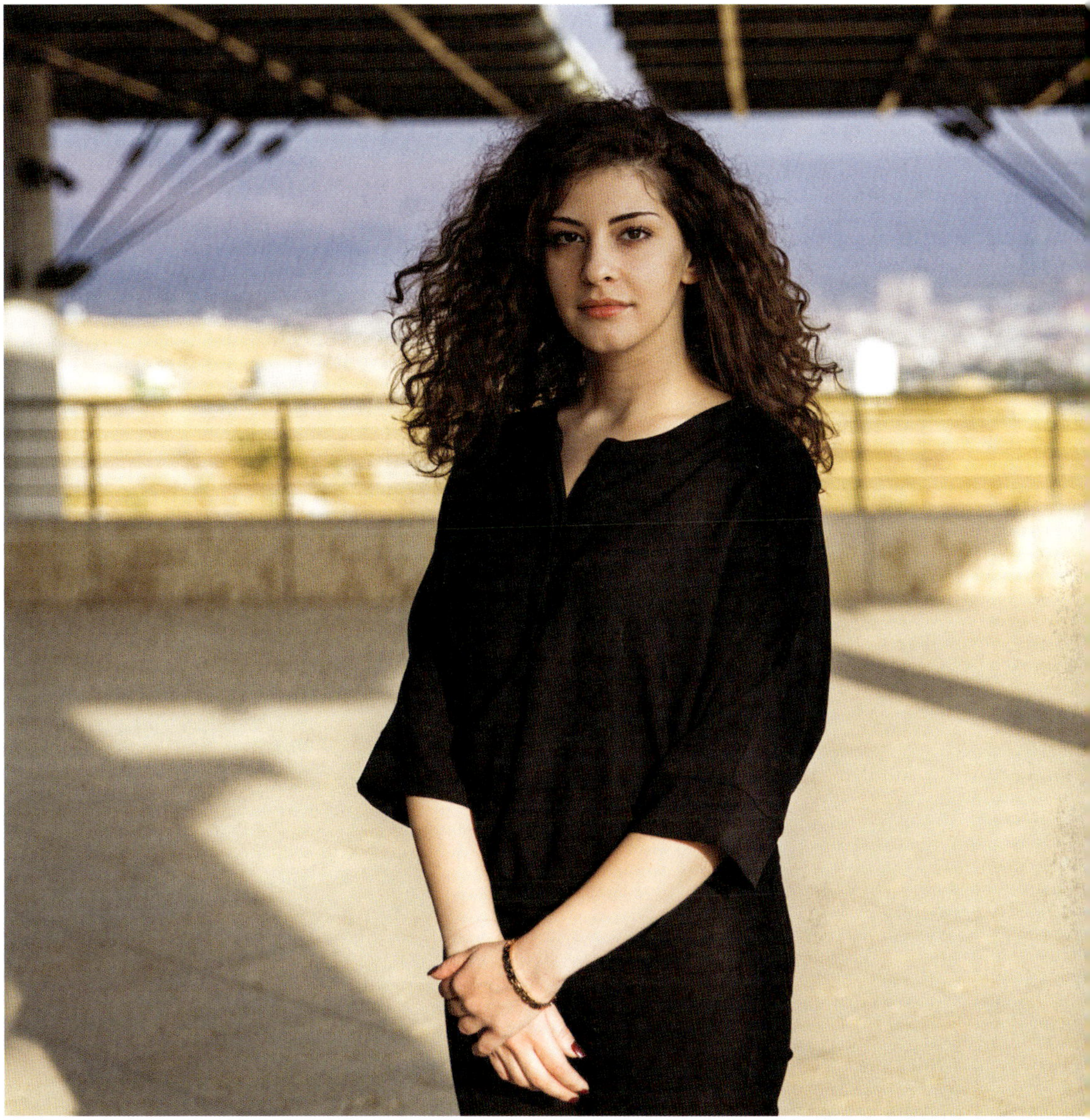

AUTONOME REGION KURDISTAN, IRAK

Goshans Eltern waren zu Zeiten von Saddam Hussein kurdische Freiheitskämpfer. Sie gingen als politische Flüchtlinge nach England, wo Goshan aufwuchs. Nach ihrem Masterabschluss gab sie ihr sicheres und bequemes Leben in England auf, um ins irakische Kurdengebiet zurückzukehren und dort Biologie zu unterrichten.

»Ich bin mit dem Gefühl groß geworden, dass es meine Verantwortung ist, nach diesen langen Jahren des Krieges und der Unruhen meinen Teil zur Entwicklung Kurdistans beizutragen.«

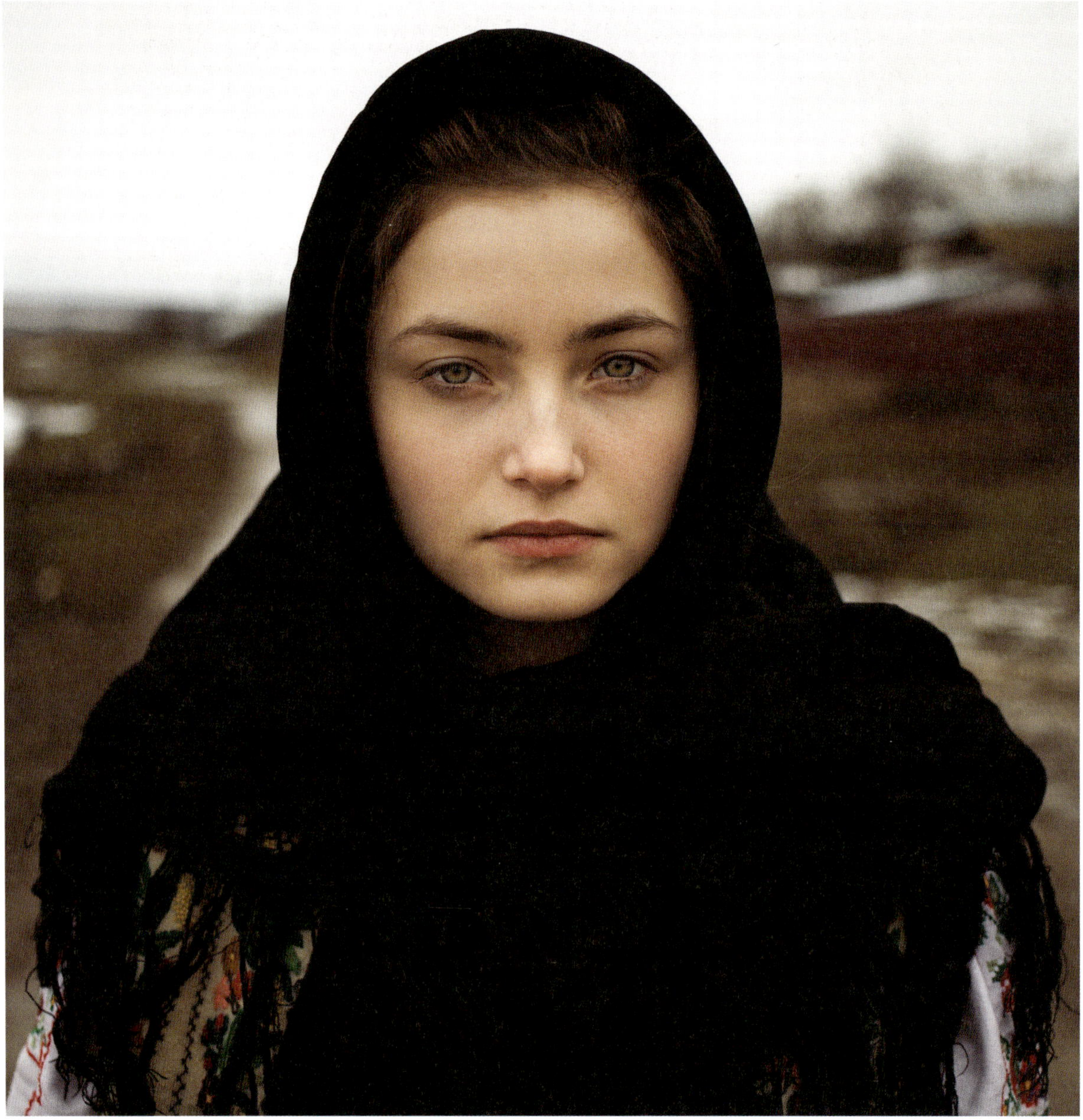

BOTOSANI, RUMÄNIEN

Jedes Jahr vor Weihnachten tragen die Frauen in diesem kleinen Dorf ihre traditionellen Kleider und schließen sich der örtlichen Folklore-Musikgruppe an. Sie gehen durch die umliegenden Orte, um ihre Lieder zu singen. Es ist eiskalt, aber ihre Stimmen geben viel Wärme.

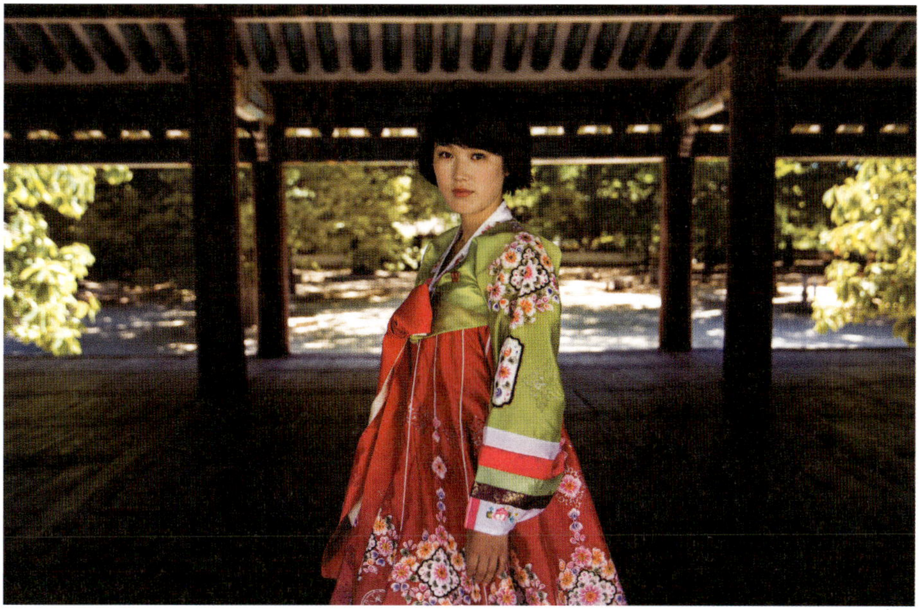

KAESONG, NORDKOREA

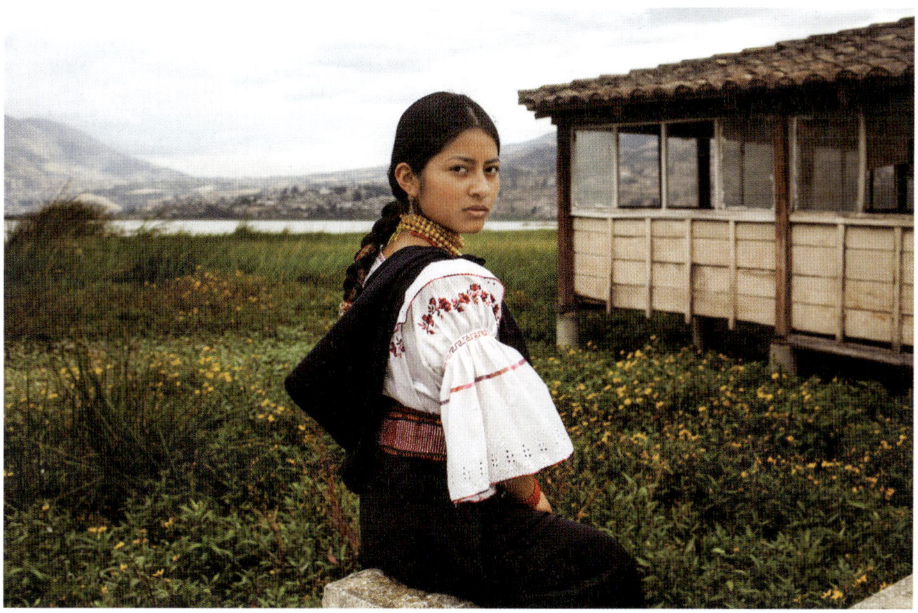

OTAVALO, ECUADOR

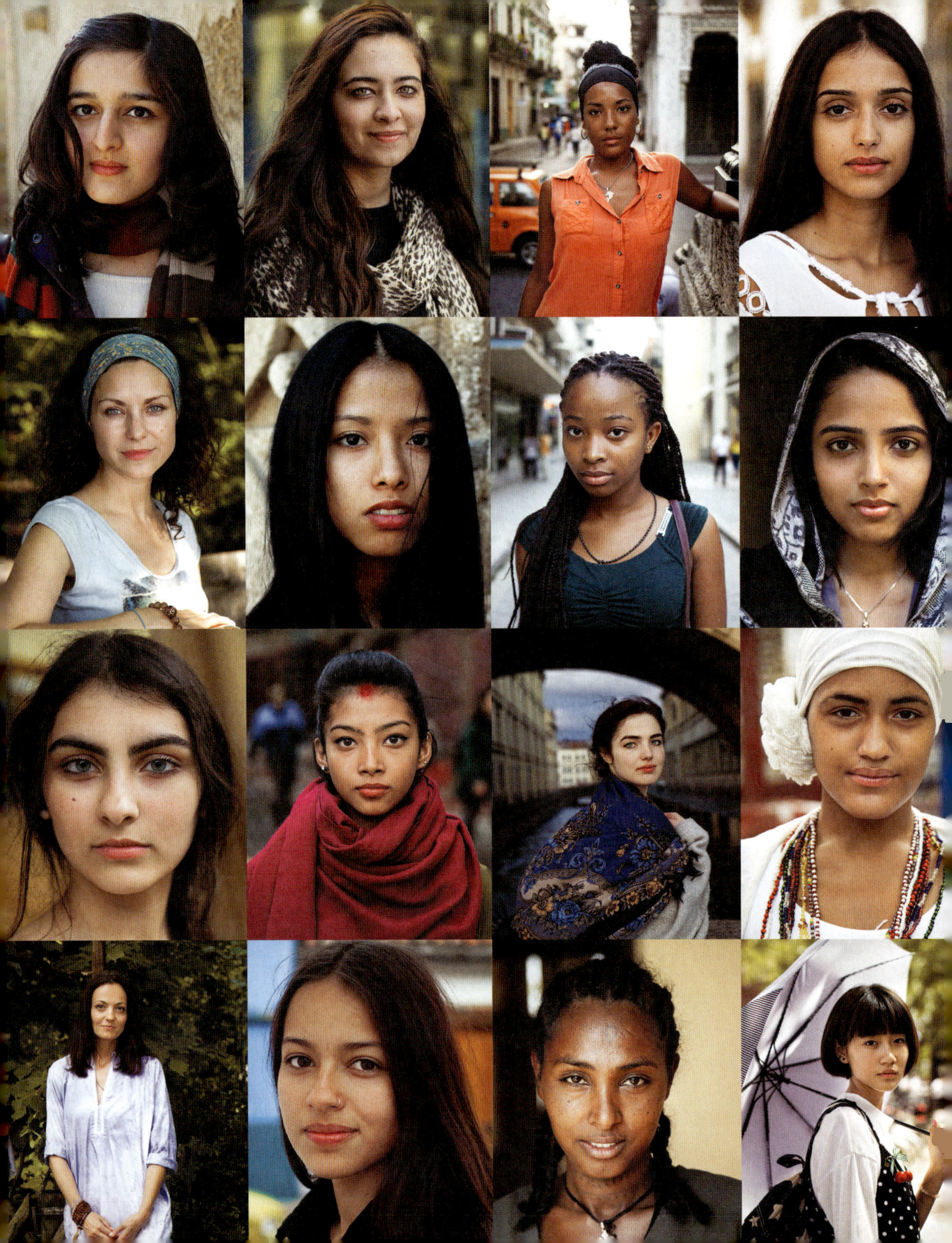

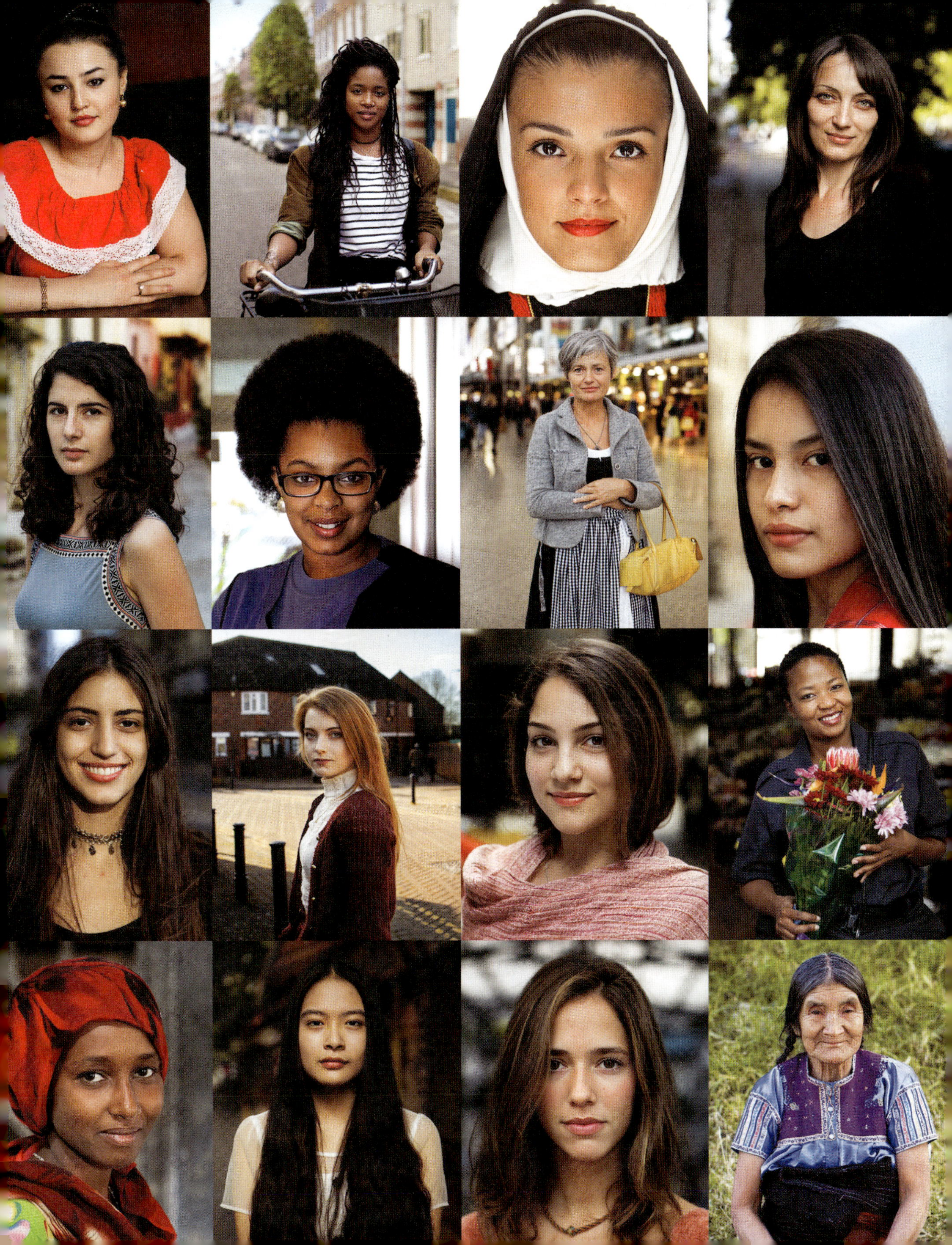

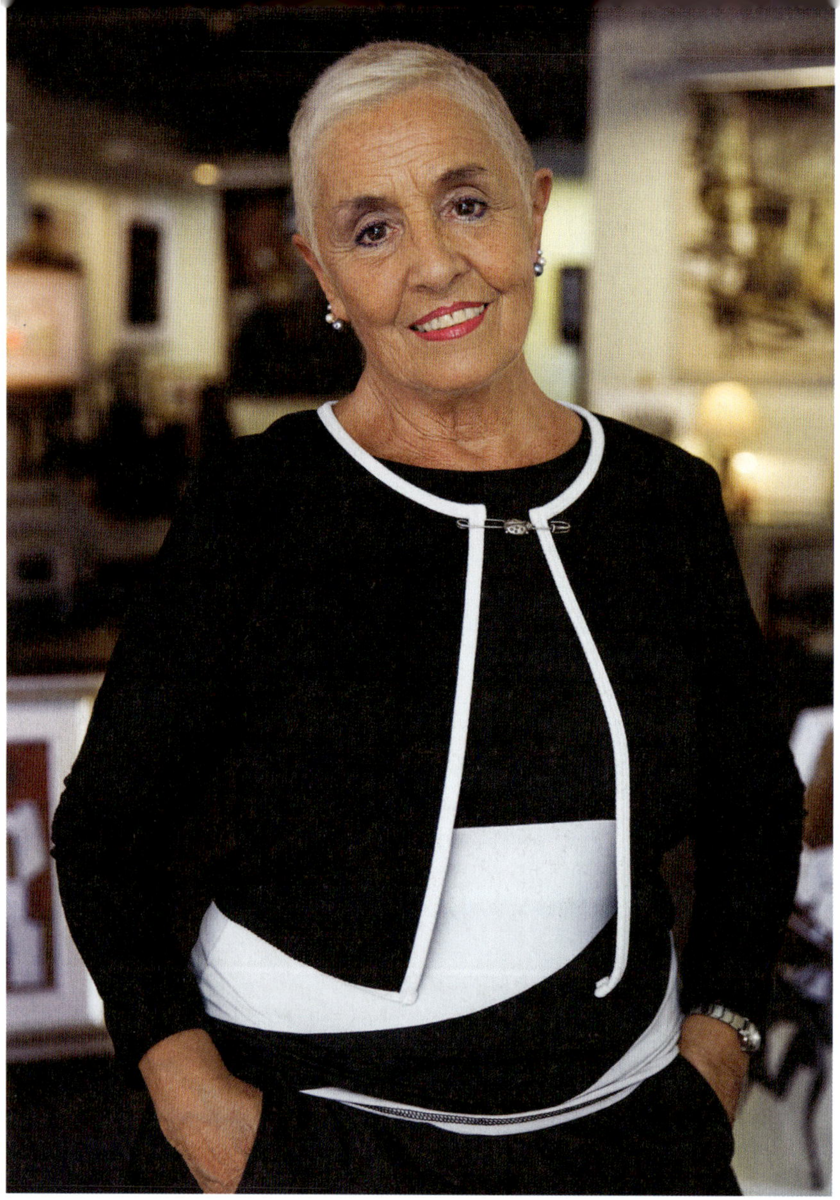

MONTEVIDEO, URUGUAY *(oben)*

Mariana, 73, hat eine Kunstgalerie und einen schwarzen Gürtel in Kampfkunst. Zwei sehr verschiedene Künste, vereint in einem Frauenkörper.

BERLIN, DEUTSCHLAND *(rechte Seite)*

Viele Jahre war Jessica Turniertänzerin. Doch irgendwann wünschte sie sich sowohl in ihrem Leben wie auch auf der Tanzfläche mehr Freiheit von Regeln und formalen Vorgaben. Sie wechselte zur Contact Improvisation, bei der die Tanzpartner in freier Improvisation neue Bewegungen erproben. Dieser neue Tanzstil hat sie vom Zwang zum Perfektionismus befreit.

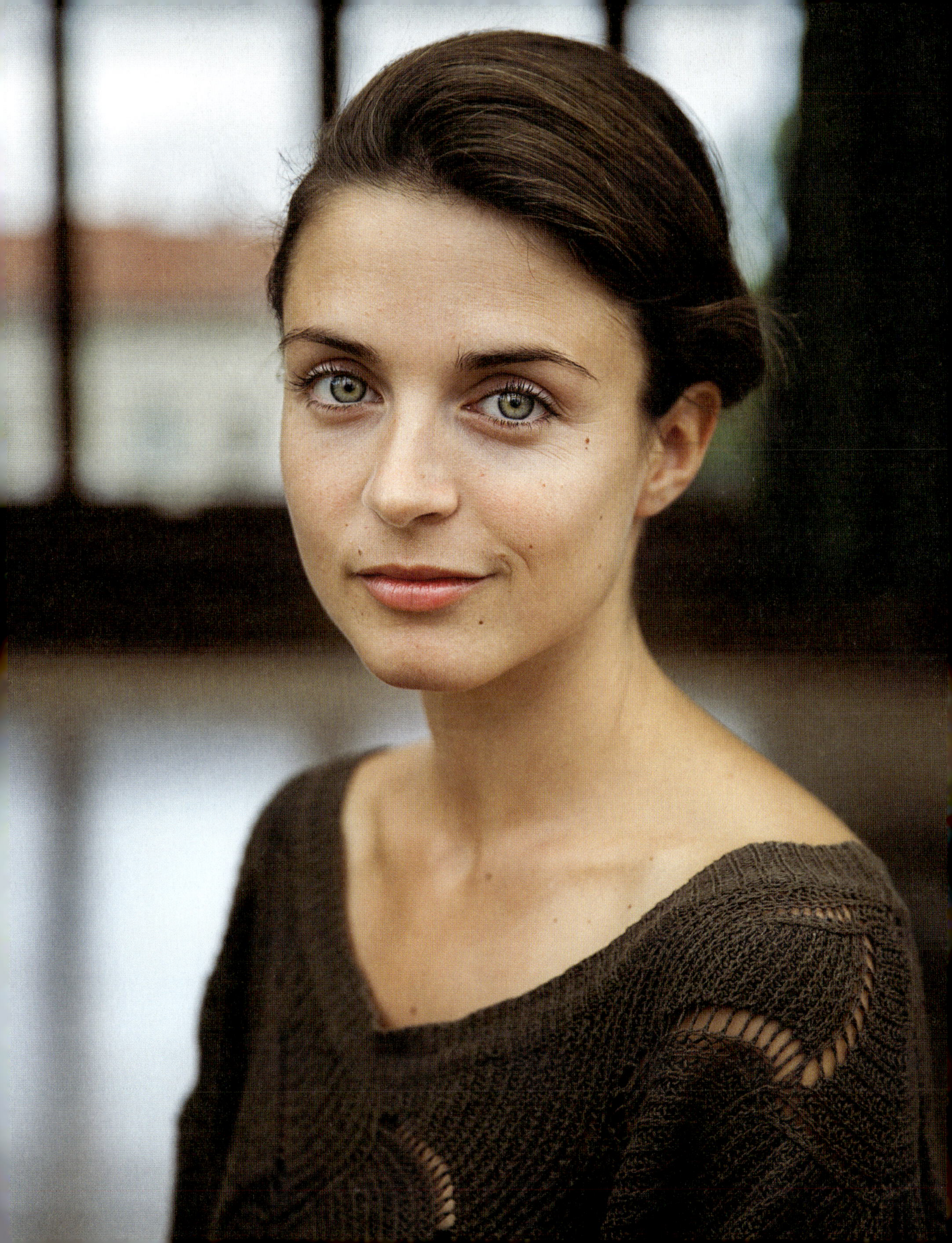

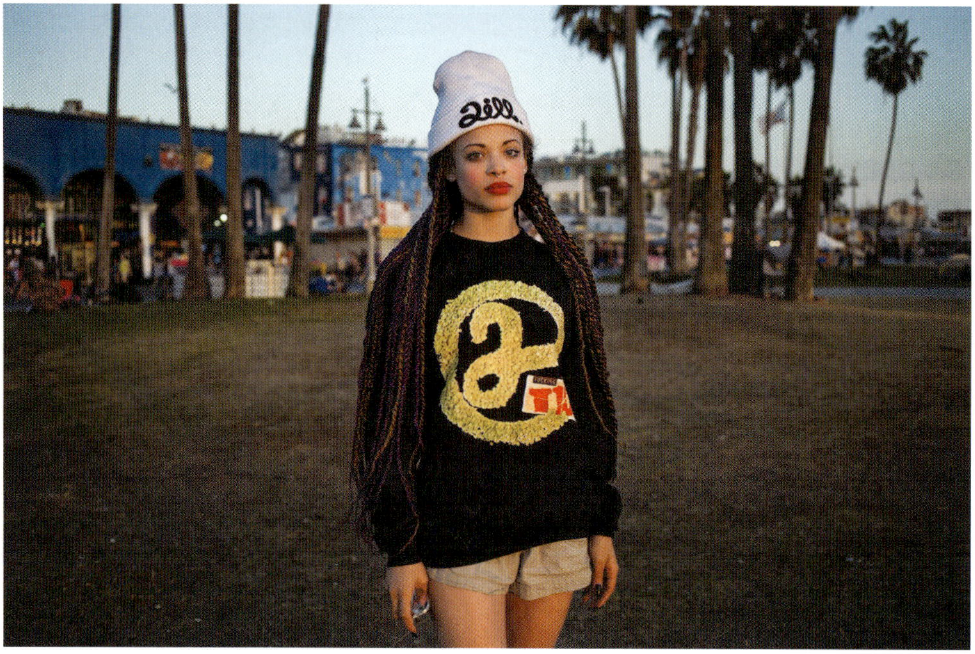

LOS ANGELES, USA

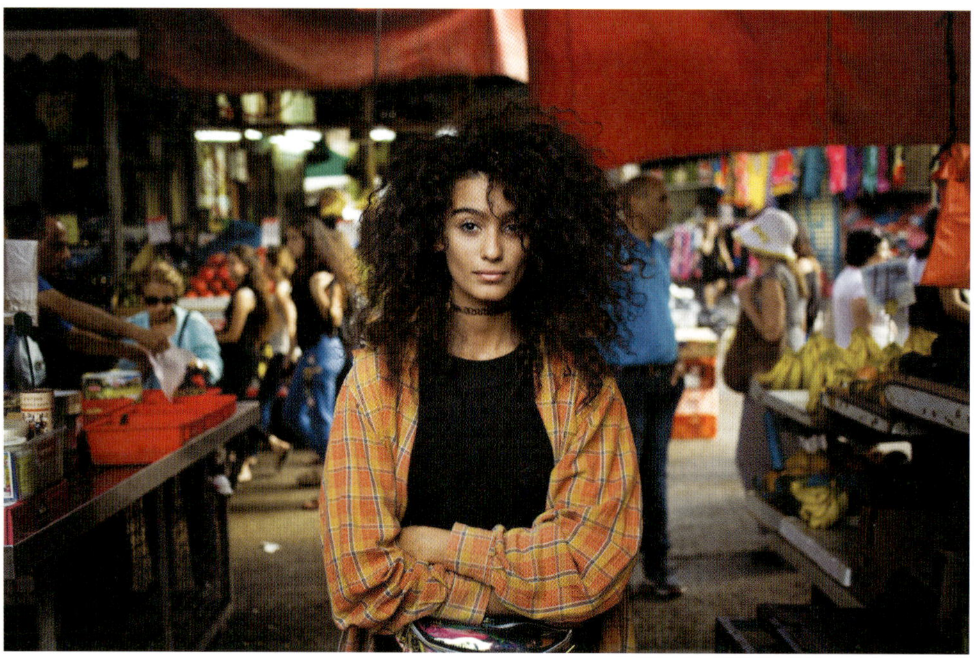

TEL AVIV, ISRAEL

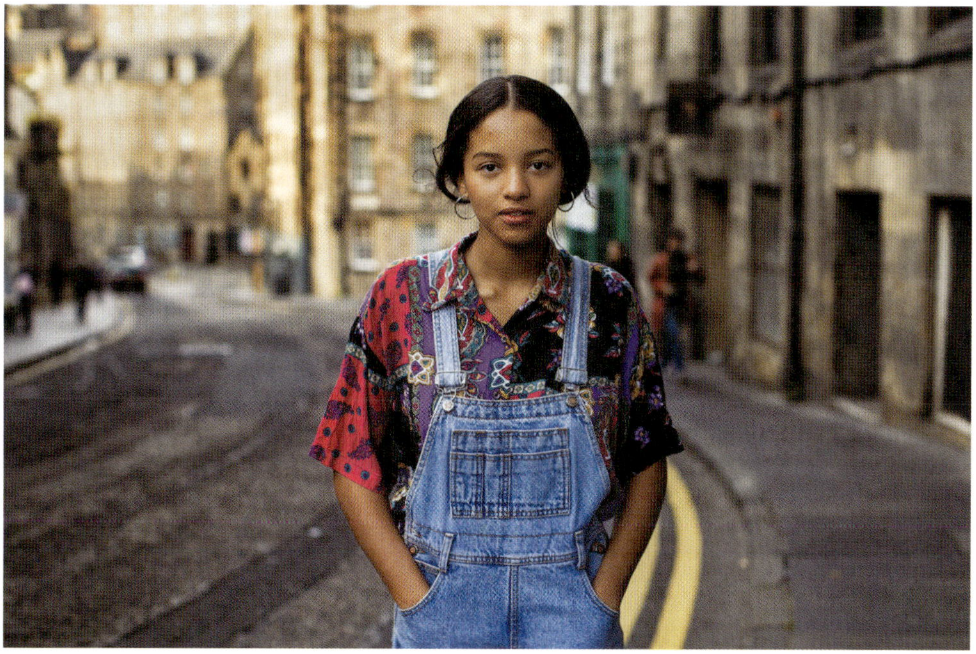

EDINBURGH, SCHOTTLAND

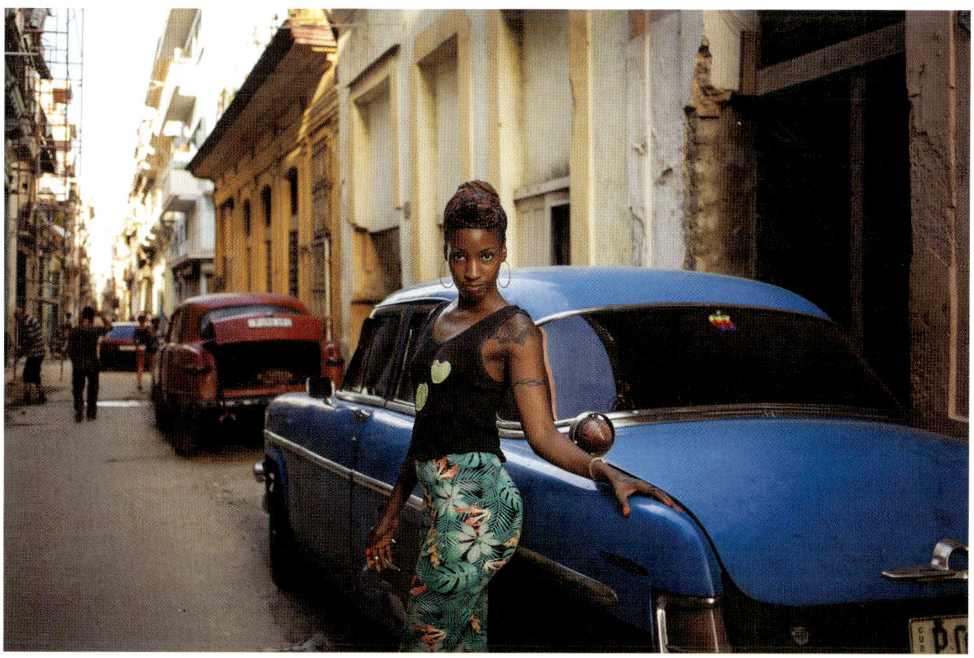

HAVANNA, KUBA

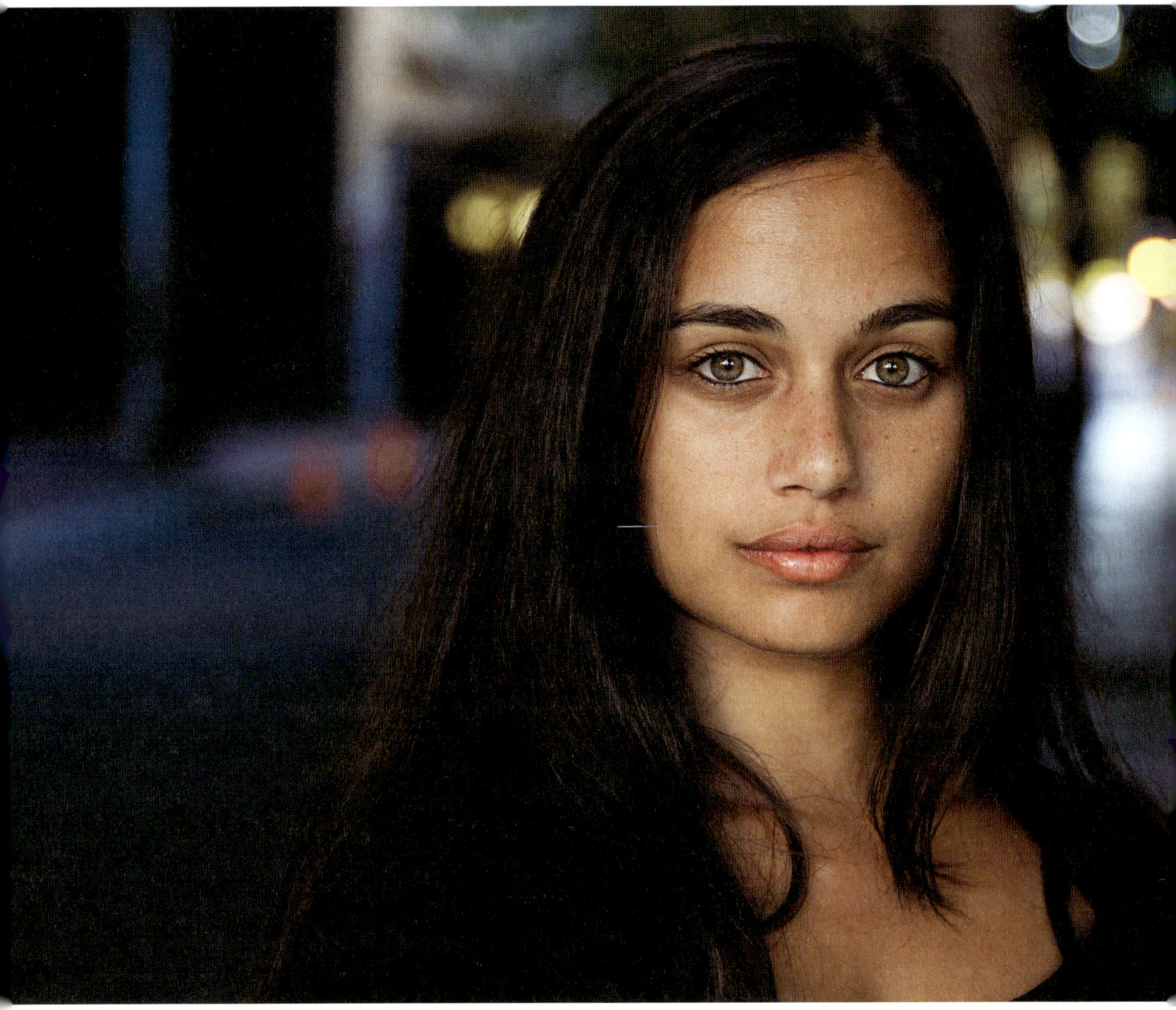

KAPSTADT, SÜDAFRIKA

Vor einiger Zeit nahm Jade einen Kredit auf, kaufte sich eine Profikamera und lernte fotografieren. Ihr Traum ist es, zu reisen und überall auf der Welt Fotos zu machen. Ich hatte denselben Traum – und er ist wahr geworden.

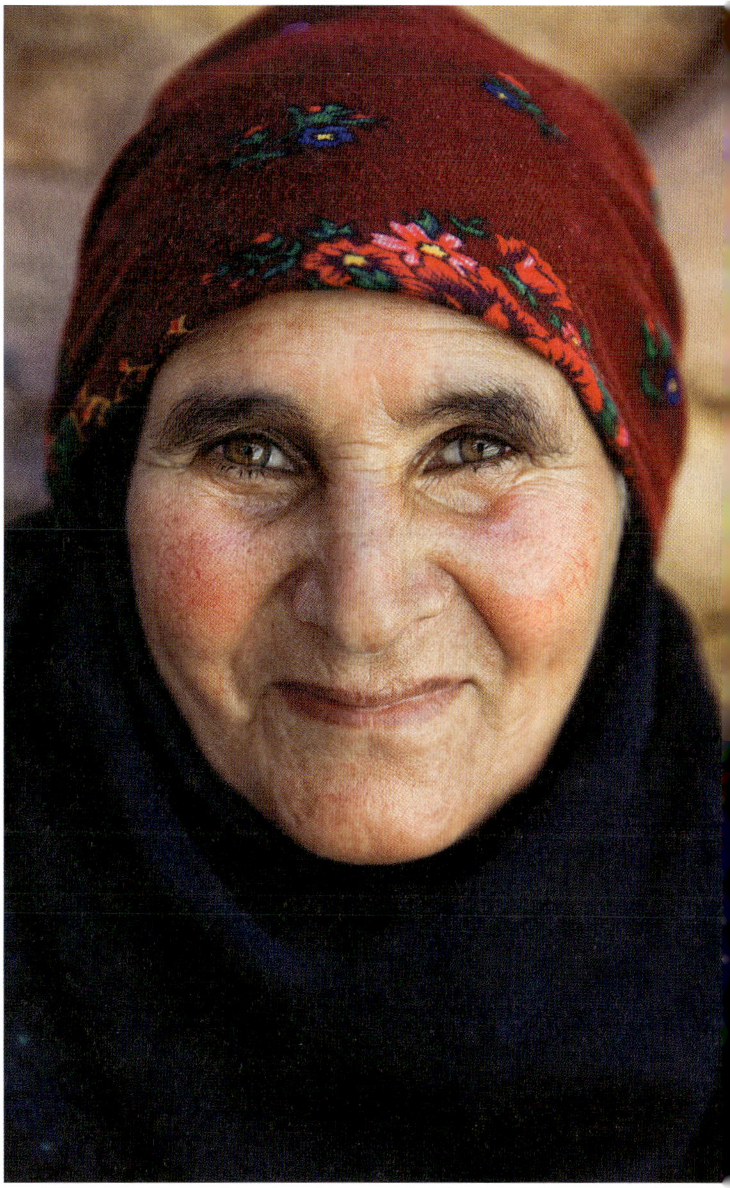

PETRA, JORDANIEN

Rakhaya ist Beduinin und hat nie etwas anderes gesehen als die Gegend, in der sie lebt. In ihrer Fantasie aber ist sie viel herumgekommen dank der Geschichten, die ihr Tausende Touristen in den vergangenen 16 Jahren erzählt haben. Sie verkauft Andenken im antiken Petra, einem der sieben Weltwunder der Moderne.

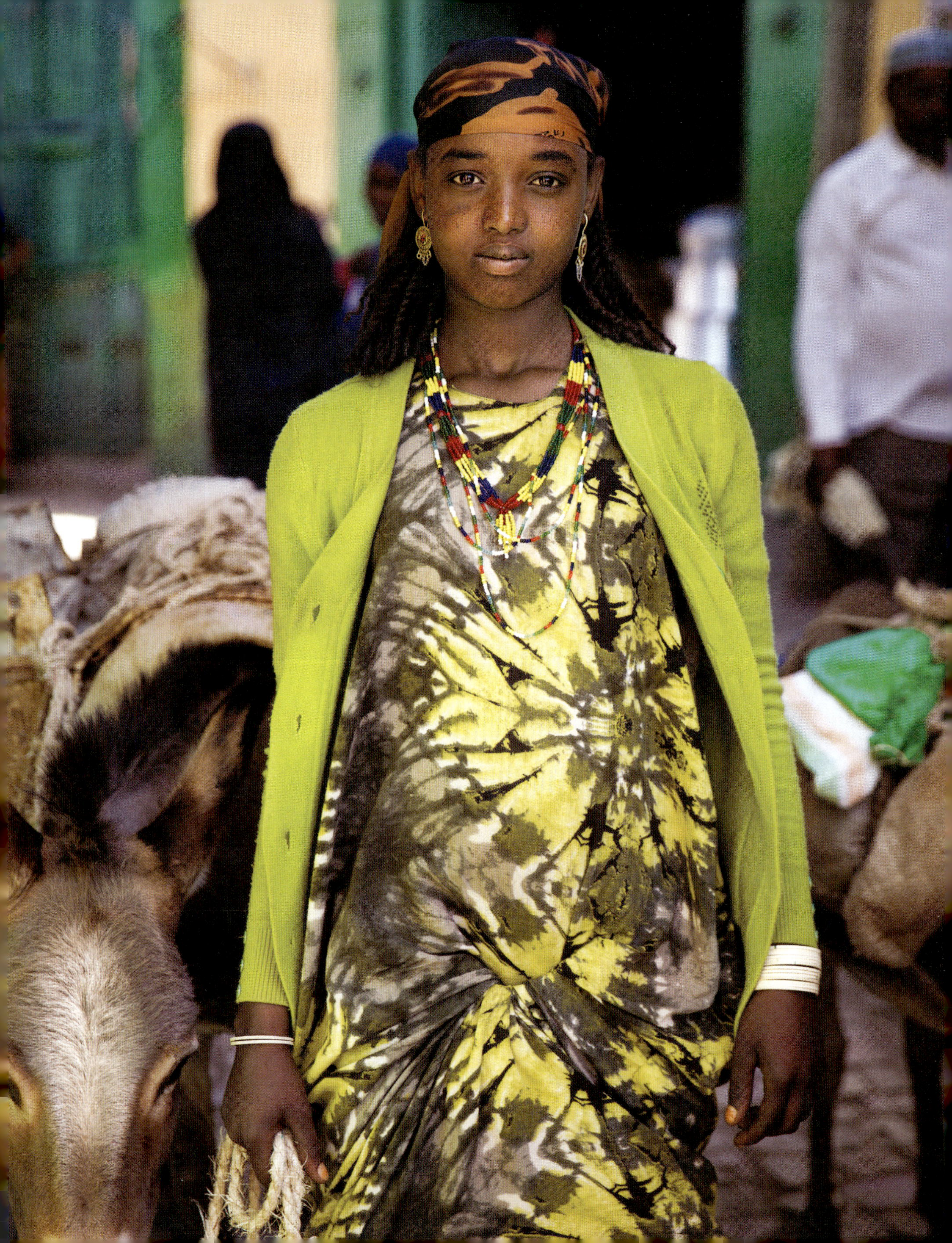

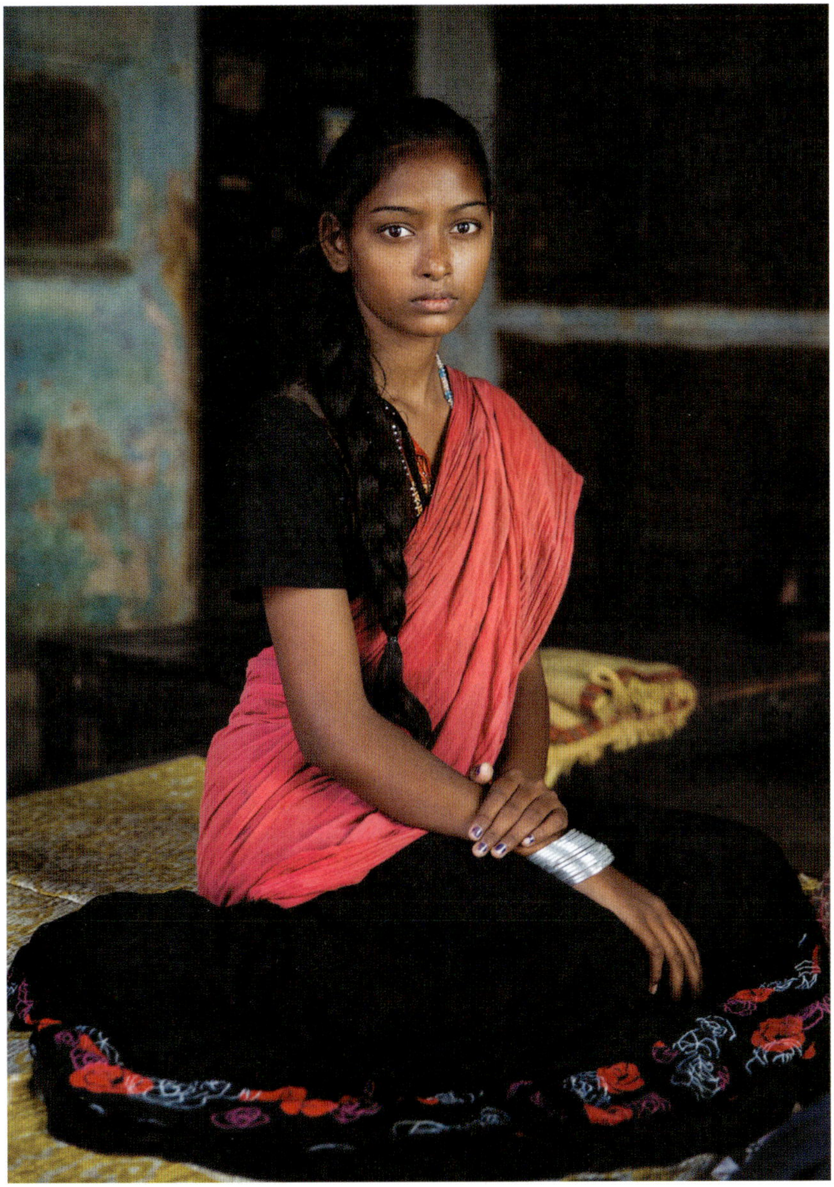

VARANASI, INDIEN *(oben)*

Dieses Bild entstand am Ende eines langen Arbeitstages. Jeden Morgen macht sie sich auf den weiten Weg von ihrem kleinen Dorf in die große Stadt, um Gemüse zu verkaufen. Obwohl sie erst 15 ist, haben ihre Eltern schon vor zwei Jahren einen Mann für sie gesucht. Die arrangierte Hochzeit soll bald stattfinden. In vielen Teilen dieser Welt werden Mädchen sehr früh in die Frauenrolle gedrängt, so etwas wie ein Teenageralter gibt es für sie nicht. Ihr Blick zeigt, dass sie längst reif und erwachsen ist.

HARAR, ÄTHIOPIEN *(linke Seite)*

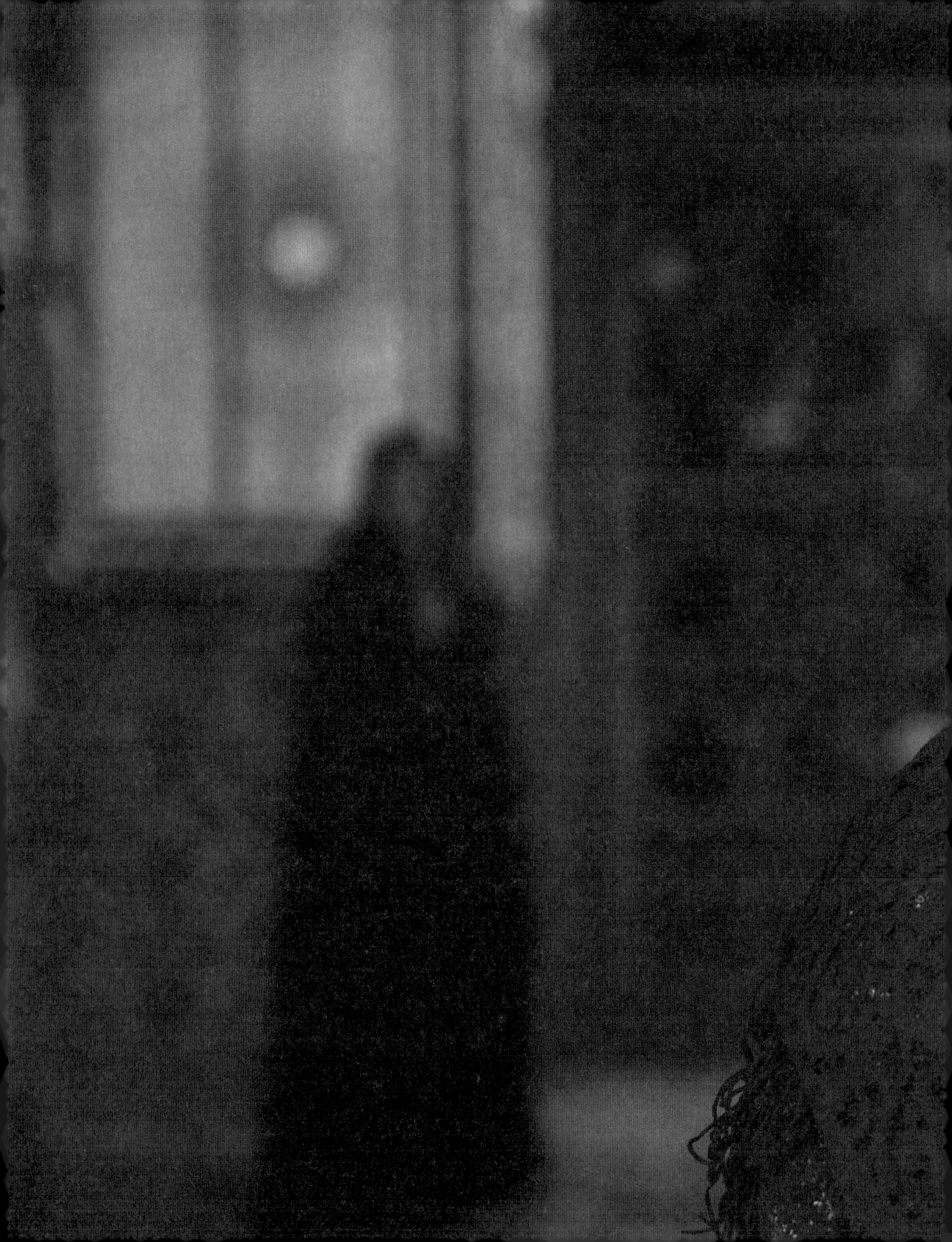

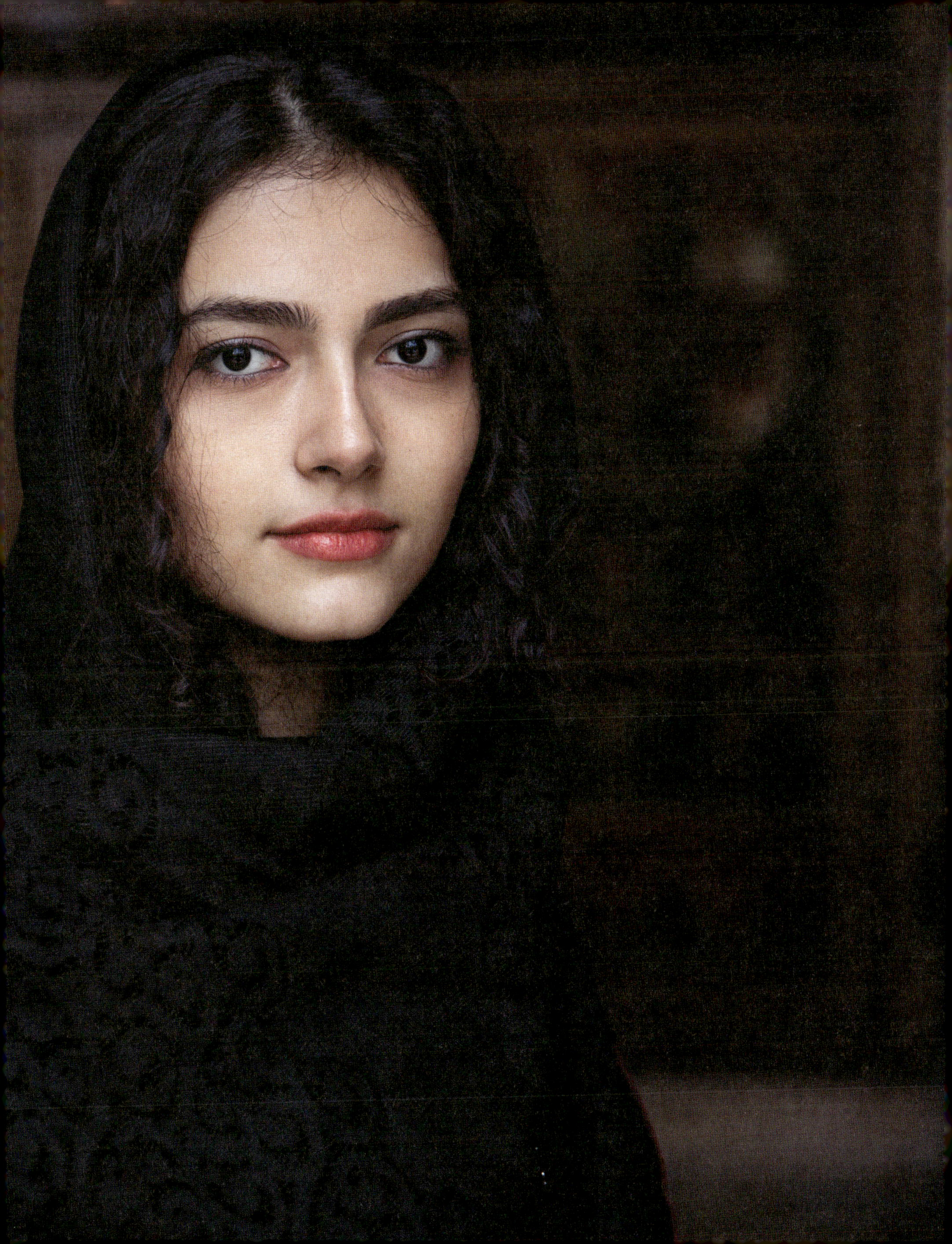

TEHERAN, IRAN *(vorherige Doppelseite)*

Ihr Name ist Mahsa, was auf Persisch »mondgleich« heißt. Ihr Vater wollte, dass sie Medizin studiert, doch sie interessierte sich mehr für Kunst und wurde Grafikdesignerin. Sie ist stolz, dass sie seit ihrem 18. Lebensjahr finanziell unabhängig ist, und will demnächst ihre eigene Agentur gründen.

IDOMENI FLÜCHTLINGSLAGER, GRIECHENLAND *(rechte Seite)*

Bei meinem Besuch im Camp war ich zutiefst beeindruckt von den Beziehungen zwischen Flüchtlingen und freiwilligen Helfern: Menschen aus den unterschiedlichsten Kulturen sind der Beweis, dass es keine Grenzen zwischen den Menschen gibt, wenn auf beiden Seiten Freundlichkeit und Toleranz herrschen. Ich lernte viele bewundernswerte Menschen kennen, die ihr bequemes Leben aufgegeben hatten, um Menschen in verzweifelter Lage zu helfen. Das Bild zeigt Alice, eine freiwillige Helferin aus Großbritannien, mit einem kurdischen Mädchen. Anblicke wie diese erfüllen mich mit Hoffnung für die Welt.

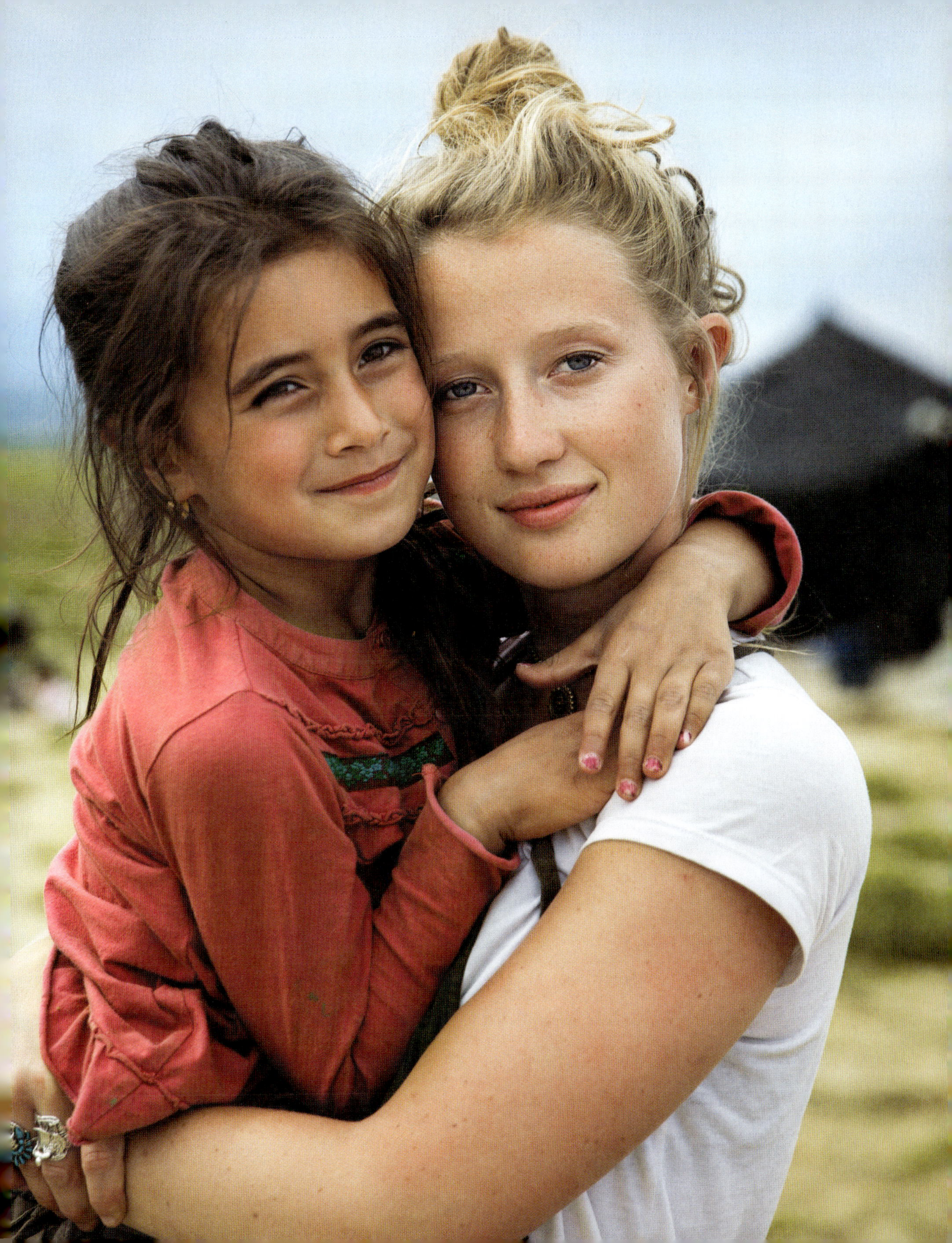

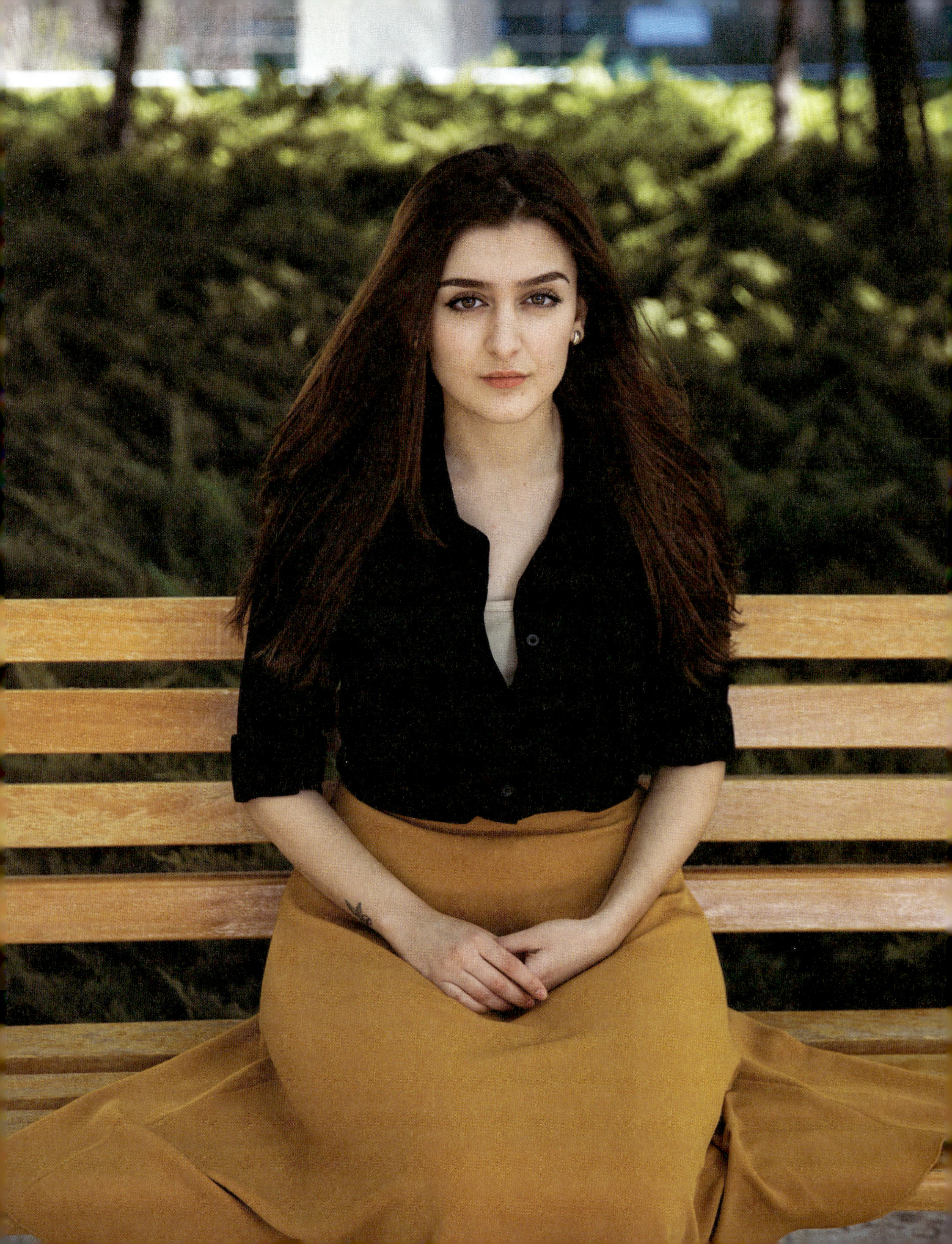

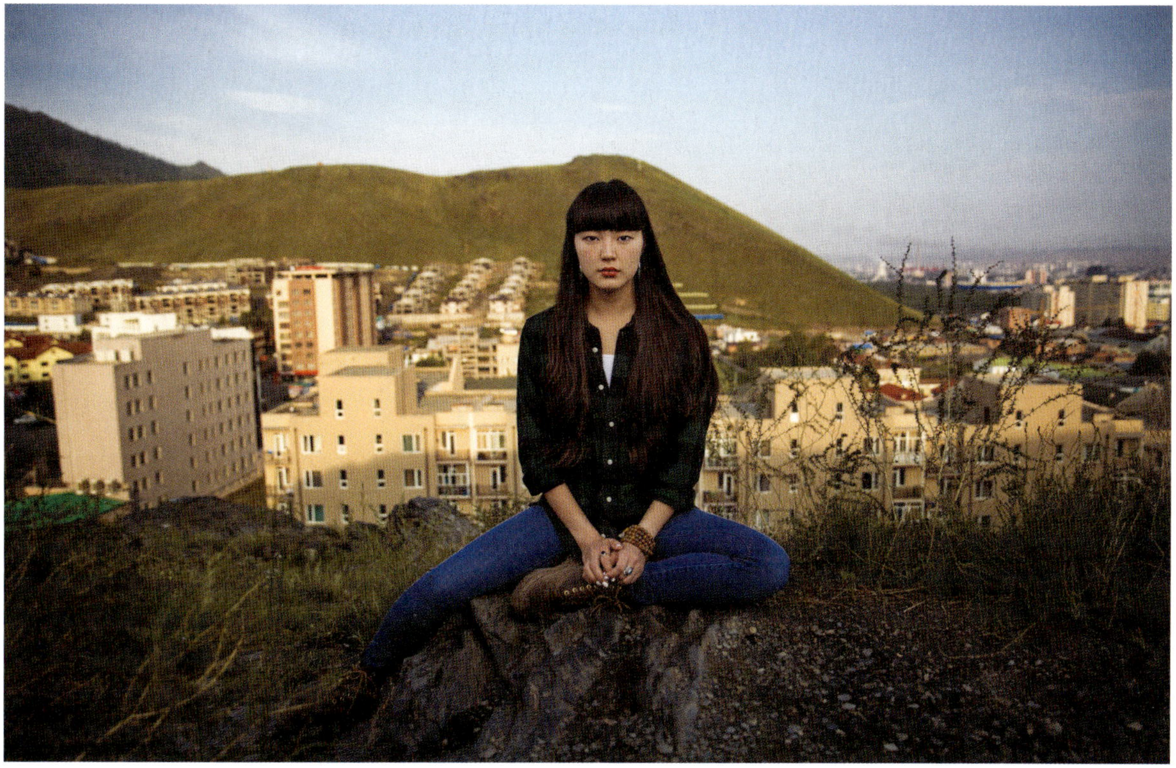

ULAN-BATOR, MONGOLEI *(oben)*

Denkt man an die Mongolei, stellt man sich Jurten und Herden vor. Doch es gibt auch die moderne Mongolei mit Frauen wie Namoon, die Philosophie studiert.

SULAIMANIYYA, IRAK *(linke Seite)*

Rawesht, die für einen lokalen Fernsehsender arbeitet, steht auch für die junge Generation ihres Landes.

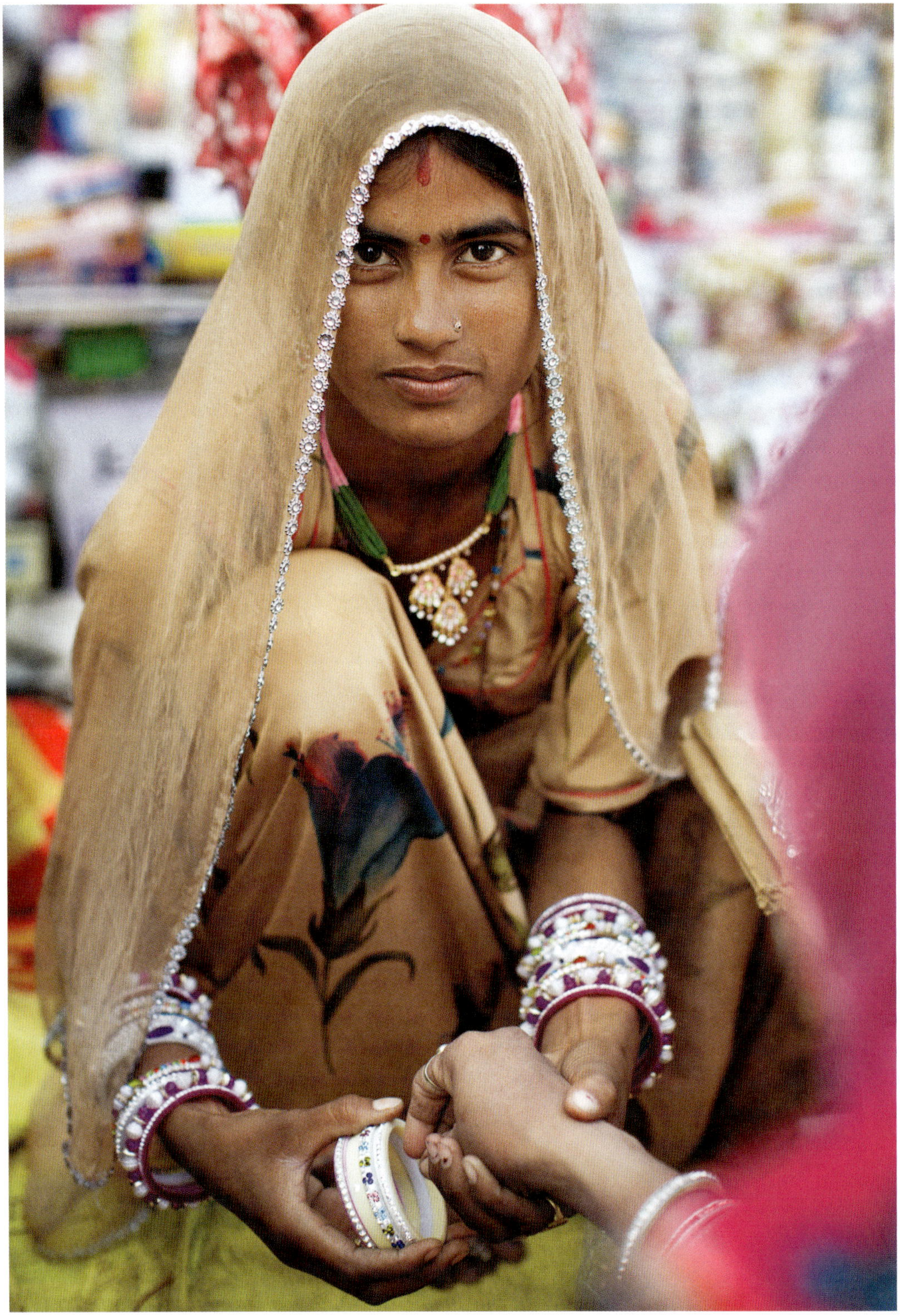

JODPHUR, INDIEN

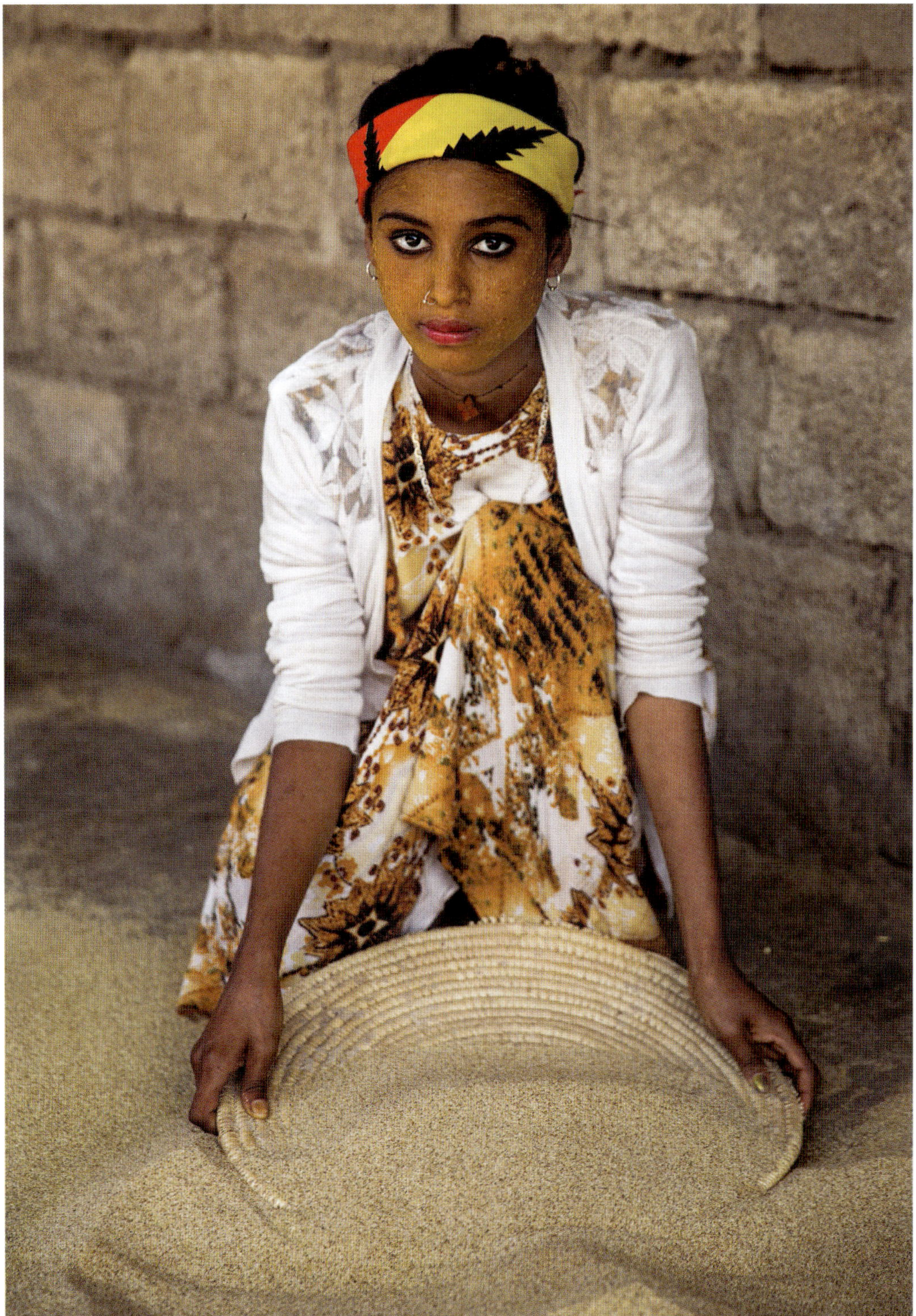

AWASH, ÄTHIOPIEN

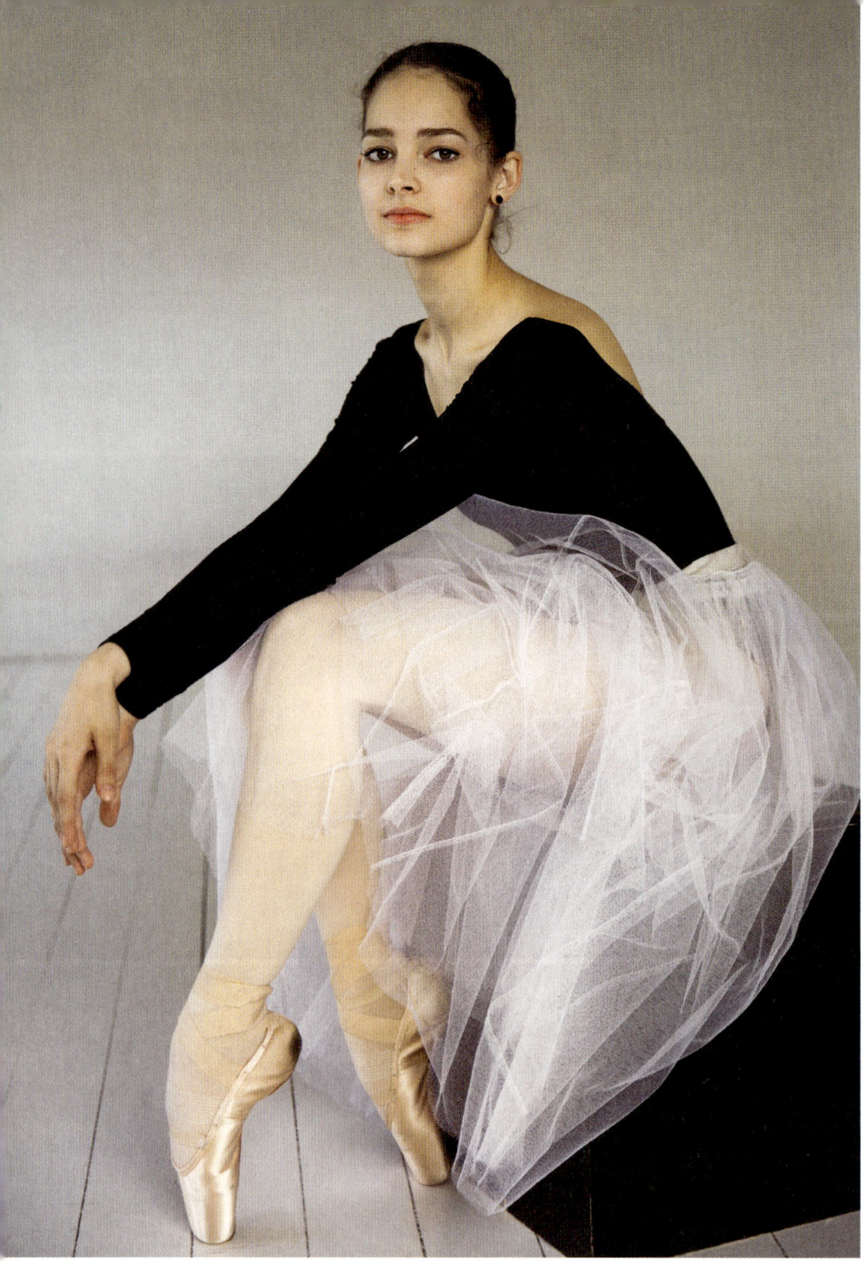

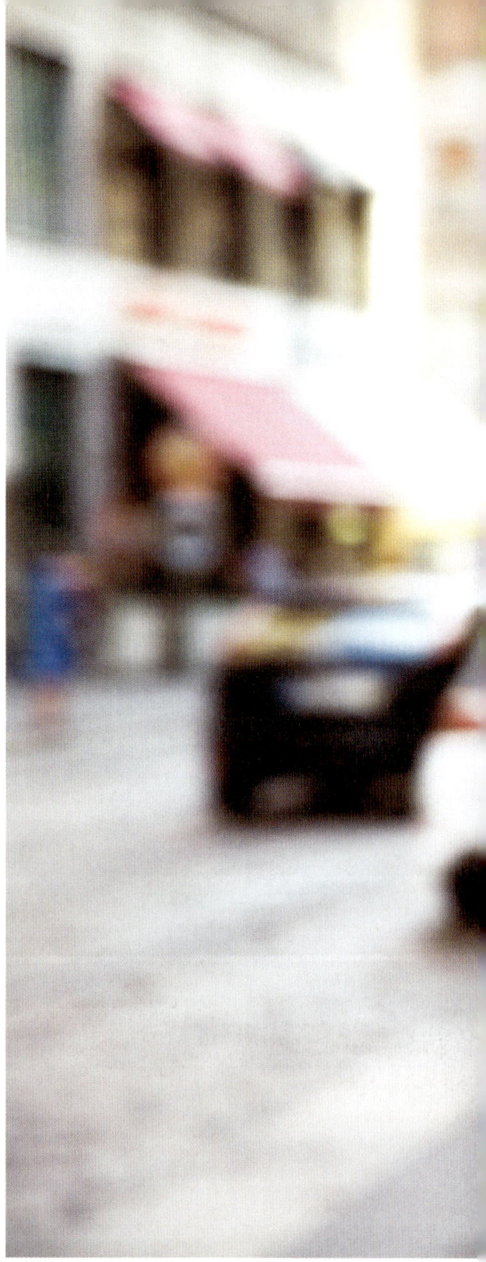

SANKT PETERSBURG, RUSSLAND

Eleonora studiert an der Waganowa-Ballettakademie, die weltweit zu den angesehensten gehört. Ihr extremer Einsatz und die Bereitschaft, auf Freizeit zu verzichten, sind nicht typisch für eine Jugendliche. Doch wenn sie tanzt, entschwebt sie der Wirklichkeit. Mitschüler wie Lehrer versicherten mir, Eleonora sei die Beste auf der Akademie und würde eines Tages zu den Top-Ballerinas ihrer Generation gehören. Doch sie ist zu bescheiden, um ihnen zuzustimmen.

»Ich will nicht darüber nachdenken, wie gut ich vielleicht bin. Im Ballett ist alles so vergänglich. Eine einfache Verletzung kann deiner Karriere ein jähes Ende bereiten.«

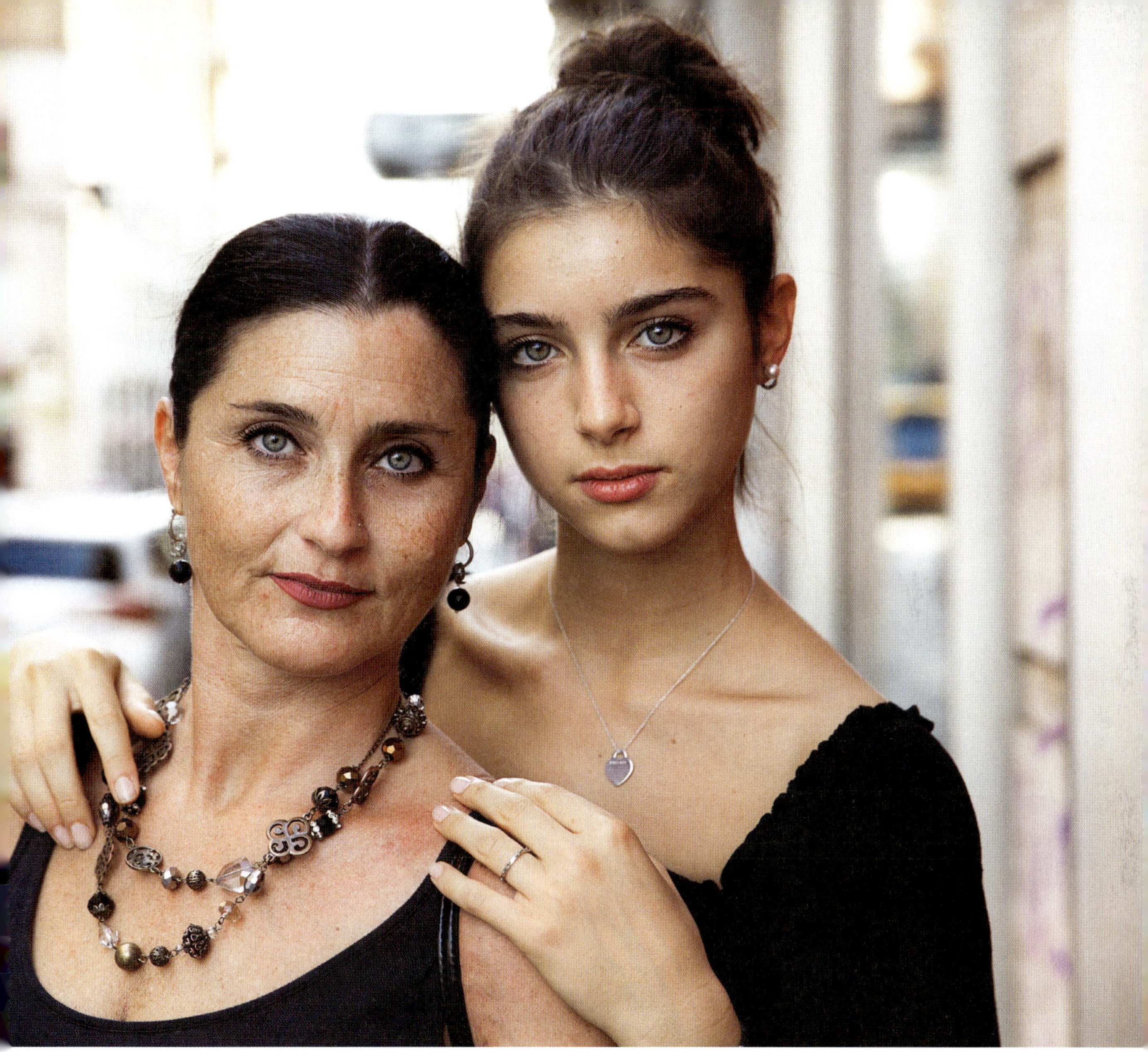

MAILAND, ITALIEN

Caterina begann mit dem Tanzen, als sie drei Jahre alt war. Barbara, ihre Mutter, hat sie unterstützt, doch sie wusste, dass es in ihrer kleinen Stadt für ihre Tochter kaum Möglichkeiten gab, Ballett zu lernen. Also ging sie mit ihrer Tochter nach Mailand, obwohl Ehemann und Sohn nicht mitkamen, damit Barbara eine der angesehensten Ballettschulen besuchen konnte. Kunst fordert Opfer, doch versuchen Sie einmal, sich vorzustellen, wie Barbara sich heute fühlt, wenn sie Caterina auf der Bühne der berühmten Mailänder Scala tanzen sieht.

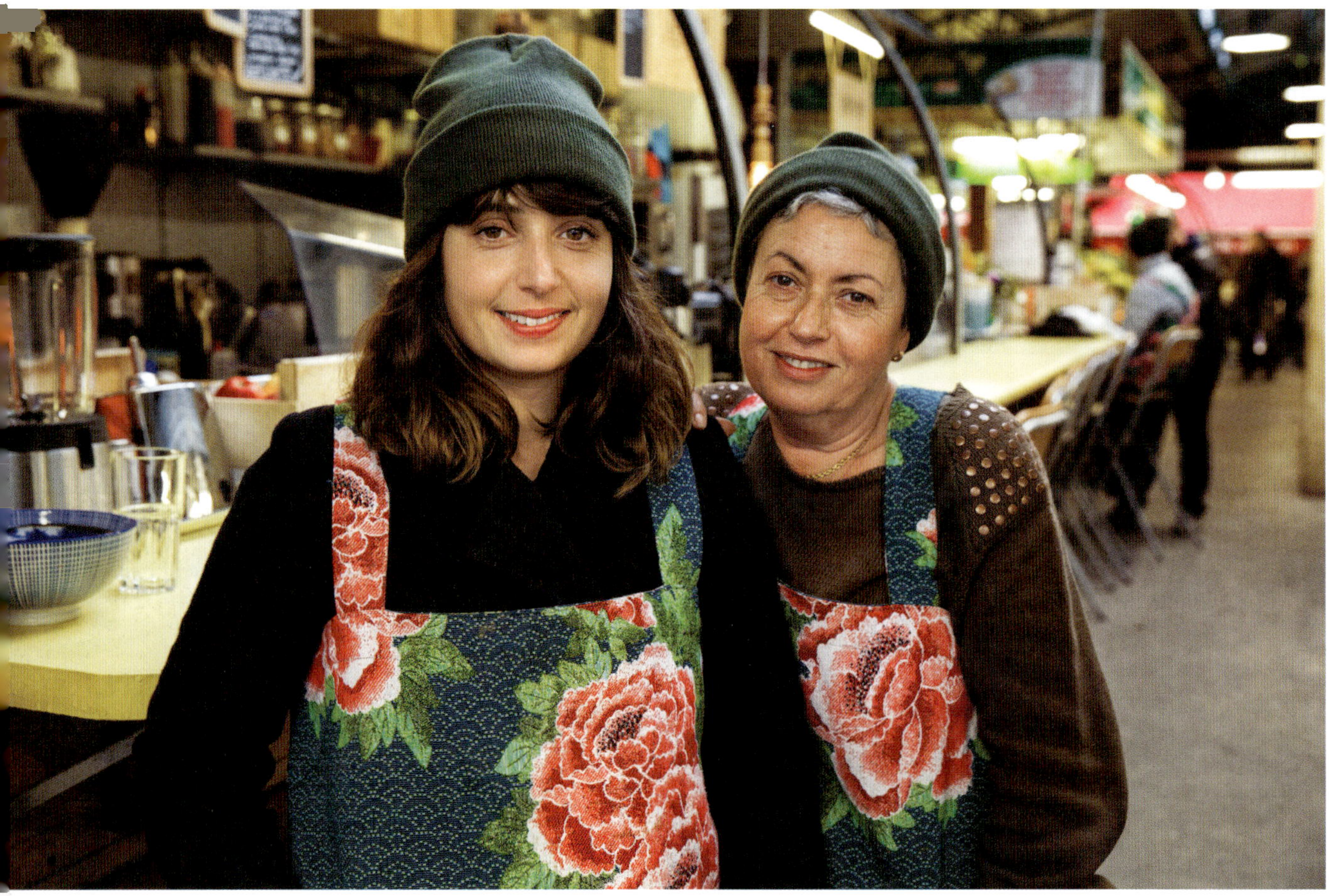

PARIS, FRANKREICH

An diesem vegetarischen Imbissstand bereitet Mutter Tatiana ihre schmackhaften Gerichte zu, während Tochter Tonia für die Süßspeisen zuständig ist. Am Abend sind die beiden erschöpft, doch scheinen sie glücklich, zusammen arbeiten und sich ergänzen zu können.

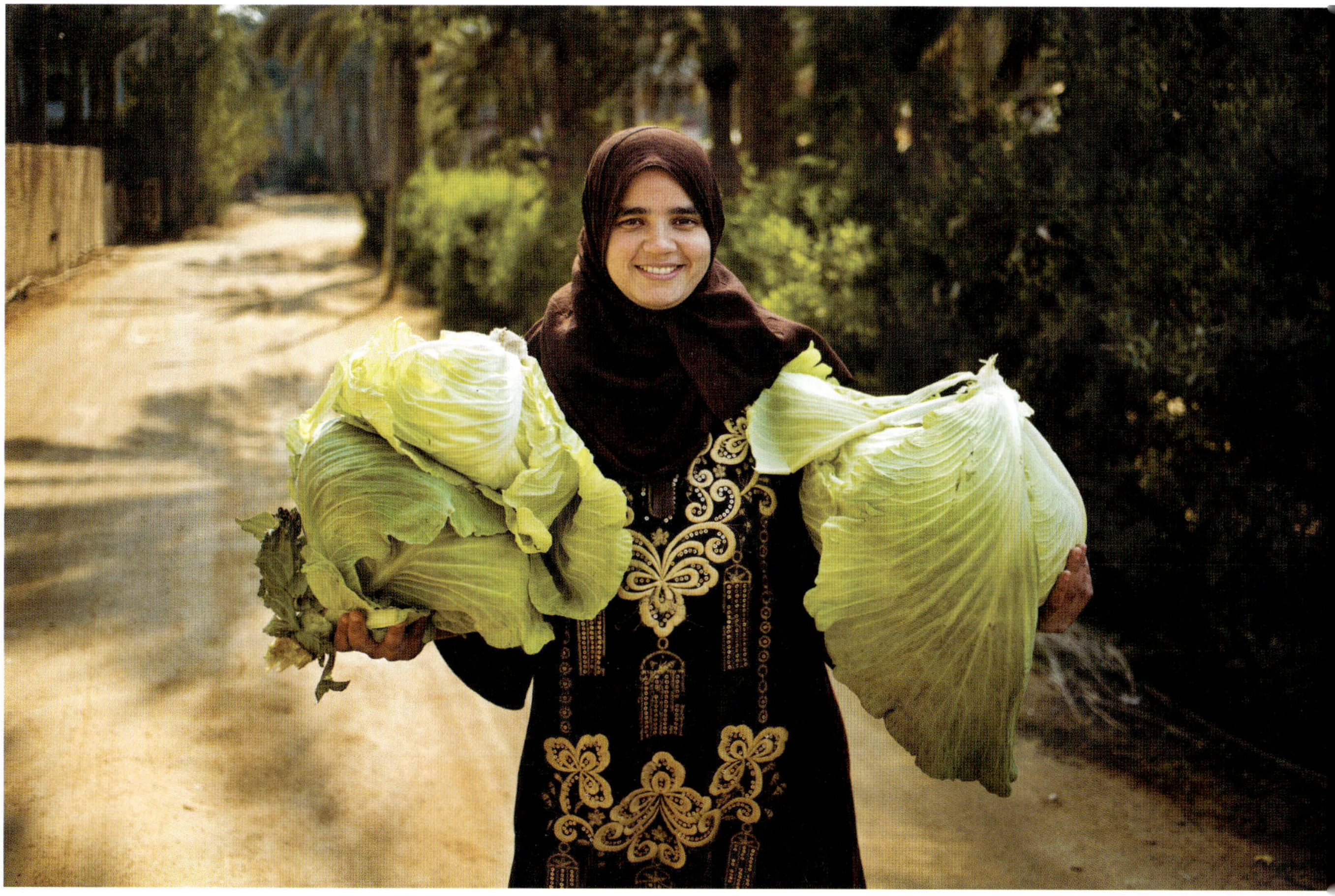

KAIRO, ÄGYPTEN

Sie war gerade auf dem Heimweg, um für ihre große Familie *mahshi kromb*, gefüllte Kohlrouladen, zuzubereiten.

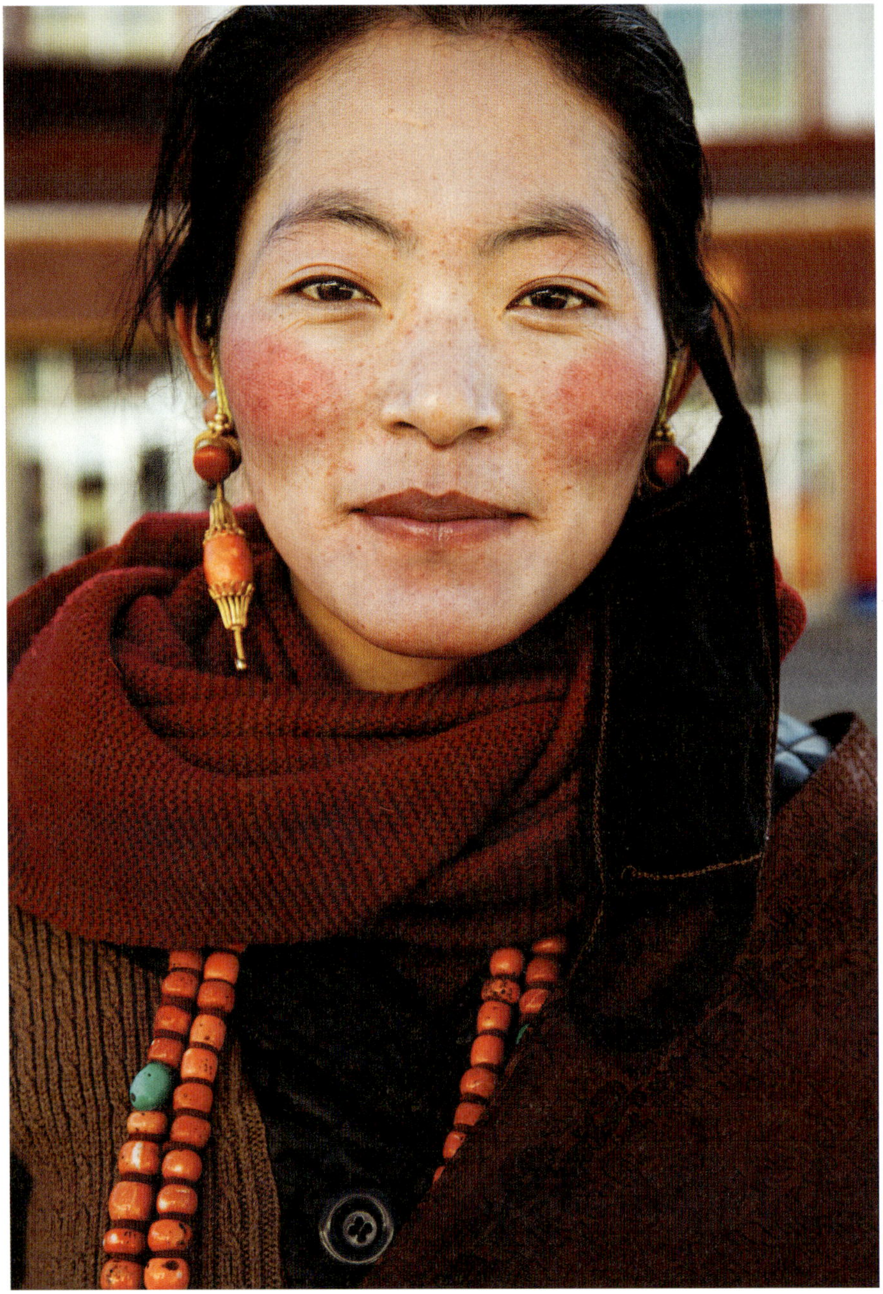

PROVINZ SICHUAN, CHINA

Die meisten Tibeter leben in großer Höhe, und gerötete Wangen sind dort infolge des rauen Klimas sehr verbreitet. Für mich sieht das aus wie ein wunderschönes natürliches Make-up.

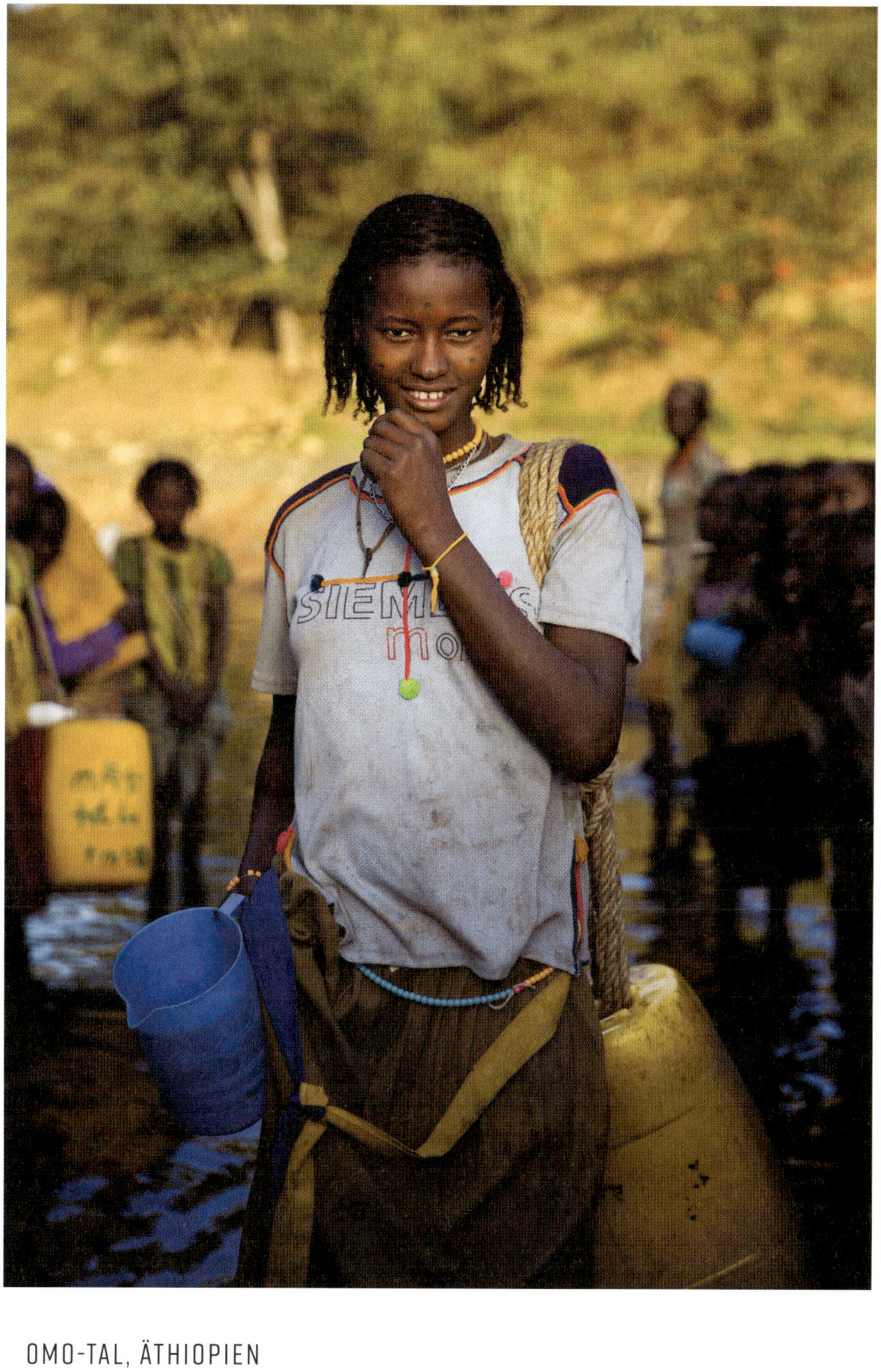

OMO-TAL, ÄTHIOPIEN

Wie es für die Frauen dort Brauch ist, geht dieses Mädchen jeden Tag mehrere Kilometer zum nächsten Fluss, um Wasser zu holen. Dennoch ist sie dankbar, denn in anderen Landesteilen hatte die Dürre verheerende Folgen. An manchen Orten dieser Erde ist Wasser mehr wert als Gold, und die Menschen liefern sich erbitterte Kämpfe. Immer wieder staune ich, wie viel Menschlichkeit und Anmut man bei diesen schwer arbeitenden Menschen findet.

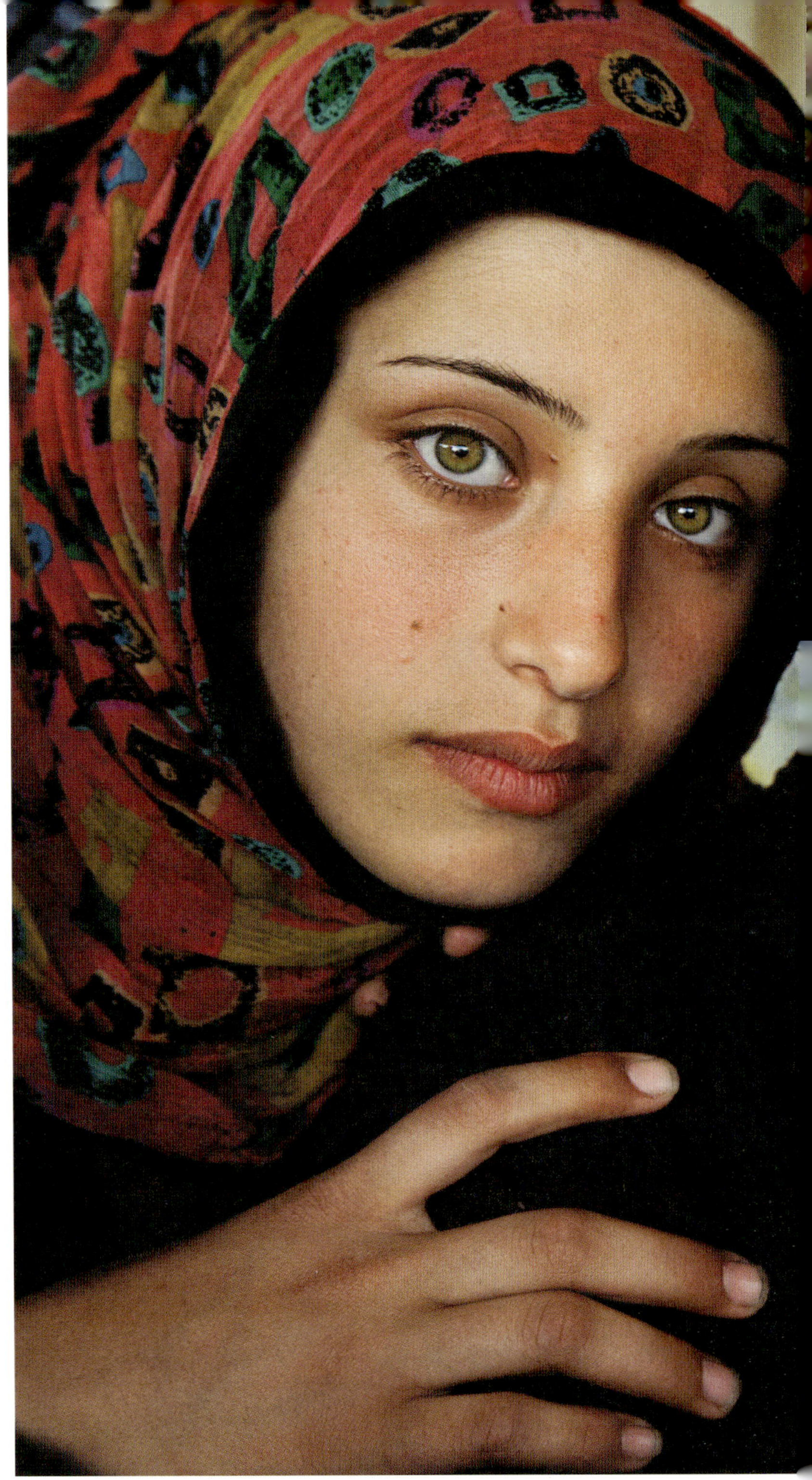

IDOMENI FLÜCHTLINGSLAGER, GRIECHENLAND

Diese Mutter und ihre Tochter sind vor dem Krieg in Syrien geflohen.

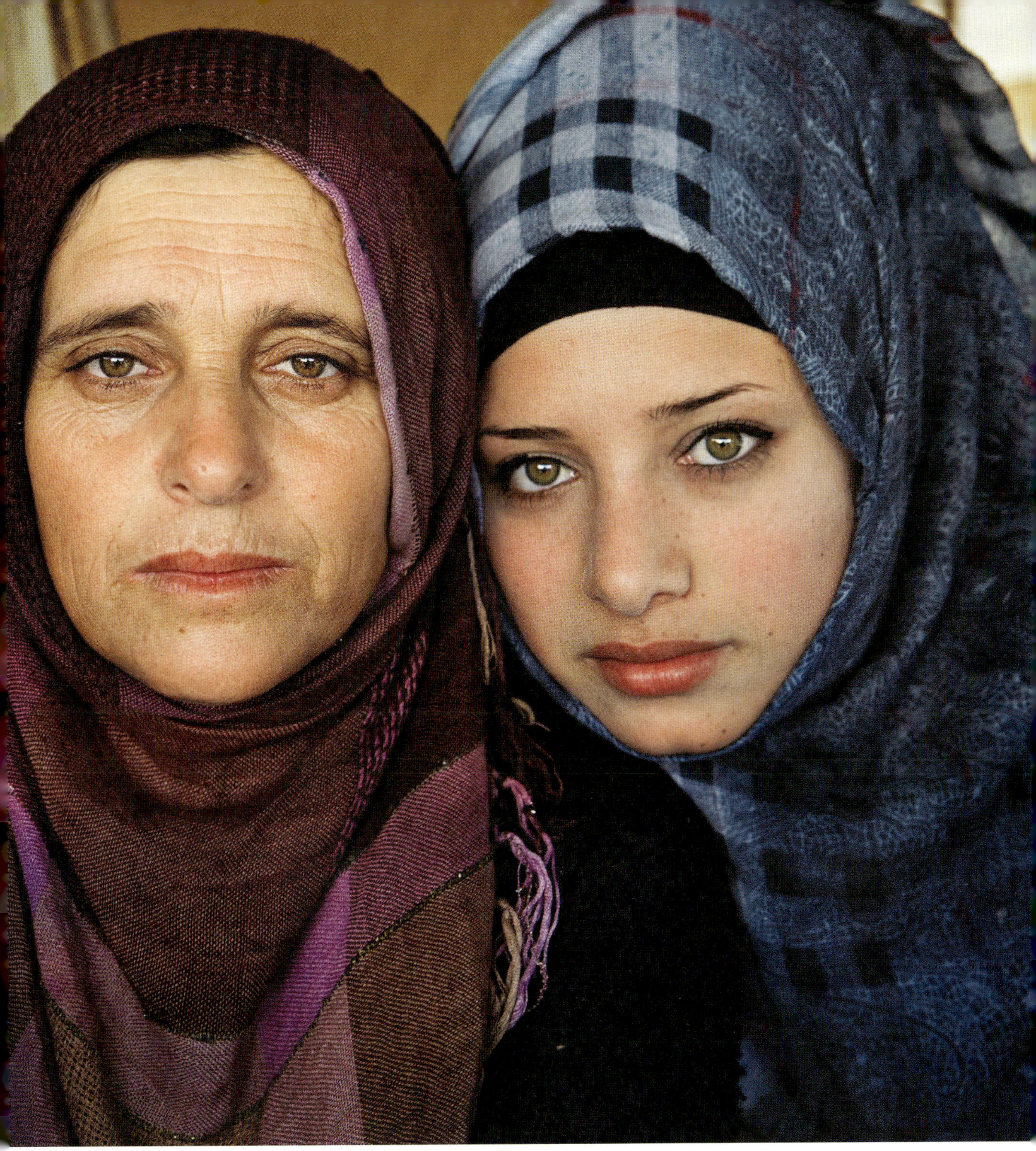

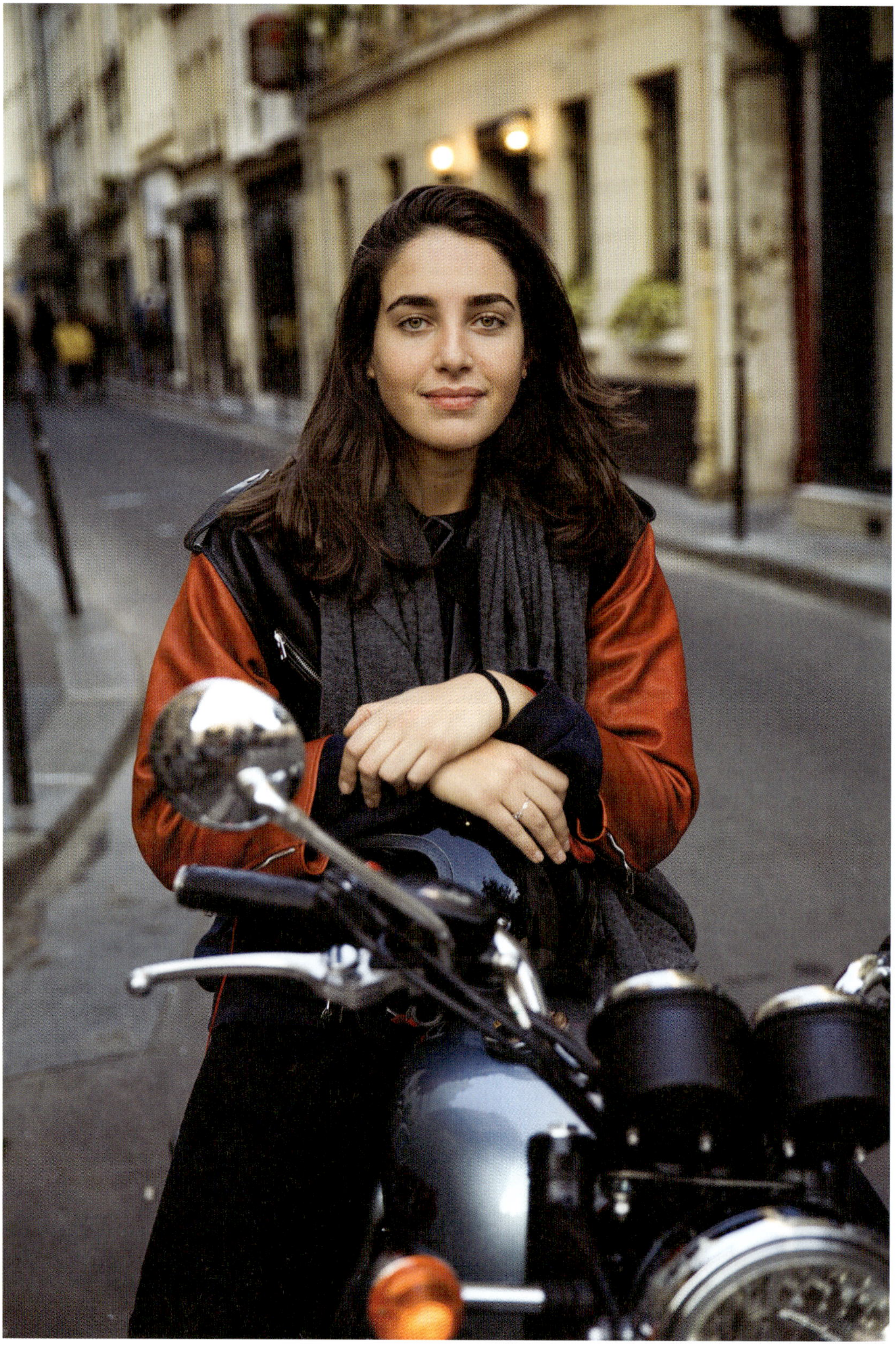

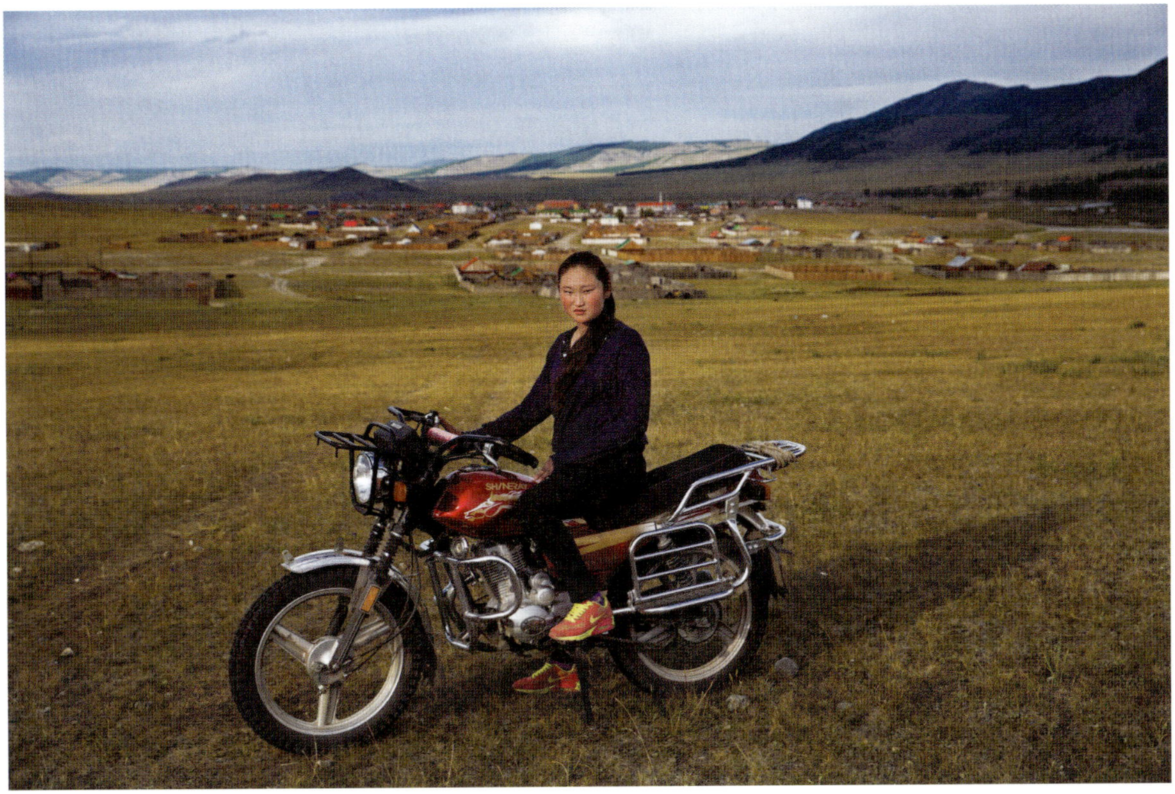

ZENTRALE MONGOLEI *(oben)*

Als ich sie fragte, ob ich ein Foto von ihr machen dürfe, sagte sie, ich solle mich zu ihr aufs Motorrad setzen (siehe Seite 4), damit sie mir den besten Ausblick auf ihr Dorf zeigen könne.

PARIS, FRANKREICH *(linke Seite)*

Camilla war erst vor Kurzem unter die Bikerinnen gegangen, was sie unbedingt vor ihrem Vater geheimhalten wollte. Ich fragte sie, ob ich dann ihr Foto besser nicht auf meiner Facebook-Seite veröffentlichen sollte.

»Ich fahre gern Motorrad, aber ich denke, mein Vater wäre sehr wütend, wenn er das wüsste. Aber mach dir keine Sorgen, er ist nicht auf Facebook.«

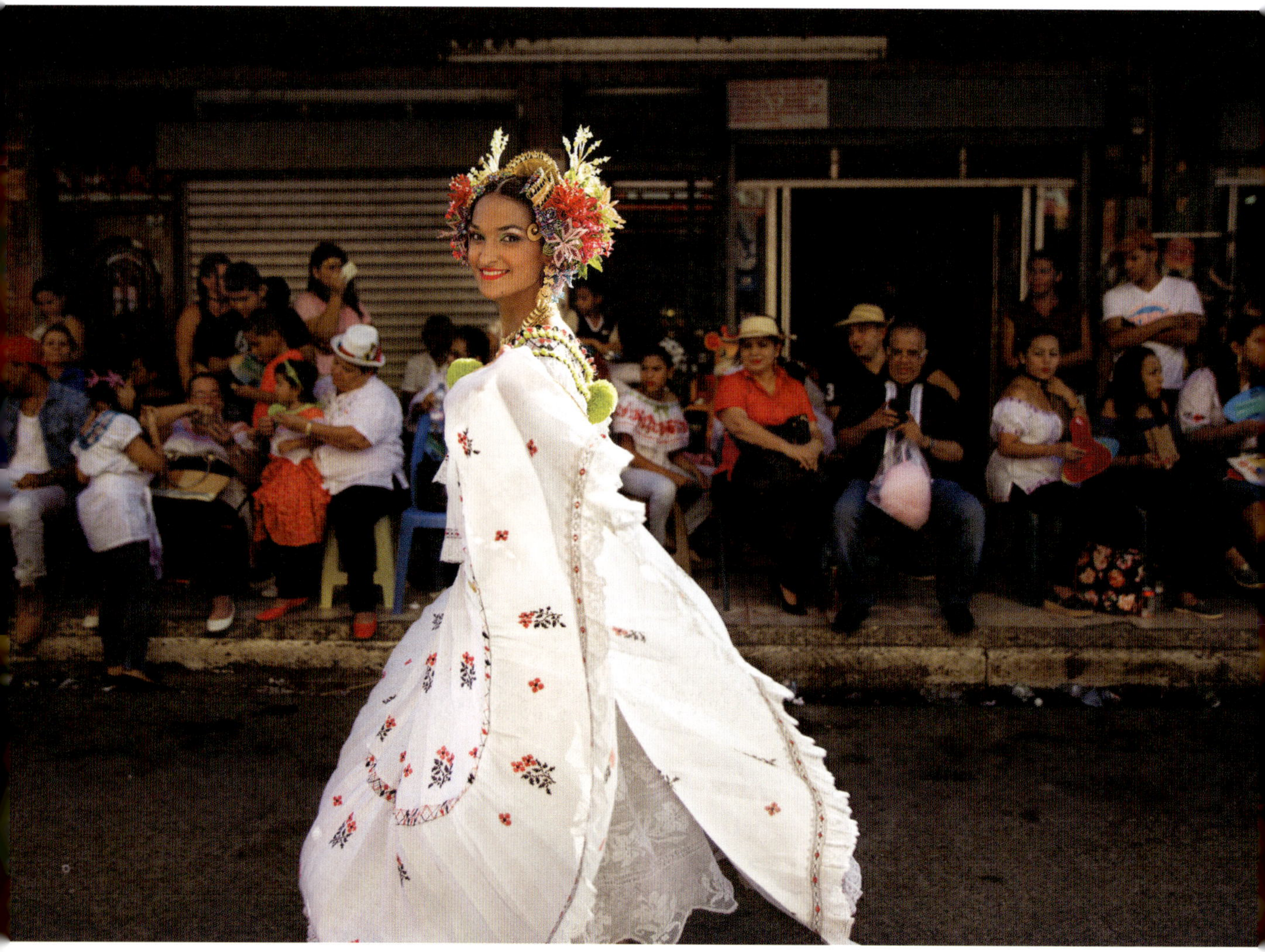

LAS TABLAS, PANAMA

Die *Polleras* sind der ganze Stolz der Frauen Panamas. Die schönsten dieser traditionellen Gewänder sieht man bei Volksfesten. Sie sind ebenso facettenreich, wie sie teuer sein können – manche kosten mehrere Tausend Dollar, und die Anfertigung kann bis zu einem Jahr dauern.

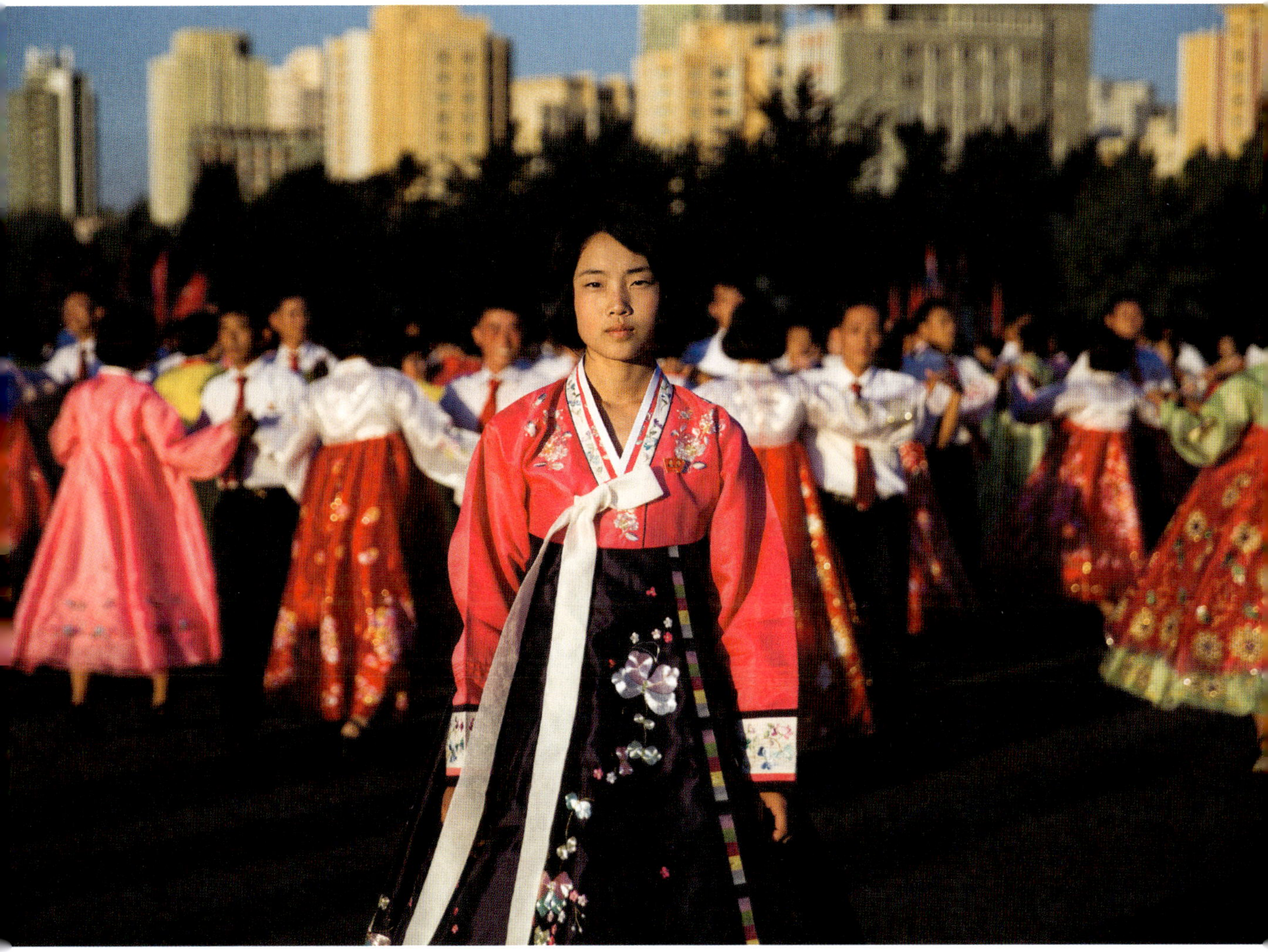

PJÖNGJANG, NORDKOREA

An nationalen Festtagen versammeln sich überall im Land Hunderte von Menschen auf großen Plätzen, um in perfektem Gleichschritt zu tanzen. Ausländische Touristen werden gewöhnlich aufgefordert, sich den Tanzenden anzuschließen. In der modernen Medien- und Unterhaltungskultur bleibt der Tanz eine beliebte Freizeitaktivität und ein verbindendes Element.

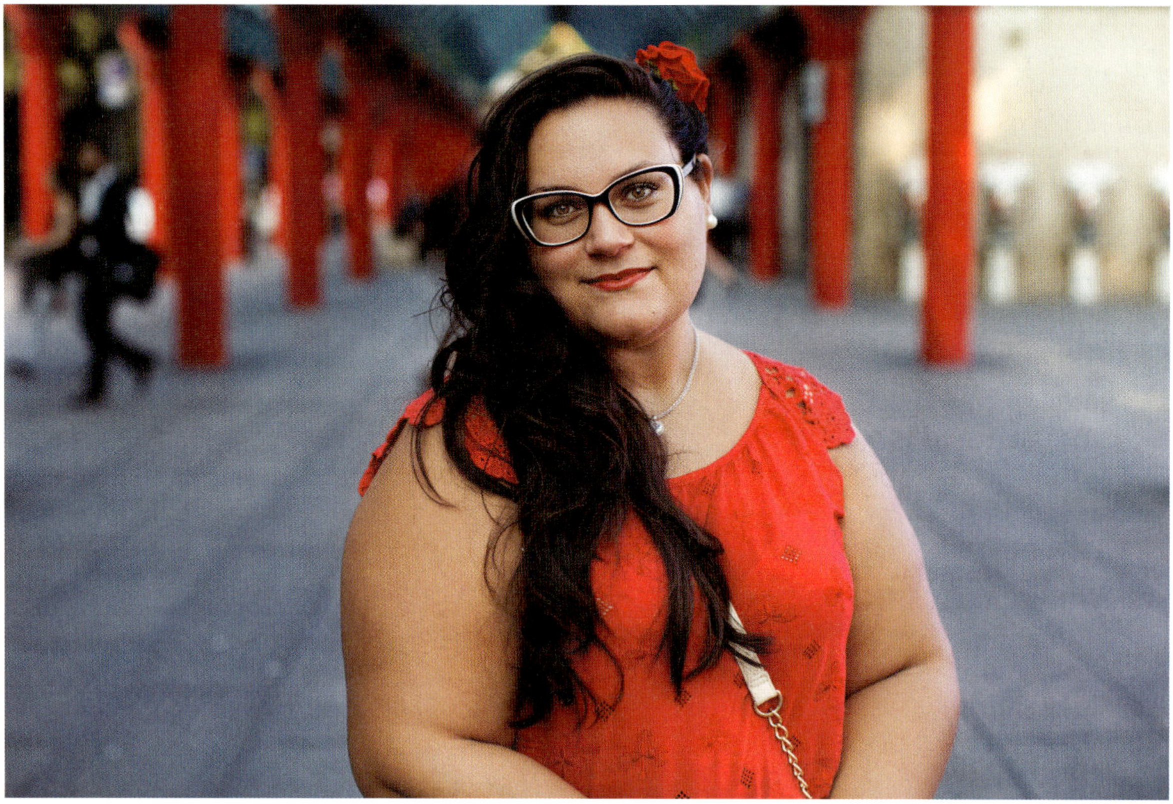

MAILAND, ITALIEN *(oben)*

Zuerst wollte sich Laile nicht fotografieren lassen, weil sie sich nicht für schön genug hielt. Also postete ich ihr Foto auf Facebook in der Hoffnung, ihr zu zeigen, wie schön sie ist. Das Foto bekam über 20.000 »Likes«. Hier nur einige wenige Kommentare:

»Sie ist eine Herzensbrecherin.«

»Du bist auffallend schön.«

»Du rockst!«

KATHMANDU, NEPAL *(rechte Seite)*

Sie war mit ihrem Sohn unterwegs. Sie konnte kein Englisch, aber er. Also erklärte ich ihm, dass ich gern ein Foto von seiner Mutter machen würde, und er fragte mich, wieso. »Weil sie schön ist.« Worauf er mit stolzem Lächeln seine Mutter ansah und sagte: »Ja, das ist sie.«

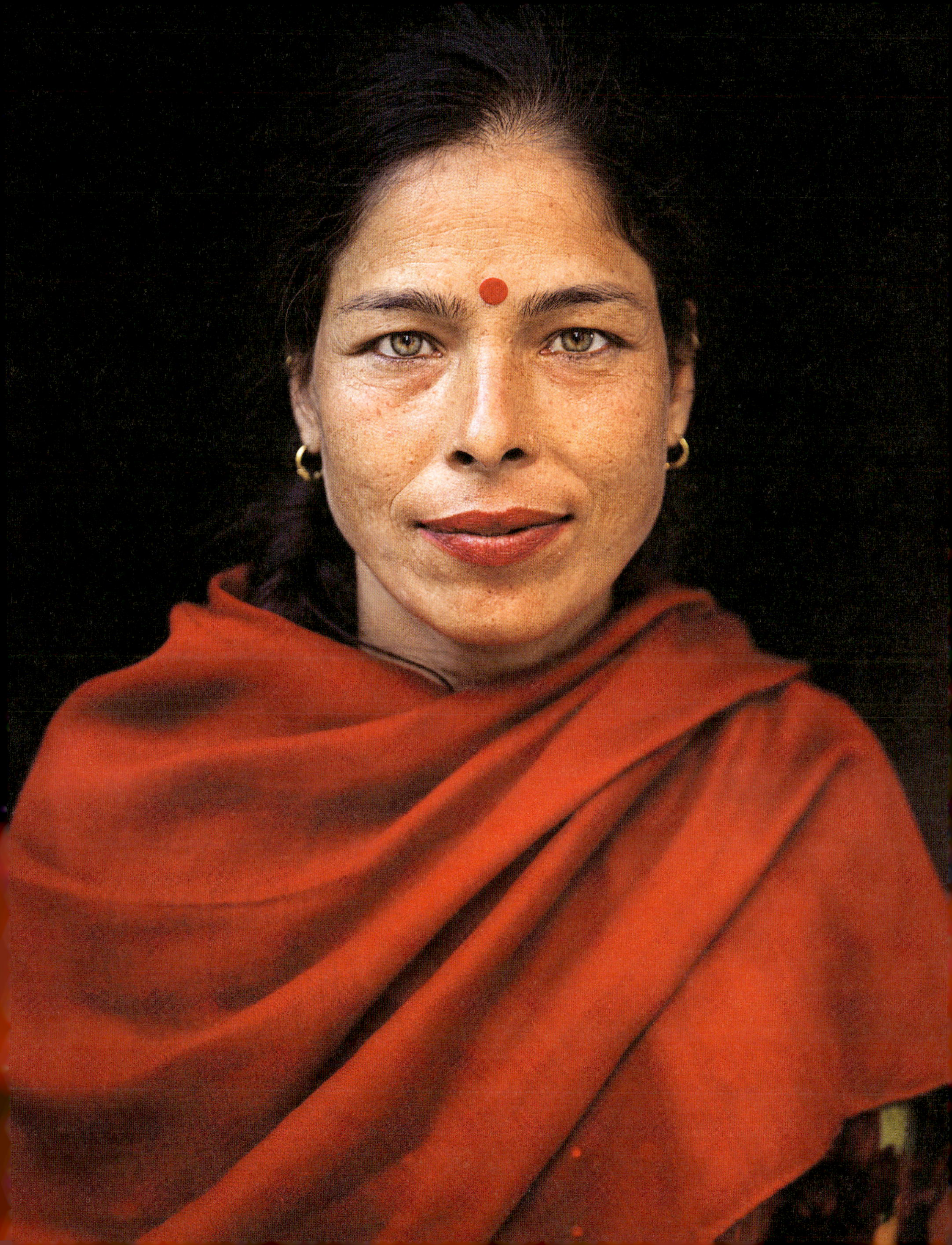

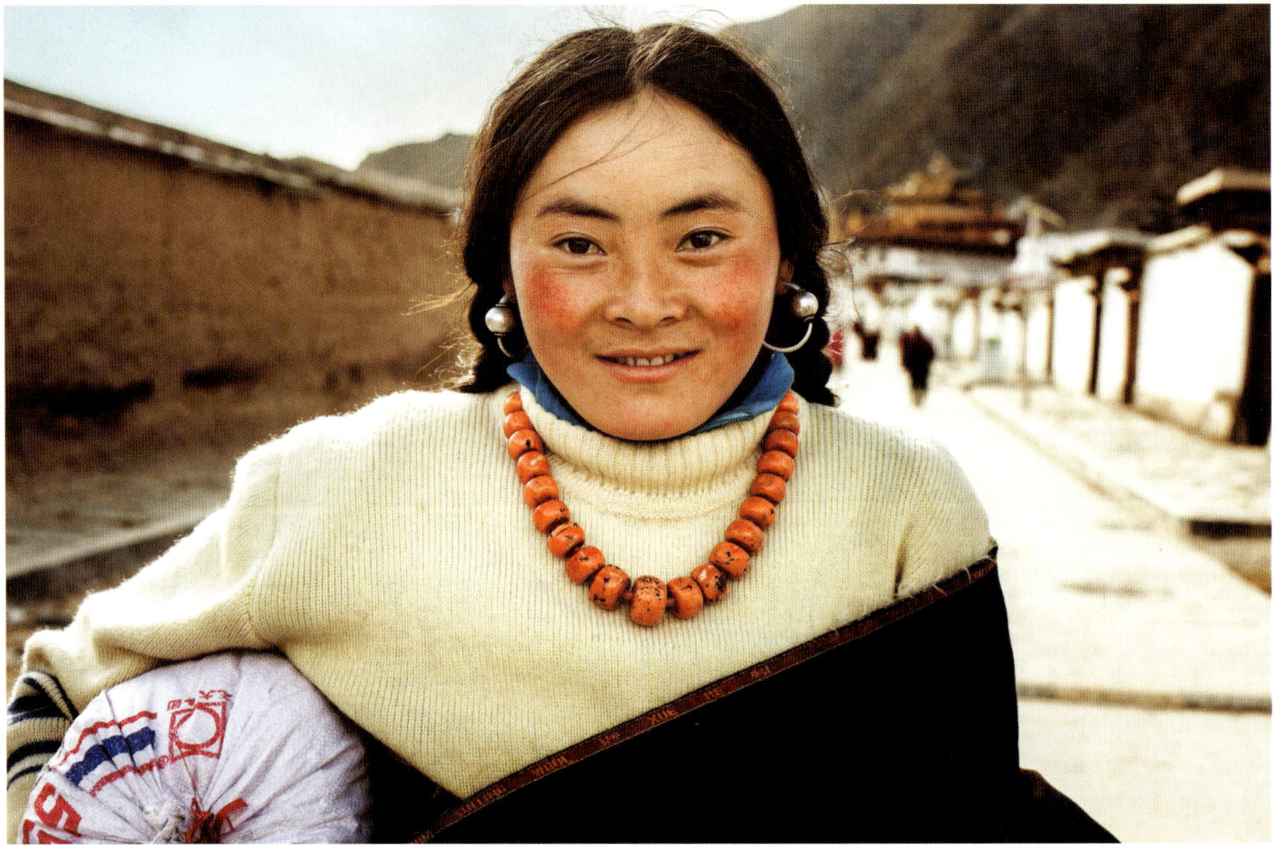

XIAHE, CHINA

Diese Tibeterin hat eine lange Reise hinter sich, um dem Labrang-Kloster, einem der wichtigsten geistigen Zentren des tibetischen Buddhismus, einen Besuch abzustatten.

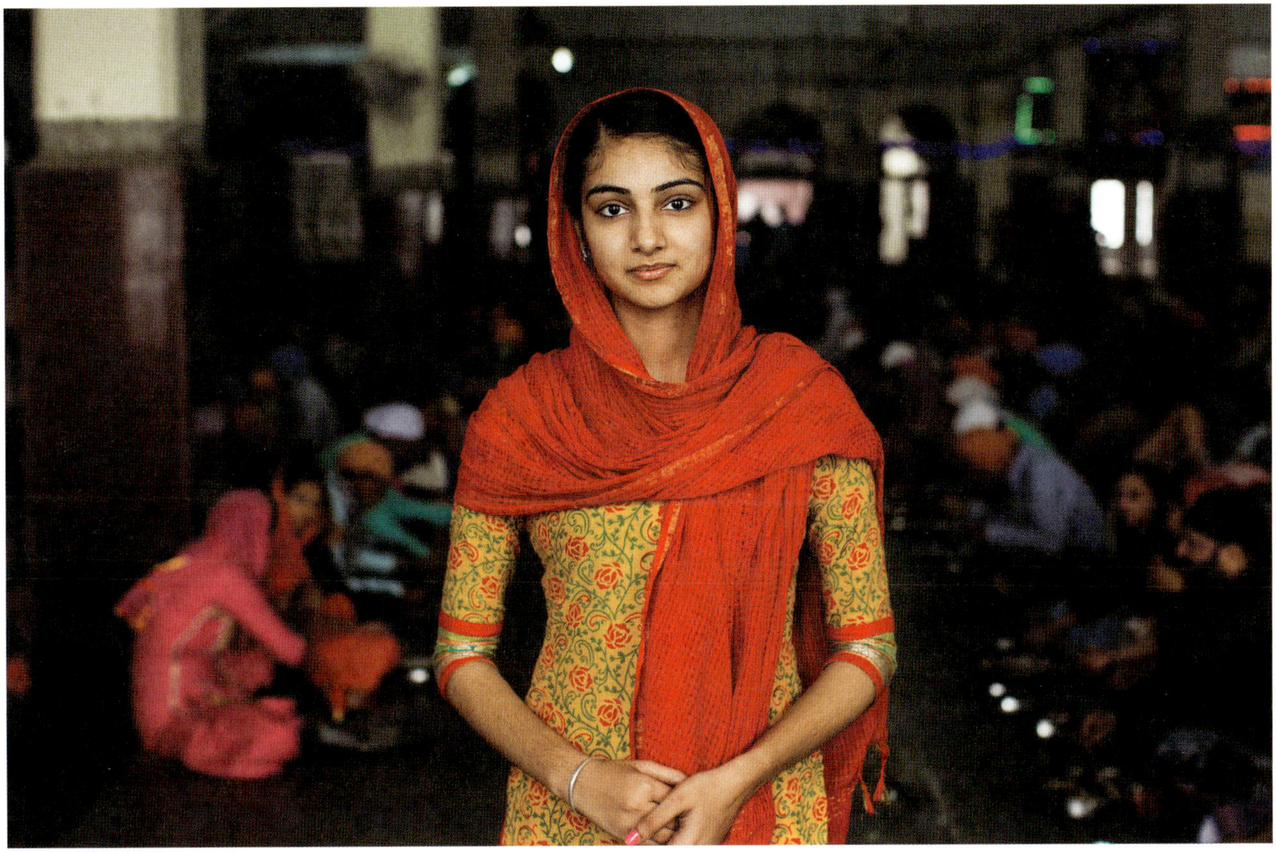

AMRITSAR, INDIEN

Auch sie hatte sich auf eine lange Reise gemacht, um dem Goldenen Tempel, einem wichtigen Kultort der Sikh-Religion, der sie angehört, einen Besuch abzustatten.

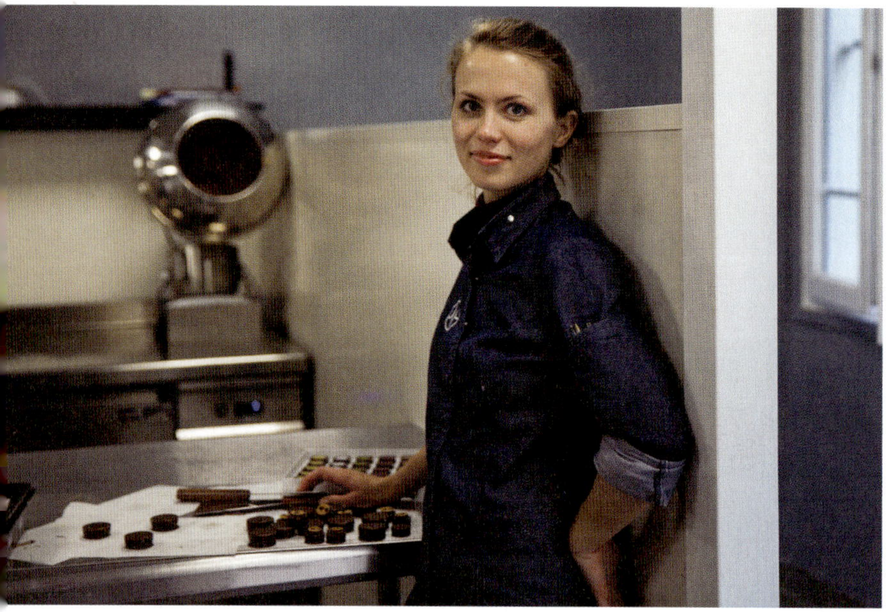

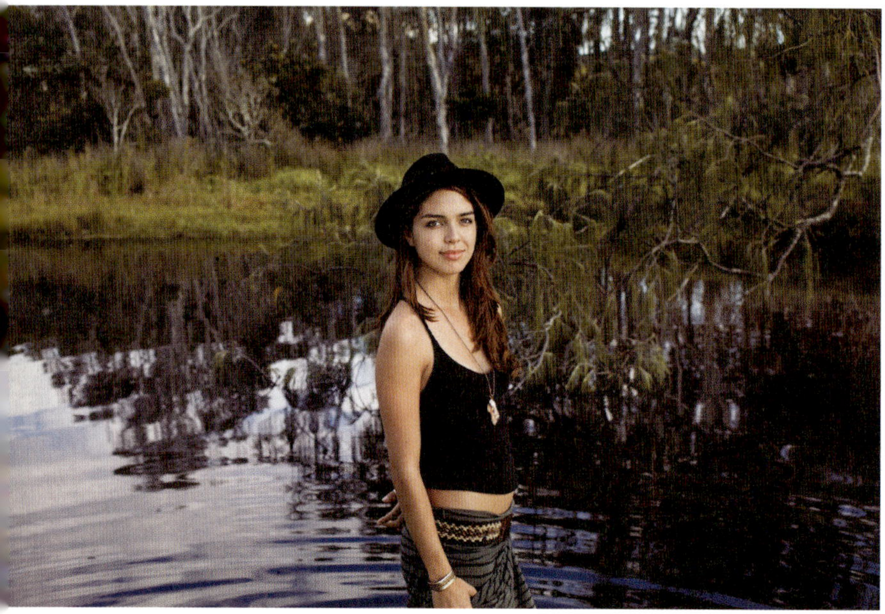

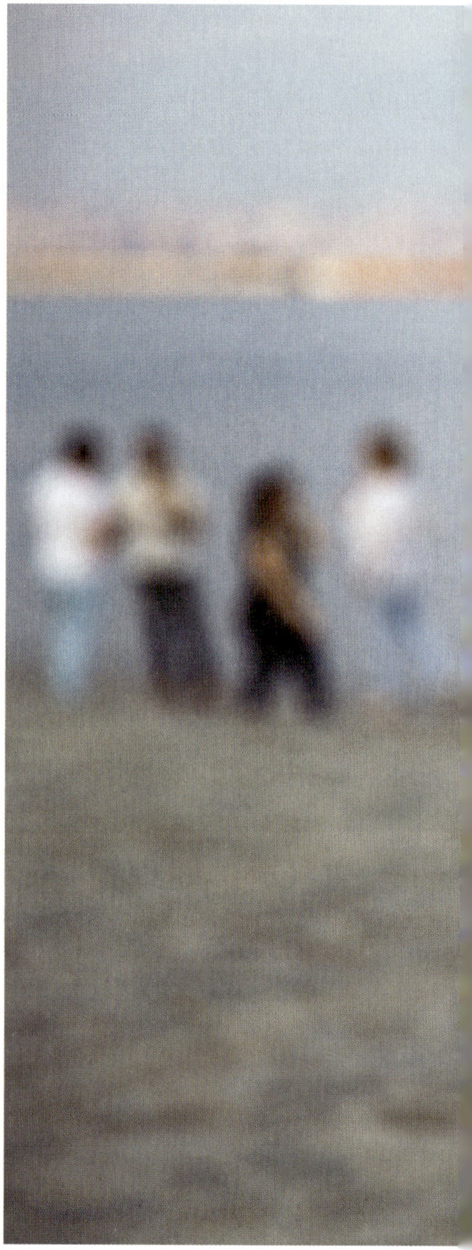

PARIS, FRANKREICH *(oben)*

Léonie zog von Deutschland nach Paris, um Chocolatier zu werden.

BYRON BAY, AUSTRALIEN *(unten)*

Saisha aus Hawaii kam nach Australien, um nachhaltige Landwirtschaft zu studieren.

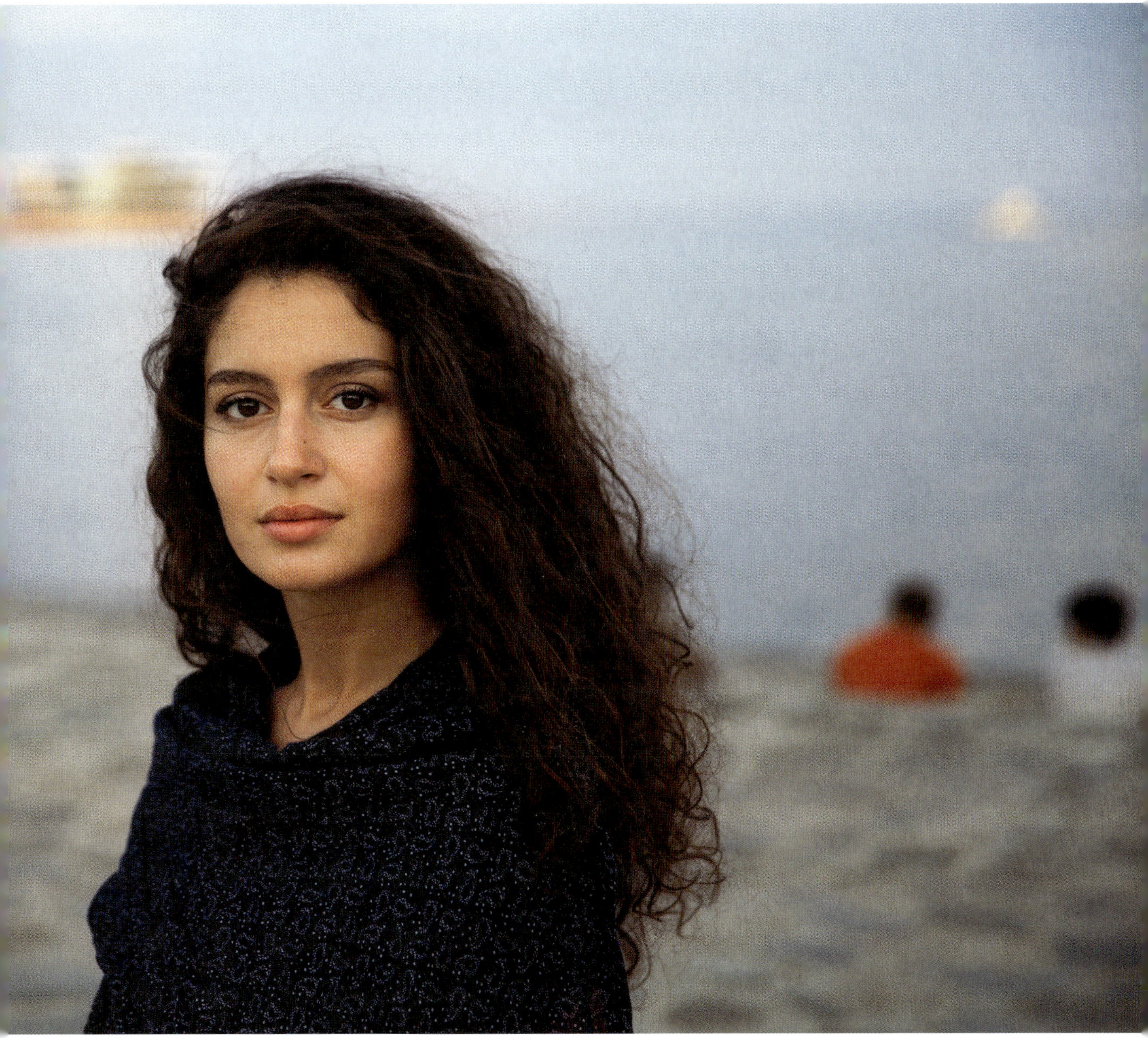

BAKU, ASERBAIDSCHAN

Vor dem Gesetz haben die Frauen in Aserbaidschan dieselben Rechte wie Männer, doch im Alltag ist es oft noch so, dass der Mann für die Frau entscheidet. Mehrere Frauen sagten mir, ich dürfe sie nur mit Erlaubnis ihres Mannes fotografieren. Fidan jedoch ist eine jener wunderbaren Frauen, die dazu beitragen, dass sich die Dinge langsam ändern.

»Ich würde nie eine Beziehung eingehen, in der ich nicht gleichberechtigt bin und respektiert werde.«

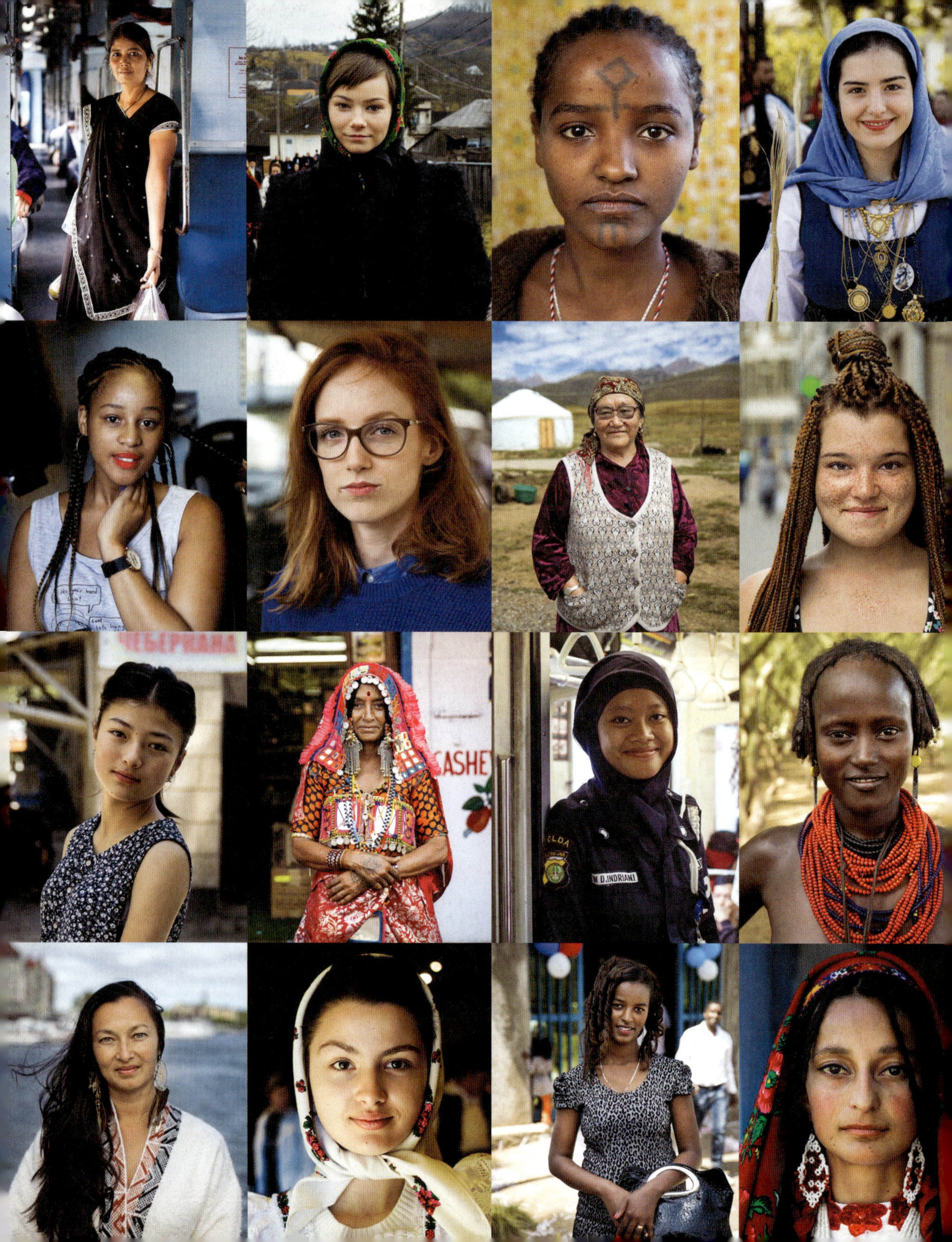

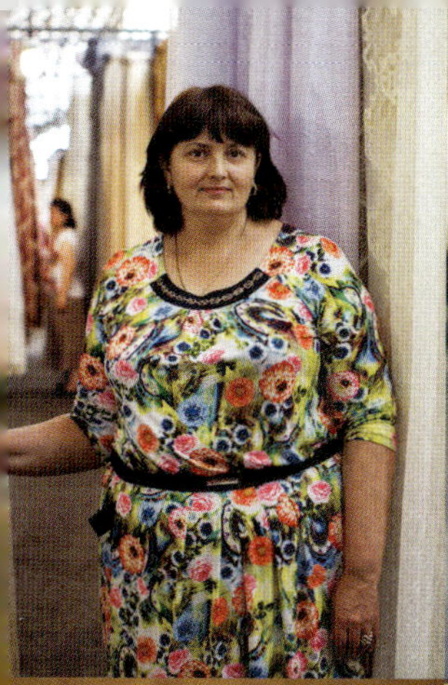
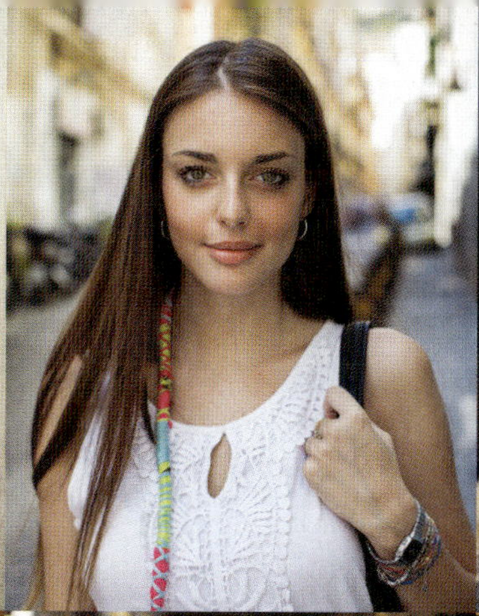
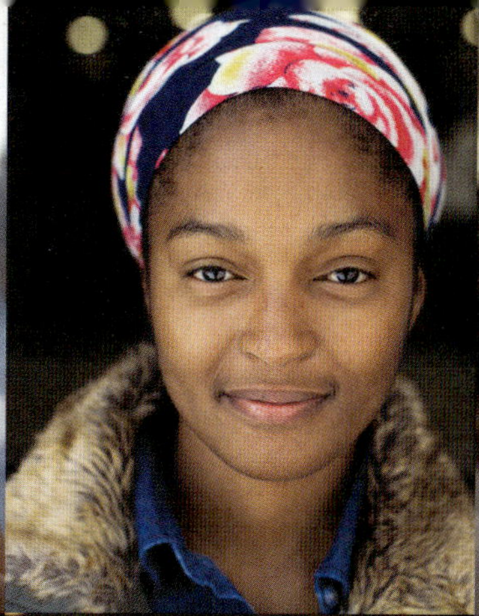
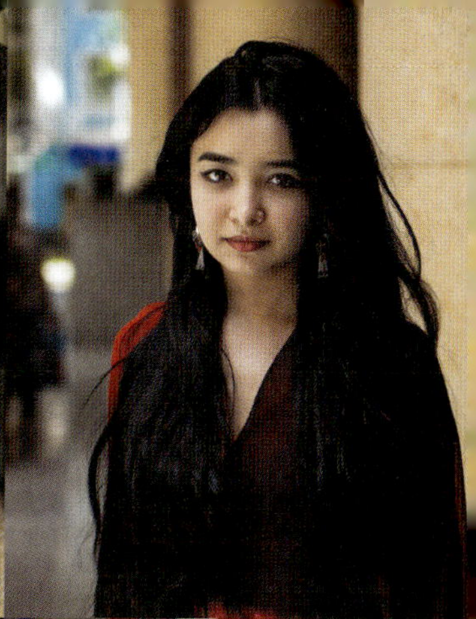
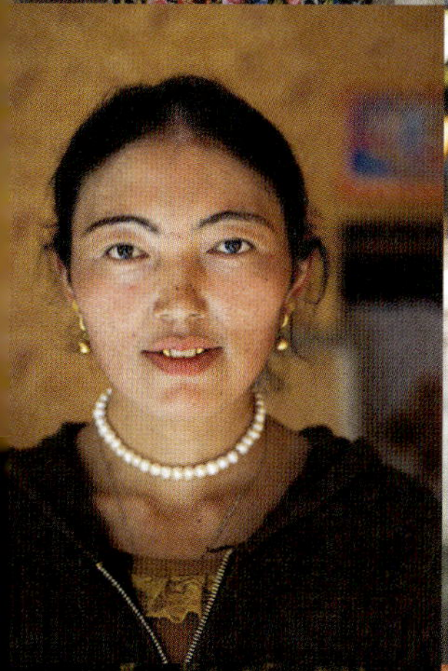
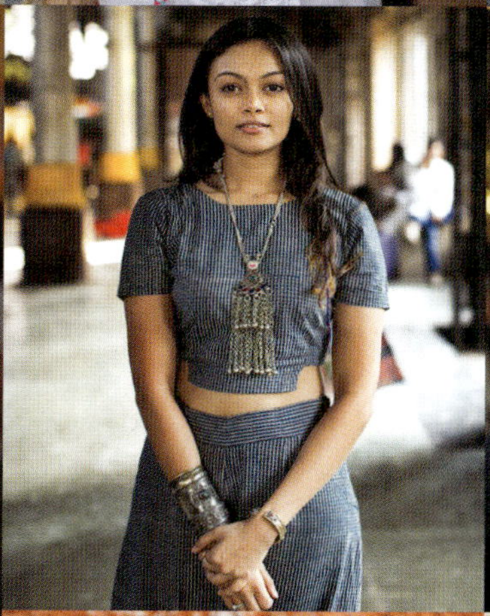
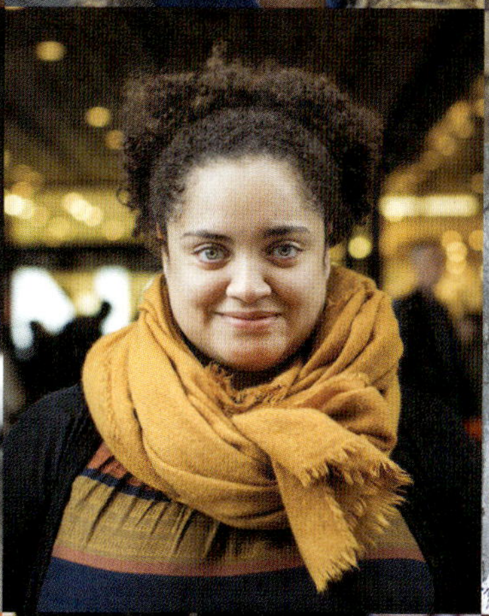
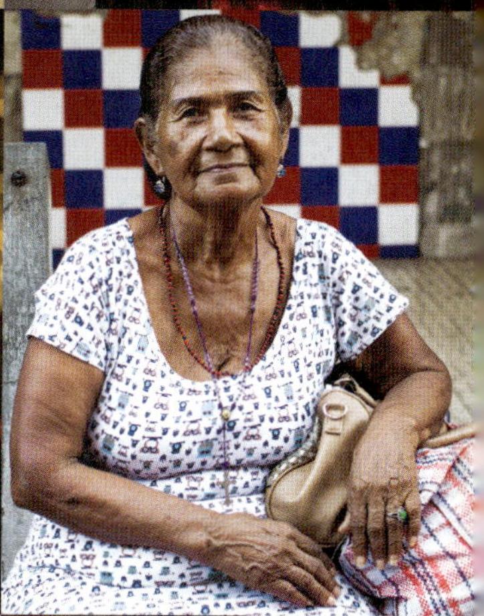
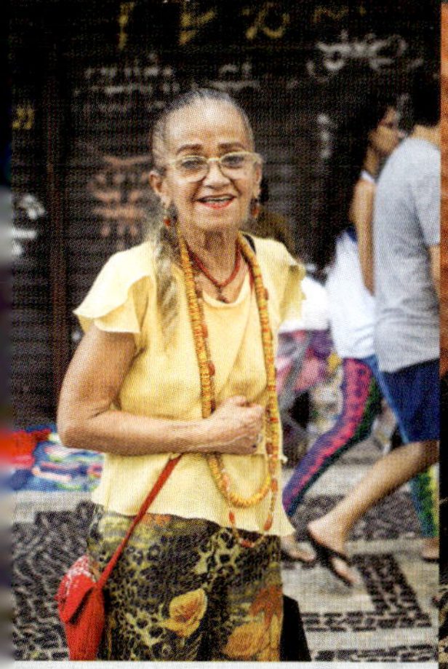
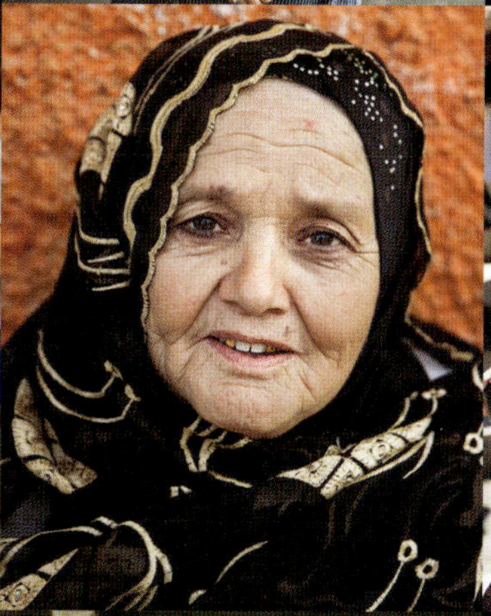
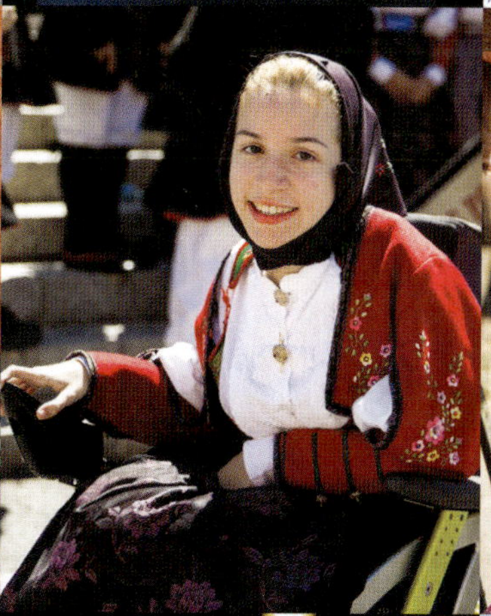
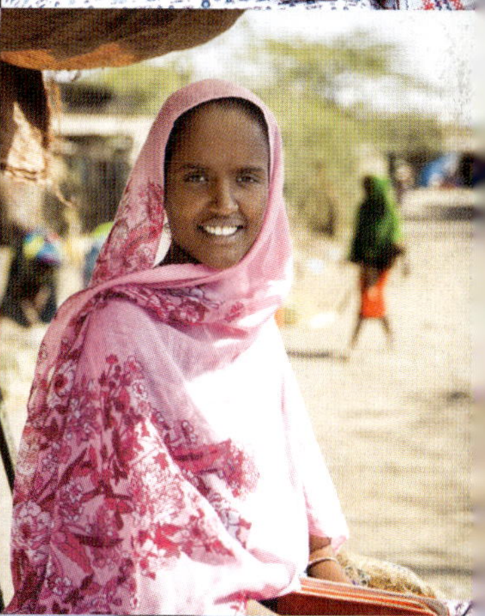
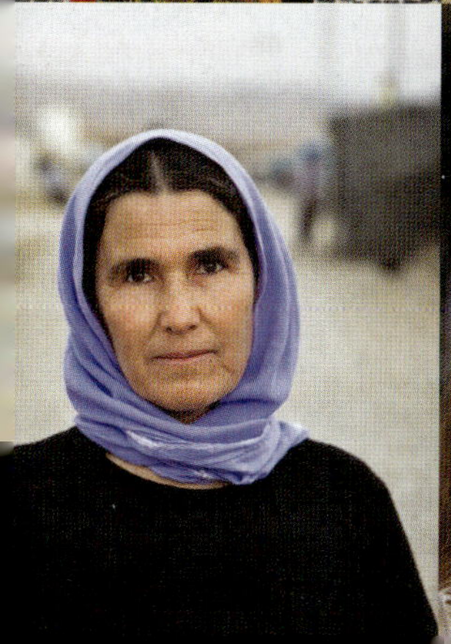
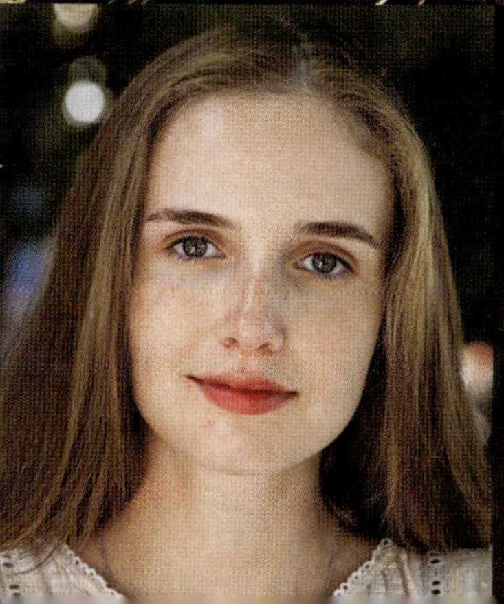
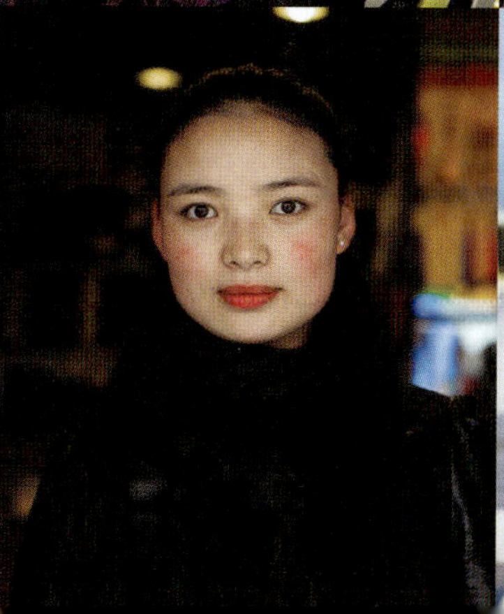
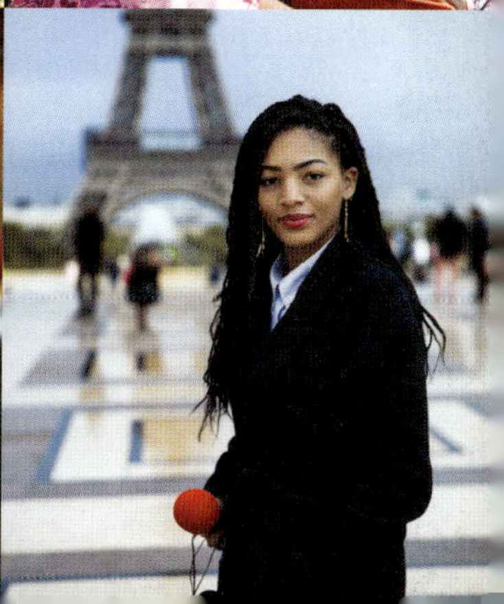

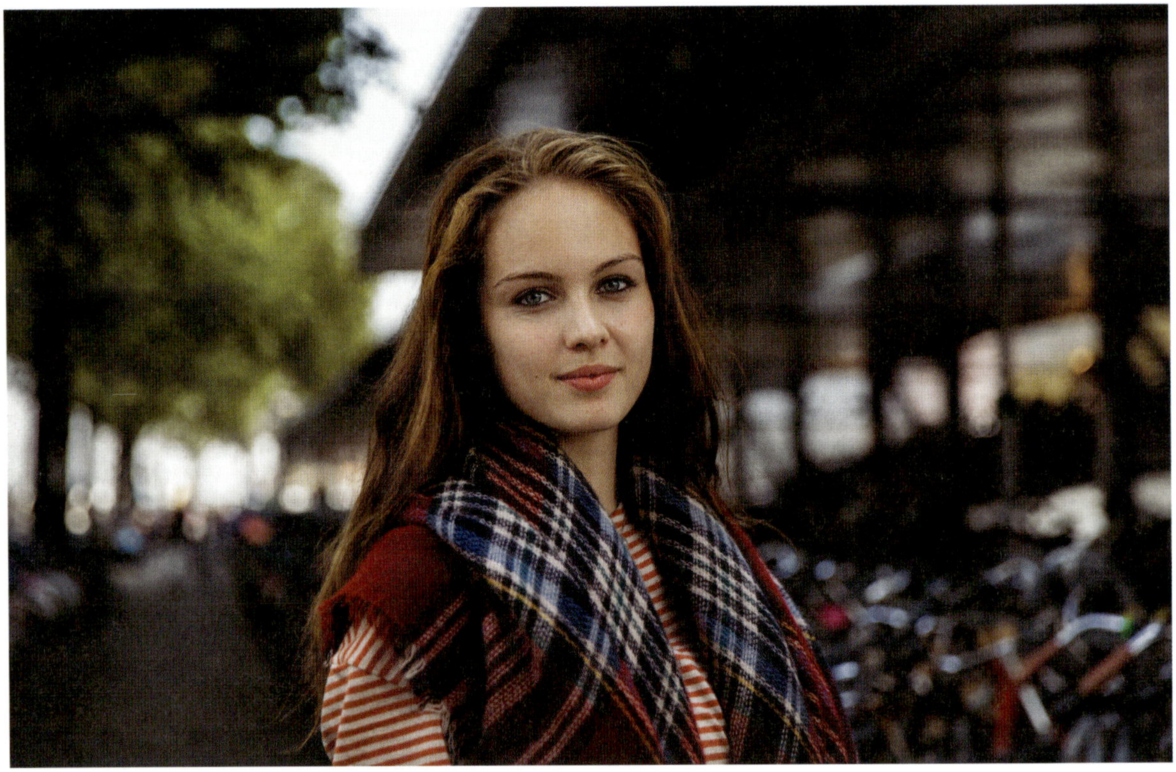

AMSTERDAM, NIEDERLANDE *(oben)*

Meike studiert Medizin.

»Mein Großvater war Arzt, mein Vater ist Arzt und ich will auch Ärztin werden. Nicht weil das Familientradition ist, sondern weil ich glaube, dass ich dadurch Menschen am besten helfen kann.«

MUMBAI, INDIEN *(rechte Seite)*

Stella traf ich kurz vor ihrem hundertsten Geburtstag. Stellen Sie sich das mal vor: Hundert Jahre Geschichte, gesehen mit diesen schönen Augen.

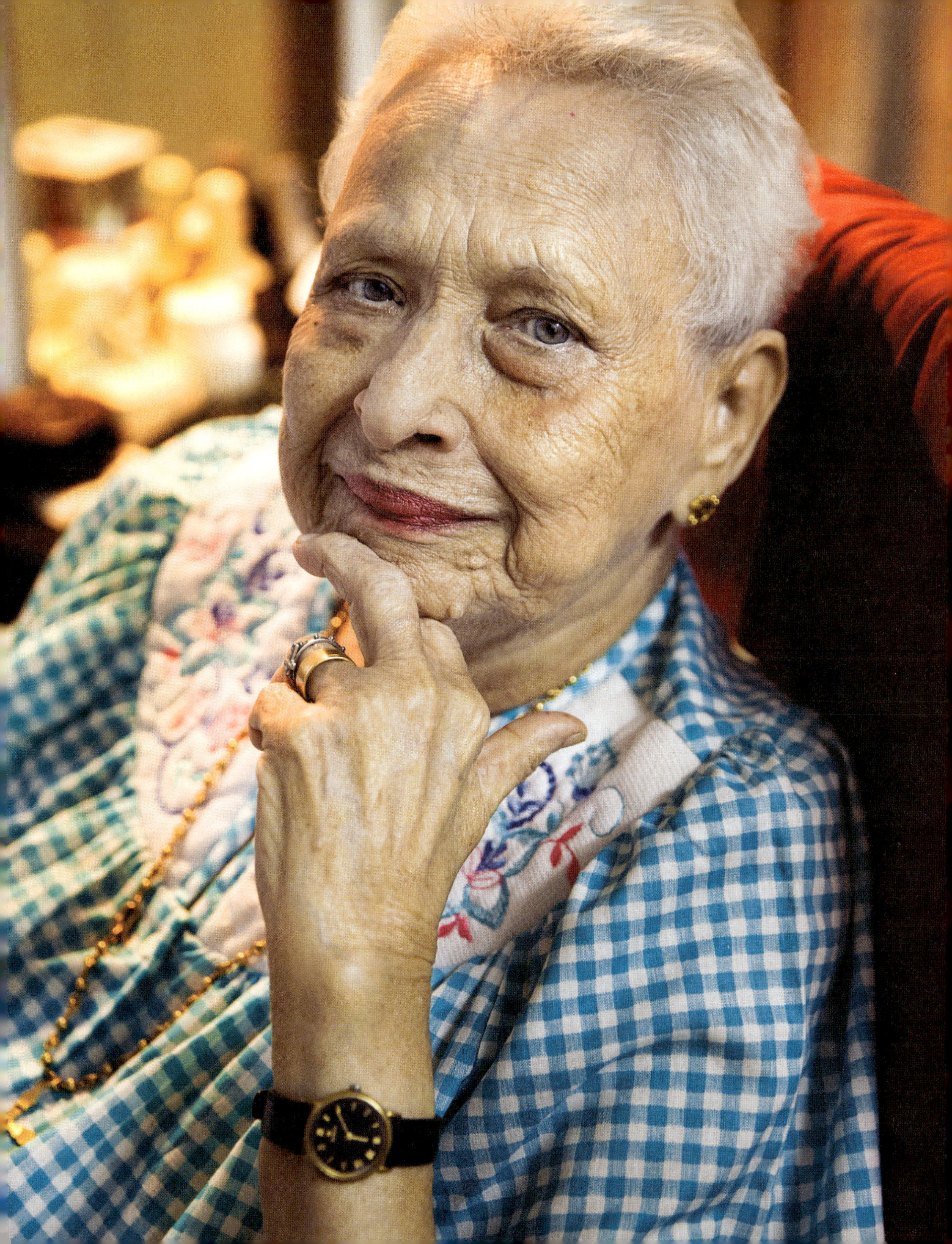

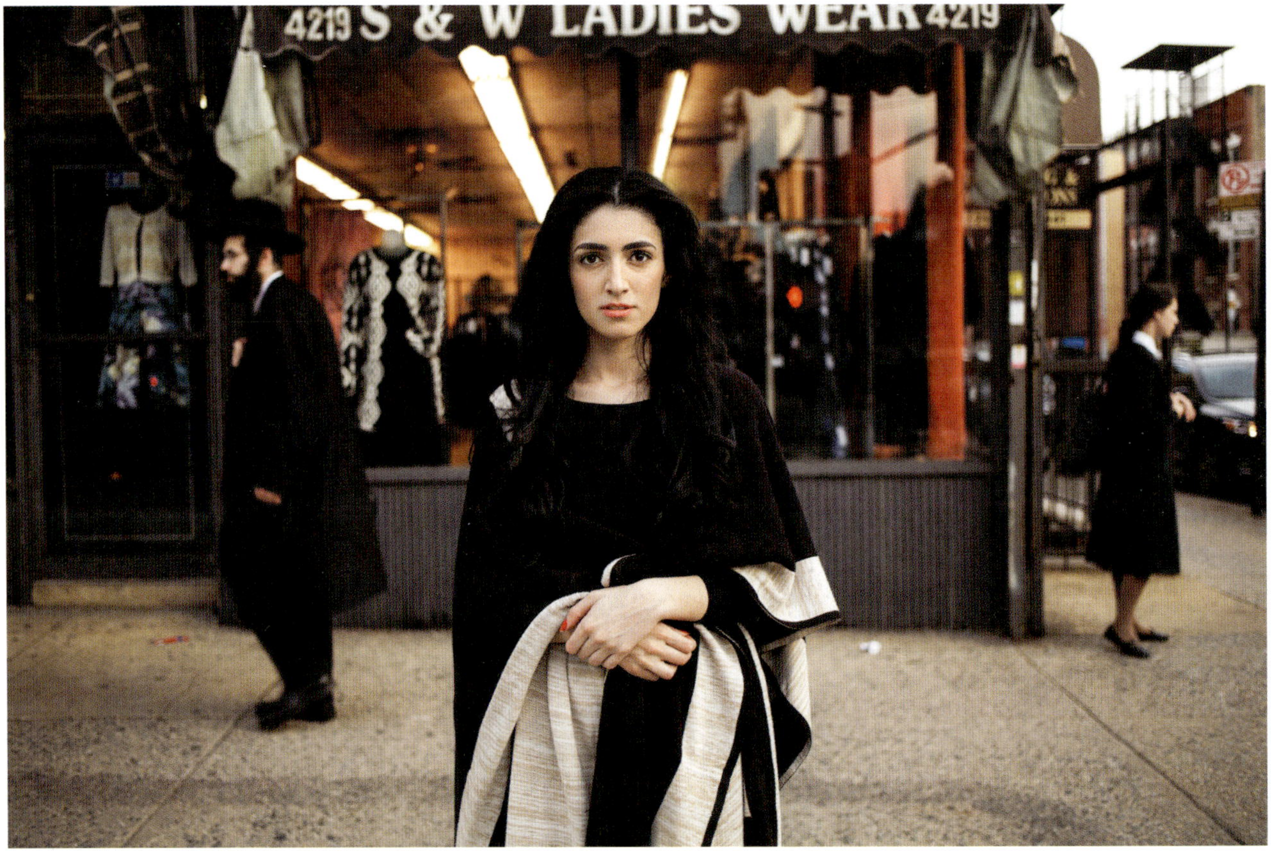

NEW YORK, USA

Mushkie kommt aus einer traditionellen jüdischen Familie. Sie studierte Soziologie und ist heute Vorschullehrerin.

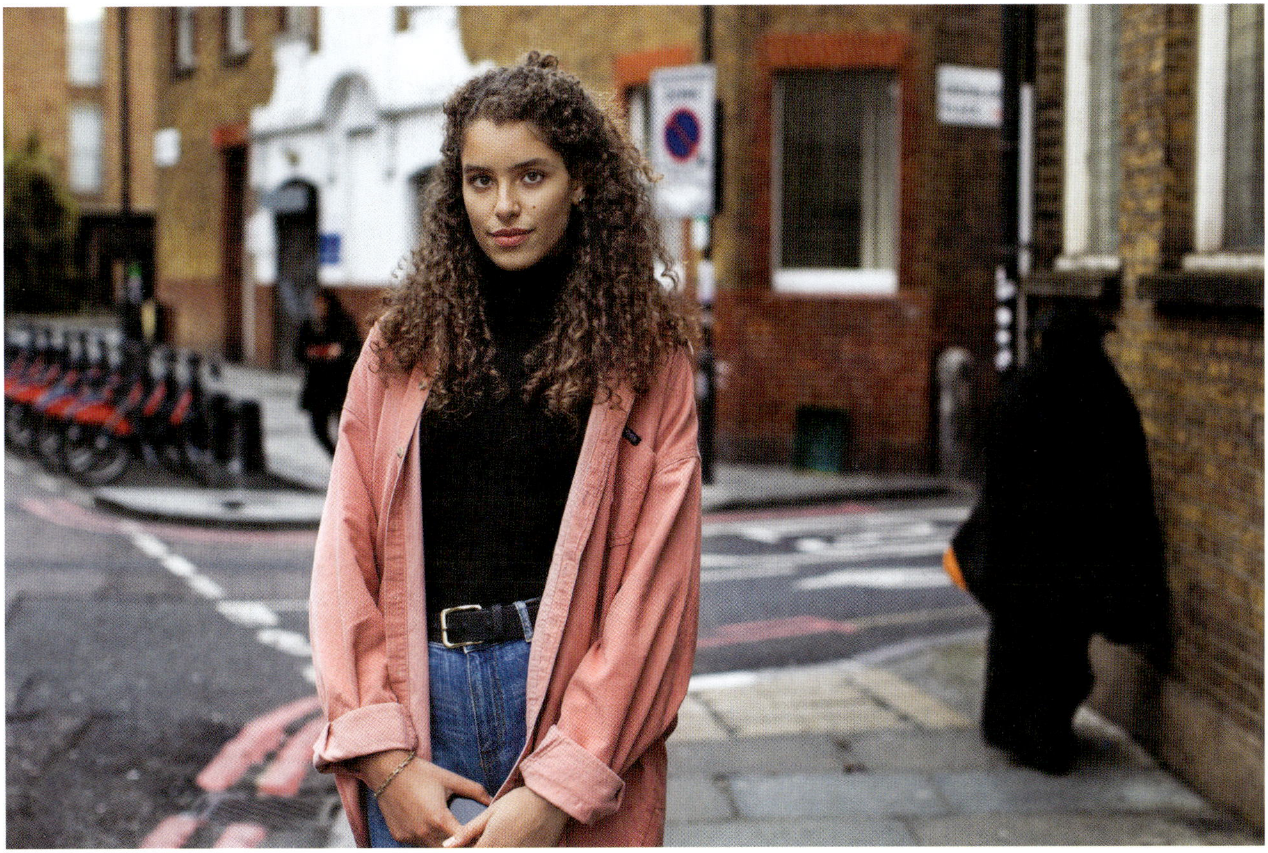

LONDON, ENGLAND

Mena studiert Genetik und ist der lebende Beweis dafür, wie klein die Welt geworden ist.

»Ich wurde in Ägypten geboren, lebe in den Niederlanden, studiere in Wales und reise gerade durch England.«

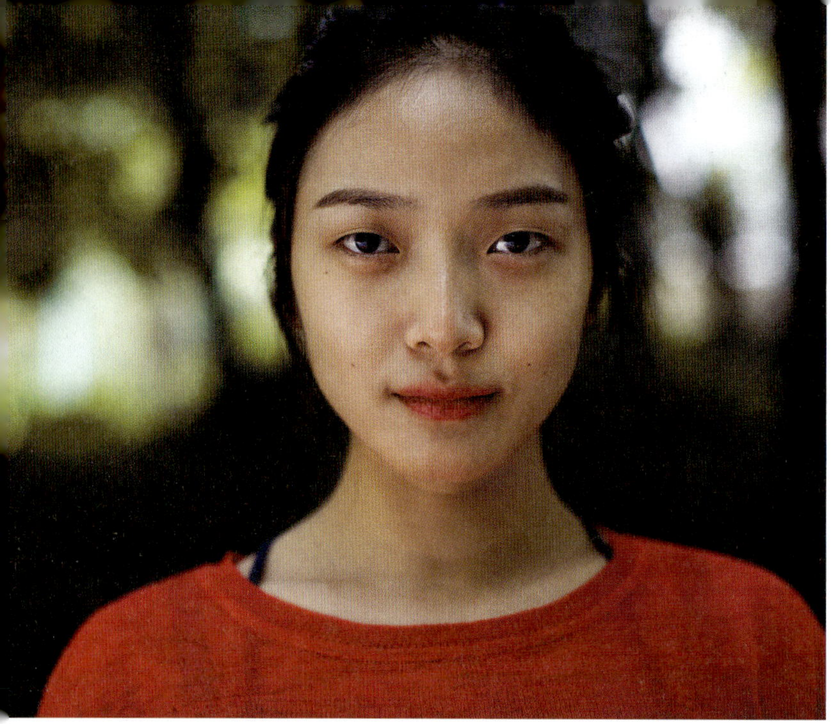

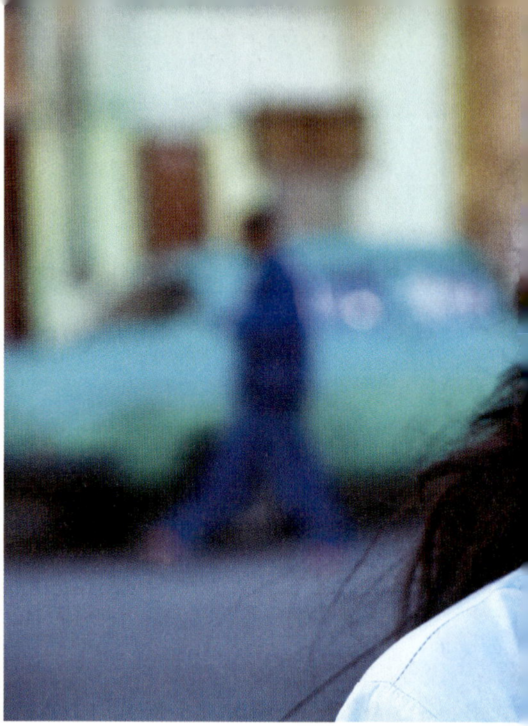

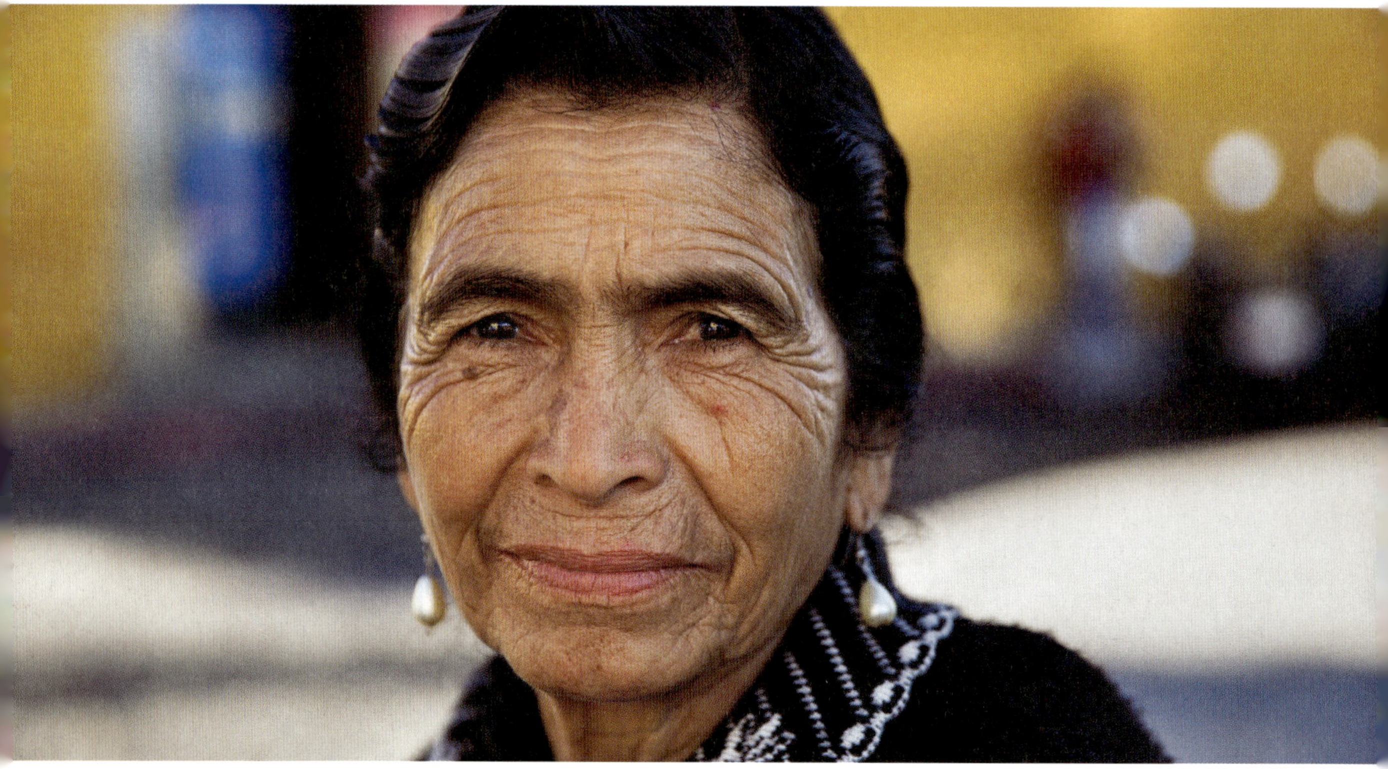

CHENGDU, CHINA *(oben links)*
HAVANNA, KUBA *(oben Mitte)*
ANTIGUA, GUATEMALA *(unten)*

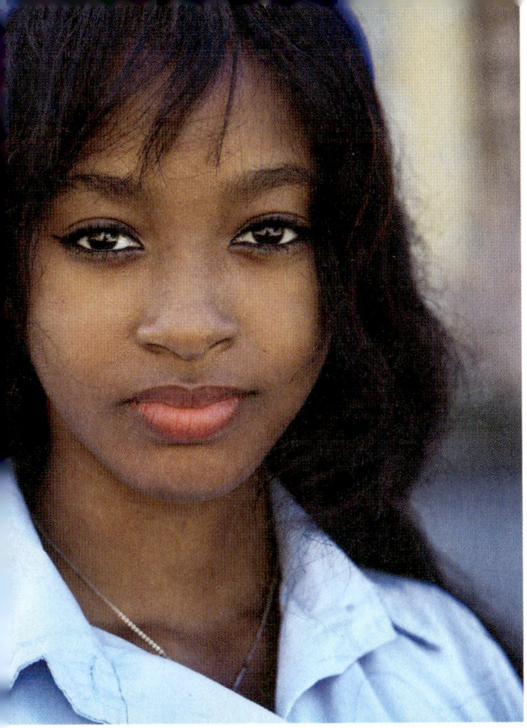
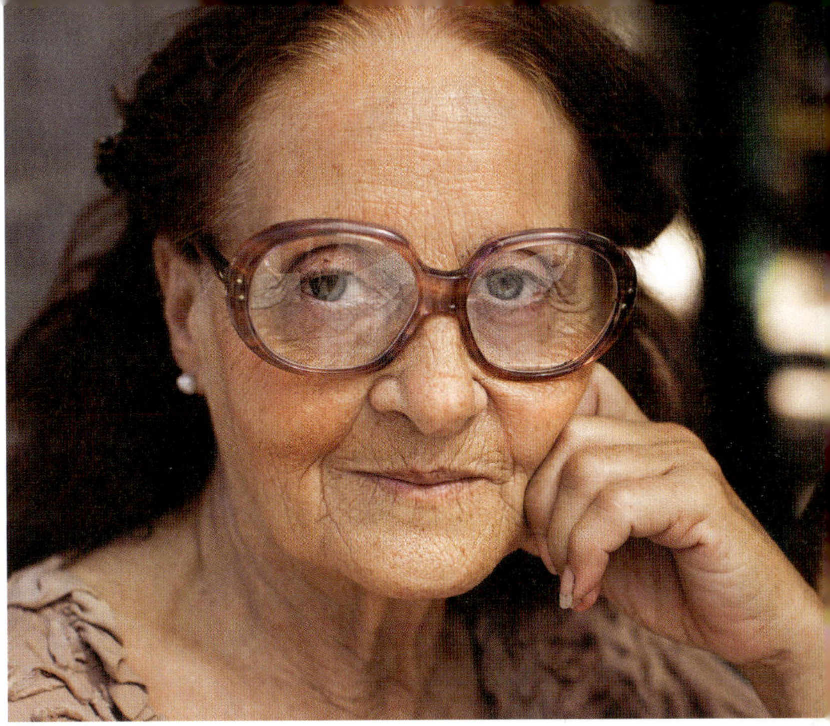
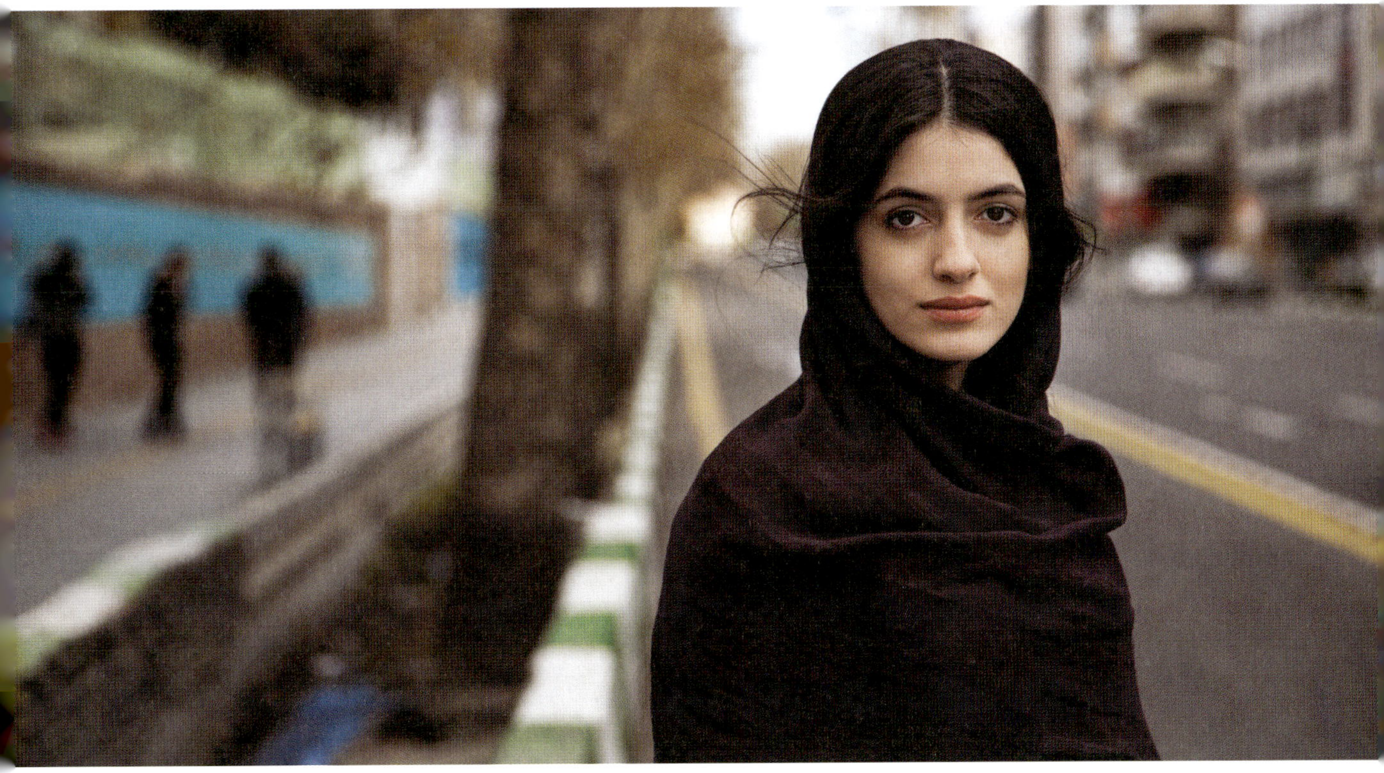

BUENOS AIRES, ARGENTINIEN *(oben rechts)*
TEHERAN, IRAN *(unten)*

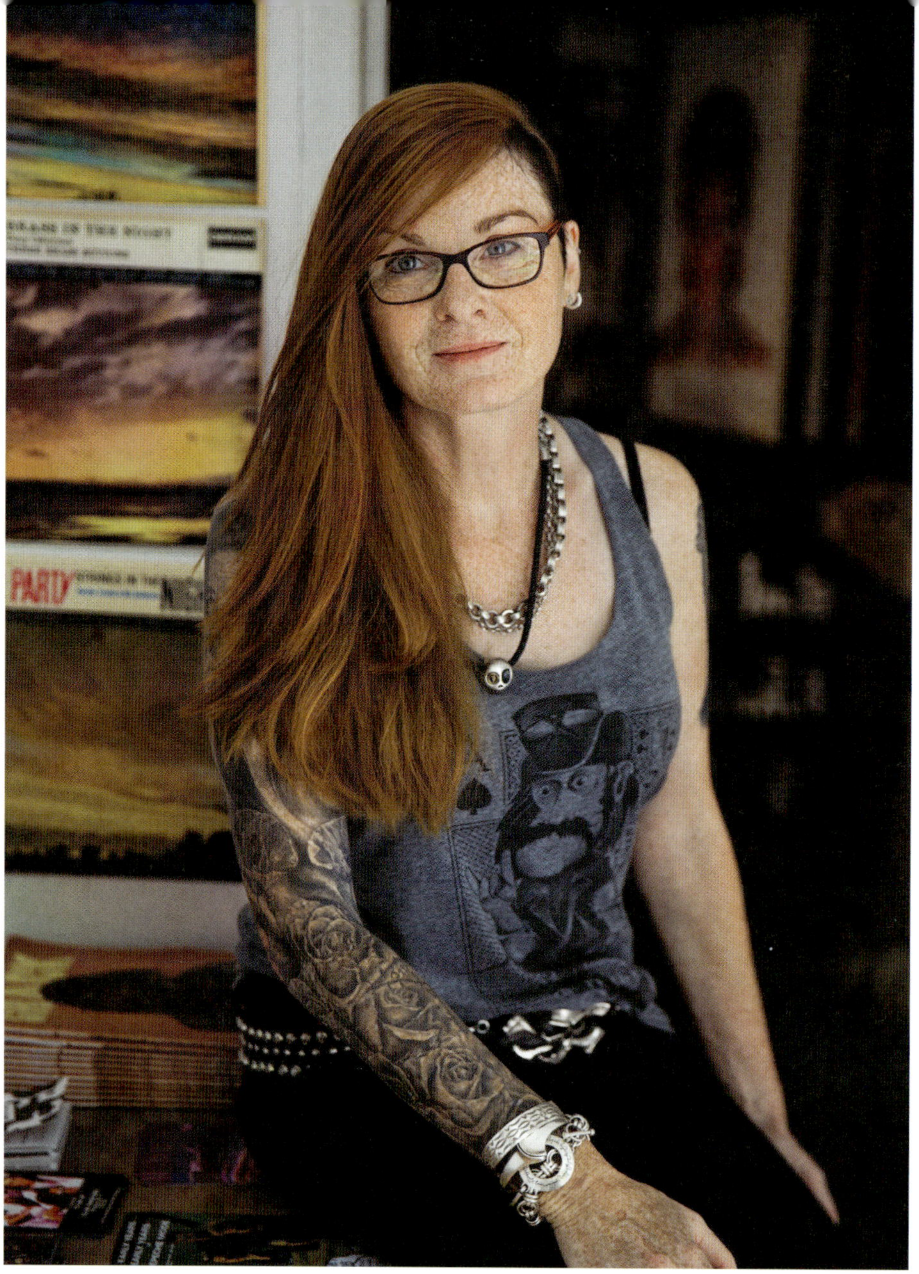

BERLIN, DEUTSCHLAND *(oben)*

Aufgewachsen in Ostdeutschland, wurde Grit in den Achtzigerjahren Punkerin. Heute arbeitet sie als Buchhalterin, doch ihre Leidenschaft gilt immer noch der Musik. Sie ist stolz auf ihre Tattoos, besonders auf die von David Bowie und Nick Cave auf ihren Armen.

ISTANBUL, TÜRKEI *(rechte Seite)*

Auf der Istiklal Caddesi, Fußgängerzone und geschäftige Einkaufsstraße, sieht man jede Art von Outfit: vom schlichten religiösen Gewand bis zu Piercings und Tattoos wie bei dieser jungen Frau.

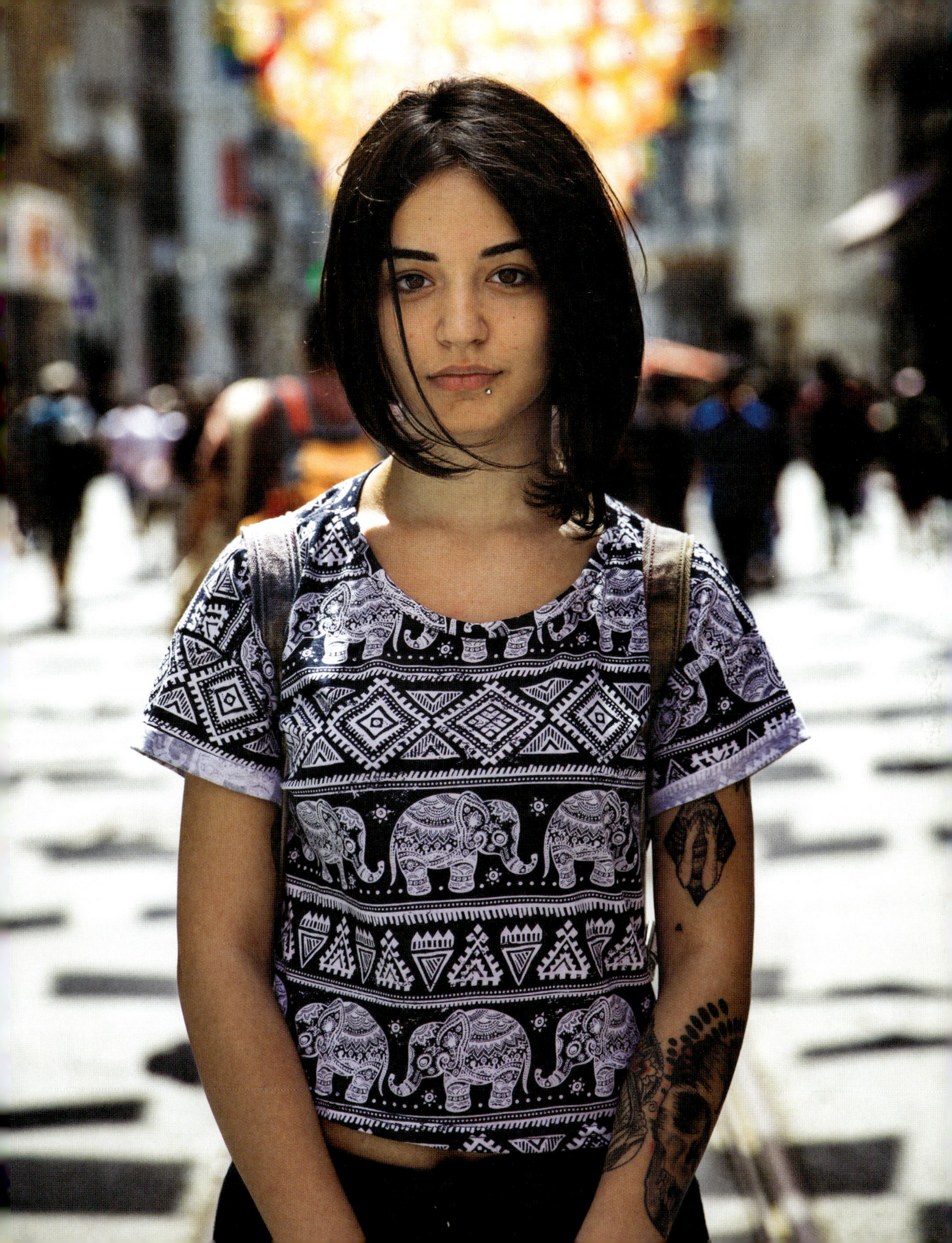

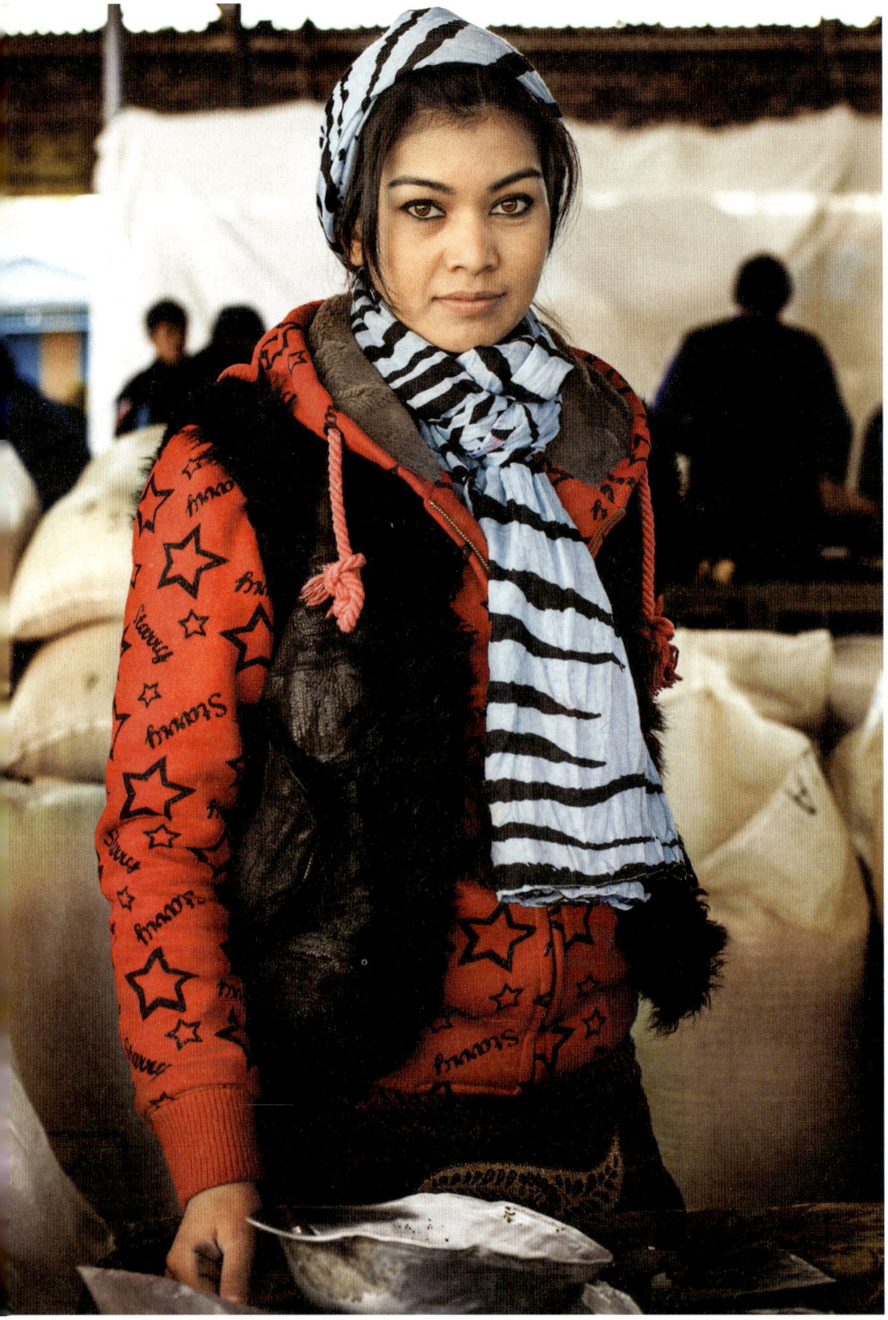

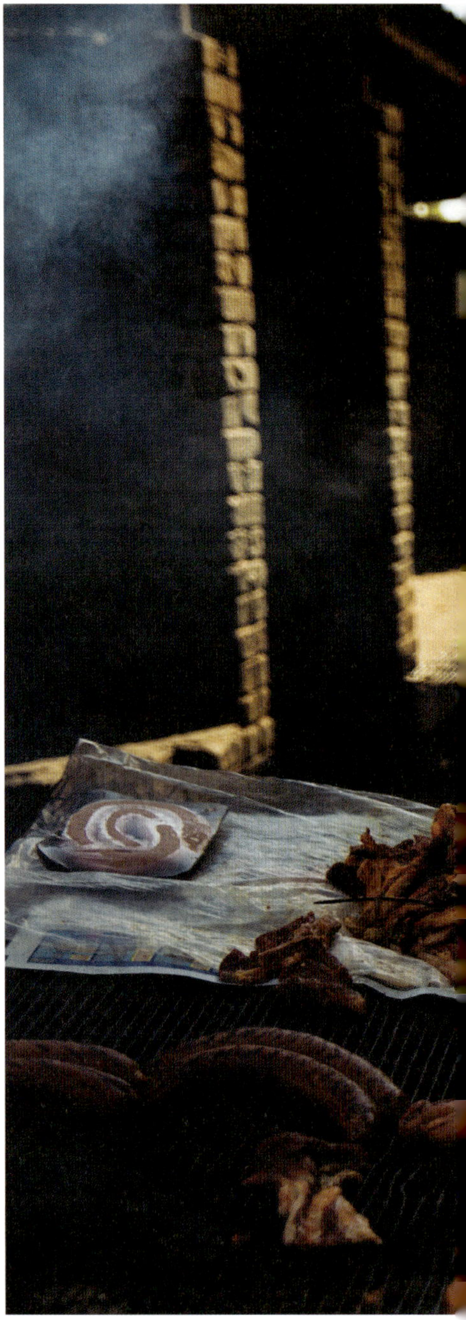

TASCHKENT, USBEKISTAN

Ich schlendere gern über die Märkte dieser Welt und halte Ausschau nach Schönheiten, die niemand bemerkt. Sie verkauft Reis auf dem wichtigsten Markt der Stadt.

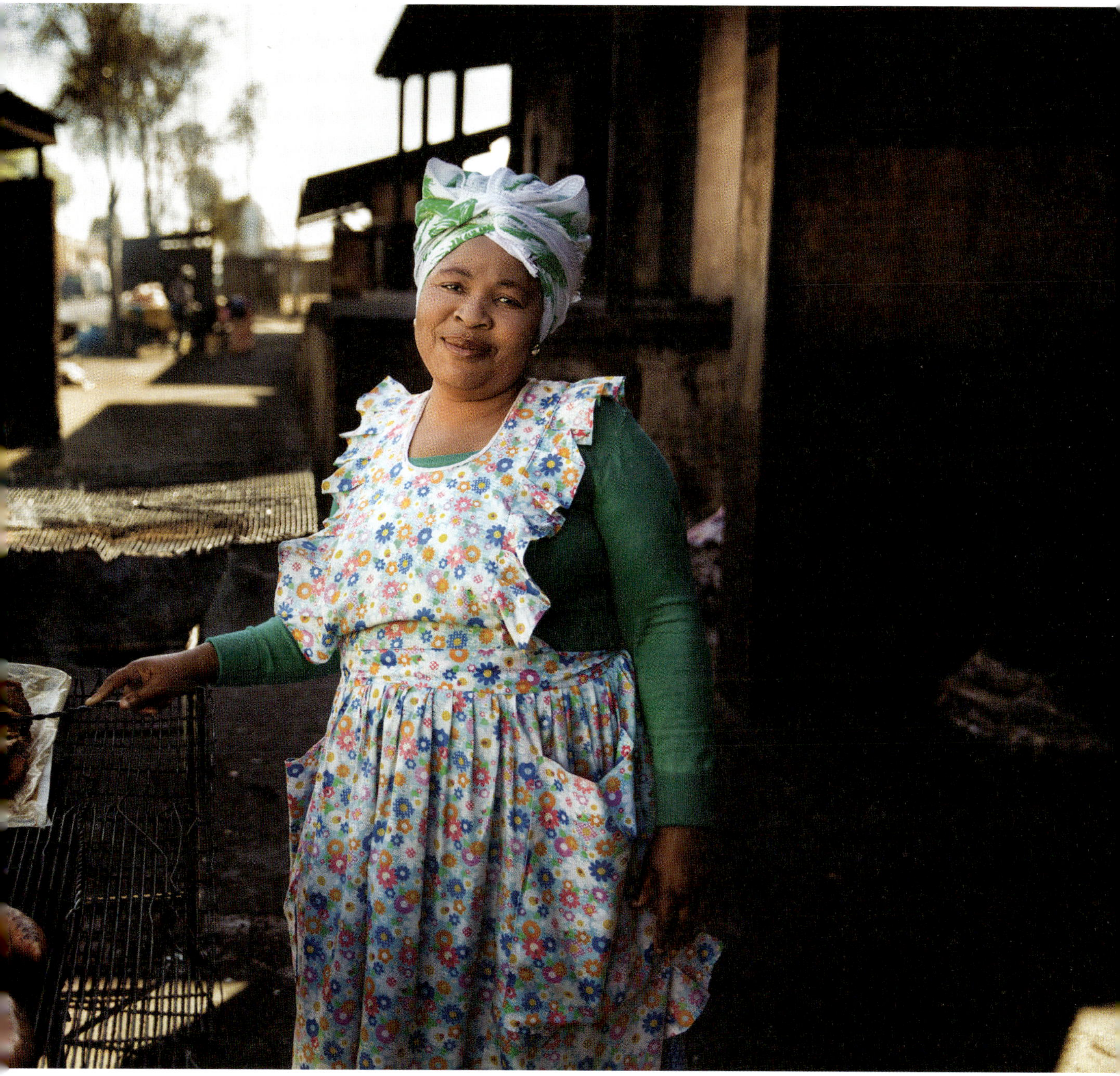

KAPSTADT, SÜDAFRIKA

Als ich einem der Slums einen Besuch abstattete, war ich hingerissen von der Freundlichkeit dieser Frau in einer derart rauen Umgebung. Seit fast dreißig Jahren verkauft sie jeden Tag Fleisch an genau derselben Stelle.

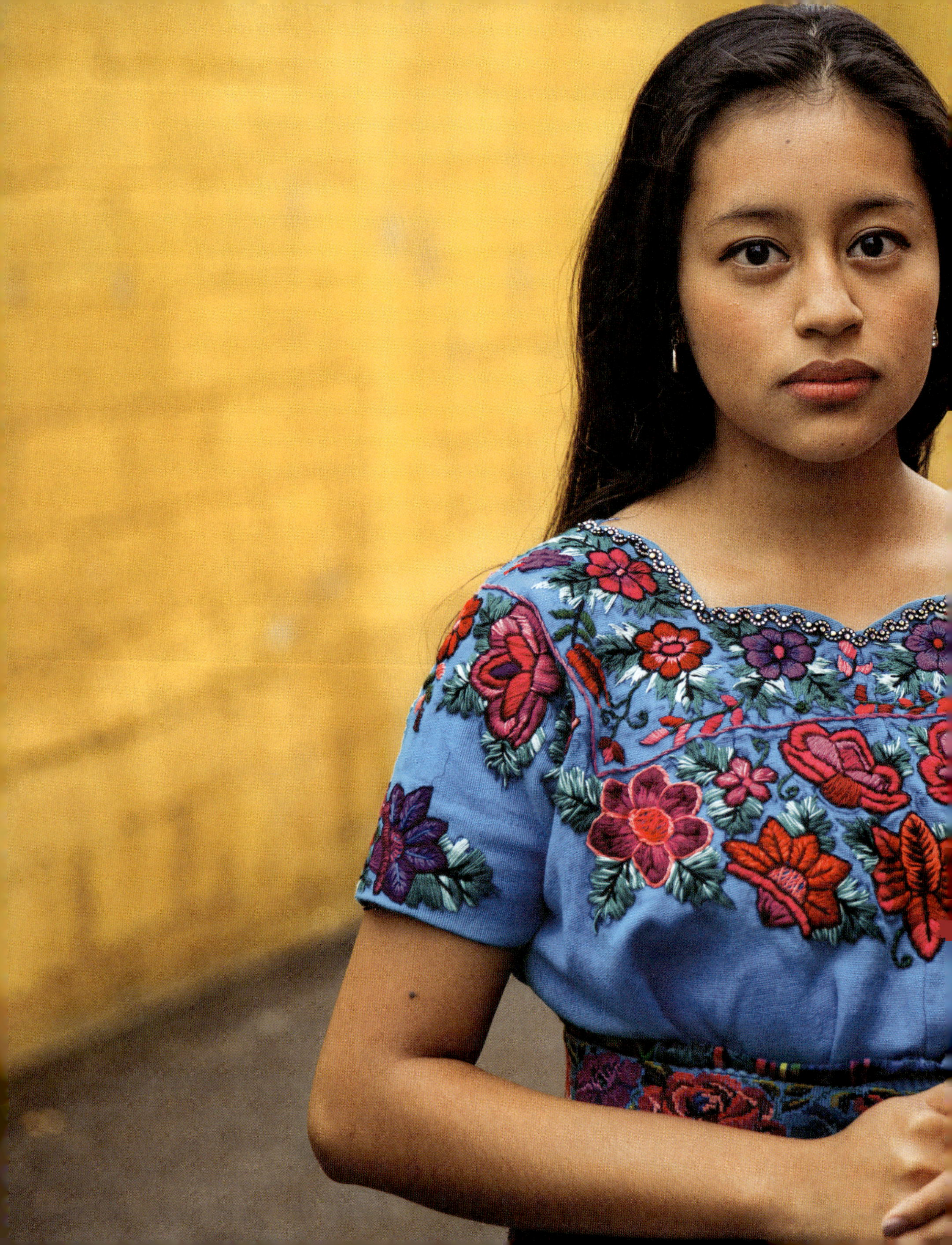

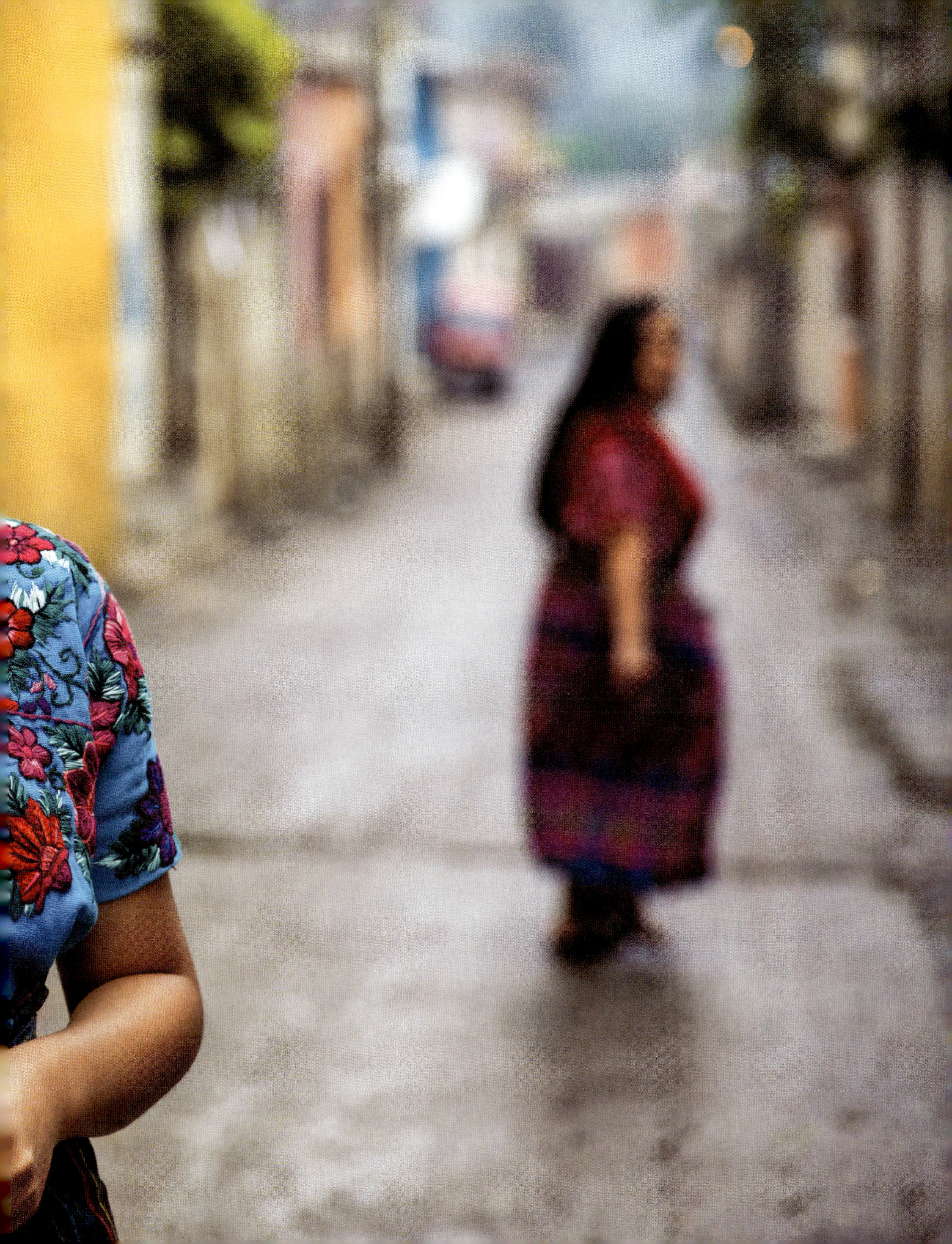

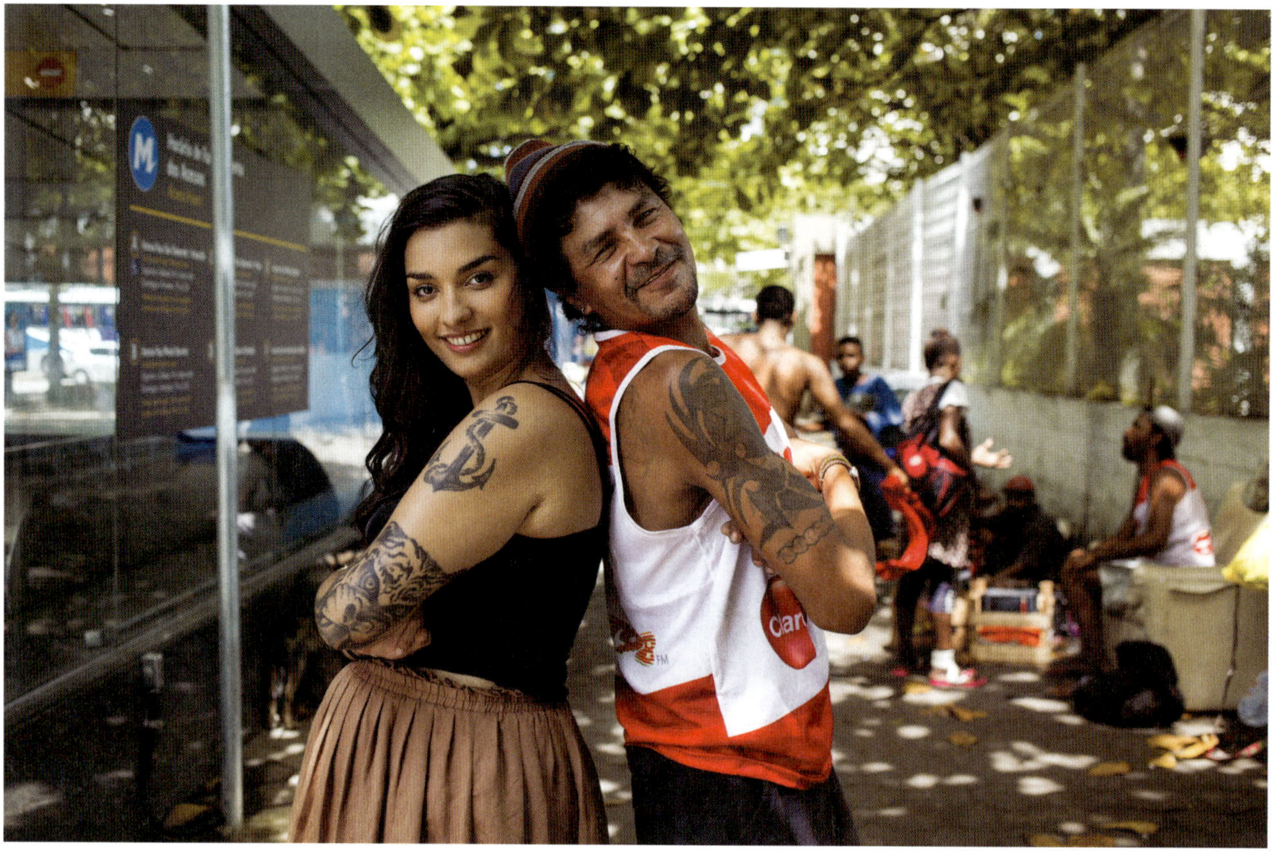

RIO DE JANEIRO, BRASILIEN

Caroline ist Grafikdesignerin. Ich sah sie bei ein paar Obdachlosen stehen. Sie unterhielten sich und machten Späße wie die besten Freunde. Ich habe immer wieder beobachten könnten, dass Brasilianer selbst in anscheinend schwierigen Lebenssituationen das Lachen nicht verlernen.

»Ich besuche sie jeden Tag, bringe ihnen Essen und was zum Anziehen. Ich versuche, so weit ich kann, ihnen das Leben ein wenig zu erleichtern. Hier in Brasilien machen wir schwere Zeiten durch, und mir ist bewusst, dass ich morgen an ihrer Stelle sein könnte.«

SAN ANTONIO AGUAS CALIENTES, GUATEMALA *(vorherige Doppelseite)*

Marcy kommt aus einer kleinen Stadt, deren Weber berühmt sind. Diese stolzen Nachfahren der Maya besitzen ein ausgeprägtes Gespür für Farben und wollen ihre Kultur durch ihre Kleidung am Leben erhalten.

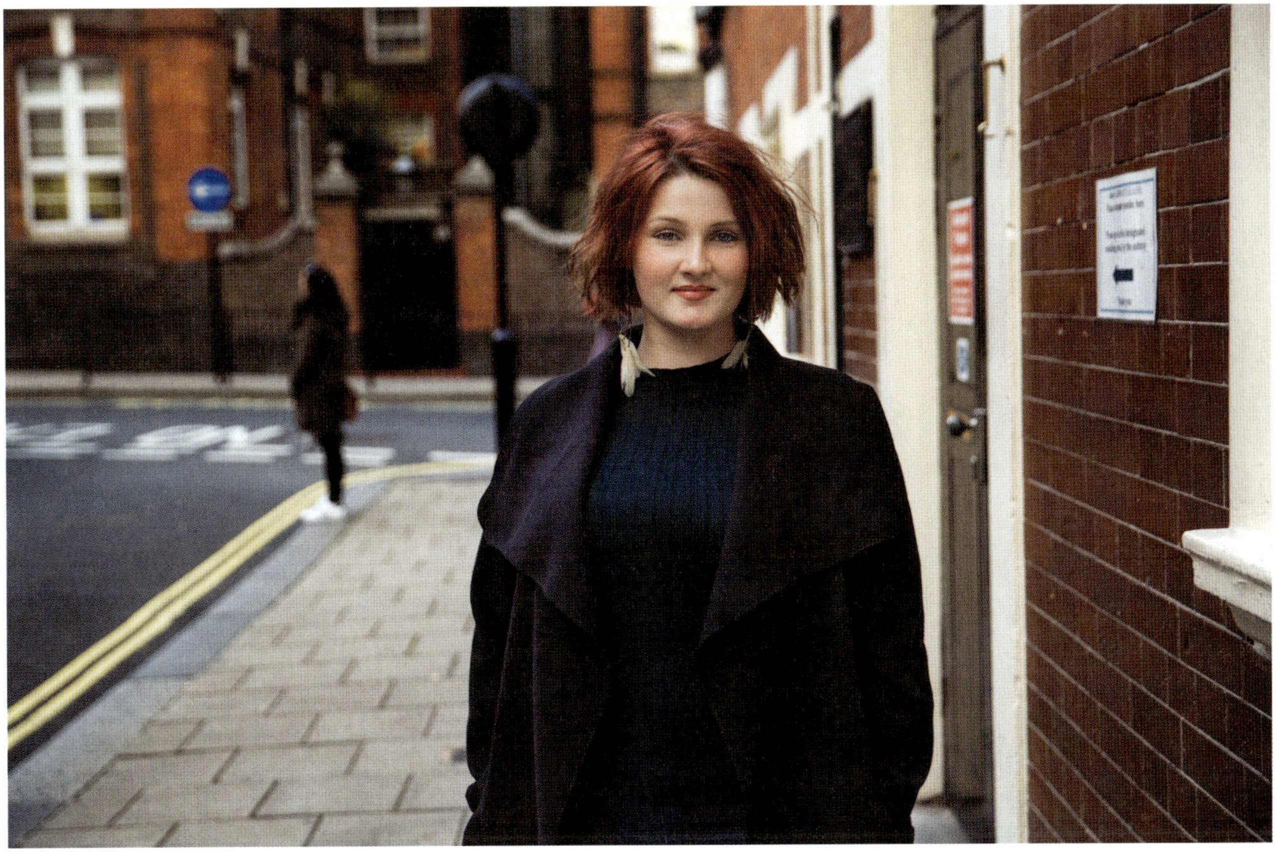

LONDON, ENGLAND

Antonia hat den Krebs besiegt.

»Ich war 20 und ein Workaholic, überehrgeizig und gleichzeitig völlig ausgebrannt. Ich rackerte mich in zwei Jobs ab, um mir einen luxuriösen Lebensstil und teure Reisen leisten zu können. Doch in Wahrheit machte mir mein Leben keinen Spaß, und ich begann, mich krank zu fühlen. Zuerst kam die Fehldiagnose, dann der niederschmetternde Bescheid: Krebs.

In den folgenden Monaten hatte ich starke Schmerzen, doch meine Familie stand mir zur Seite und unterstützte mich. Mit meiner Heilung hat sich alles verändert. Ich wache morgens froh auf und genieße jeden einzelnen Augenblick meines Lebens. Ich verbringe jetzt viel mehr Zeit mit meiner Familie. Ich bin immer noch sehr beschäftigt, doch was ich jetzt mache, macht mir Spaß. Ich habe wieder angefangen zu studieren, engagiere mich sozial und versuche, dem Leben etwas zurückzugeben. Meine Krankheit hat mir wirklich die Augen geöffnet.«

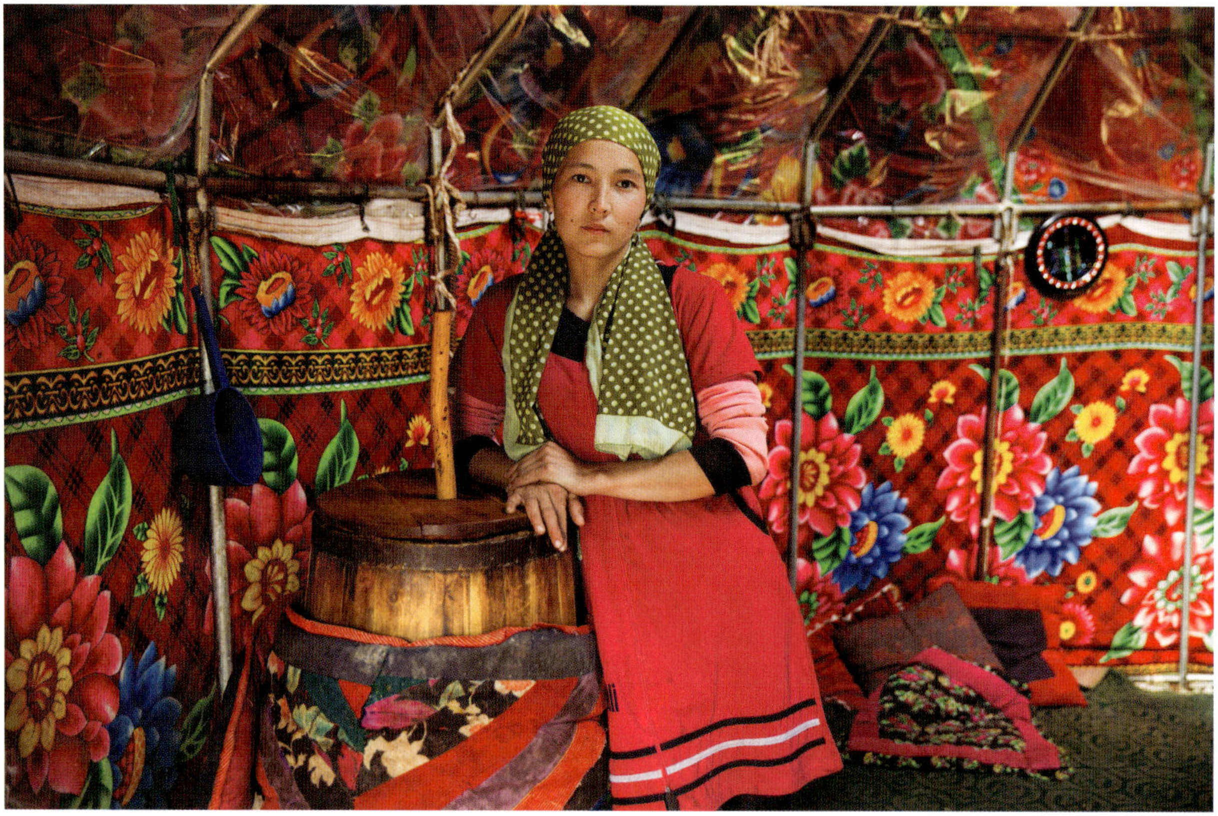

SUUSAMYR-TAL, KIRGISIEN *(oben)*

Junge Nomadin in ihrer Jurte. Sie und ihre Familie züchten Pferde, um Kumys, ein Getränk aus fermentierter Stutenmilch, herzustellen. Für meine Zunge schmeckte die Stutenmilch sehr eigen, doch in Zentralasien wird sie als Allheilmittel hochgepriesen.

NEAPEL, ITALIEN *(rechte Seite)*

Serena stellt die berühmten Cornicelli her, kleine hornförmige Glücksbringer, die sich in Neapel und Süditalien großer Beliebtheit erfreuen. In dieser faszinierenden Stadt stieß ich auf ein reiches Traditionshandwerk, bei dem familiäre Bande eine starke Rolle spielen.

»Meine Eltern haben diese kleine Werkstatt gegründet, meine Schwester und ich führen sie jetzt weiter. Ich mache hier oben die Cornicelli und meine Schwester verkauft sie unten im Laden.«

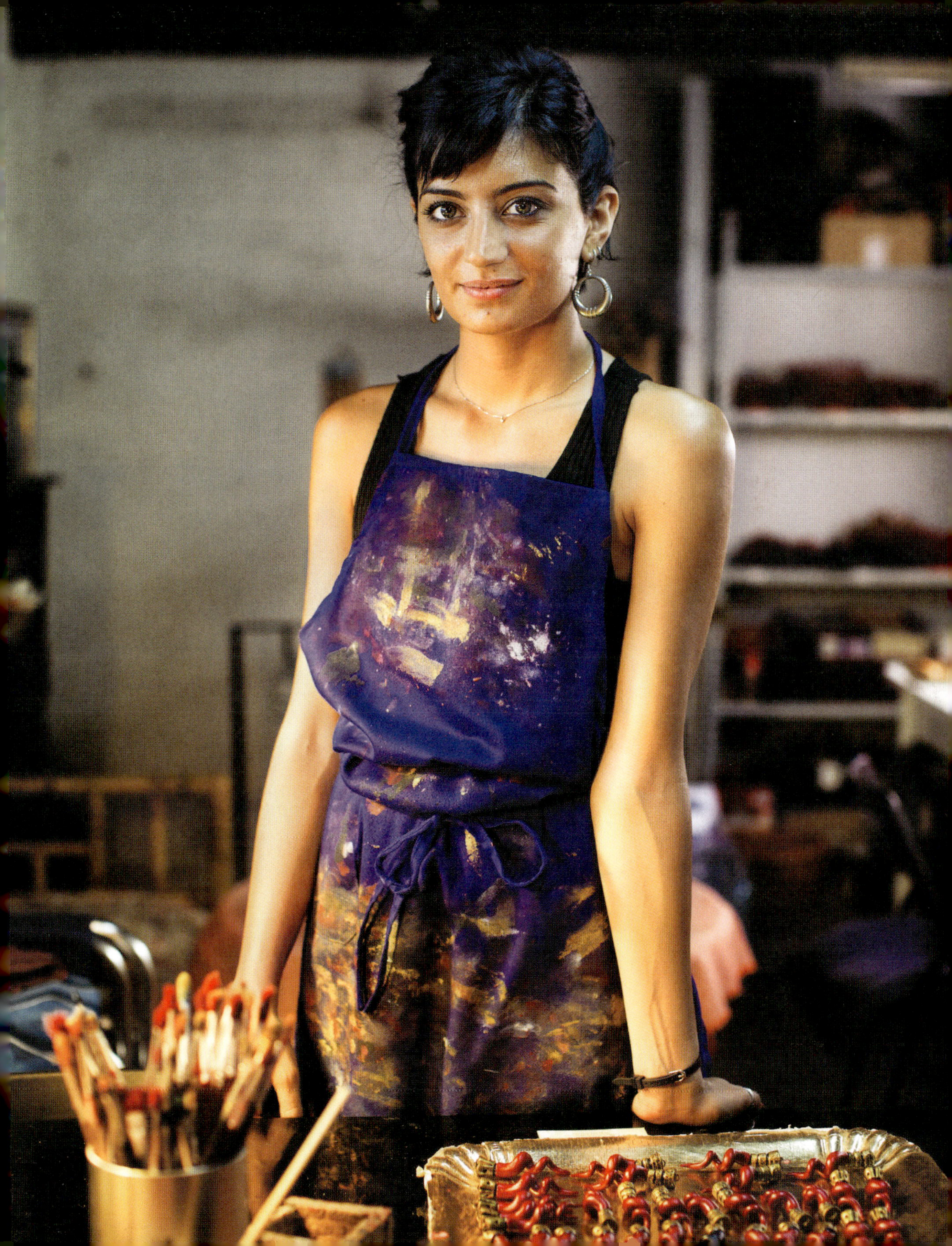

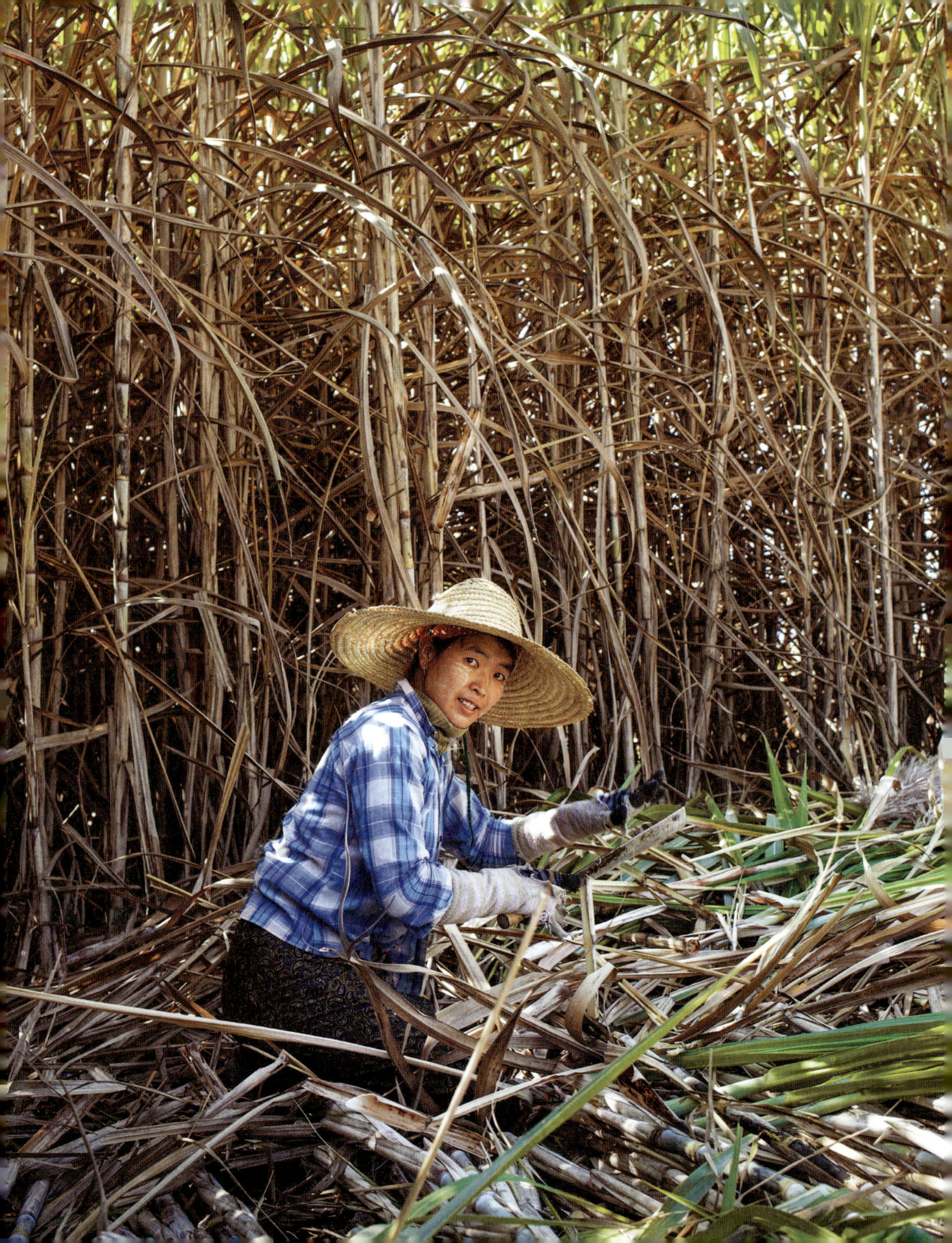

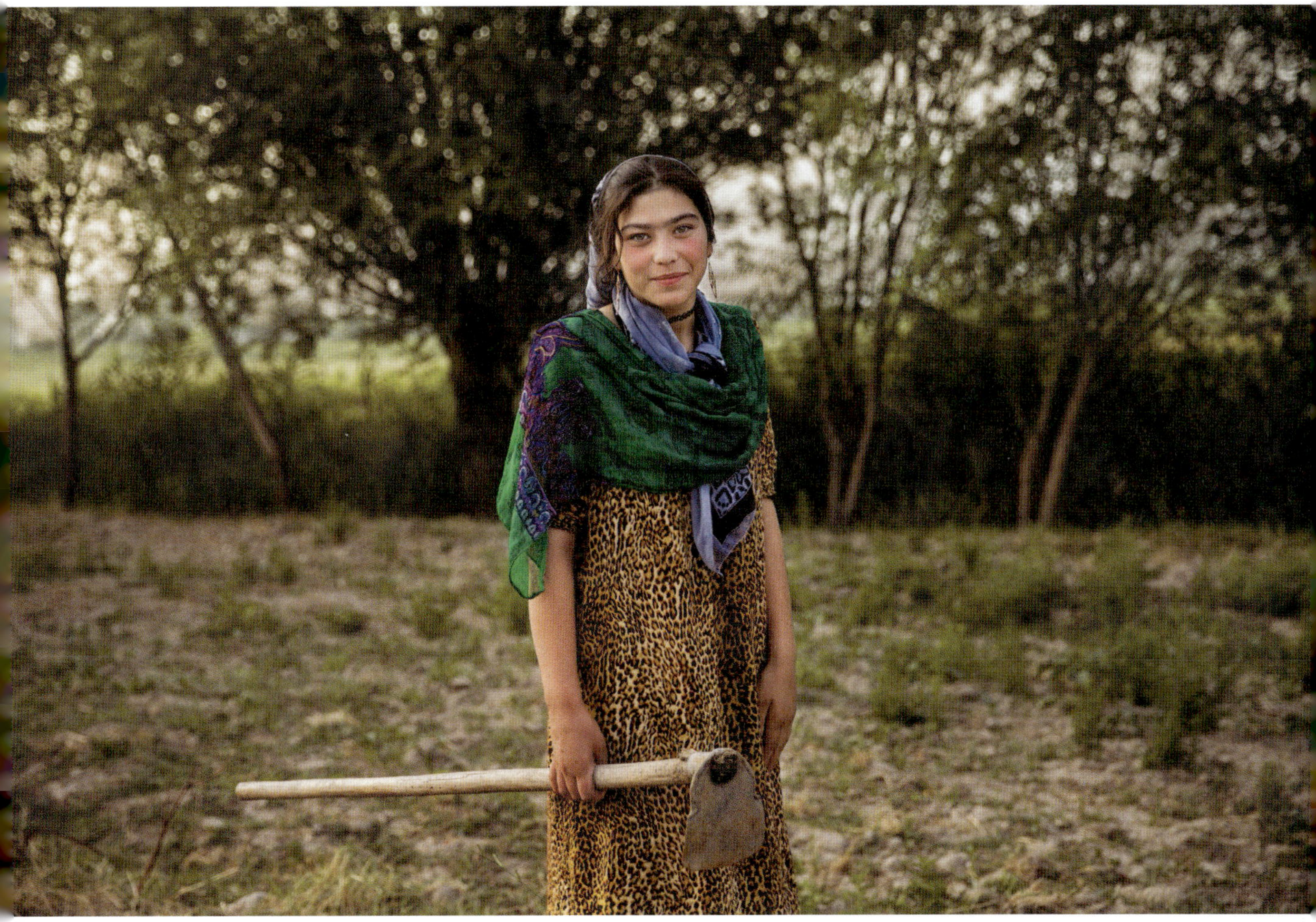

BEI DUSCHANBE, TADSCHIKISTAN *(oben)*

INLE-SEE, MYANMAR *(linke Seite)*

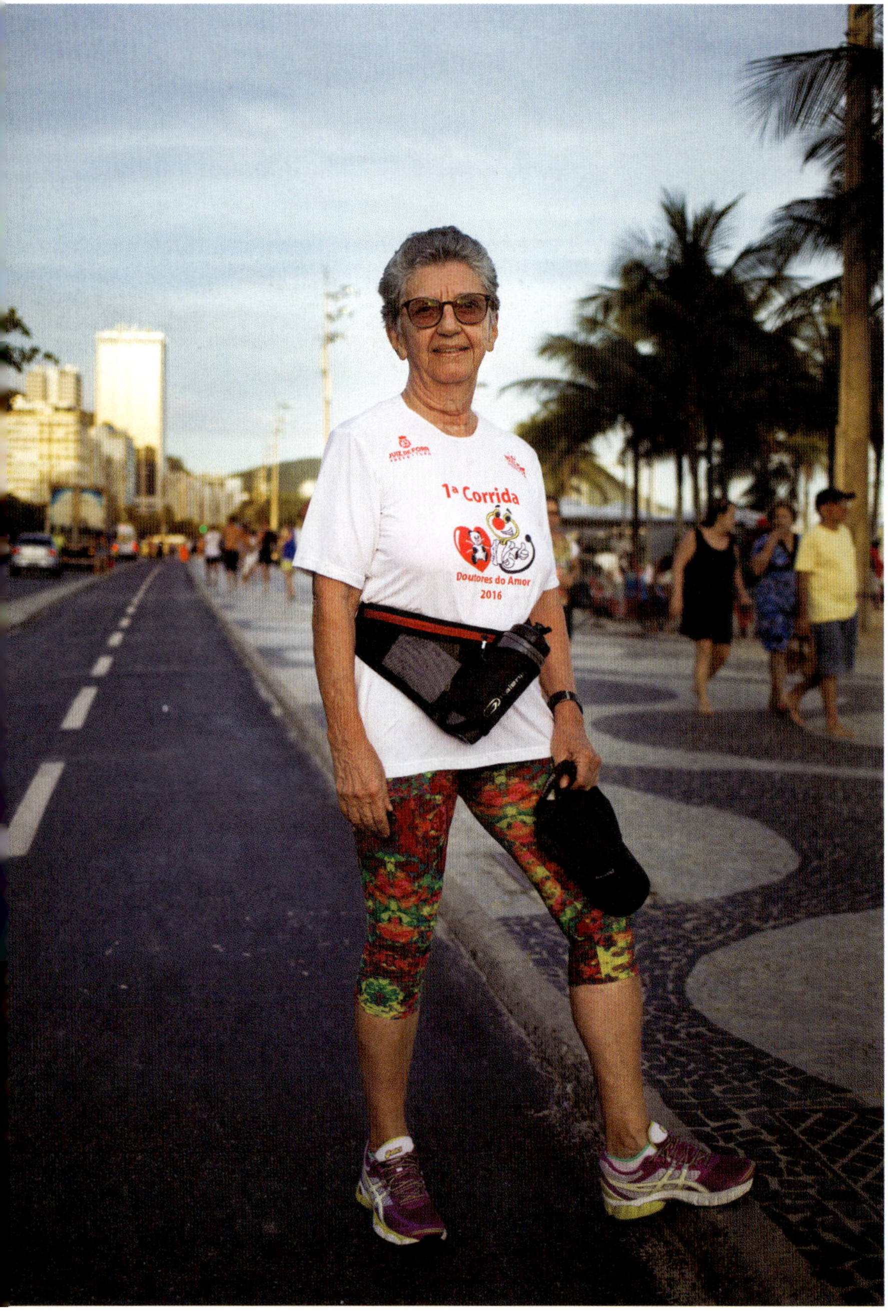

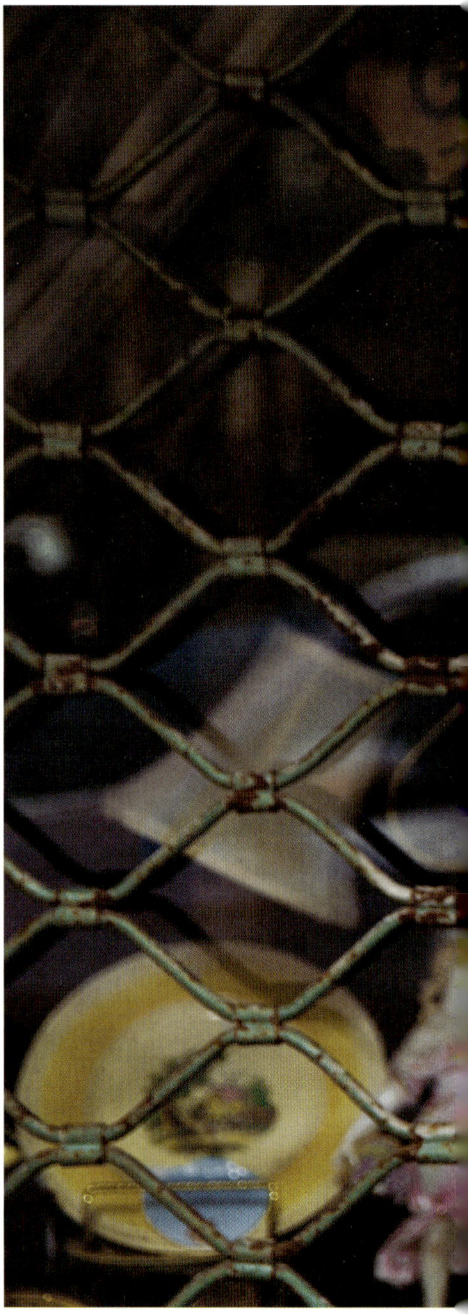

RIO DE JANEIRO, BRASILIEN

Vera joggt am Strand der Copacabana entlang. Mit ihren 76 Jahren läuft sie jeden zweiten Tag zwischen zehn und 16 Kilometer.

»Ich habe erst vor vier Jahren mit dem Laufen angefangen, und es hat mein Leben total verändert. Es tut mir wirklich leid, aber jetzt muss ich unbedingt weiter.«

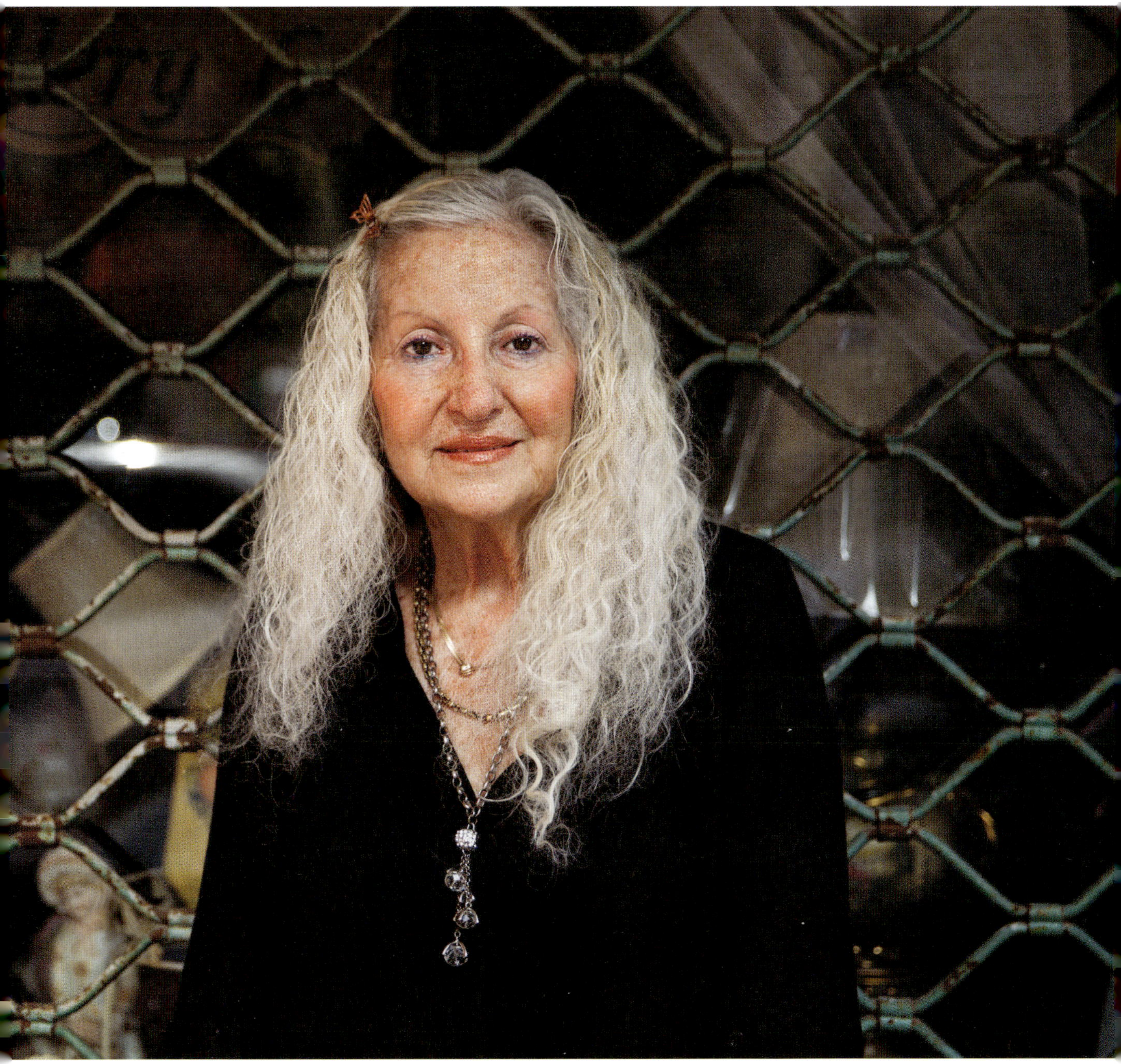

HAIFA, ISRAEL

Dasselbe Lebensalter, aber eine andere, nicht minder interessante Beschäftigung. Ilana mag Dinge mit Patina und führt einen kleinen Antiquitätenladen.

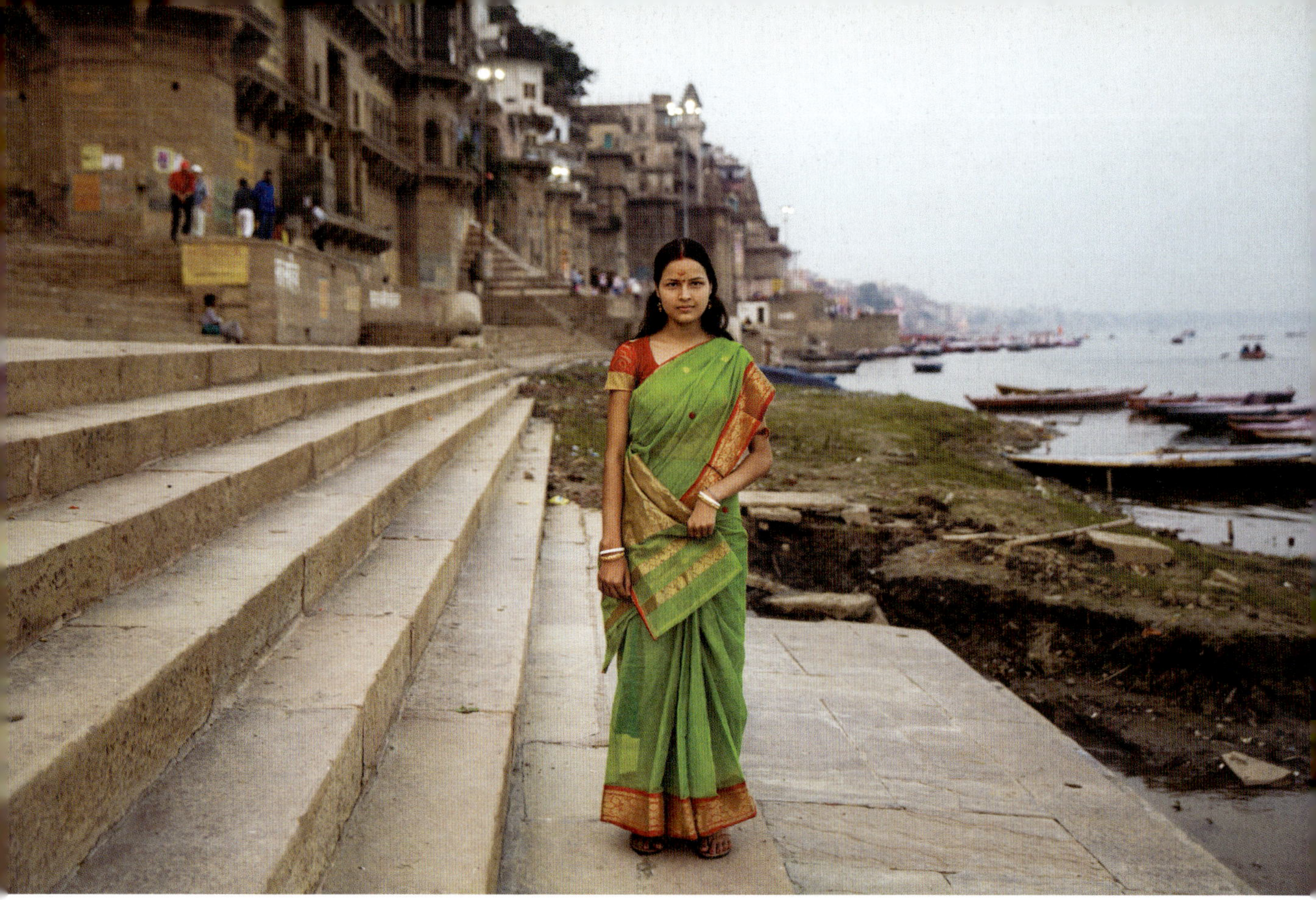

VARANASI, INDIEN

In keinem anderen Land der Erde habe ich die Frauen so farbenfrohe Gewänder tragen gesehen. Der Sari ist die Alltagskleidung der meisten Inderinnen.

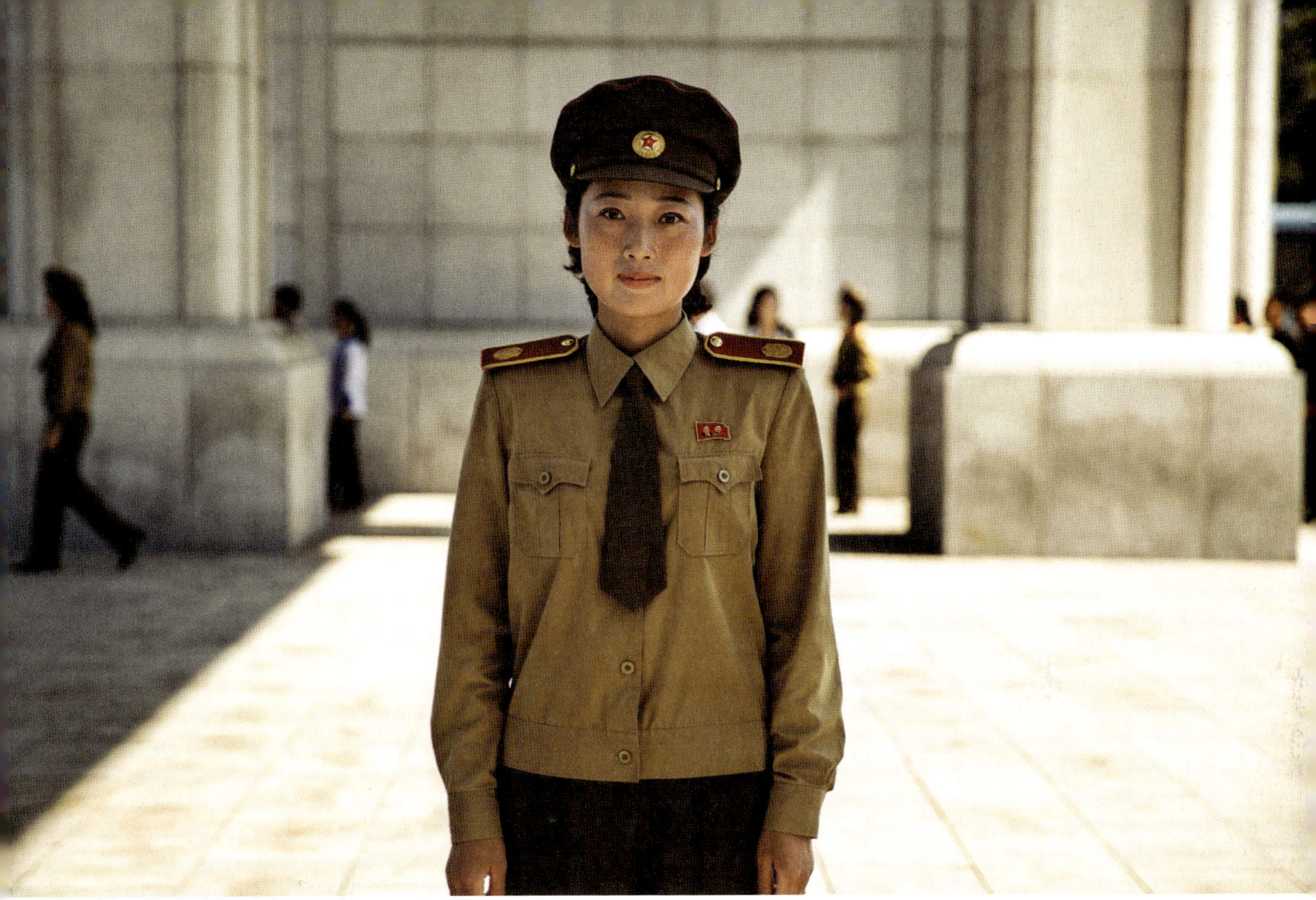

PJÖNGJANG, NORDKOREA

Nirgendwo sonst auf meinen Reisen habe ich so viele Uniformen gesehen wie in Nordkorea. Sie sind dort ein alltäglicher Anblick.

KAPSTADT, SÜDAFRIKA *(nächste Doppelseite, links)*

Nach jahrelangem Training glaubte Emma ihren Traum, Profitänzerin zu werden, in Reichweite. Ganz aufs Tanzen konzentriert, ignorierte sie den Dauerschmerz in ihrem Nacken. Als der Schmerz jedoch unerträglich wurde, ging sie zum Arzt, und seine Diagnose beendete ihre Karrierepläne. Doch ihre Leidenschaft kann ihr nichts nehmen.

»Ich weiß, dass ich wieder tanzen werde, und sei es nur zum Spaß.«

DELHI, INDIEN *(nächste Doppelseite, rechts)*

In den Straßen dieser Stadt begegnen sich das traditionelle Indien, wo Frauen sich in farbenprächtige Saris hüllen, und das moderne Indien, wo Frauen westliche Kleidung tragen.

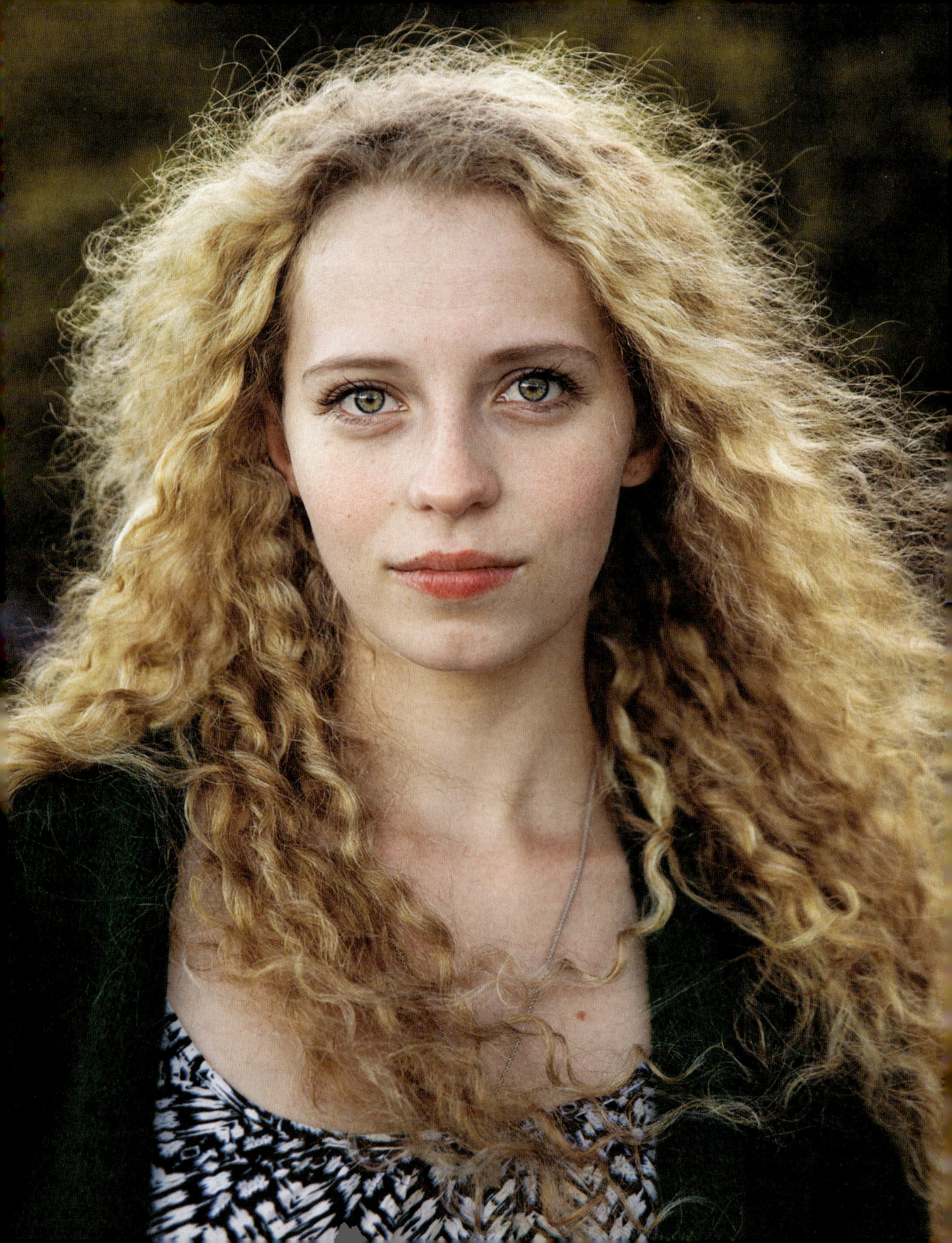

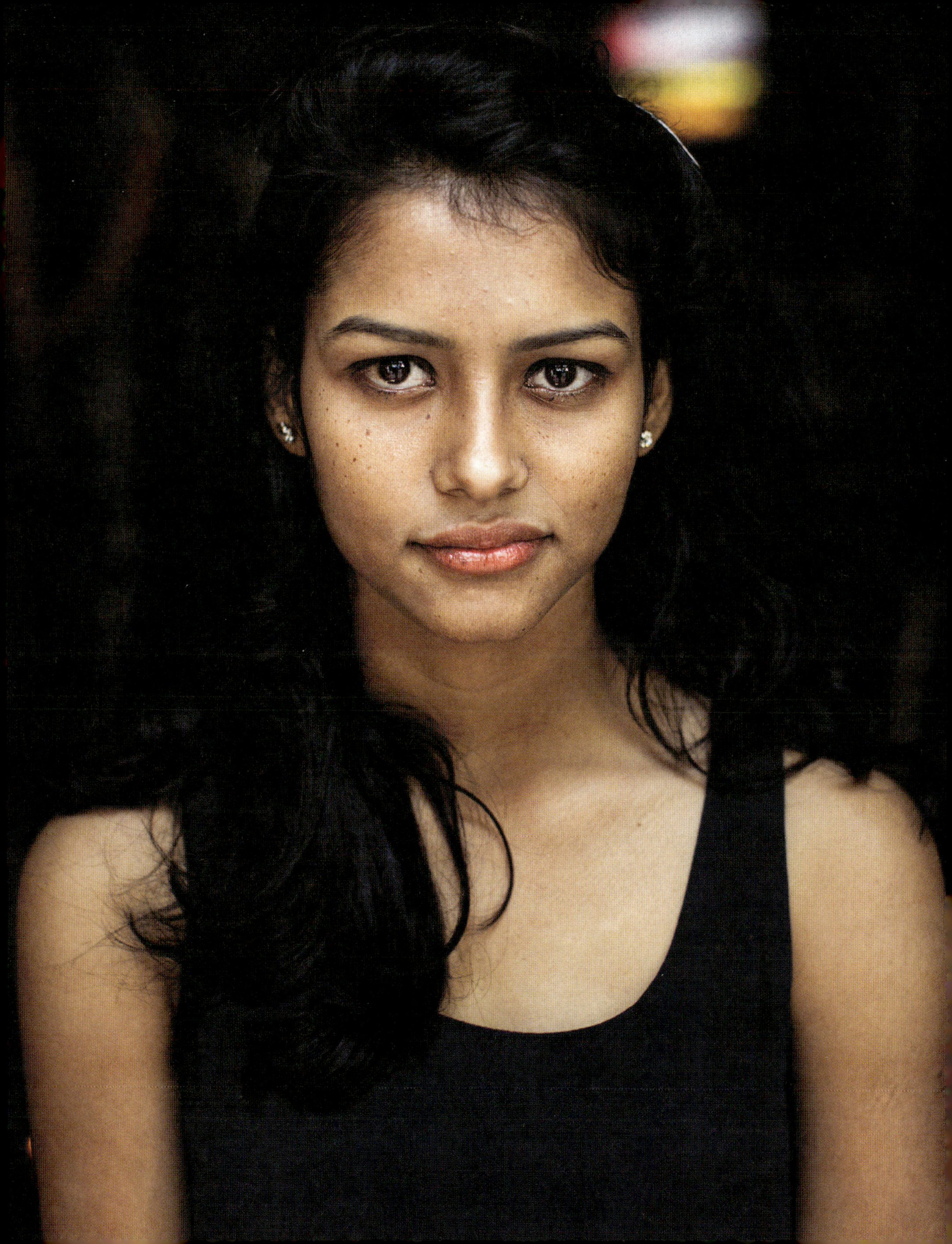

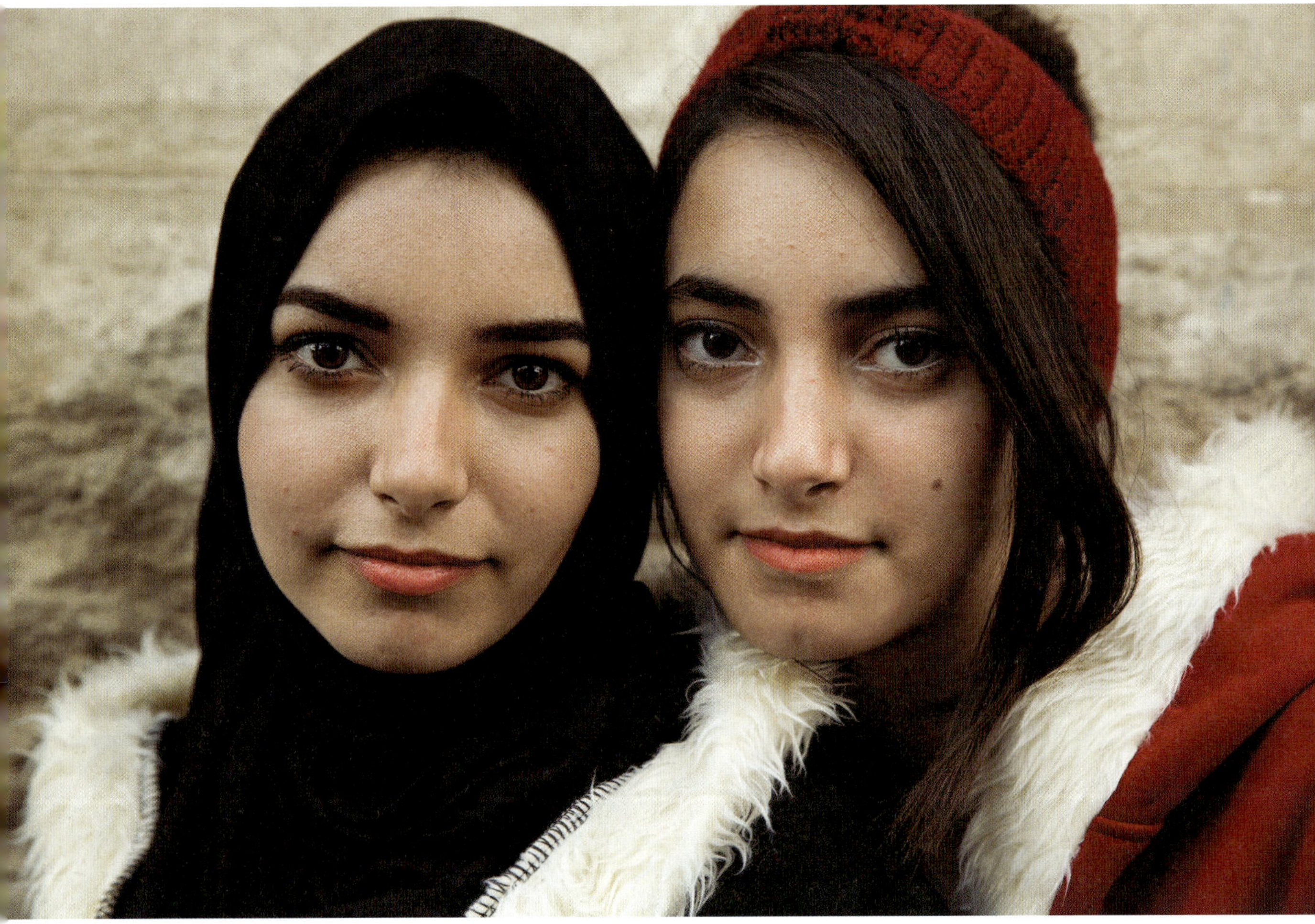

AMMAN, JORDANIEN

Rawan und Razan sind Schwestern. Obwohl beide Musliminnen sind, trägt Rawan den Hidschab und Razan nicht. Letztlich sollte jeder Frau die Entscheidung freigestellt sein, ob sie den Kopfschleier tragen möchte.

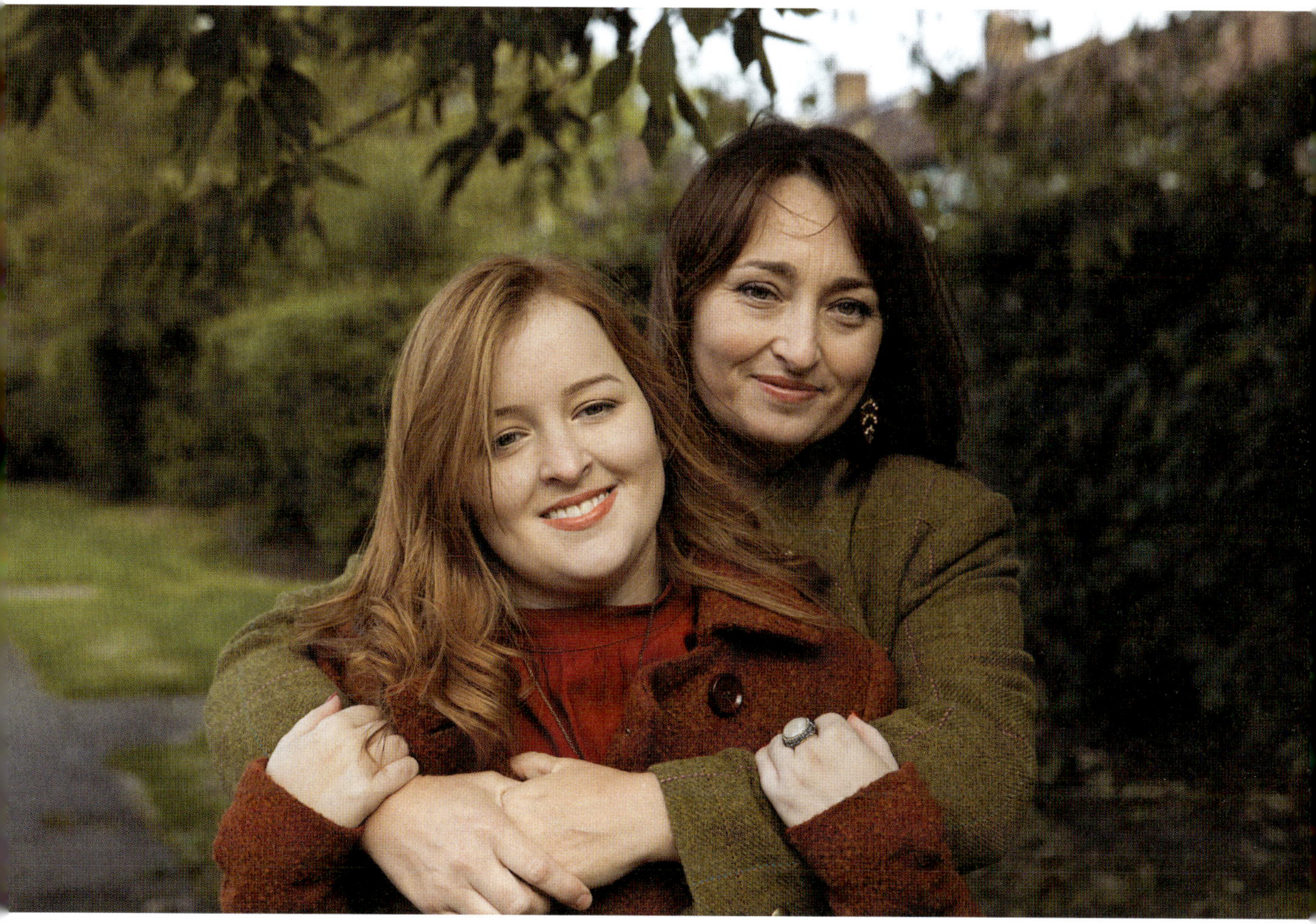

LONDON, ENGLAND

Emily, Emmas Tochter, erhielt als Kind die Diagnose einer septo-optischen Dysplasie. Diese seltene Erbkrankheit ließ sie fast erblinden. Als Teenager litt sie auch unter Magersucht. Doch dank ihres optimistischen Naturells und der Hilfe ihrer Mutter Emma machte Emily einen glänzenden Schulabschluss und studiert nun mit einem Stipendium Englische Literatur. Sie schreibt außerdem einen Blog, um mit den Mythen über Sehbehinderte aufzuräumen. Die meisten Geschichten, die sie mir erzählte, waren Lektionen fürs Leben für mich.

»Eine Gruppe von Mädchen hänselte mich in der Schule. Sie hatten Probleme beim Lernen für einen Test. Ich bot ihnen meine Hilfe an. Wir versöhnten uns, arbeiteten zusammen und sie haben bestanden. Beim Abschlussball haben wir alle gemeinsam getanzt und einen tollen Abend zusammen verbracht.«

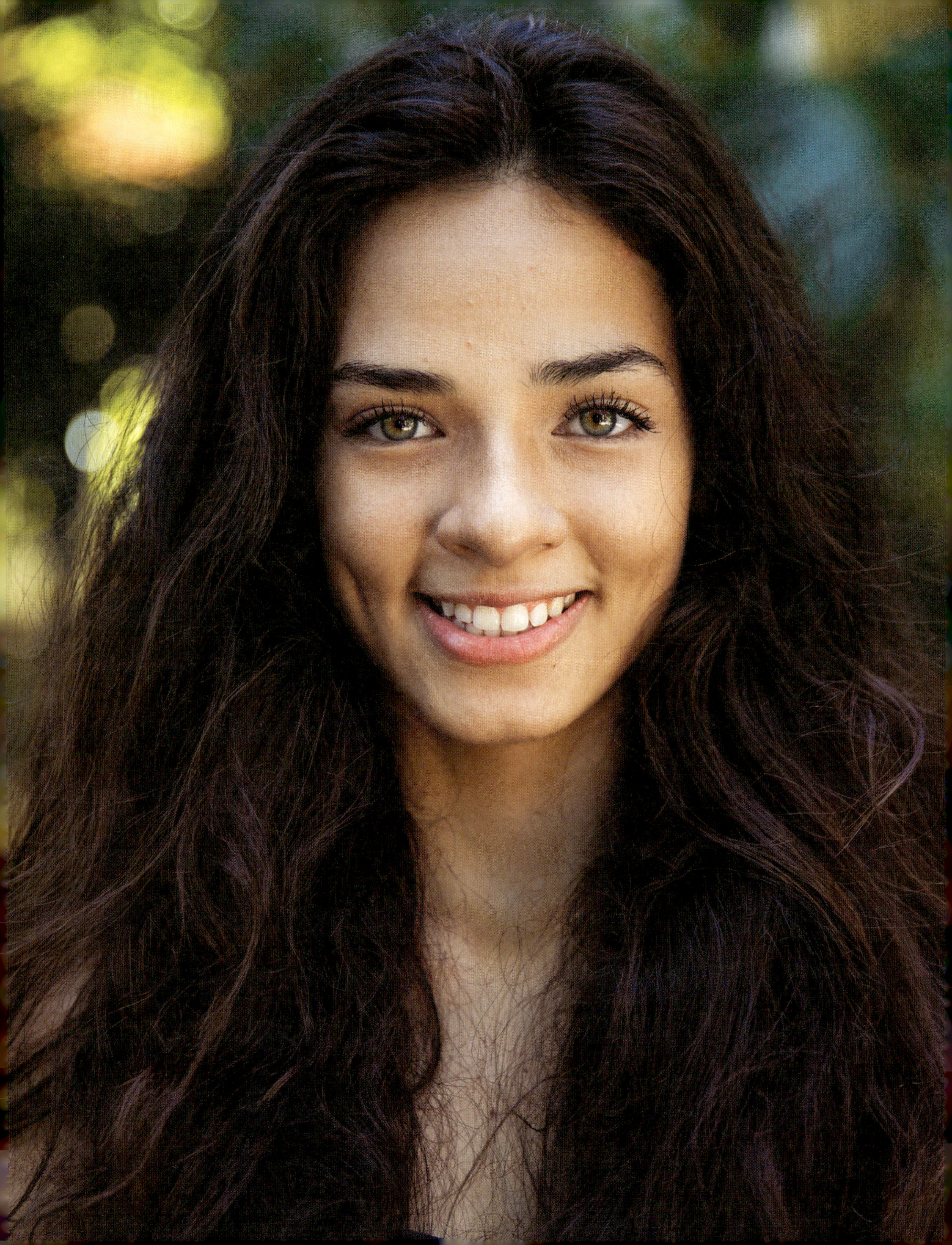

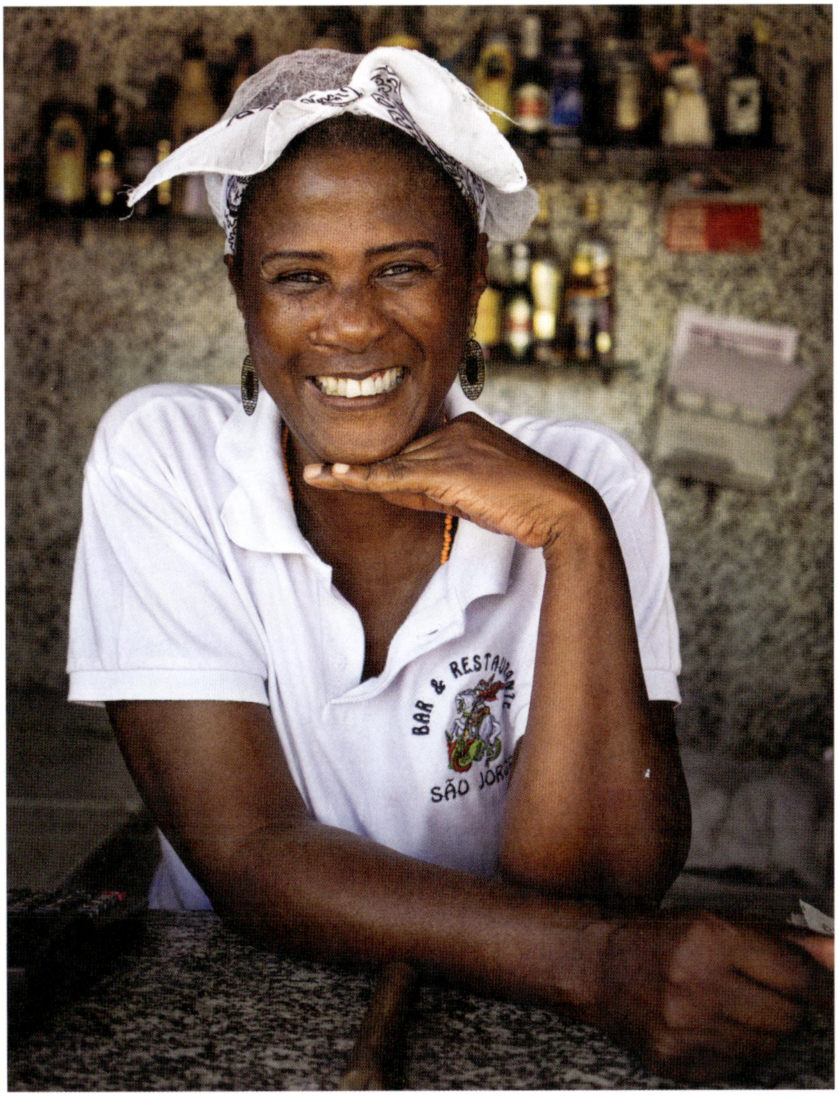

SALVADOR, BRASILIEN *(oben)*

RIO DE JANEIRO, BRASILIEN *(linke Seite)*

Meine Reise in dieses Land hat mich viel über das Leben gelehrt: Obwohl es in Brasilien so viel Armut, Gewalt und Leid gibt, haben die Menschen nicht vergessen, zu lachen und zu tanzen. Sie haben sich auch in den schweren Zeiten der Wirtschaftskrise, die auf die Boom-Jahre folgte, ihre Freundlichkeit und Warmherzigkeit bewahrt. Suelem wurde in einer der Favelas von Rio de Janeiro geboren und später zu ihrer Tante nach Sao Paolo geschickt, um der Armut zu entkommen. Nun ist sie zurückgekehrt und arbeitet sieben Tage die Woche in einem Laden für Accessoires, hofft aber auf eine bessere Zukunft.

»Mein Traum ist es, in die USA zu gehen und Cheerleader zu werden.«

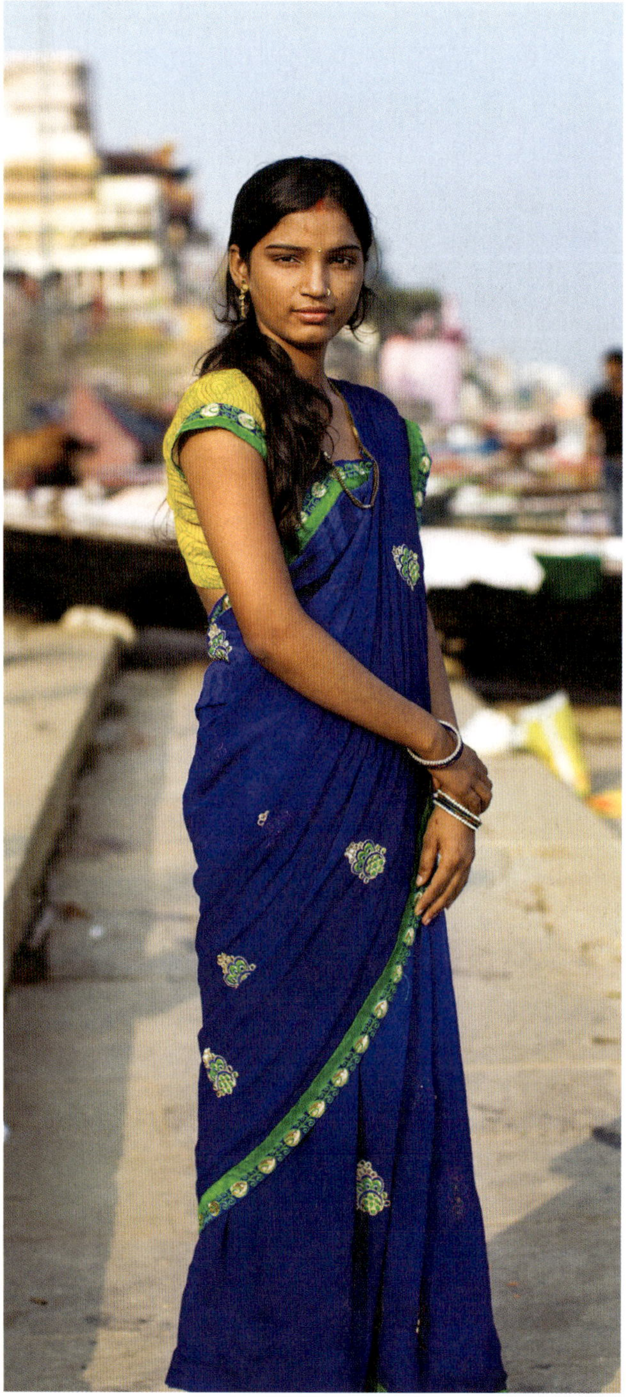

VARANASI, INDIEN

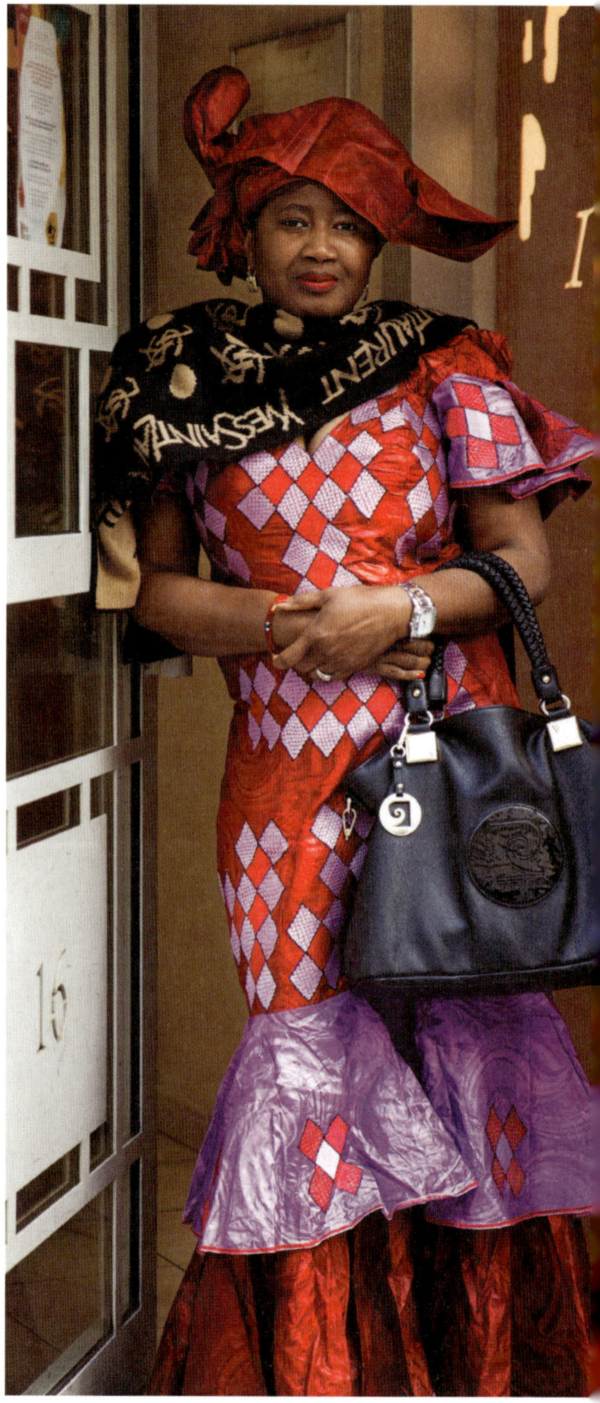

PARIS, FRANKREICH

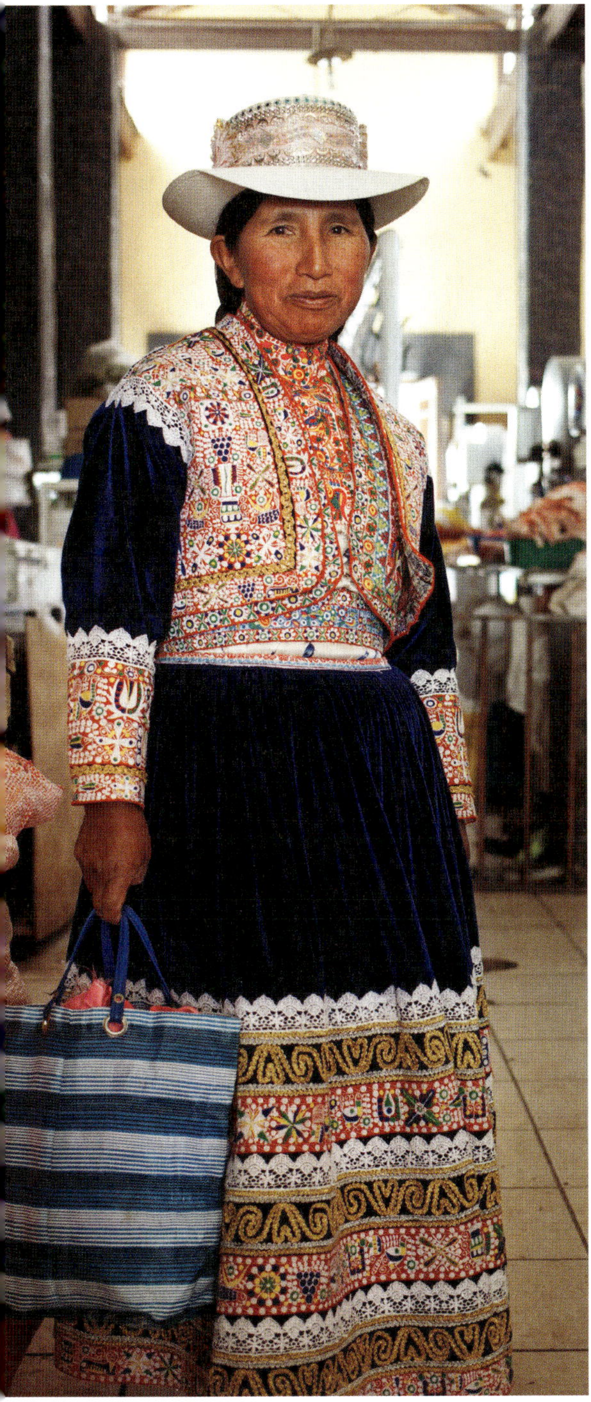

COLCA-TAL, PERU

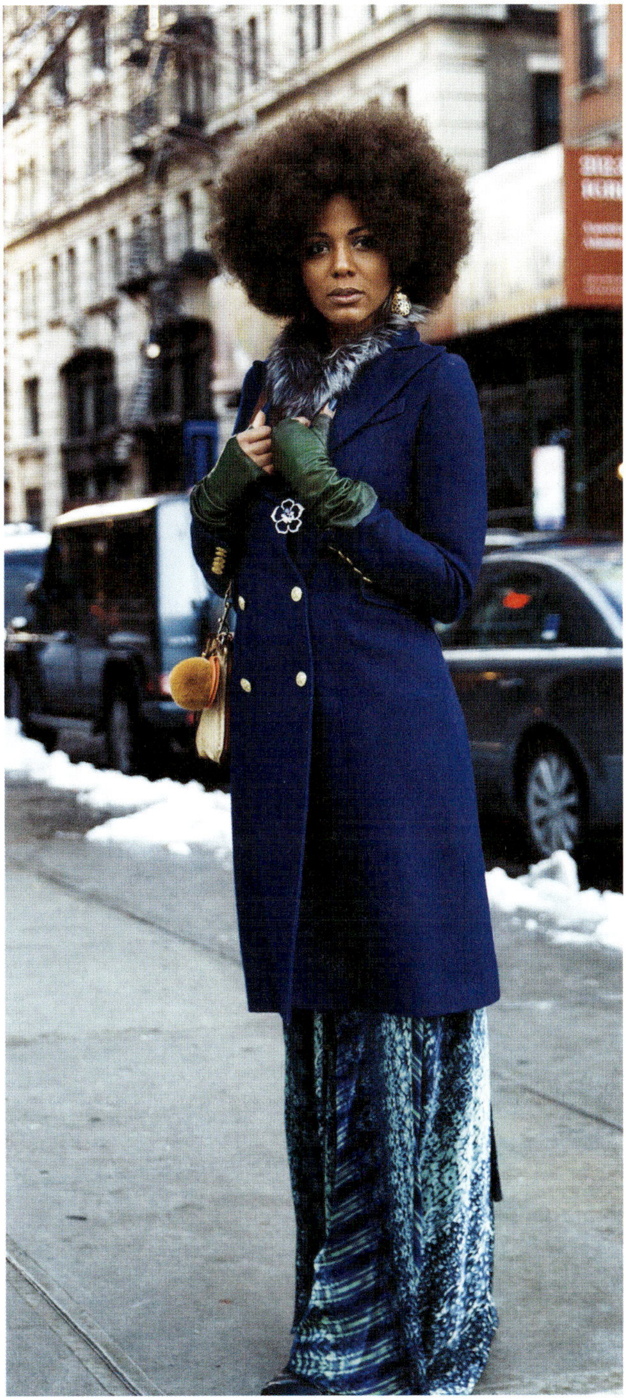

NEW YORK, USA

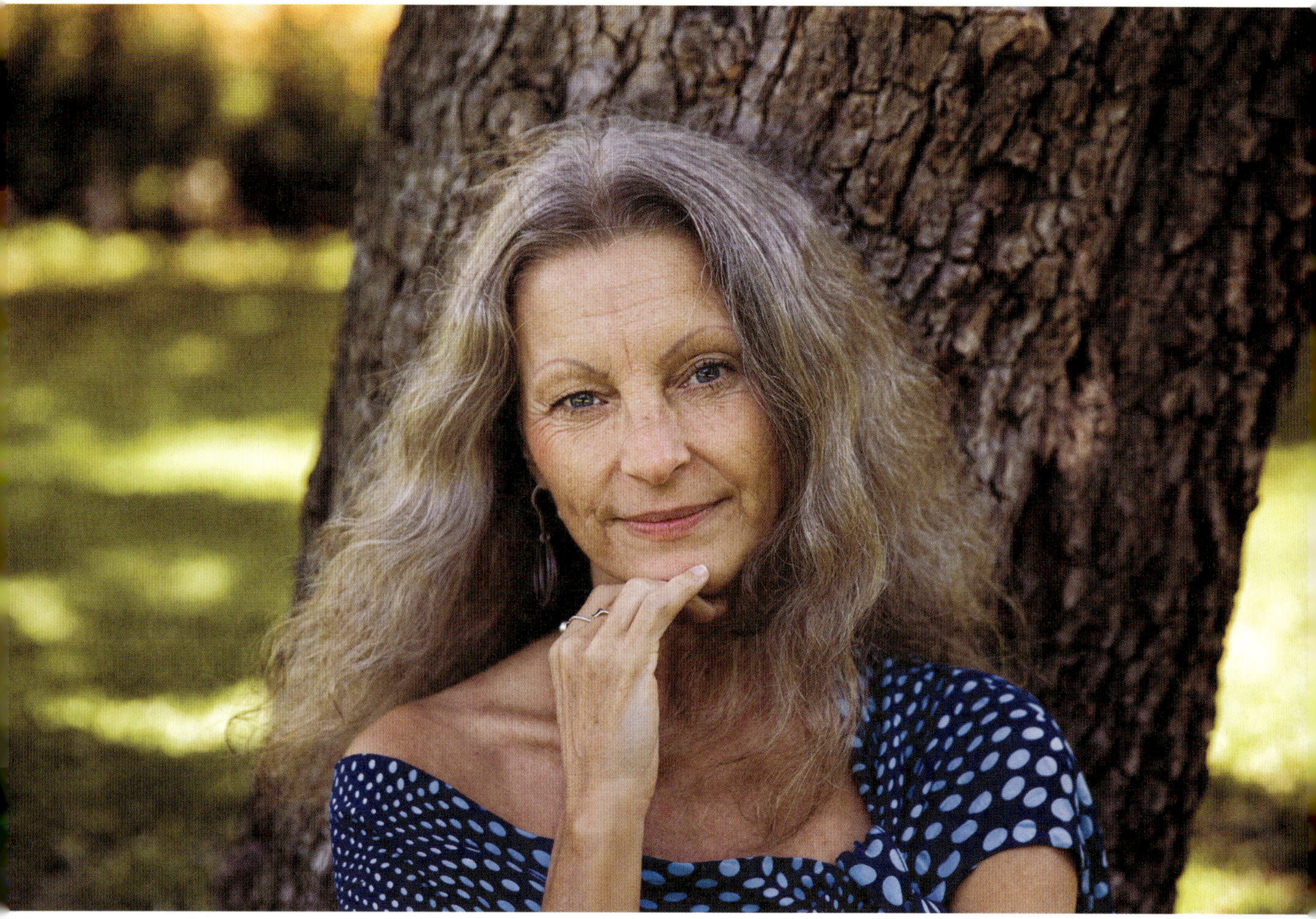

STOCKHOLM, SCHWEDEN

Gita ist Lebensberaterin und stolze Mutter zweier Töchter. Mit 54 fühlt sie sich jünger denn je und sagt, sie genieße jetzt die beste Zeit ihres Lebens. Als wir uns begegneten, war ich schlecht darauf, doch ihre heitere Präsenz und Lebensklugheit flößten mir wieder Optimismus ein.

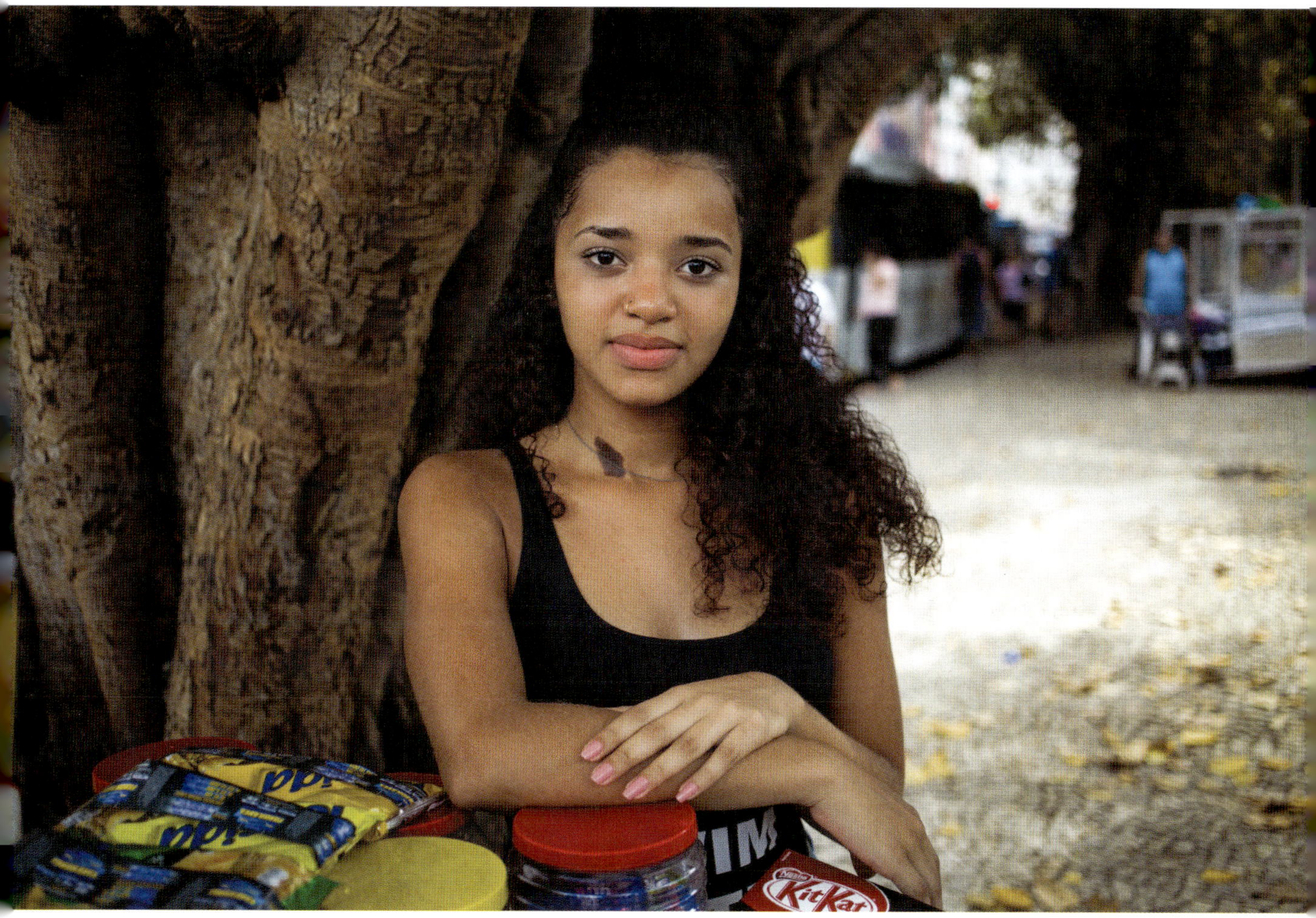

RIO DE JANEIRO, BRASILIEN

Luoana hat seit Kurzem diesen kleinen Verkaufsstand.

CHICHICASTENANGO, GUATEMALA *(nächste Doppelseite)*

Maria in der vor fast 500 Jahren erbauten römisch-katholischen Kirche Iglesia de Santo Tomás.

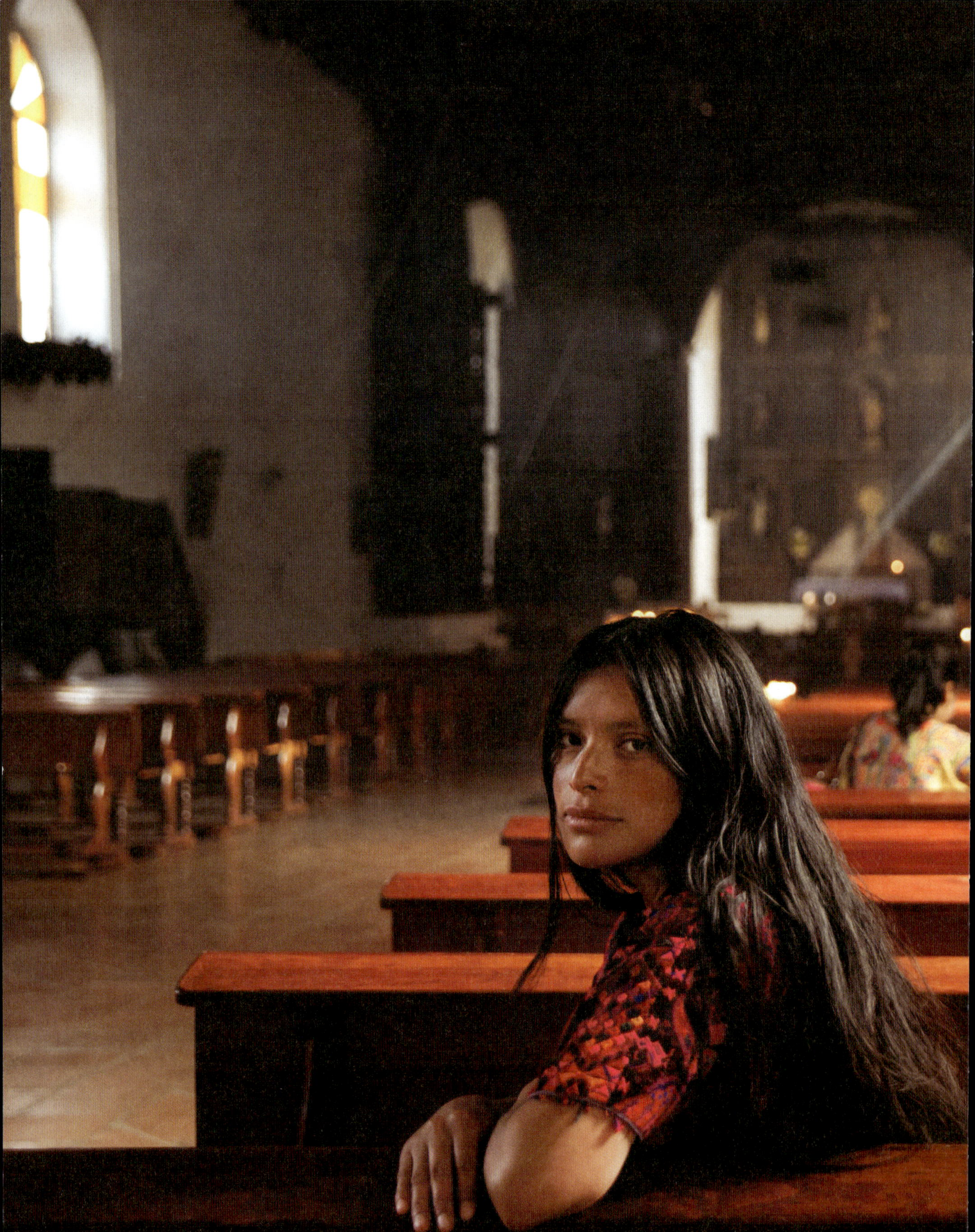

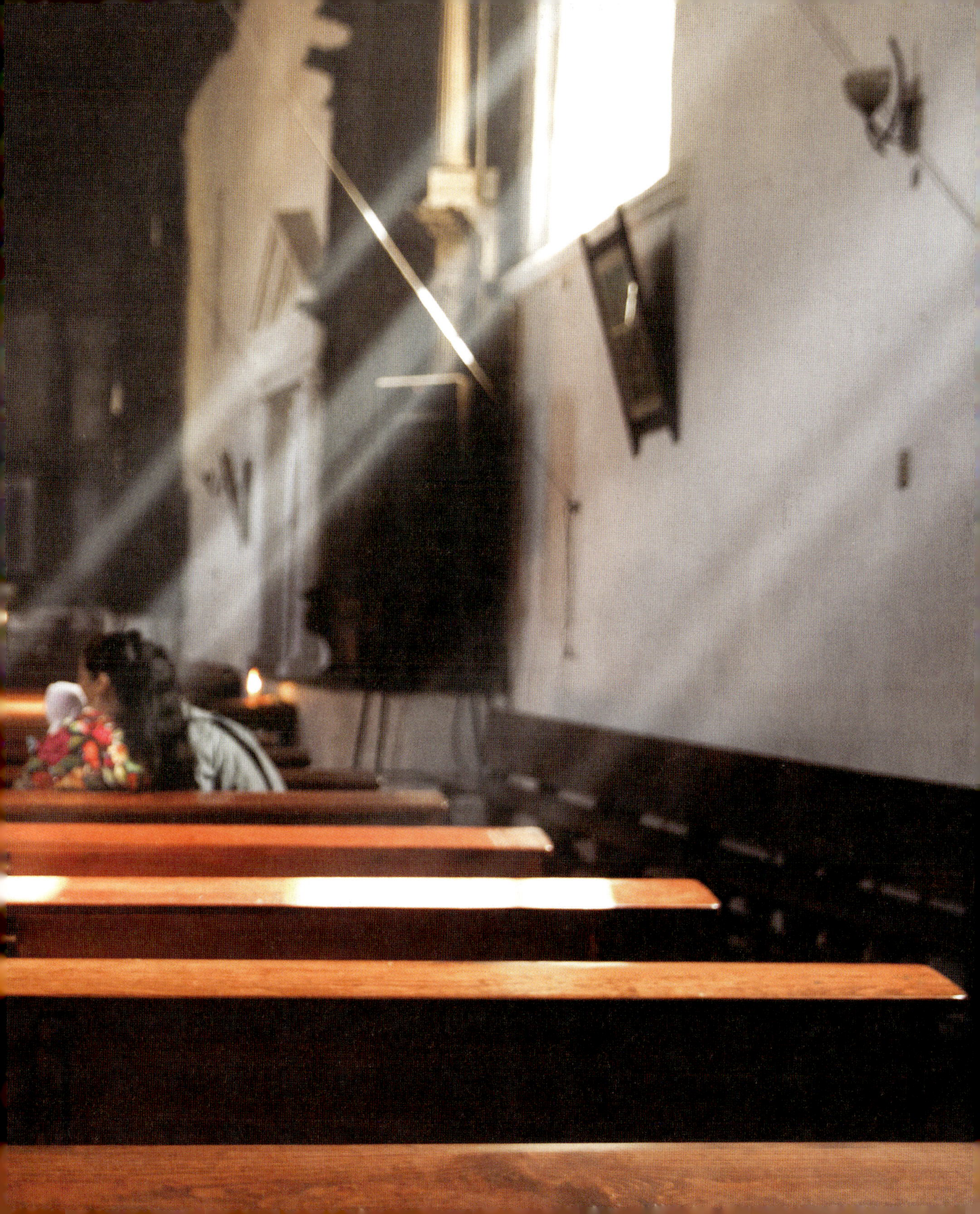

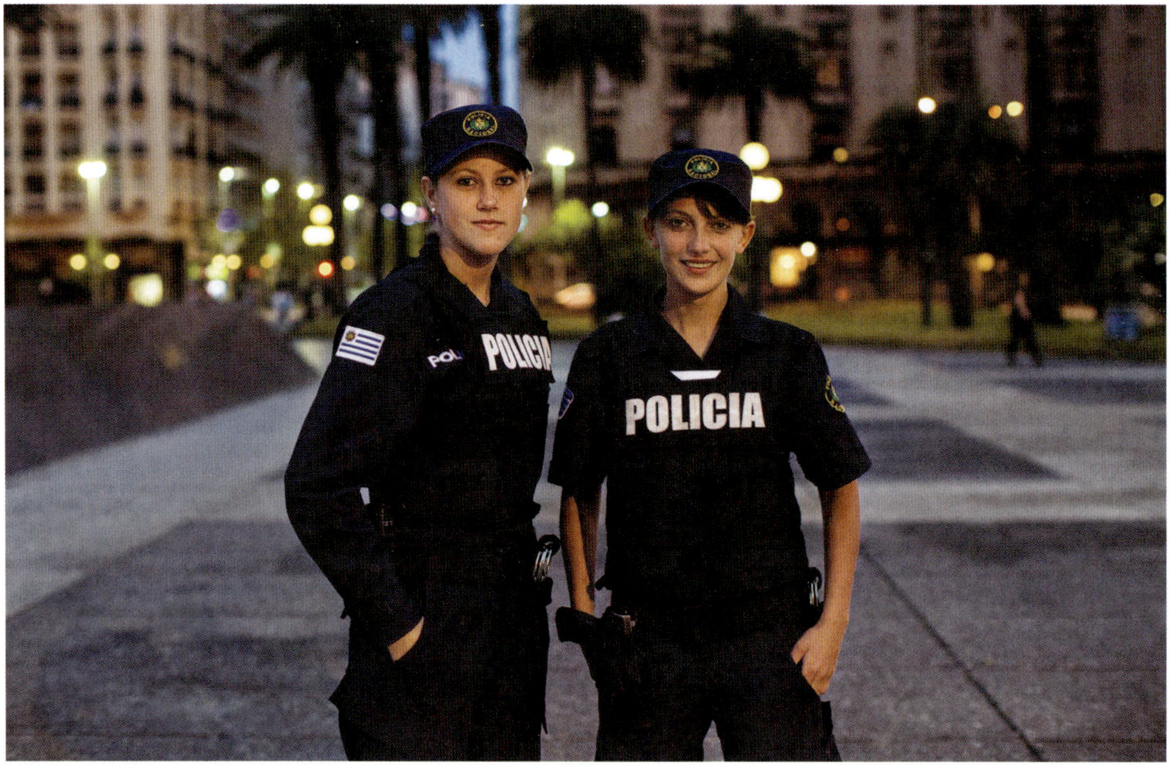

MONTEVIDEO, URUGUAY

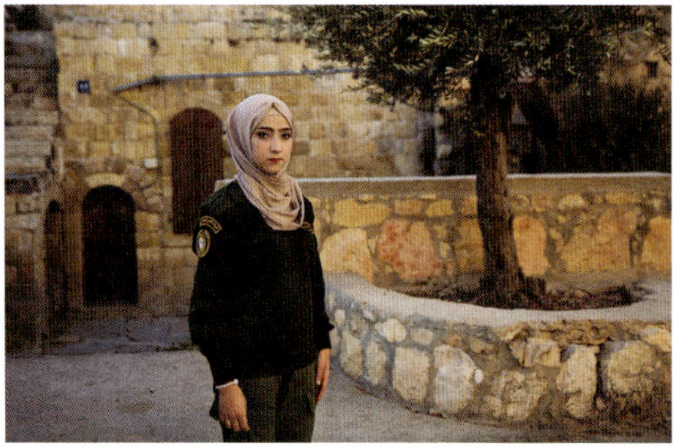

RAMALLAH, PALÄSTINA

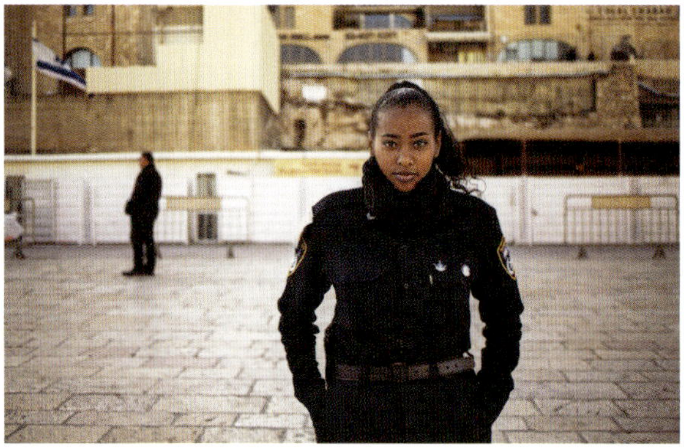

JERUSALEM, ISRAEL

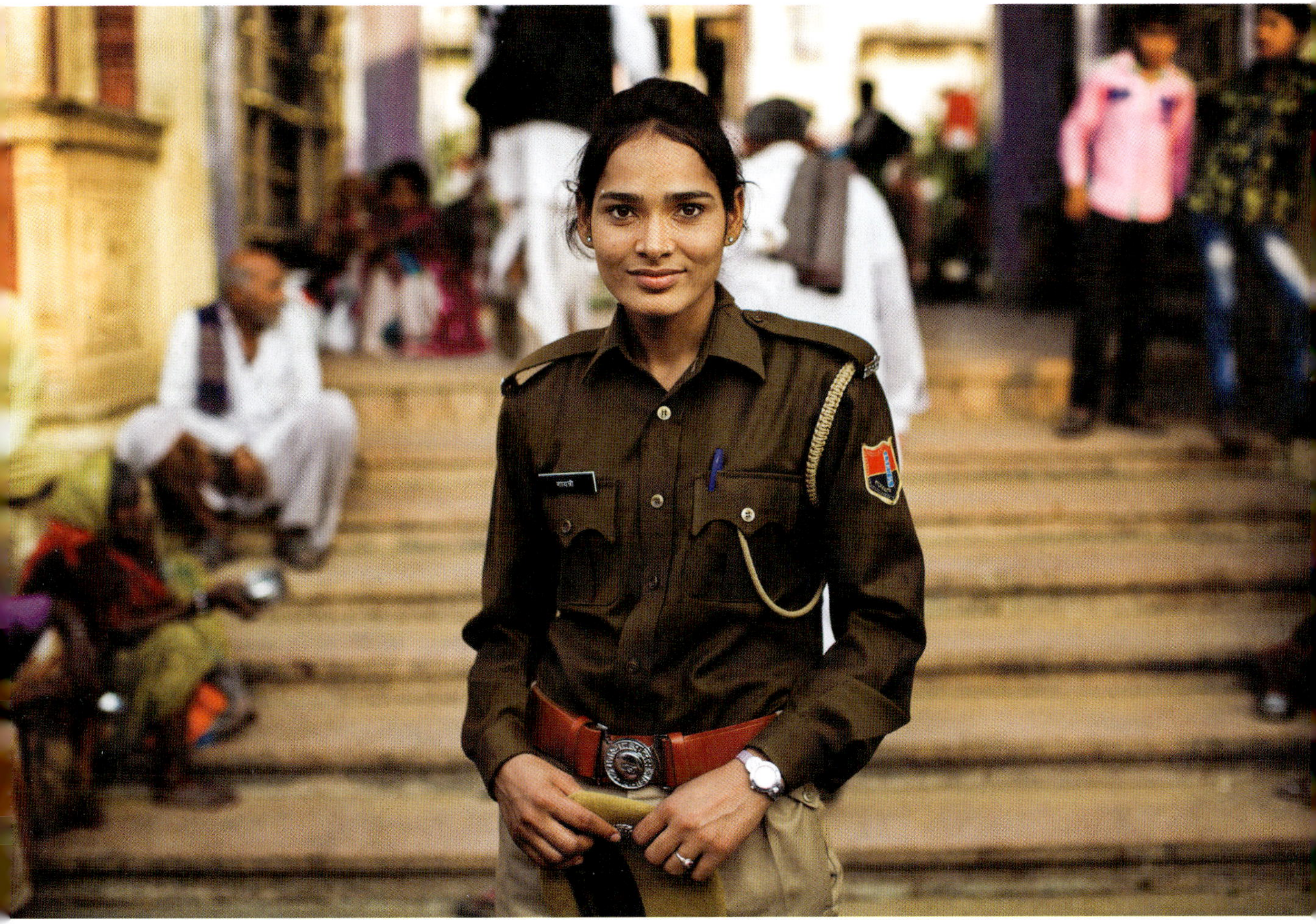

PUSHKAR, INDIEN

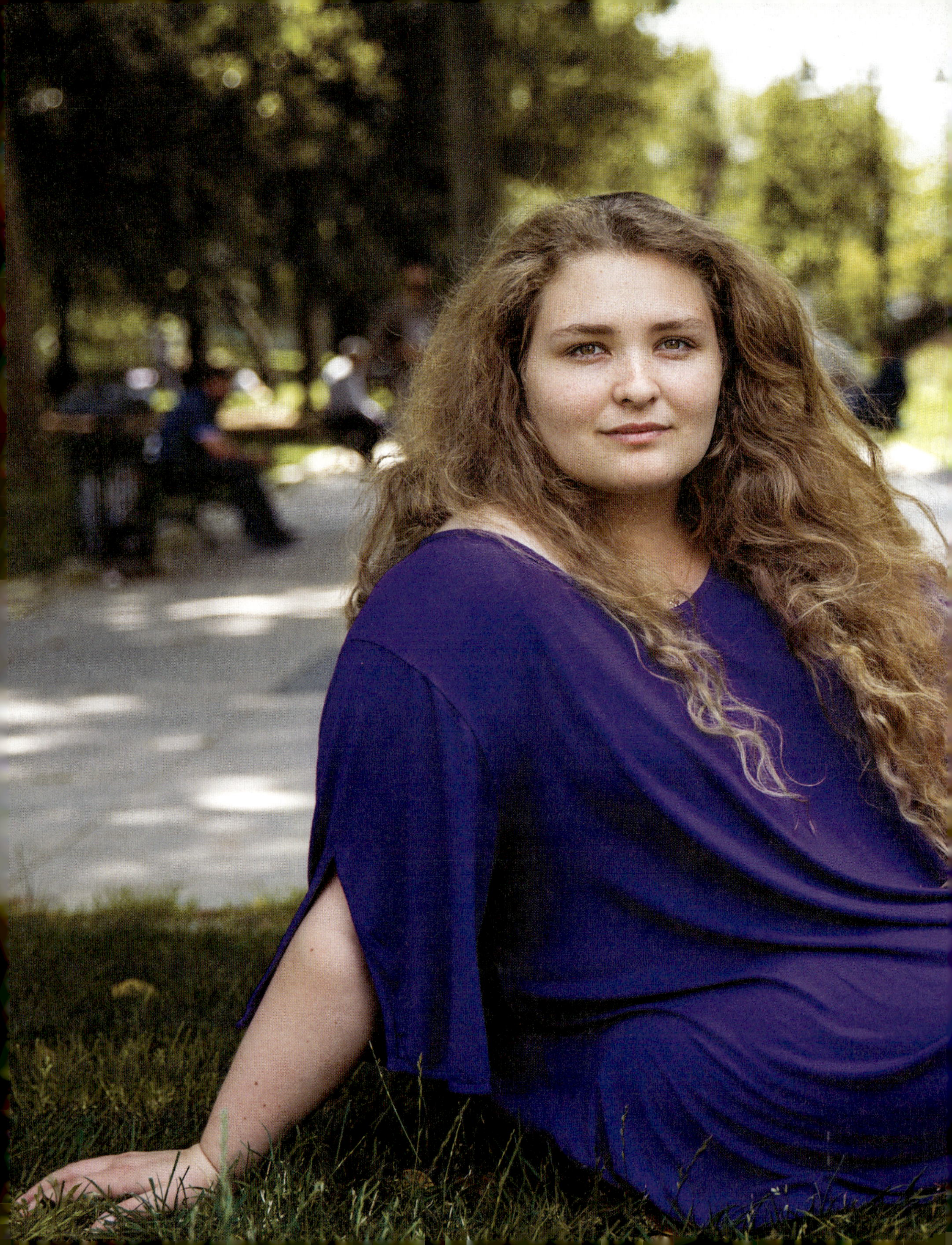

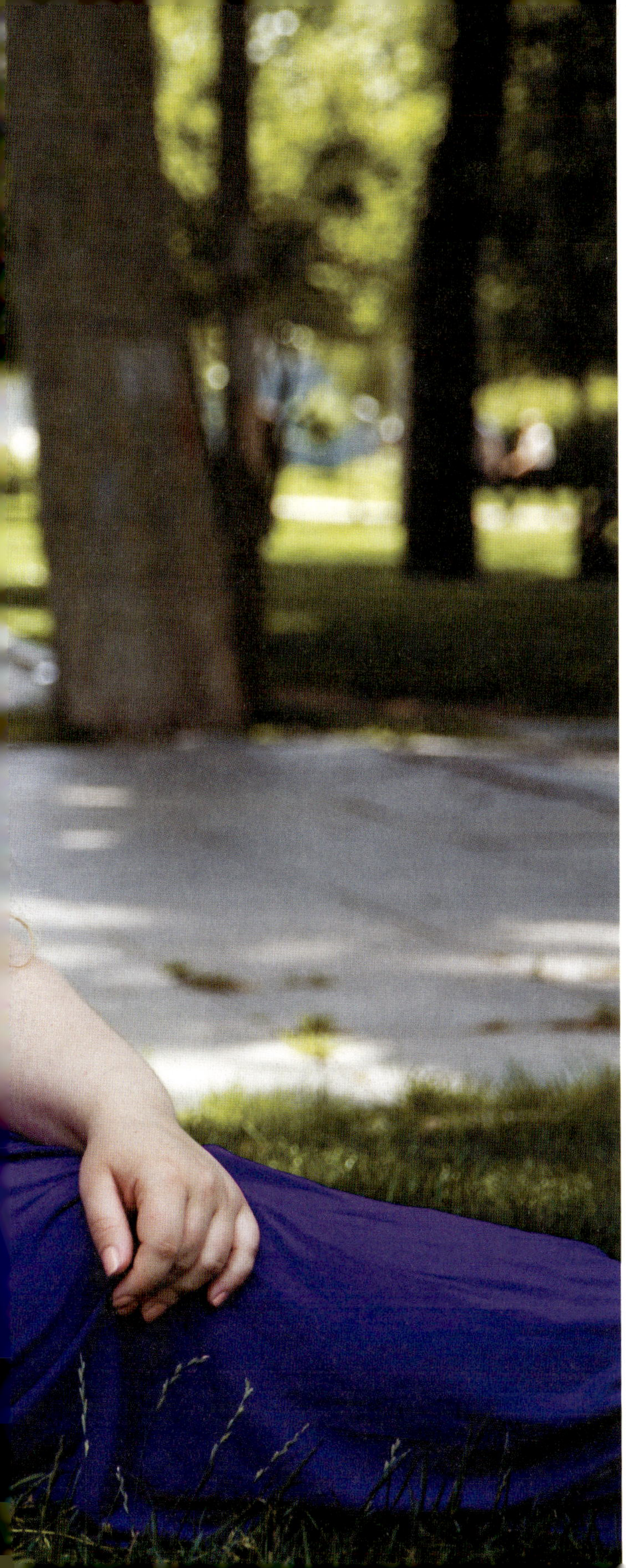

ISTANBUL, TÜRKEI

Während meiner Reisen traf ich auf so viele umwerfende Frauen, die mir erzählten, dass sie sich nicht schön fühlen. Durch die vorherrschenden Schönheitsideale in den Medien fühlen sich viele Menschen unter Druck, einem bestimmten Schönheitsstandard entsprechen zu müssen. Nicht so Pinar.

Sie ist türkische Zypriotin und hatte lange davon geträumt, Theaterschauspielerin zu werden. Also zog sie von Zypern in die Türkei, arbeitete hart und erfüllte sich ihren Traum. Sie liebt es, auf der Bühne in verschiedene Rollen zu schlüpfen, und sie liebt es auch, sie selbst zu sein, natürlich und frei. Am Ende geht es bei Schönheit nur um sich selbst, das beweisen Menschen wie Pinar.

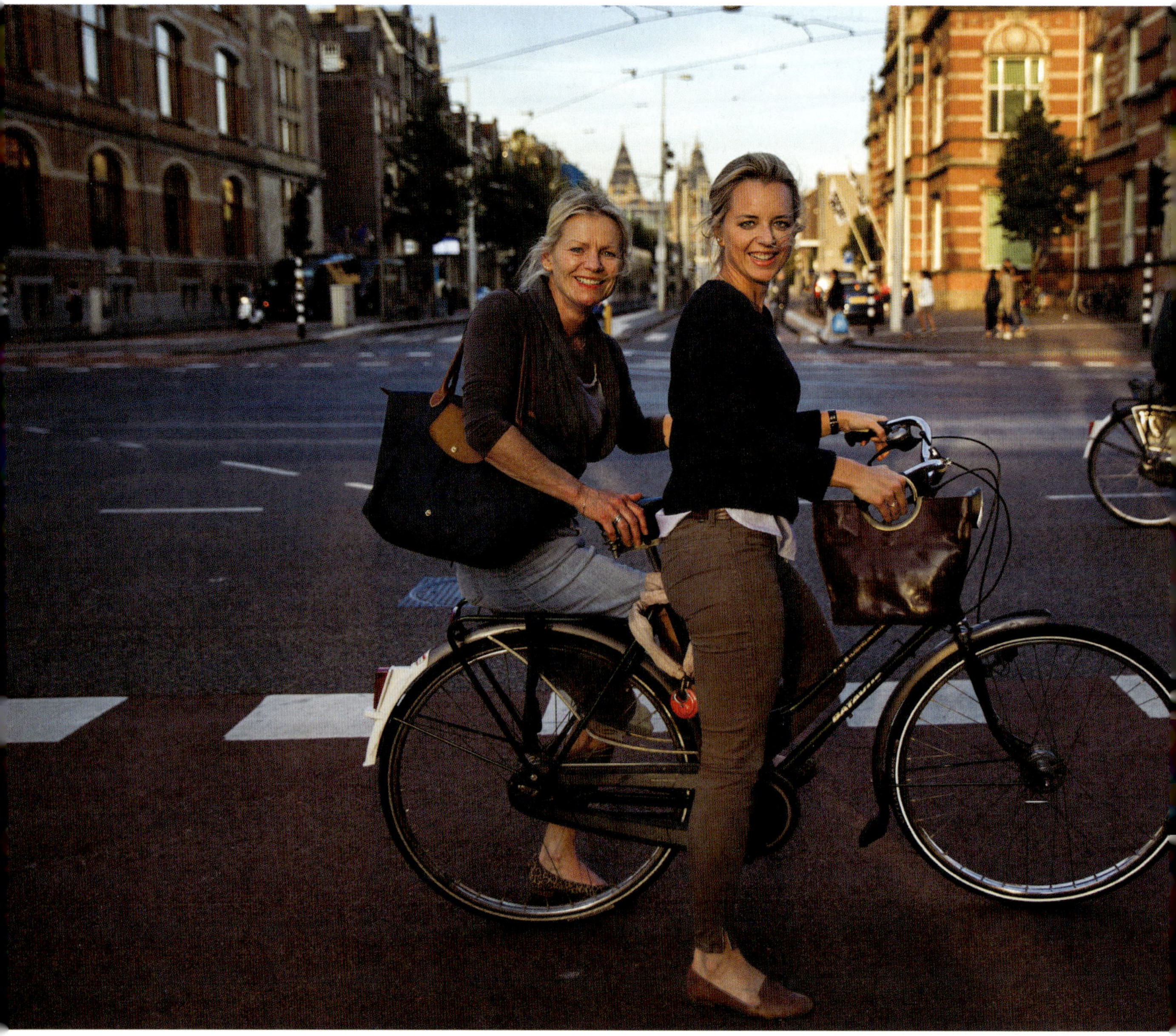

AMSTERDAM, NIEDERLANDE

Das ist eine Fahrradstadt. Ans und Marloes, Mutter und Tochter, hatten es eilig, ins Kino zu kommen.

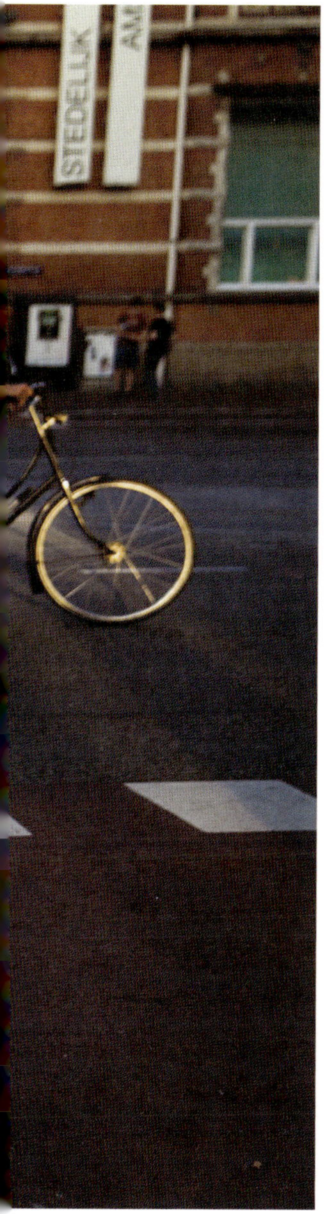

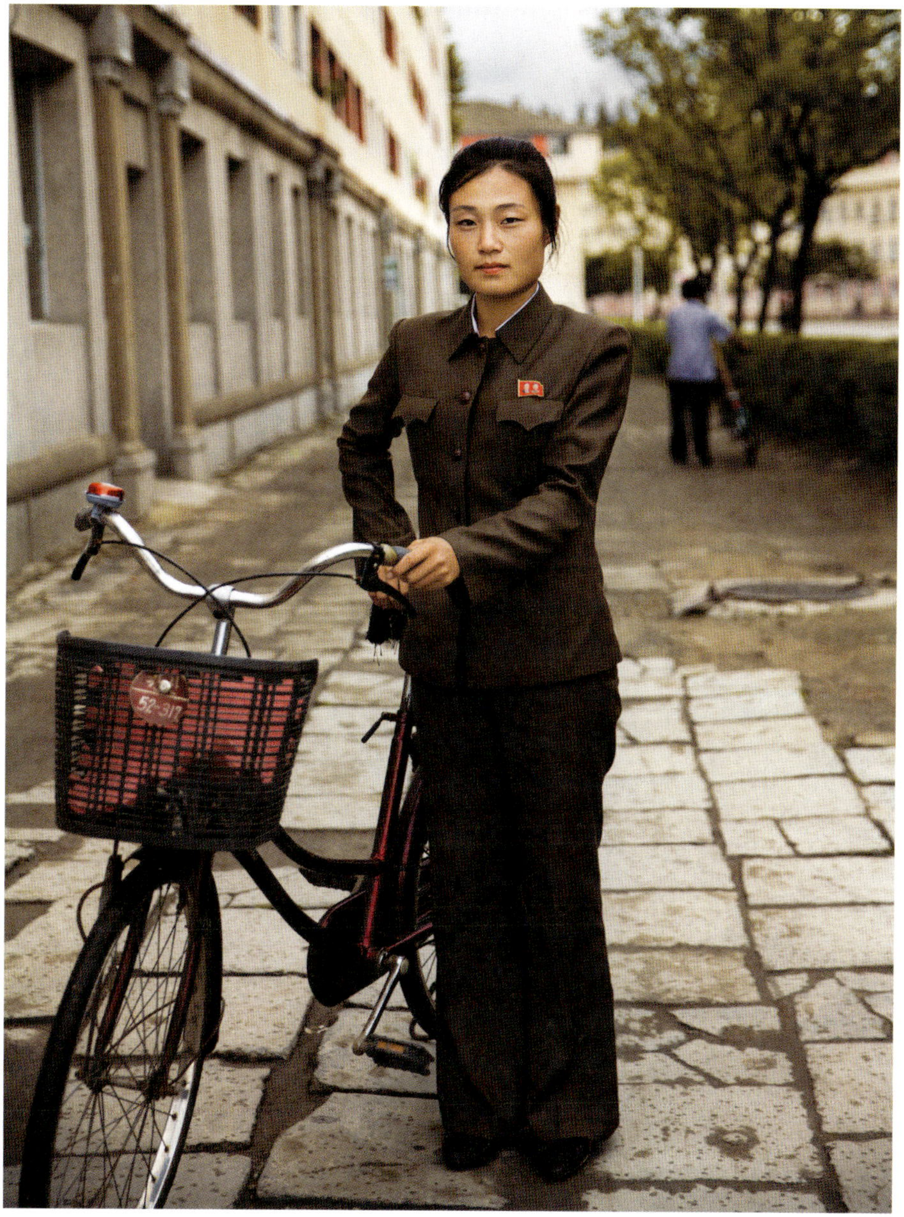

PJÖNGJANG, NORDKOREA

Auch hier sind Fahrräder ein allgegenwärtiger Anblick. Autos sind rar in diesem Land und das öffentliche Transportsystem ist kaum ausgebaut. Daher sind Fahrräder das wichtigste Fortbewegungsmittel.

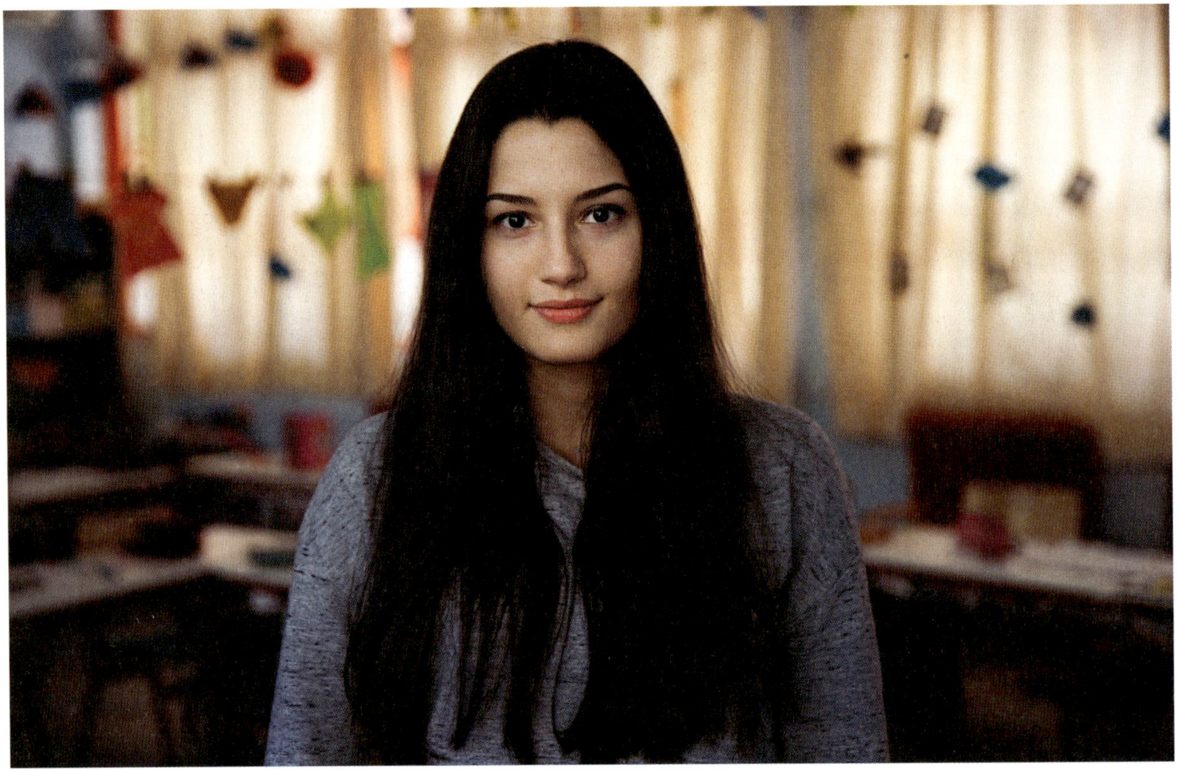

MEGARA, GRIECHENLAND *(oben)*

Fast jeden Tag steht Vivi um 5 Uhr früh auf, um zwei Stunden nach Athen zu fahren, wo sie Lehramt studiert. Am liebsten arbeitet sie mit beeinträchtigten Kindern.

»Sie sehen die Welt mit ganz anderen Augen und zeigen dir, wie kleine Dinge dich glücklich machen können.«

TEHERAN, IRAN *(rechte Seite)*

Ein herzerwärmender Moment: Leila hält ihren Sohn Abtin auf dem Arm.

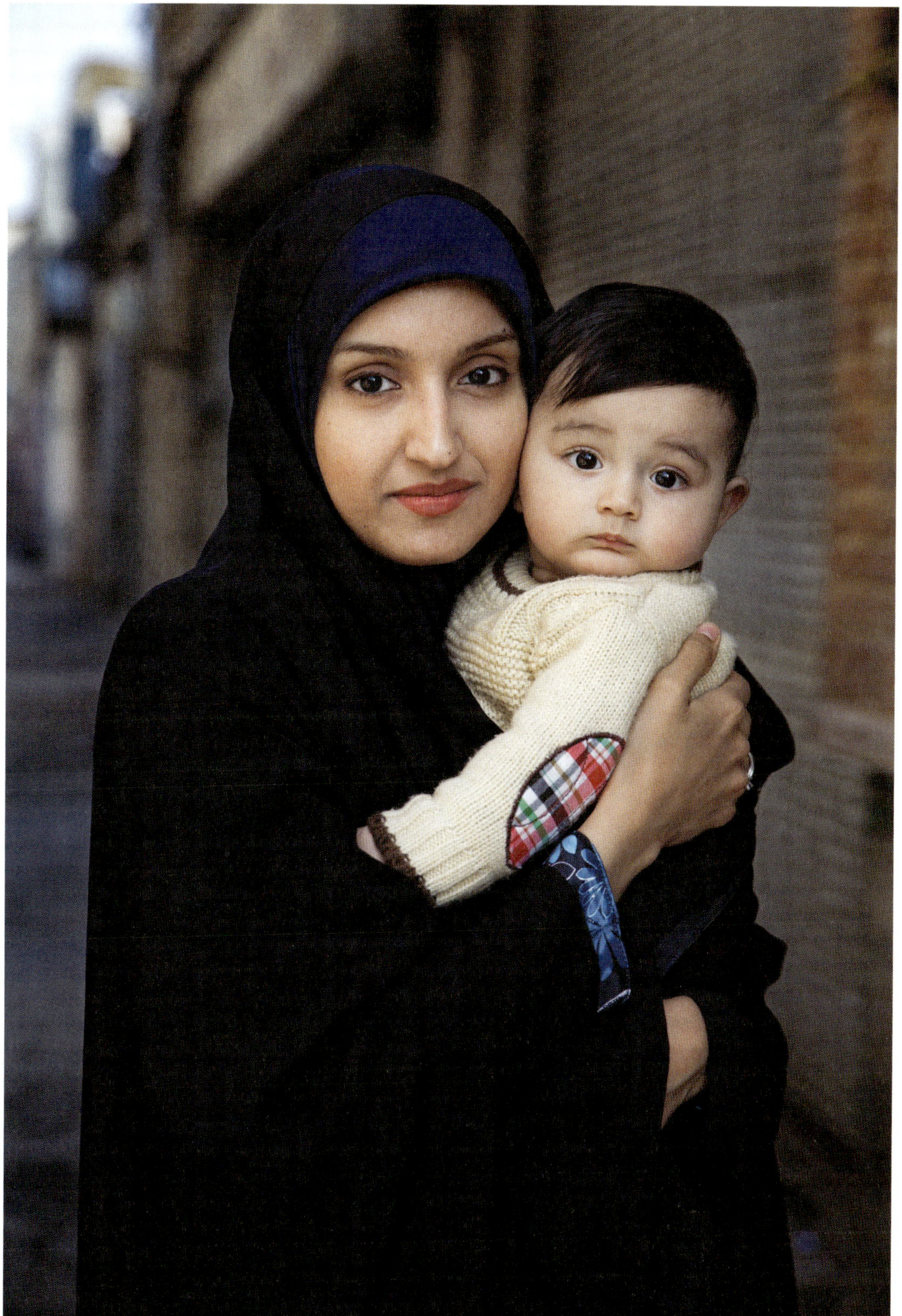

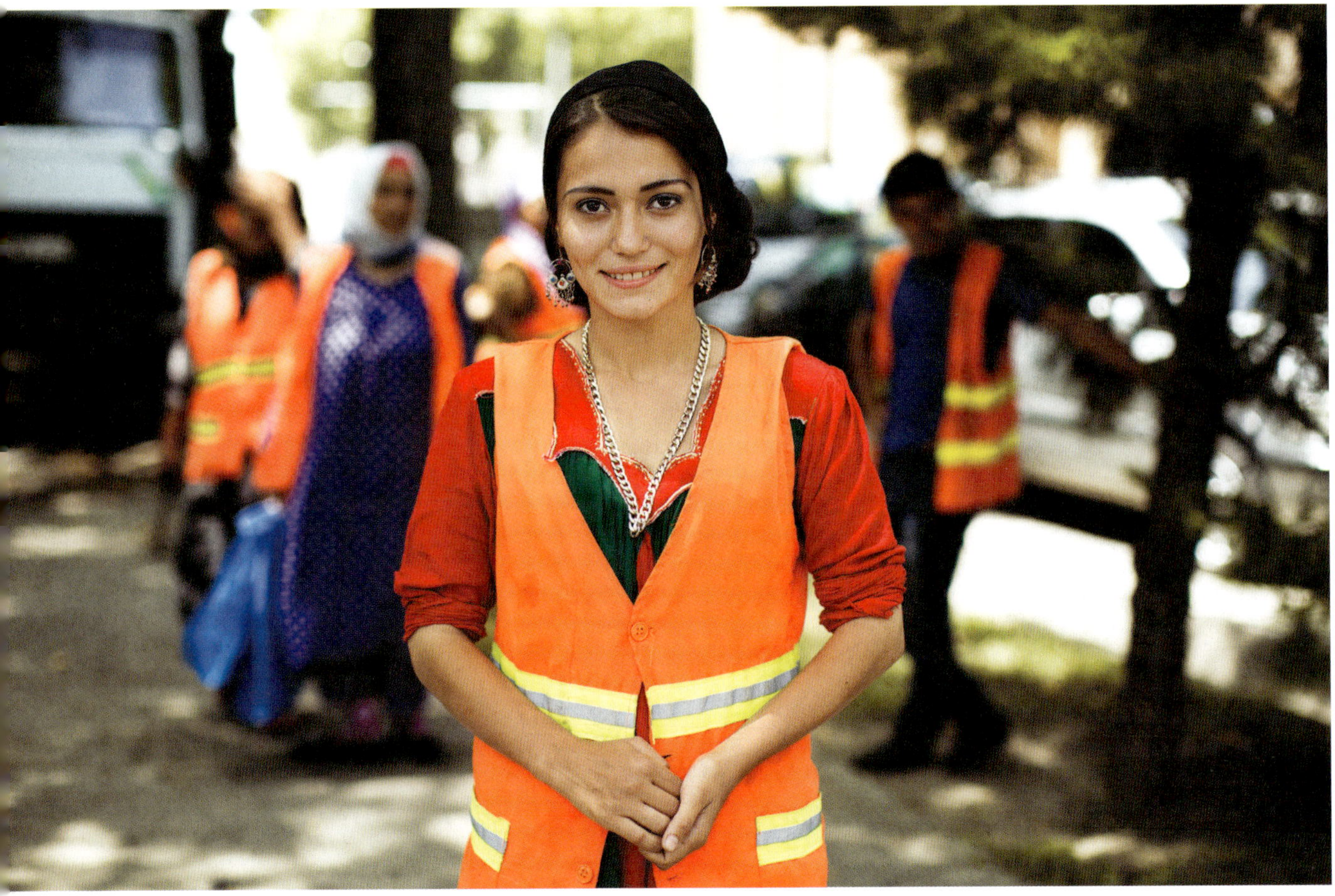

DUSCHANBE, TADSCHIKISTAN

Munira war beim Blumenpflanzen, als wir uns begegneten. Als Mädchen träumte sie davon, Ärztin zu werden. Doch ihre Familie ist sehr arm, die fünf Kinder teilten sich ein Zimmer. Statt weiter die Schule zu besuchen, musste Munira ihren Traum aufgeben und früh anfangen zu arbeiten. Als ihr Bild auf meinem Blog erschien, wurde sie eine lokale Berühmtheit. Vielleicht verhilft ihr das bisschen Bekanntheit ja zurück auf ihren Weg.

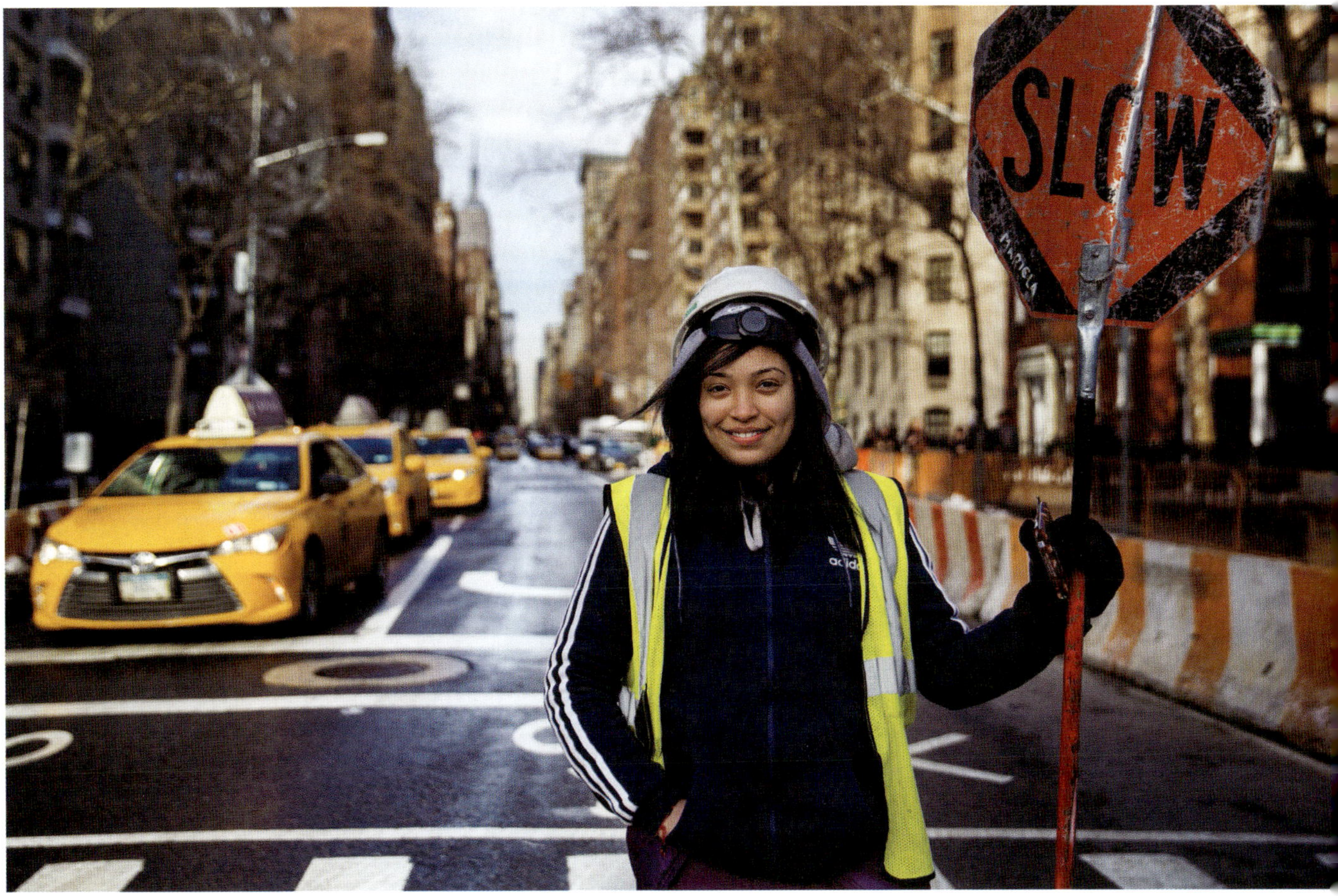

NEW YORK, USA

Mariela kam vor ein paar Jahren aus der Dominikanischen Republik in die Stadt. Sie macht eine Ausbildung zur Krankenpflegerin. Ihren Lebensunterhalt verdient sie als Schülerlotsin in den hektischen Straßen New Yorks.

JODHPUR, INDIEN *(nächste Doppelseite)*

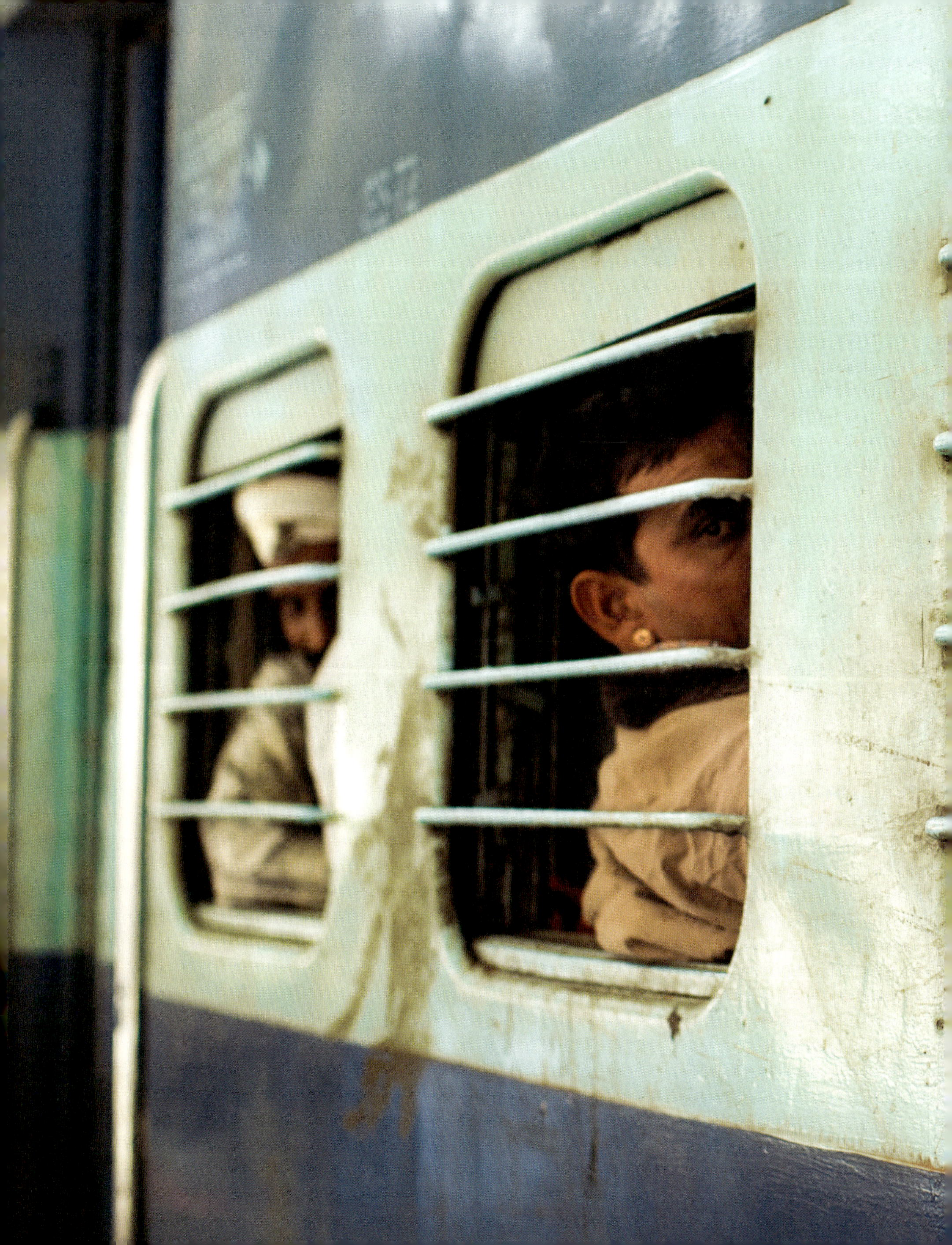

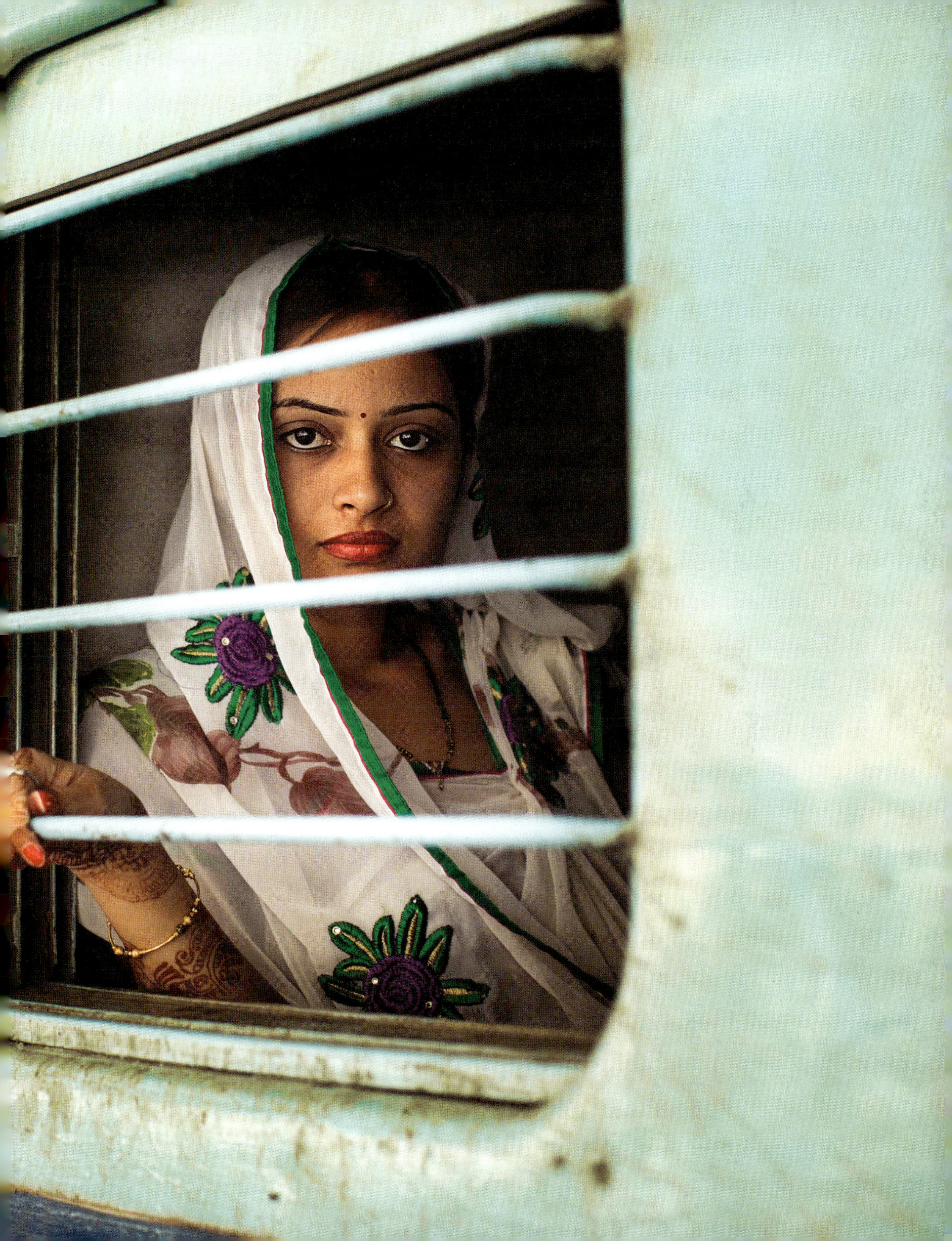

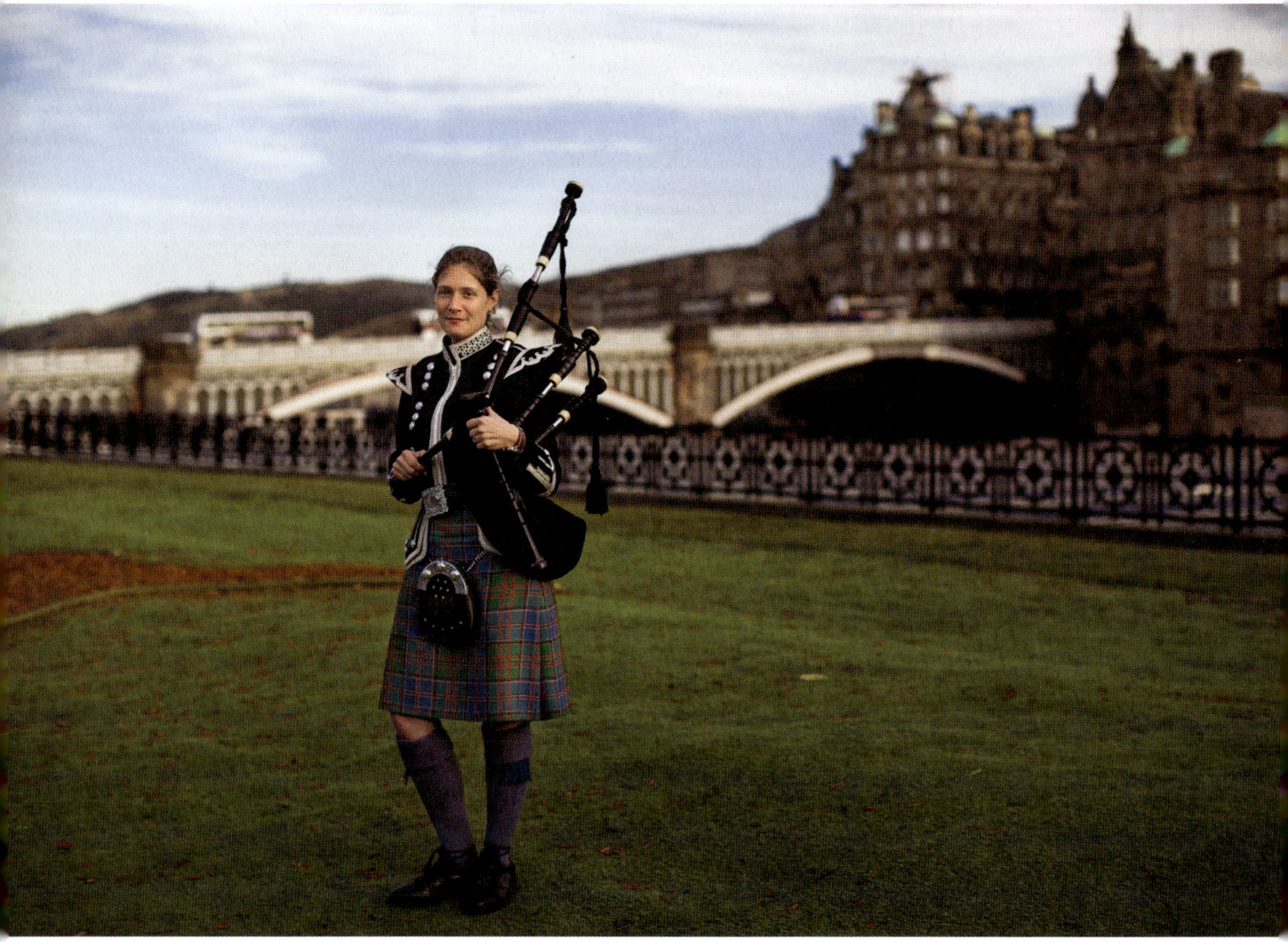

EDINBURGH, SCHOTTLAND

Als Willa zum ersten Mal einen Dudelsack hörte, wollte sie dieses Instrument auf der Stelle spielen lernen. In den USA, wo sie geboren ist, fand sie einen halbschottischen Lehrer und übte voller Hingabe. Jahre später traf sie bei der Hochzeit ihres Dudelsacklehrers einen richtigen Schotten, der ihr Mann werden sollte. So kam sie nach Edinburgh, wo sie mit ihrer geliebten Dudelsackmusik nun ihren Lebensunterhalt verdient. Aus der Rückschau scheint alles aus einem tieferen Grund geschehen zu sein.

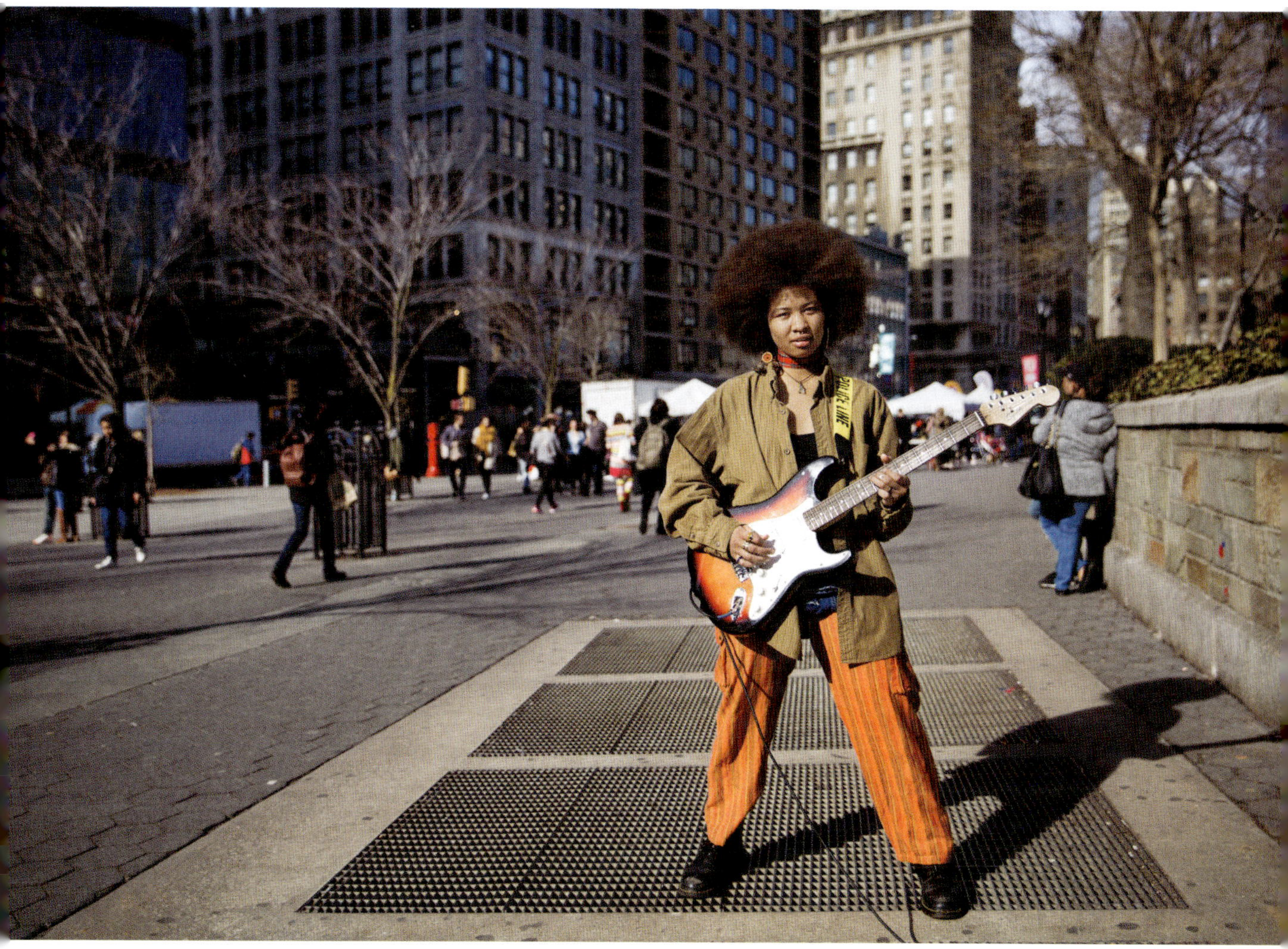

NEW YORK, USA

Mareko mit ihren afrikanisch-philippinischen Wurzeln sieht aus wie ein weiblicher Jimi Hendrix. Auf dem Union Square jedenfalls erregte sie eine Menge Aufsehen. Sie fing mit 13 mit dem Gitarrespielen an, als ihr Cousin auf die Philippinen abgeschoben wurde und einen Keller voller Instrumente zurückließ. Auf der Straße musiziert sie nicht, um die Passanten um Geld zu bitten, sondern um ihr Selbstvertrauen zu stärken.

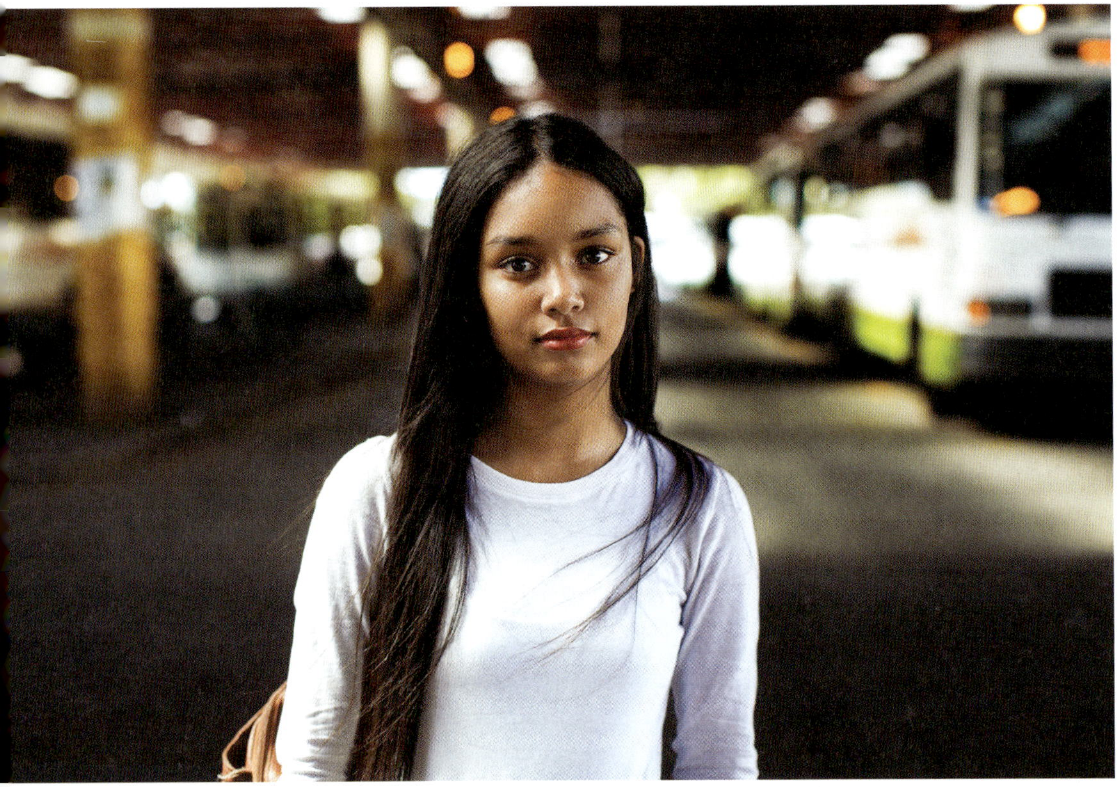

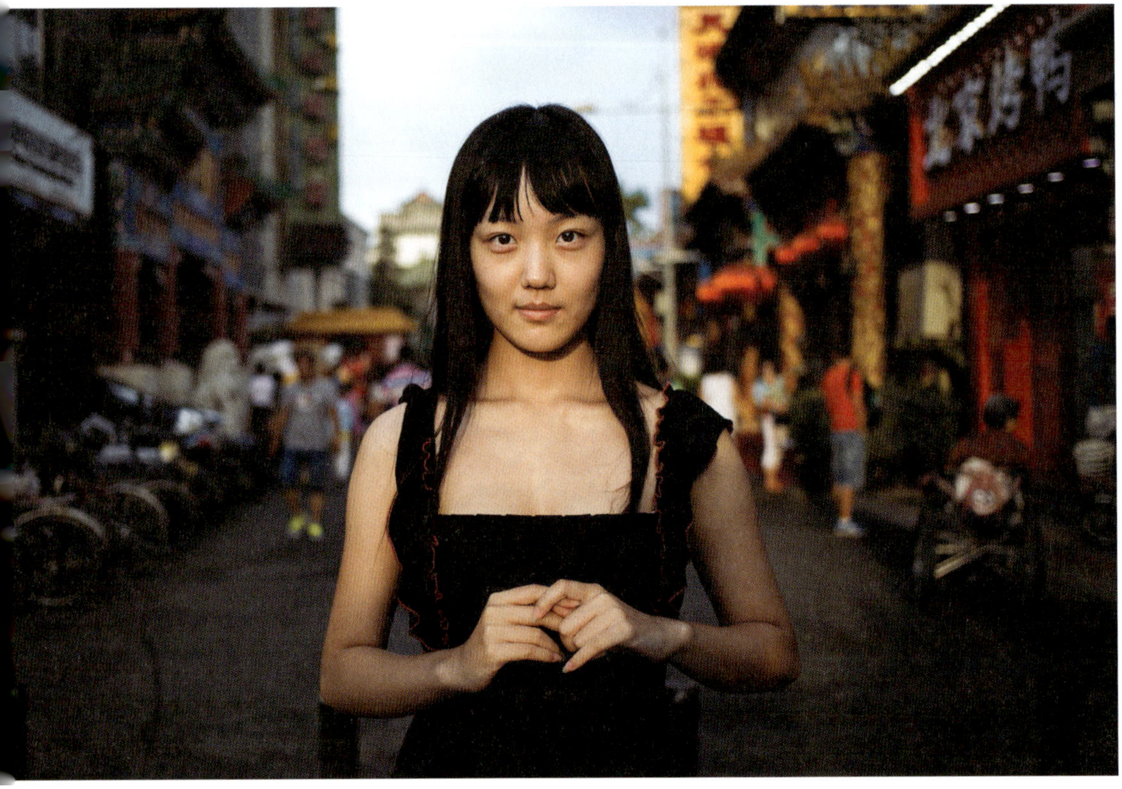

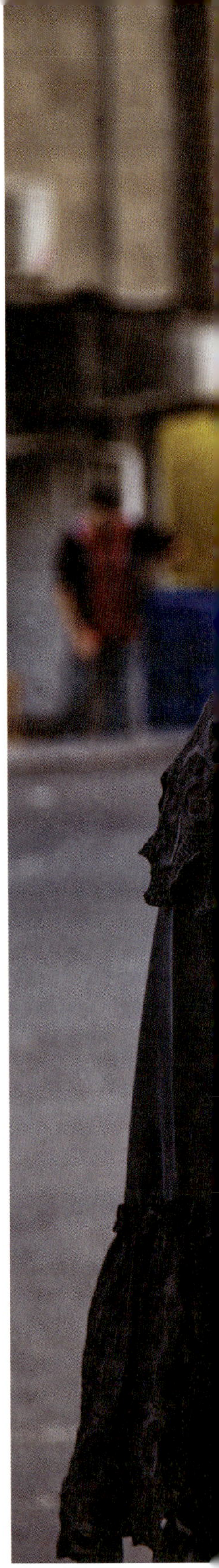

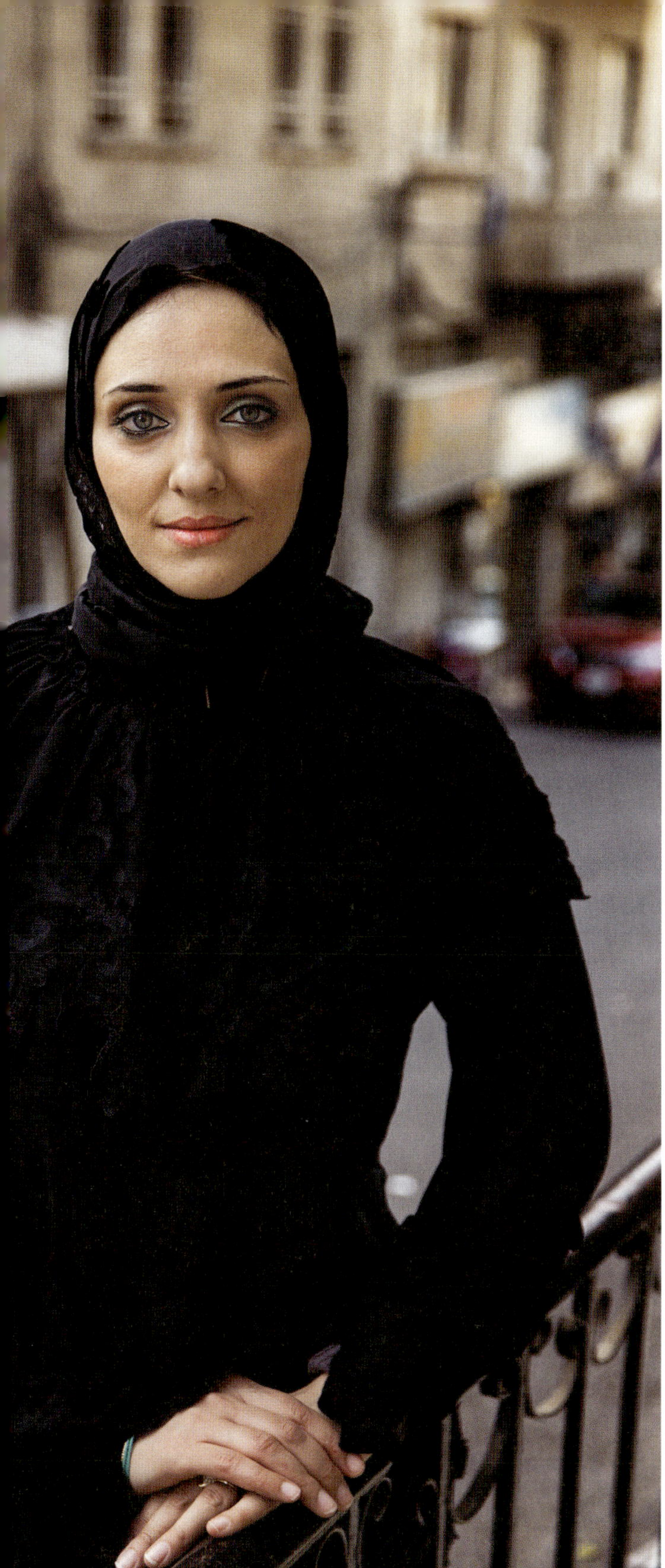

KAPSTADT, SÜDAFRIKA *(linke Seite, oben)*

In der einst von Apartheid zerrissenen Stadt leben viele sehr schöne Frauen aus Mischehen.

PEKING, CHINA *(linke Seite, unten)*

Sie absolviert eine Ausbildung zur Darstellerin in der Peking-Oper. Im Gegensatz zur westlichen Oper vereint die hochkomplexe Peking-Oper Tanz und Gesang mit pantomimischen und akrobatischen Elementen.

AMMAN, JORDANIEN *(links)*

Wer beurteilt andere Menschen nie nach Aussehen, Kleidung oder ethnischer Zugehörigkeit? Auch ich verfalle hin und wieder in dieses Muster, obwohl ich so viel Kontakt zu anderen Kulturen habe. Als ich Hanna begegnete, sah ich in ihr eine einfache Muslima und hätte nie gedacht, dass sie ein großer Fußball-Fan ist.

»Eine meiner größten Leidenschaften ist Fußball. Ich bin Fan von Bayern München und mein Lieblingsfußballer ist Thomas Müller.«

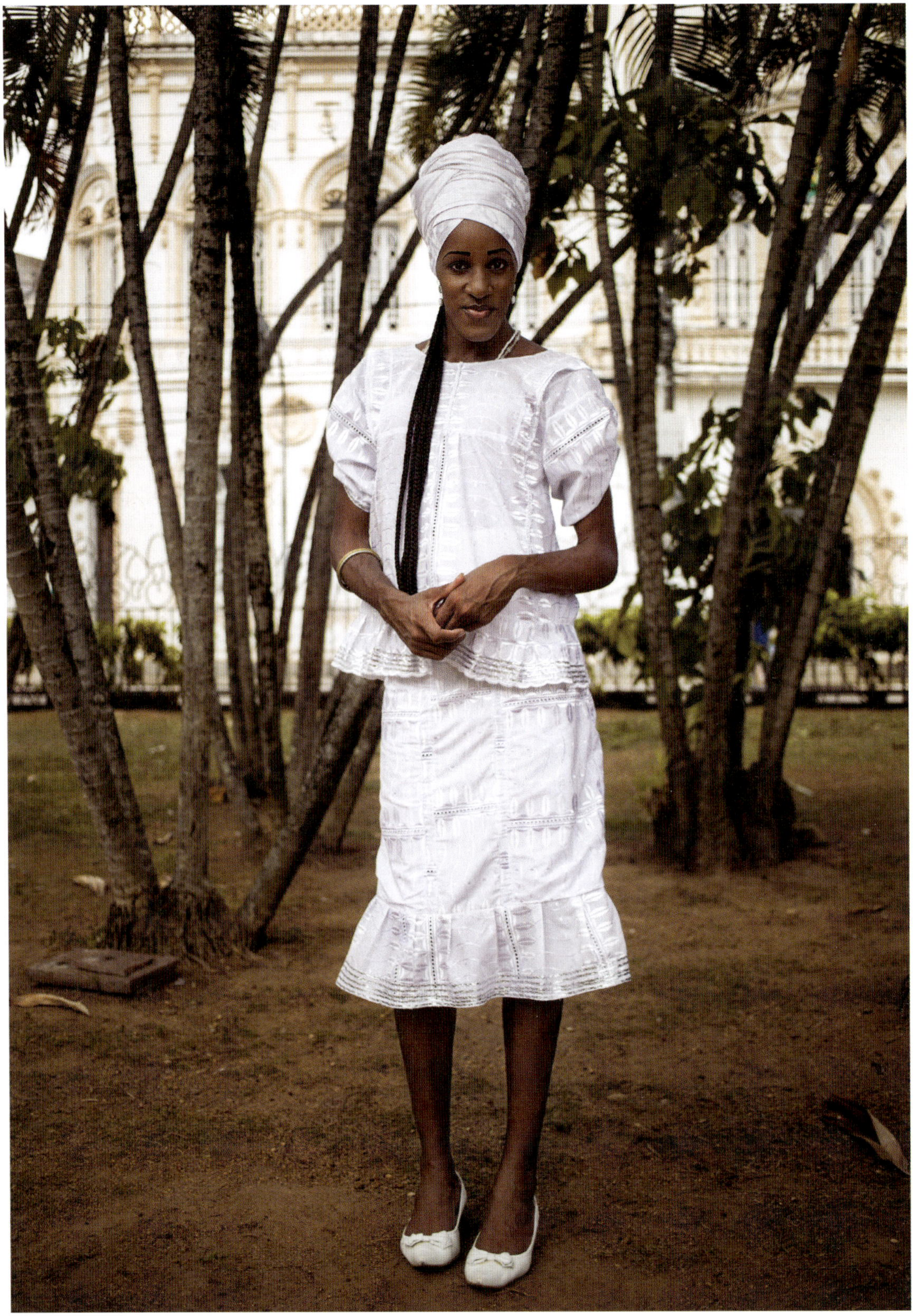

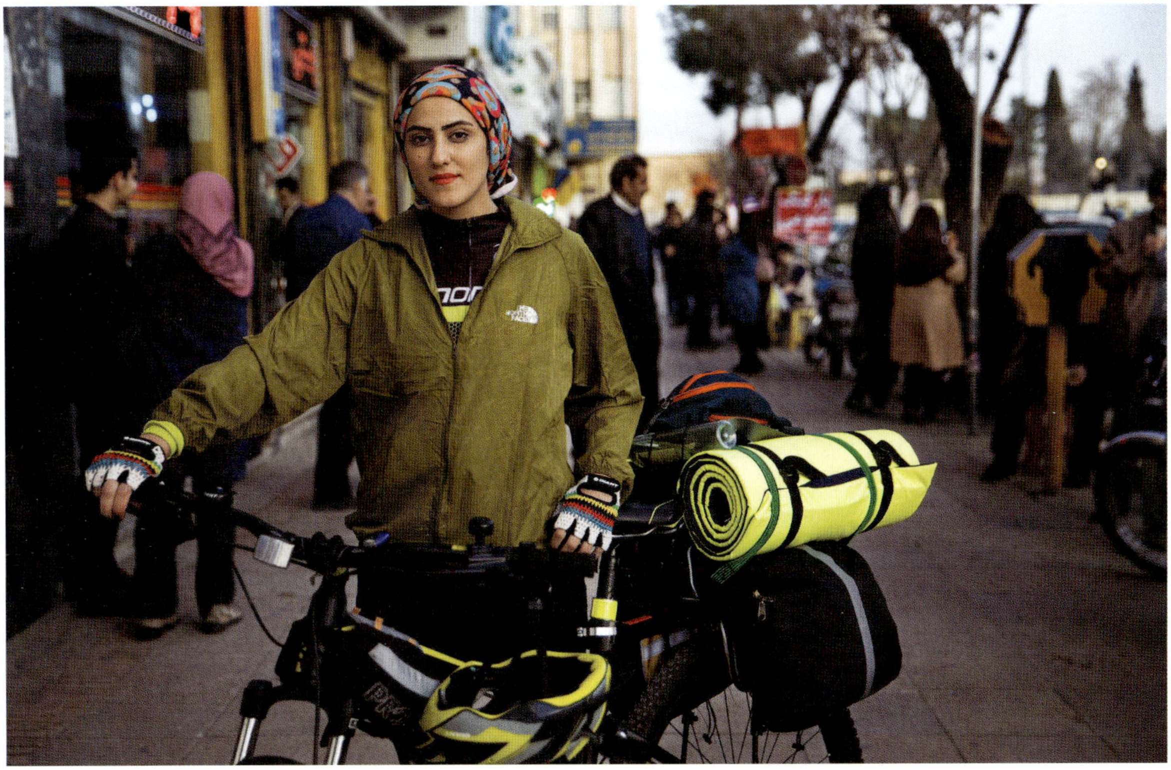

SCHIRAS, IRAN *(oben)*

Radfahrende Frauen wie Sayena sind im Iran ein seltener Anblick. Religiöse Autoritäten sind streng dagegen, dass Frauen Fahrrad fahren. Als ich diese mutige Frau aus Teheran traf, unternahm sie gerade eine ausgedehnte Fahrradtour durch ihr Land.

SALVADOR, BRAZIL *(linke Seite)*

Dandara ist Transgender. Als Jugendliche wurde ihr bewusst, dass sie anders war als andere Jungen, ihren Zwillingsbruder eingeschlossen. Sie erzählte mir, dass obwohl sie als Junge auf die Welt kam, ihr ganzes Wesen das einer Frau ist. Da sie in einem traditionellen Umfeld aufwuchs, war sie immer von Vorurteilen umgeben. Aber ihre Leidenschaft für das Tanzen und für Styling haben ihr geholfen, viele Hindernisse zu meistern und zu einer selbstbewussten und glücklichen Frau zu werden.

»Ich kam als Junge zur Welt, doch mein ganzes Wesen war weiblich.«

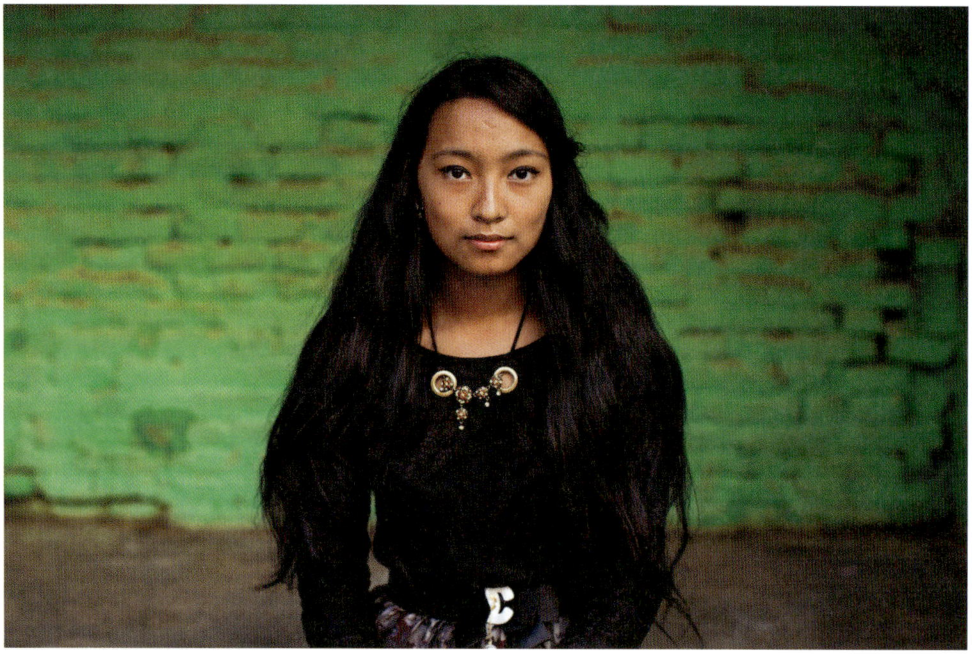

KATHMANDU, NEPAL

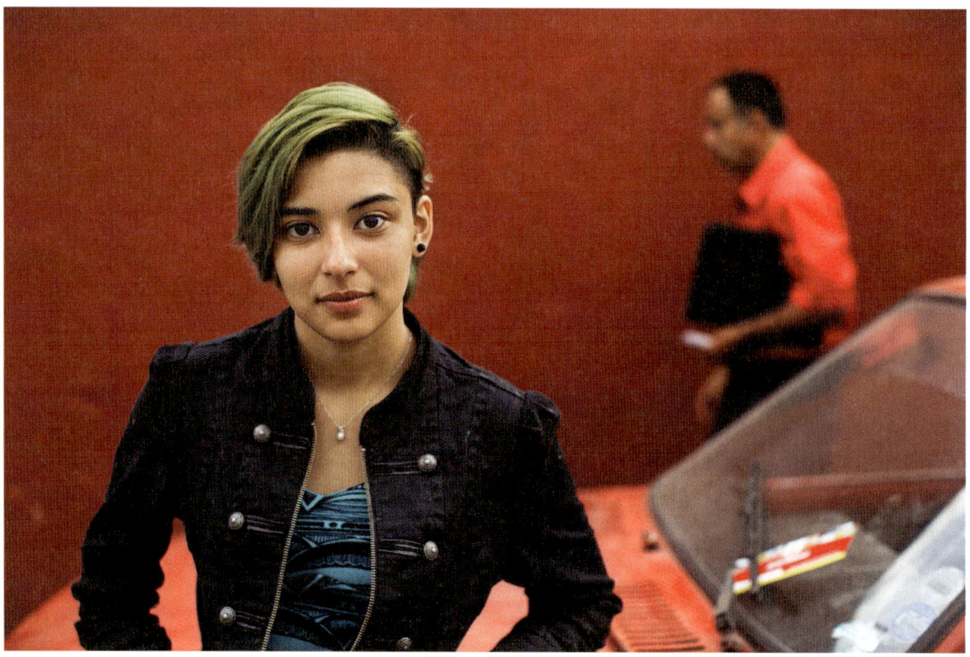

ANTIGUA, GUATEMALA

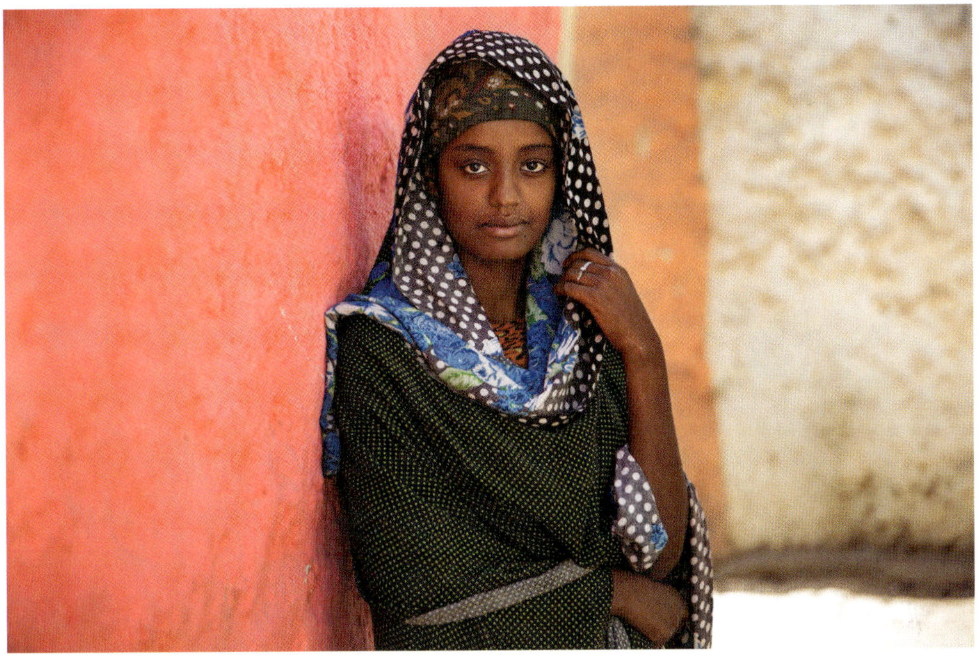

HARAR, ÄTHIOPIEN

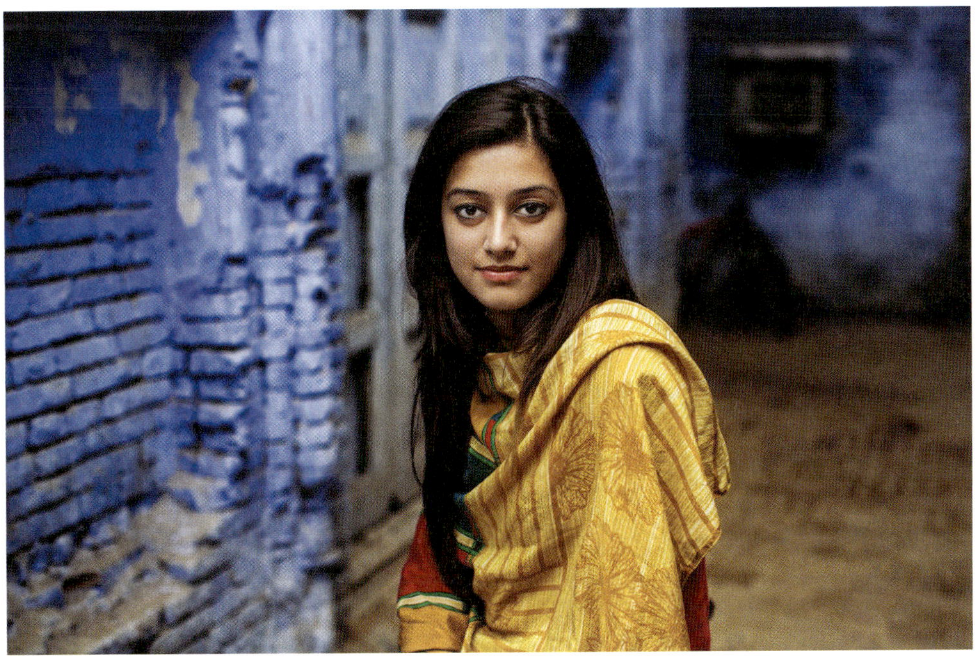

AMRITSAR, INDIEN

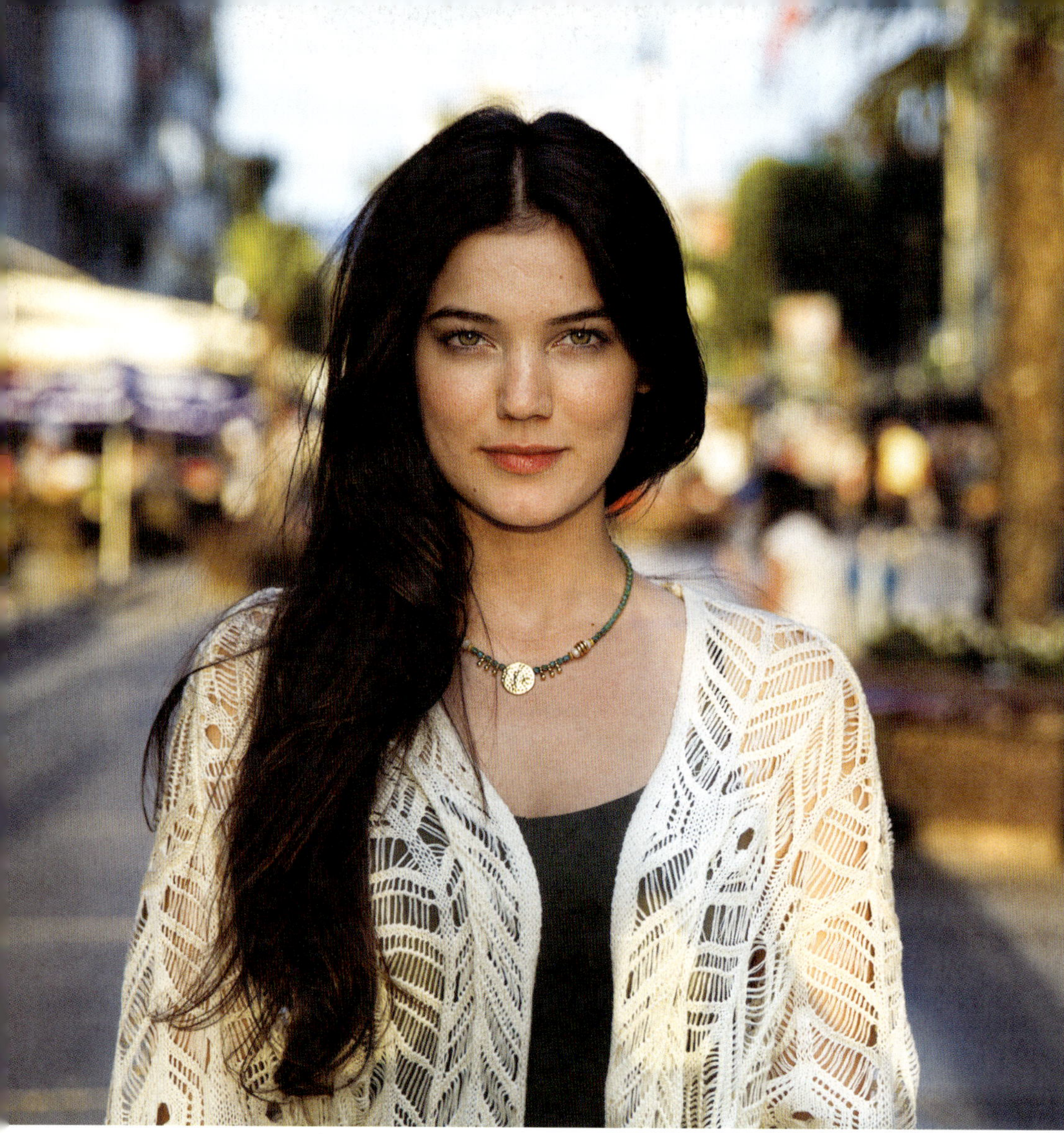

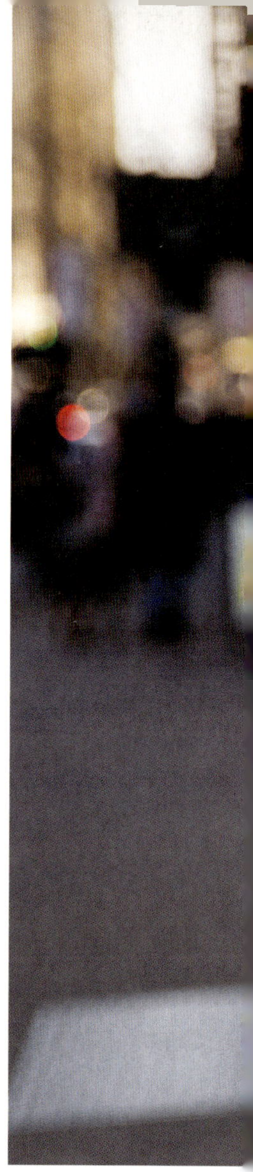

IZMIR, TÜRKEI

Pinar lernte ich in den Straßen dieser pittoresken Stadt am Mittelmeer kennen. Sie erzählte mir, sie habe gerade eine Karriere als Schauspielerin begonnen. Ein paar Monate später erfuhr ich zu meiner Freude, dass sie eine Hauptrolle in einer türkischen Soap-Opera bekommen hatte.

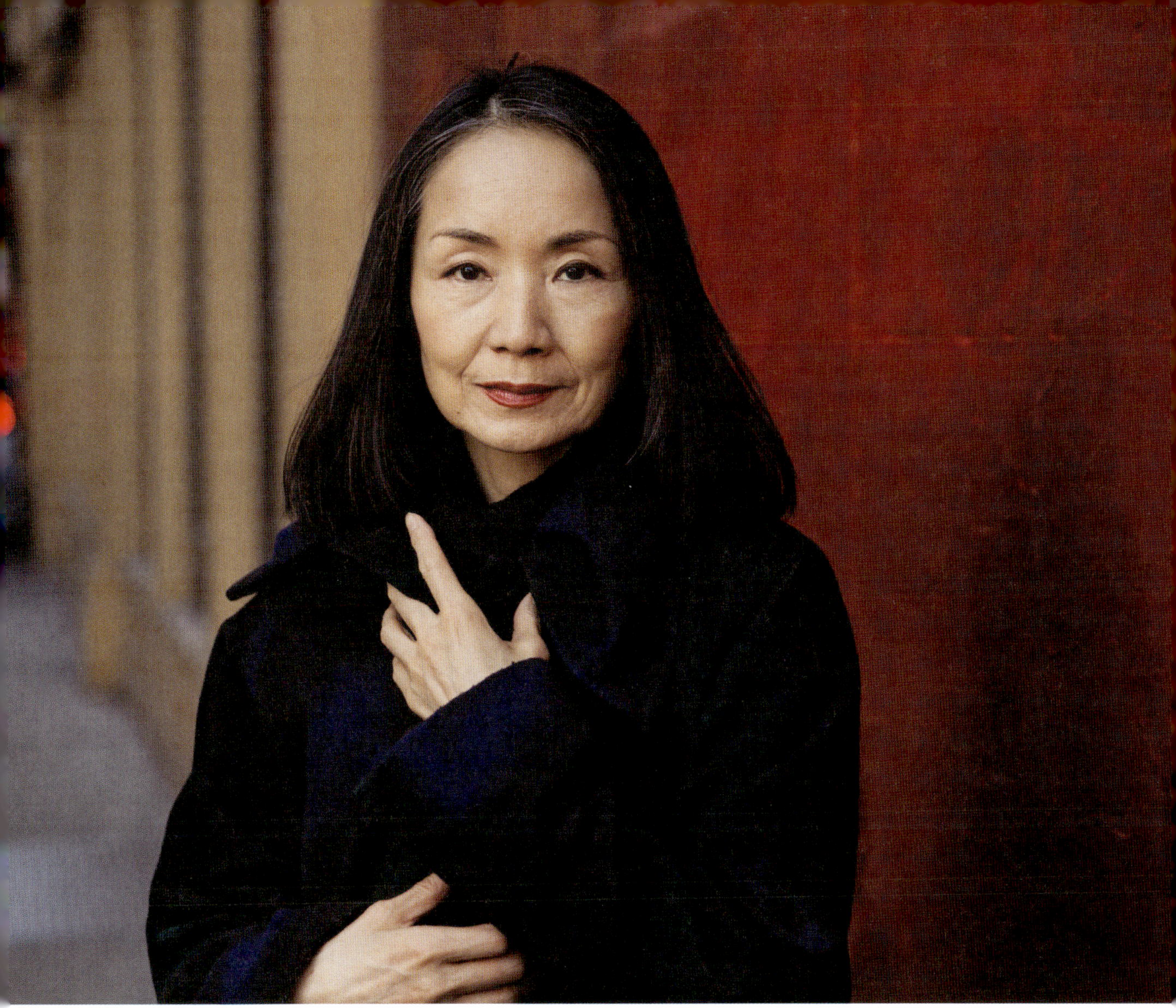

NEW YORK, USA

Mariko ist ebenfalls Schauspielerin. Die gebürtige Japanerin kam nach New York, um Urlaub zu machen. Die Stadt gefiel ihr aber so gut, dass sie beschloss, zwei Jahre hier zu leben. Das war 1981. Heute ist Mariko eine waschechte New Yorkerin.

GUATEMALA-STADT, GUATEMALA

Lina verkauft in ihrer kleinen Heimatstadt seit 62 Jahren die unterschiedlichsten Waren. Sie brachte mir wieder zu Bewusstsein, dass selbst die, die ein stilles, namenloses Leben führen, nicht vergessen werden wollen.

»Bitte schicken Sie mir dieses Foto. Ich habe über die Jahre viele Bilder von mir gesammelt und ich möchte sie alle an eine Wand bei mir zu Hause hängen, sodass die Menschen sich an mich erinnern, wenn ich nicht mehr bin.«

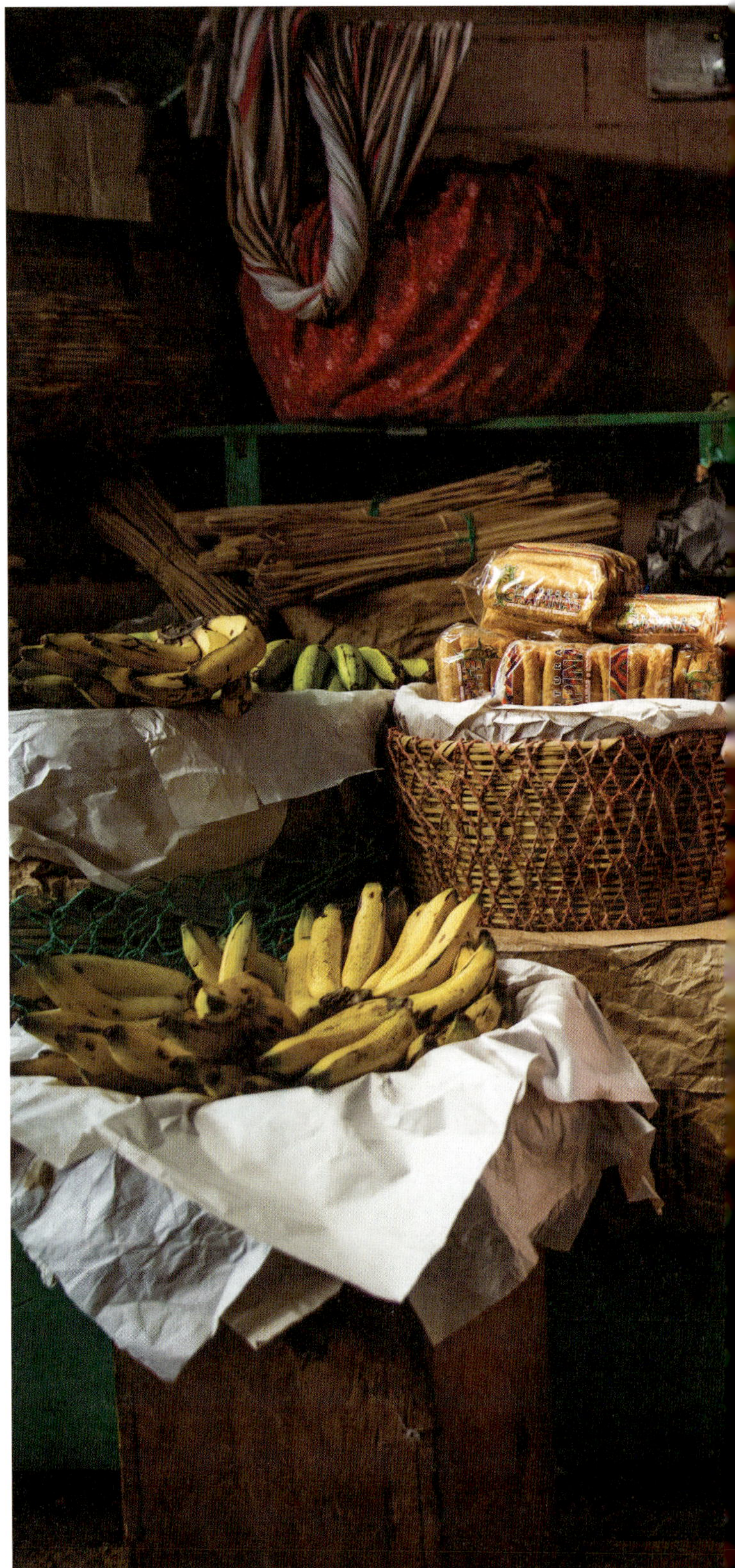

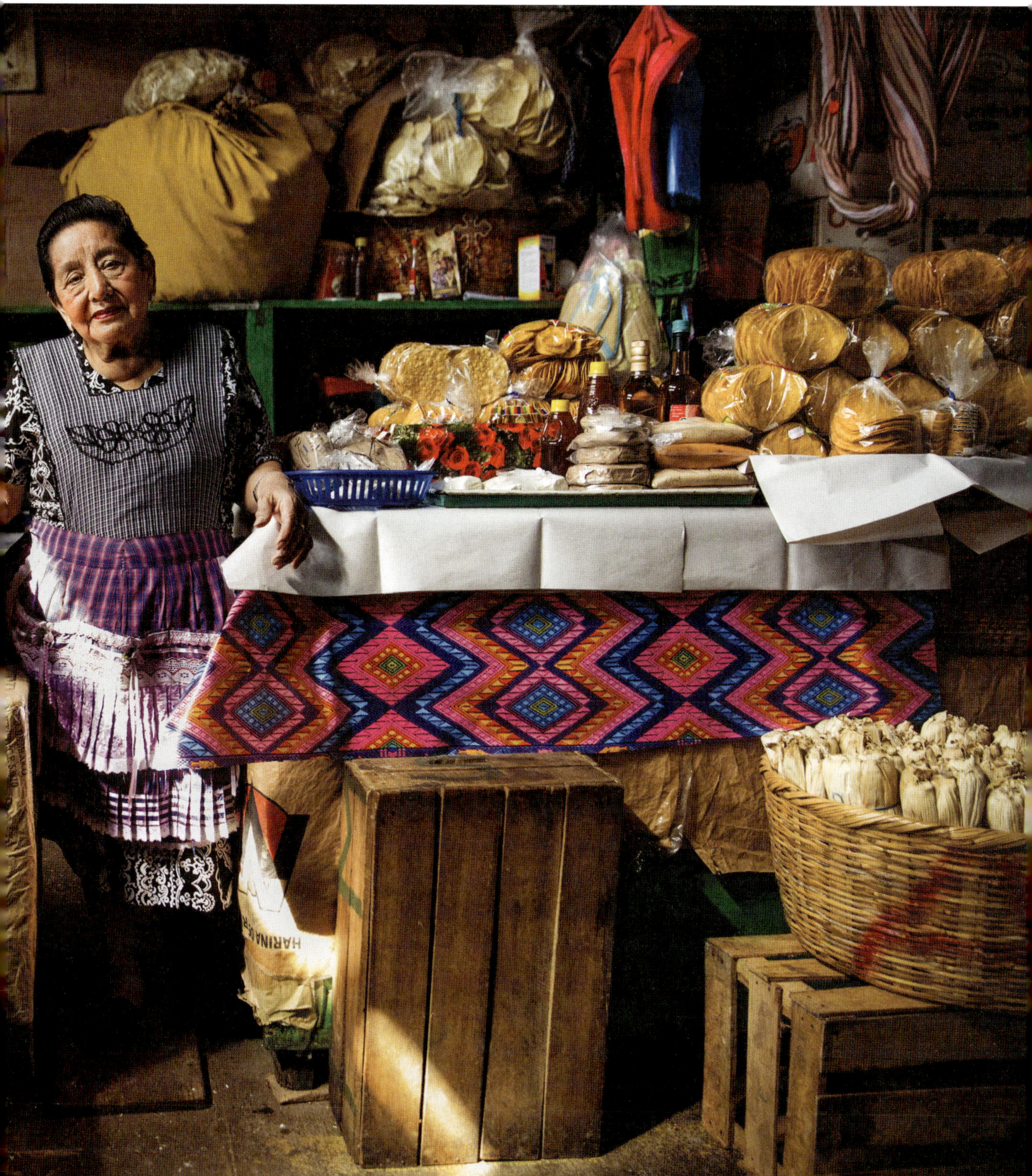
HARINA

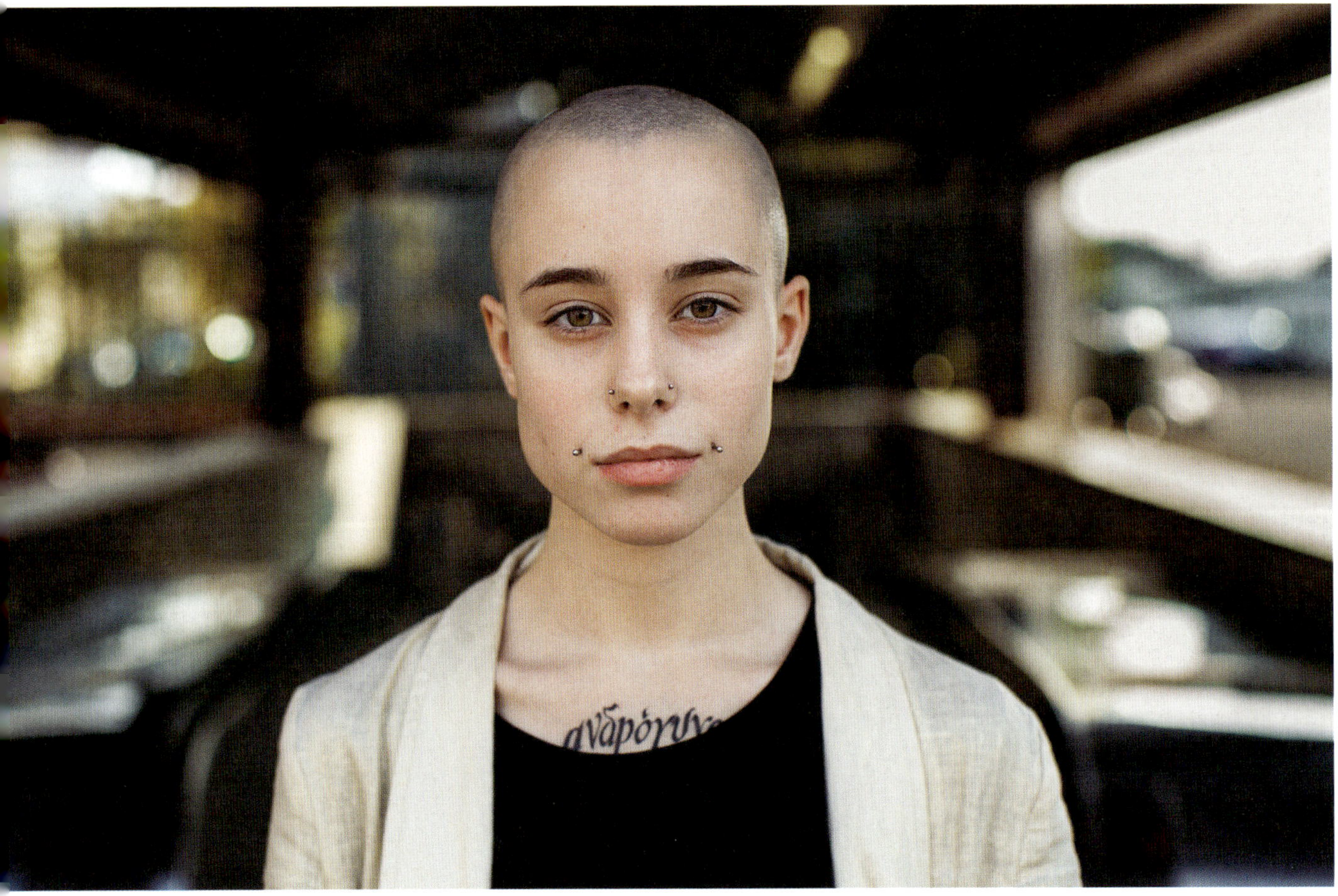

MAILAND, ITALIEN

Giulia hat sich von klein auf als androgyn, als Mann wie als Frau zugleich, empfunden. Nun hat sie sich dieses Wort in griechischen Buchstaben auf die Brust tätowieren lassen.

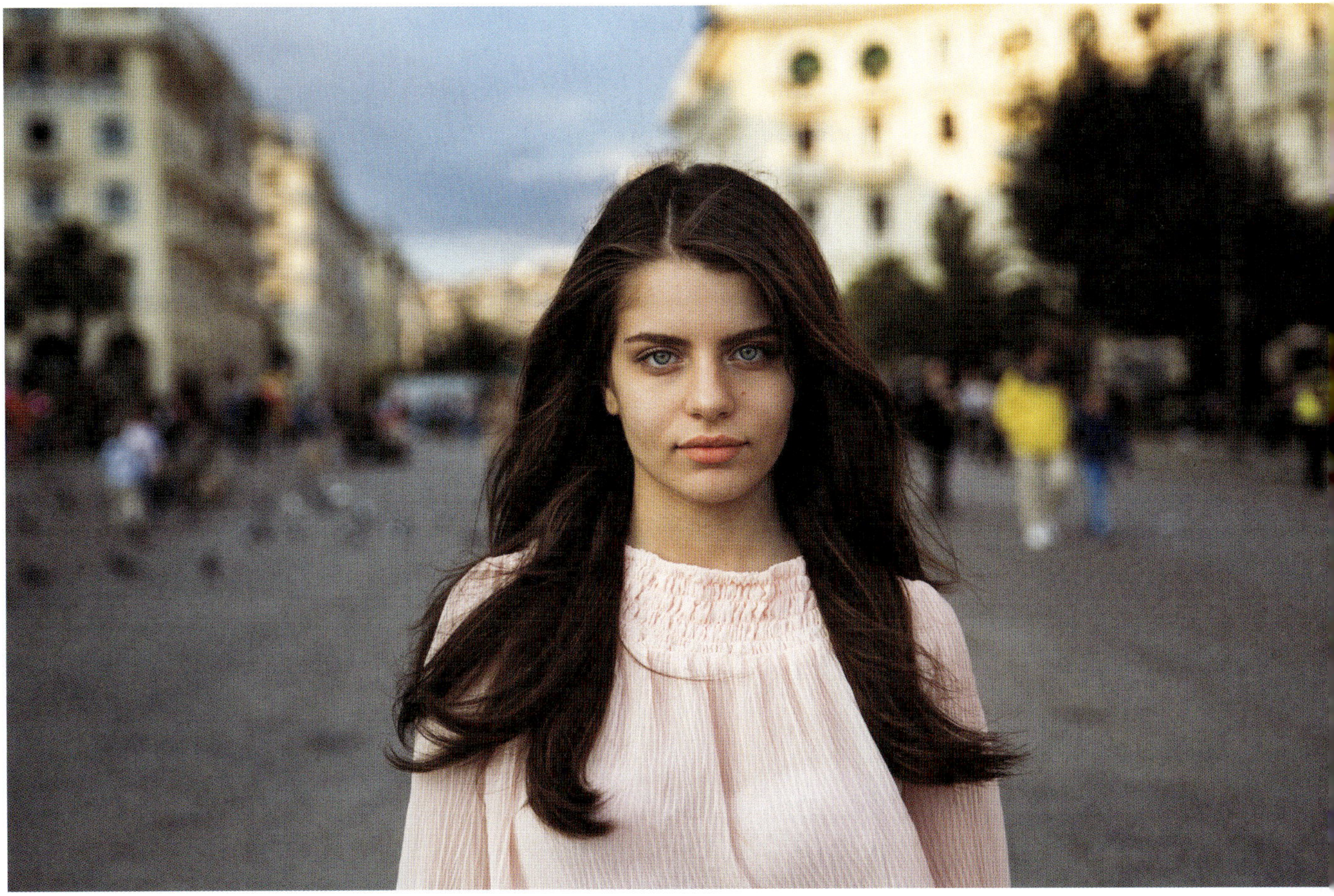

THESSALONIKI, GRIECHENLAND

Theo macht es Spaß, ihre Weiblichkeit durch ihr Outfit auszudrücken.

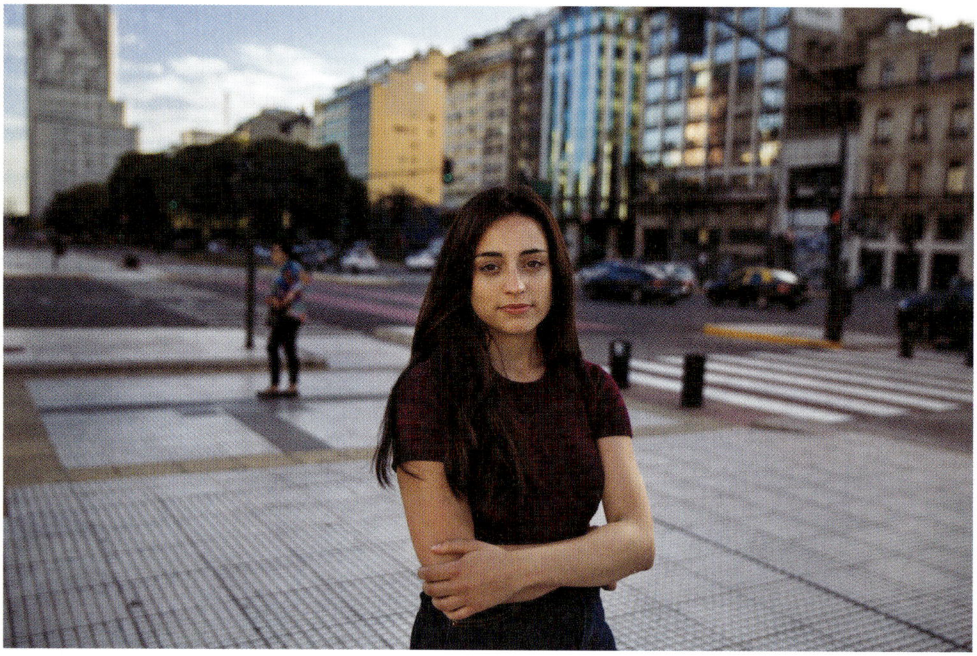

BUENOS AIRES, ARGENTINIEN

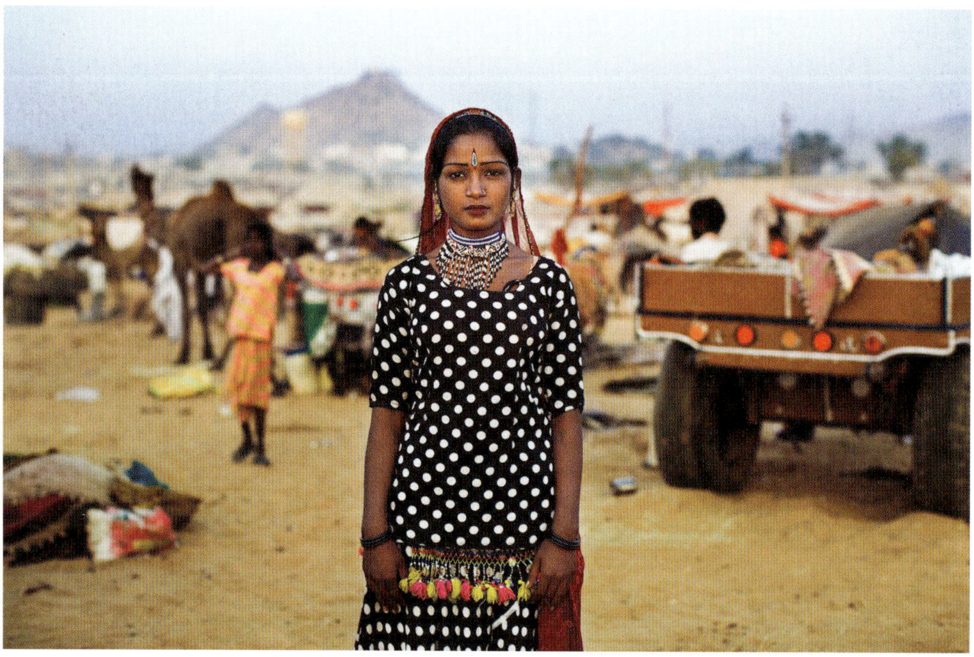

PUSHKAR, INDIEN

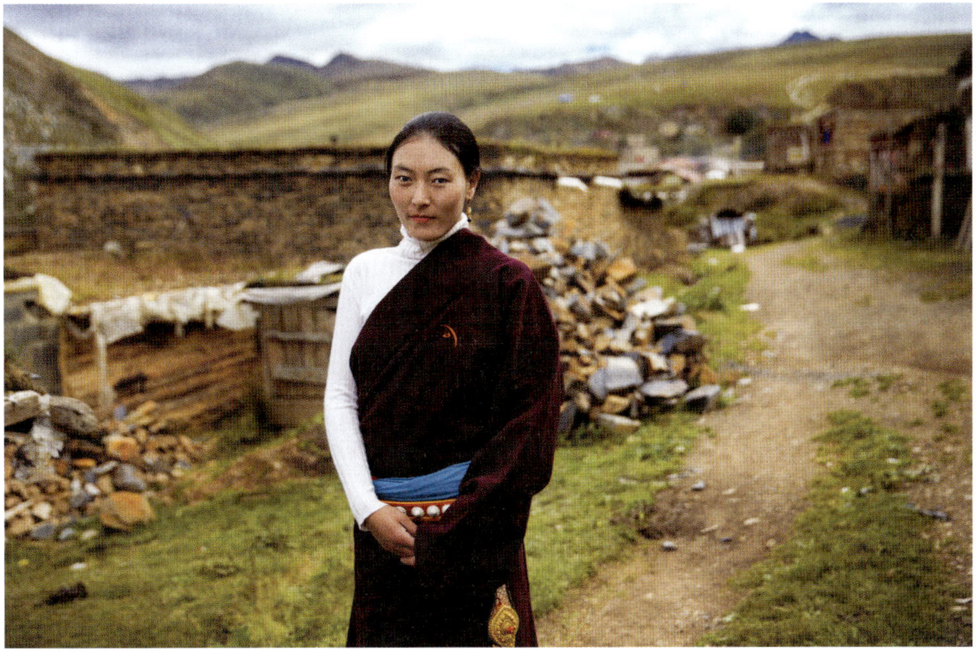

PROVINZ SICHUAN, CHINA

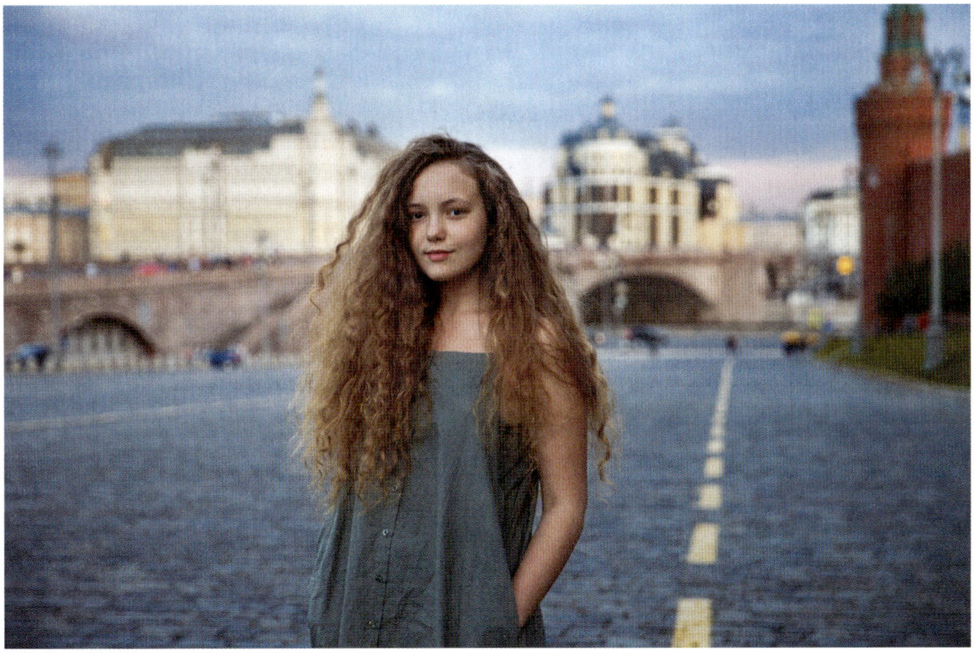

MOSKAU, RUSSLAND

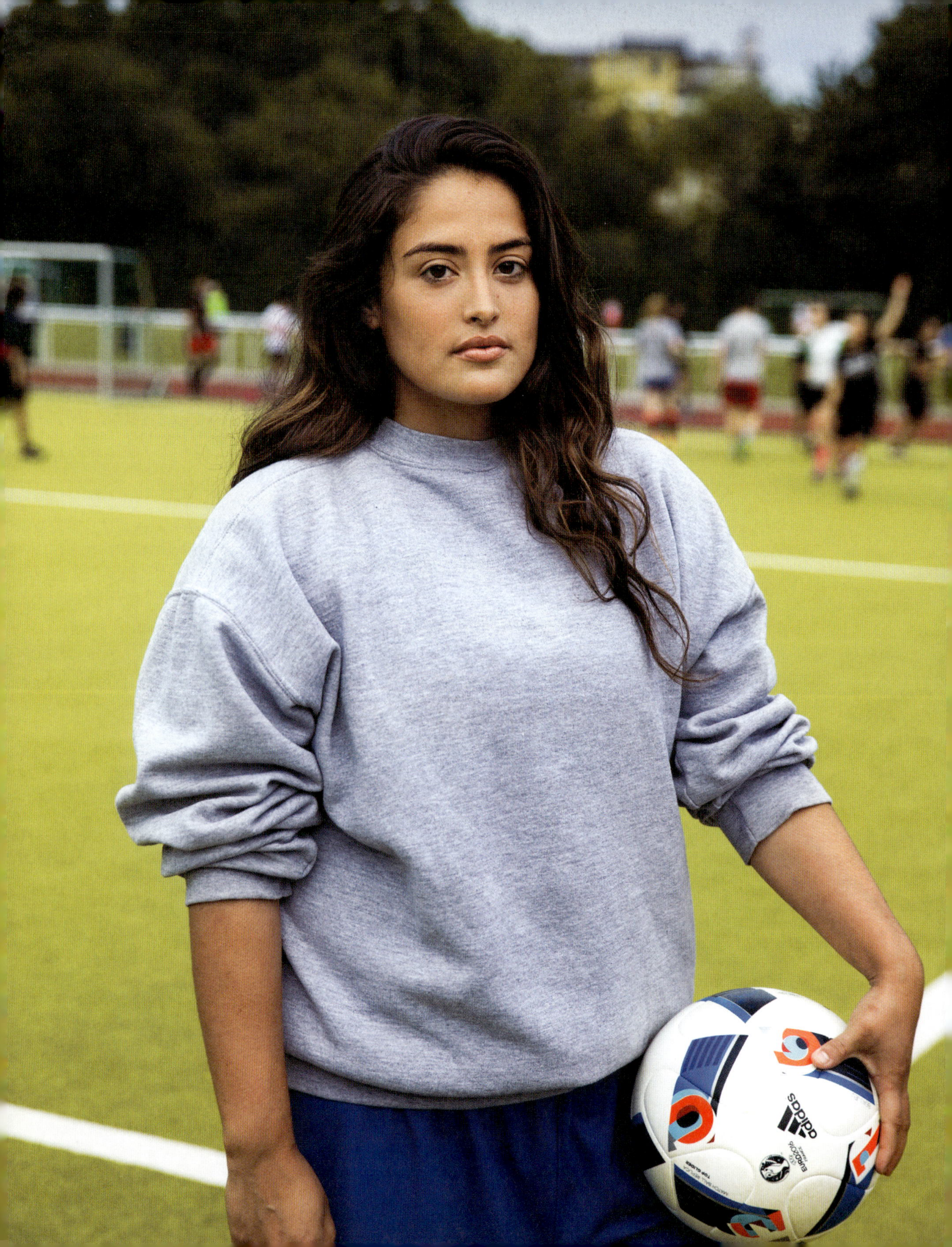

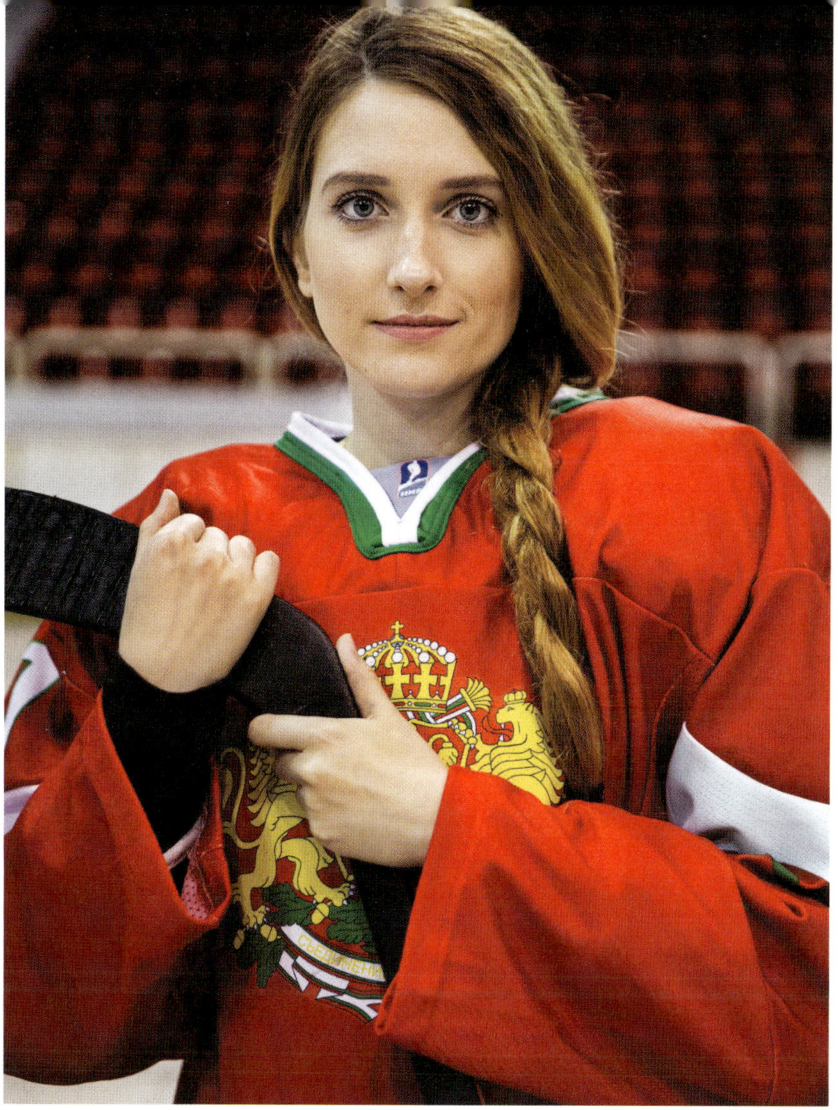

SOFIA, BULGARIEN *(oben)*

In Tzvetana, ihr Name kommt vom bulgarischen Wort für »Blume«, vereinen sich Anmut und Kraft auf erstaunliche Weise. Tzvetana gehört der Eishockey-Nationalmannschaft an. Obwohl diese Sportart teuer und in Bulgarien nicht sonderlich populär ist, brachte Tzvetana große Opfer, um ihren Traum, Eishockeyspielerin zu werden, zu verwirklichen. Sie hat sich in diesem harten Sport durchgesetzt, ohne ihr schönes, unschuldiges Lächeln zu verlieren.

BERLIN, DEUTSCHLAND *(linke Seite)*

Danielle hat deutsch-mexikanische Wurzeln. Sie arbeitet im Büro, aber ihre größte Leidenschaft gilt dem Fußball. Sie wuchs in den USA als Kind einer alleinerziehenden Mutter auf. Geld sei immer knapp gewesen, doch ihre Liebe zum Fußball habe sie stets vor Dummheiten bewahrt, erzählt sie.

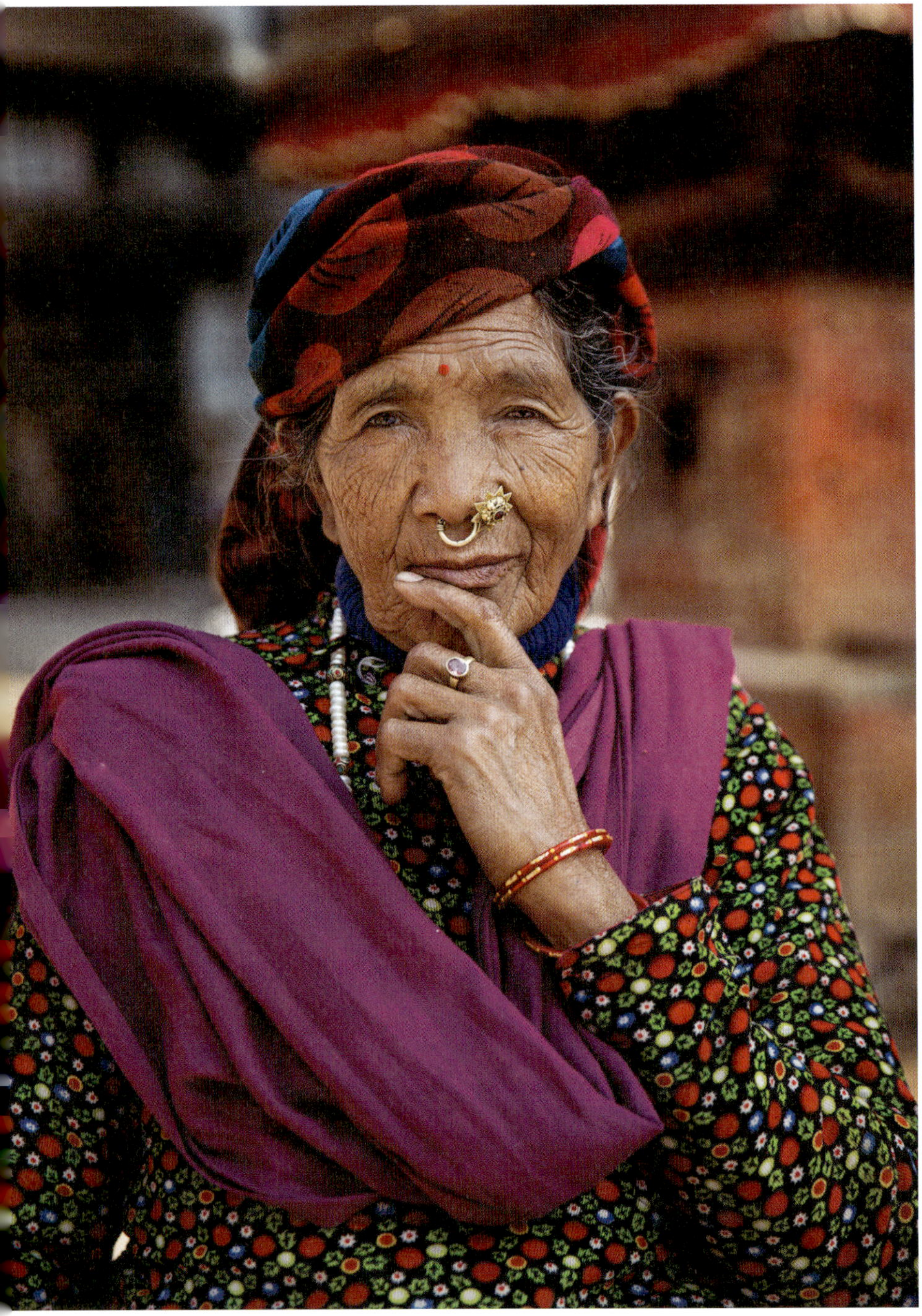

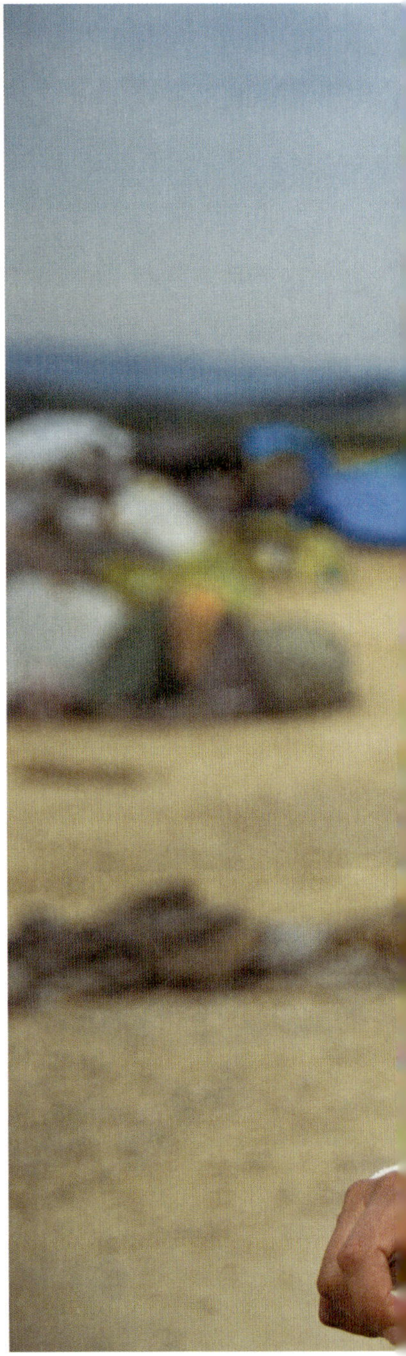

KATHMANDU, NEPAL

Sie kam aus ihrem kleinen Dorf in die Hauptstadt, um bei der Erziehung ihrer beiden Enkelkinder zu helfen.

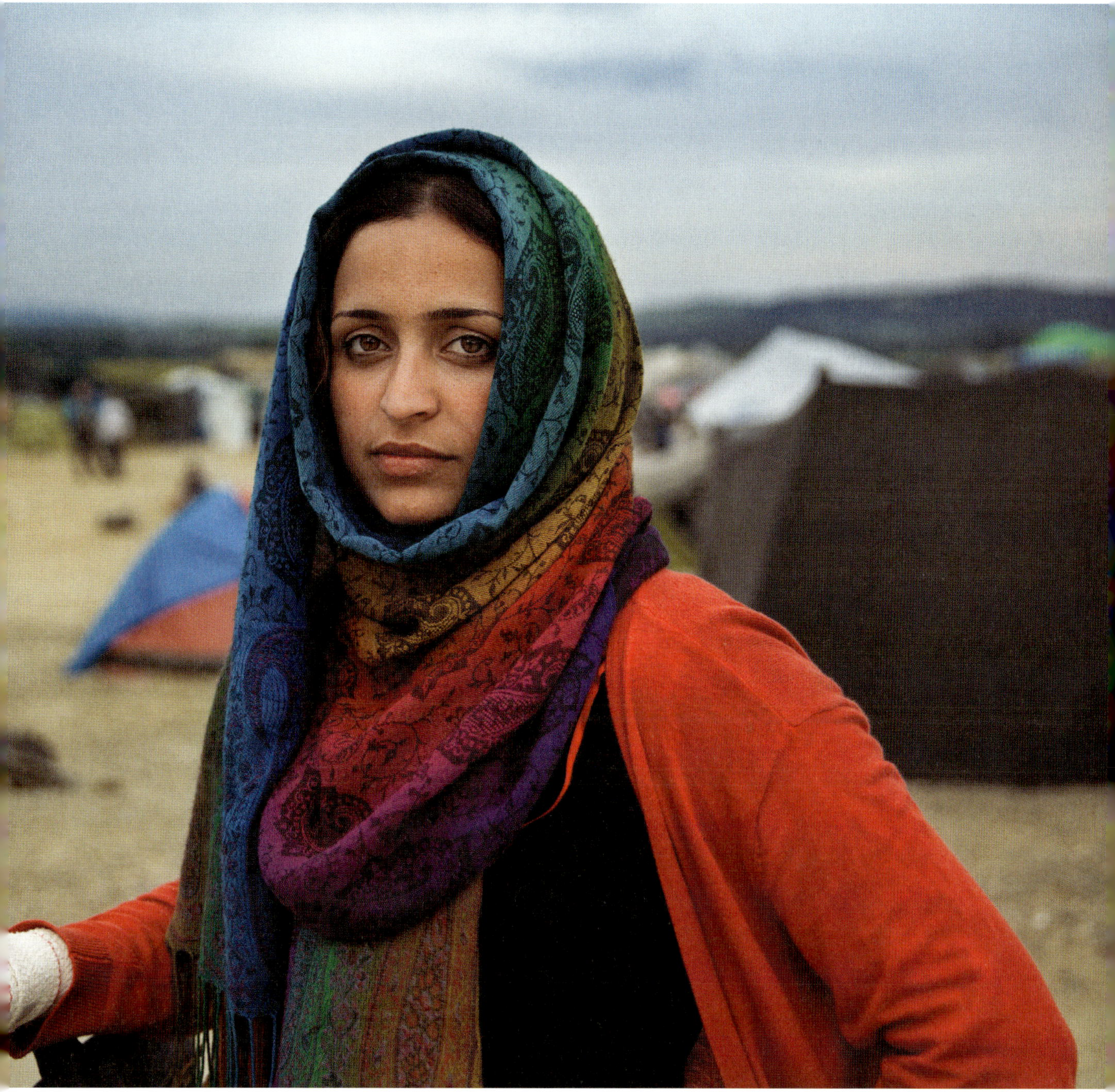

IDOMENI FLÜCHTLINGSLAGER, GRIECHENLAND

Dieser tapferen Frau gelang die Flucht aus ihrer Heimatstadt im Irak, die vom IS kontrolliert wurde. Sie machte sich mit ihren drei Kindern auf den langen Weg nach Europa in der Hoffnung auf ein besseres Leben.

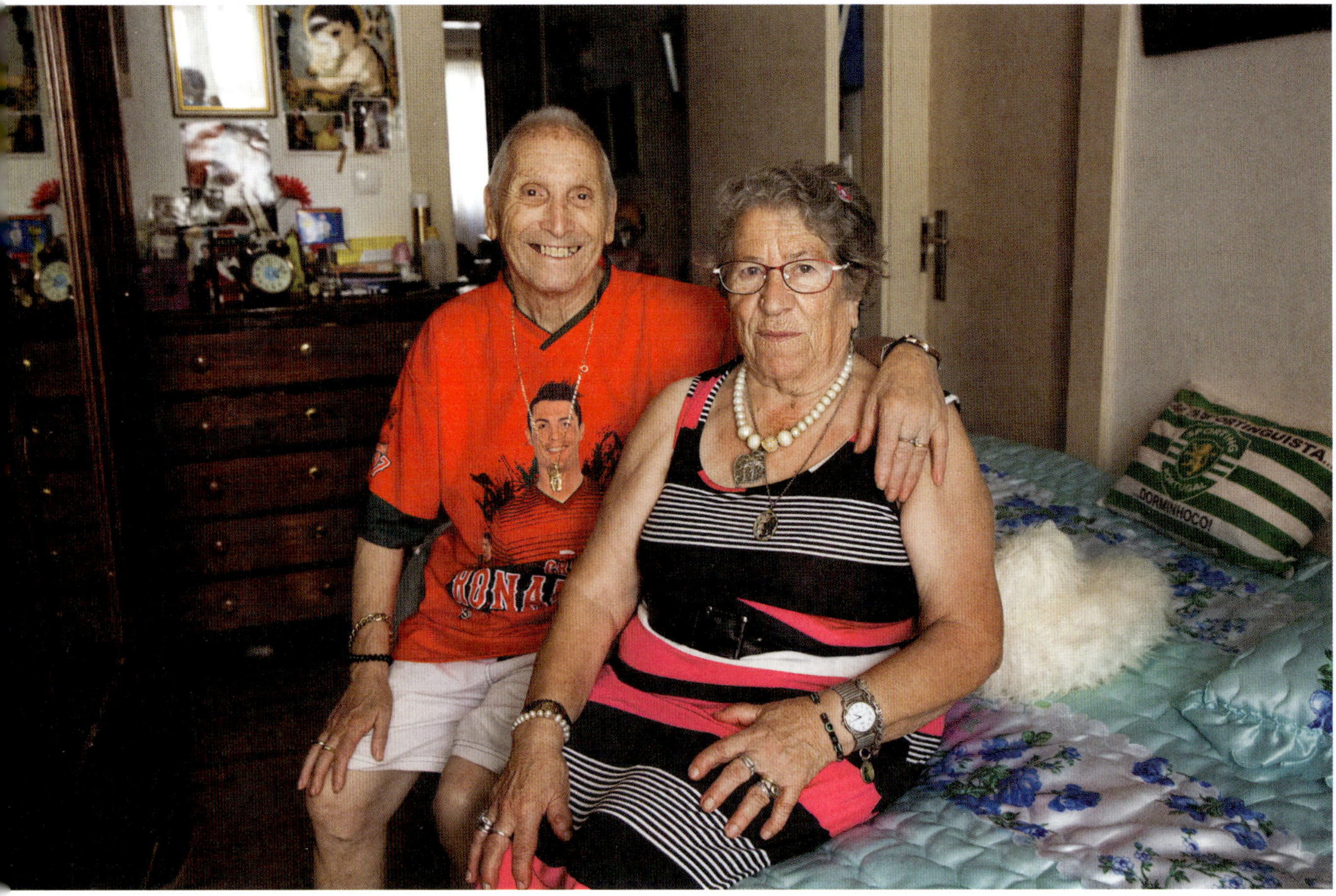

LISSABON, PORTUGAL

Als ich Maria und ihren Mann Porfirio Hand in Hand dahinschlendern sah, spürte ich, dass an den beiden etwas Besonderes war. Meistens lassen sich ältere Menschen nicht gern fotografieren, wenn ich sie frage. Ich kann kein Portugiesisch, nur ein bisschen Spanisch, drum dachte ich, ich würde kein Glück haben. Doch die beiden freuten sich, dass ich sie fotografieren wollte, luden mich zu sich nach Hause ein und erzählten mir von sich. Beide hatten ihr Leben lang schwer gearbeitet, Maria hat nie schreiben und lesen gelernt. Doch sie hatten ihre Liebe. Ich war baff, als ich erfuhr, dass sie sich erst zehn Jahre zuvor kennengelernt hatten, als Maria 77 war. Für beide war dies ihre erste Ehe. Vielleicht hatten die beiden keine Reichtümer, doch ihre Liebe erfüllte spürbar die kleine Wohnung. In meinen Augen ist dies reine Schönheit.

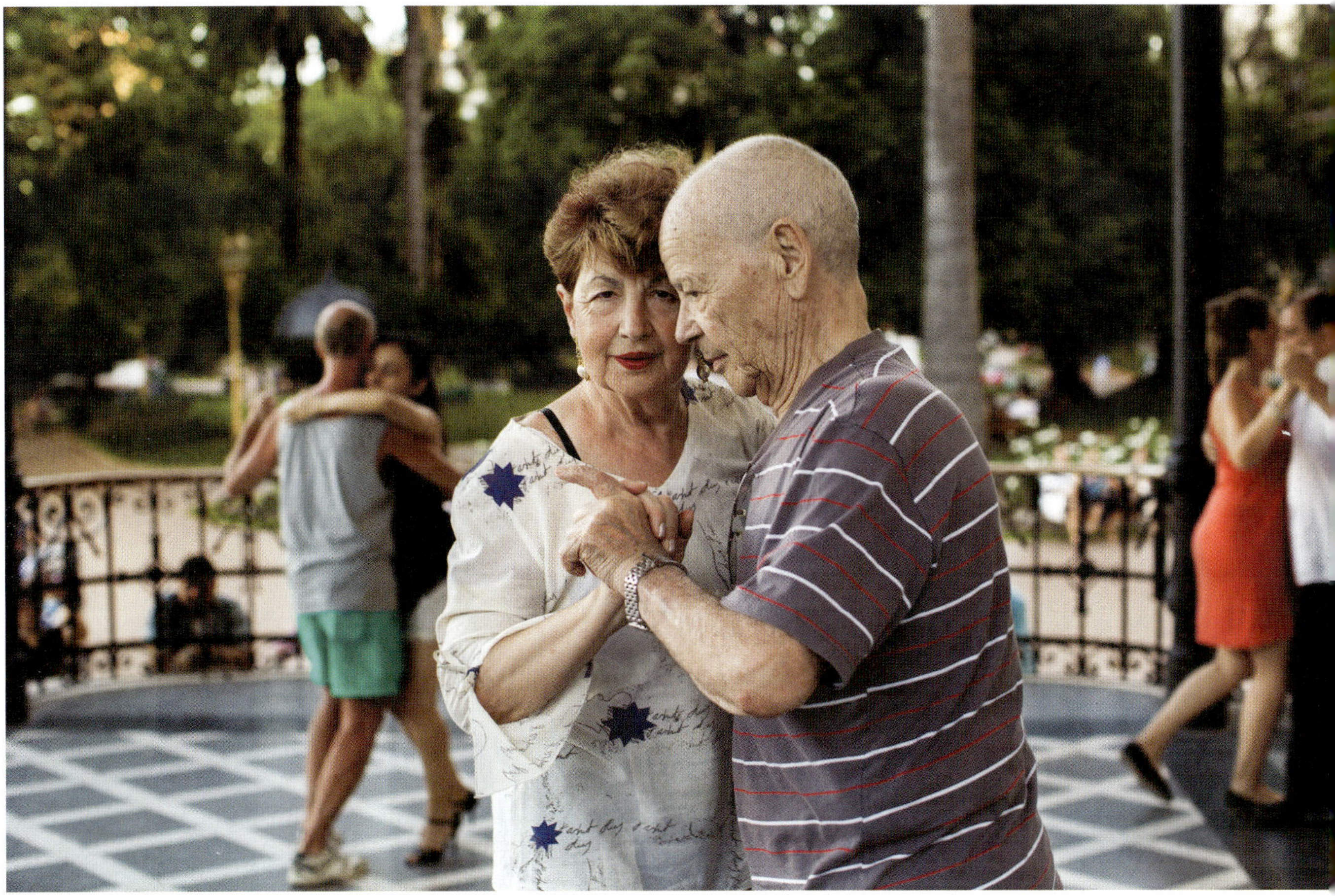

BUENOS AIRES, ARGENTINIEN

Ofelia (mit Jesus)

»Wir sind beide verwitwet. Dann hat der Tango uns zusammengebracht. Wir haben uns vor 13 Jahren bei einer Tangoveranstaltung wie dieser hier kennengelernt. Er hat mich zum Tanzen aufgefordert, und seitdem haben wir jeden einzelnen Tag miteinander getanzt.«

STOCKHOLM, SCHWEDEN *(nächste Doppelseite)*

Emilia hatte es ziemlich eilig, trotzdem blieb sie ein paar Minuten stehen, um mir voller Freude zu erzählen, dass sie vor Kurzem ihren ersten Auftritt mit einem längeren Sopranpart an der Königlichen Oper Stockholm gehabt habe. Sie war ganz aus dem Häuschen, weil sie mit ihren nur zwanzig Jahren mit den großen Stars der Oper gemeinsam auf der Bühne gestanden hatte, während ihre Familie im Publikum saß.

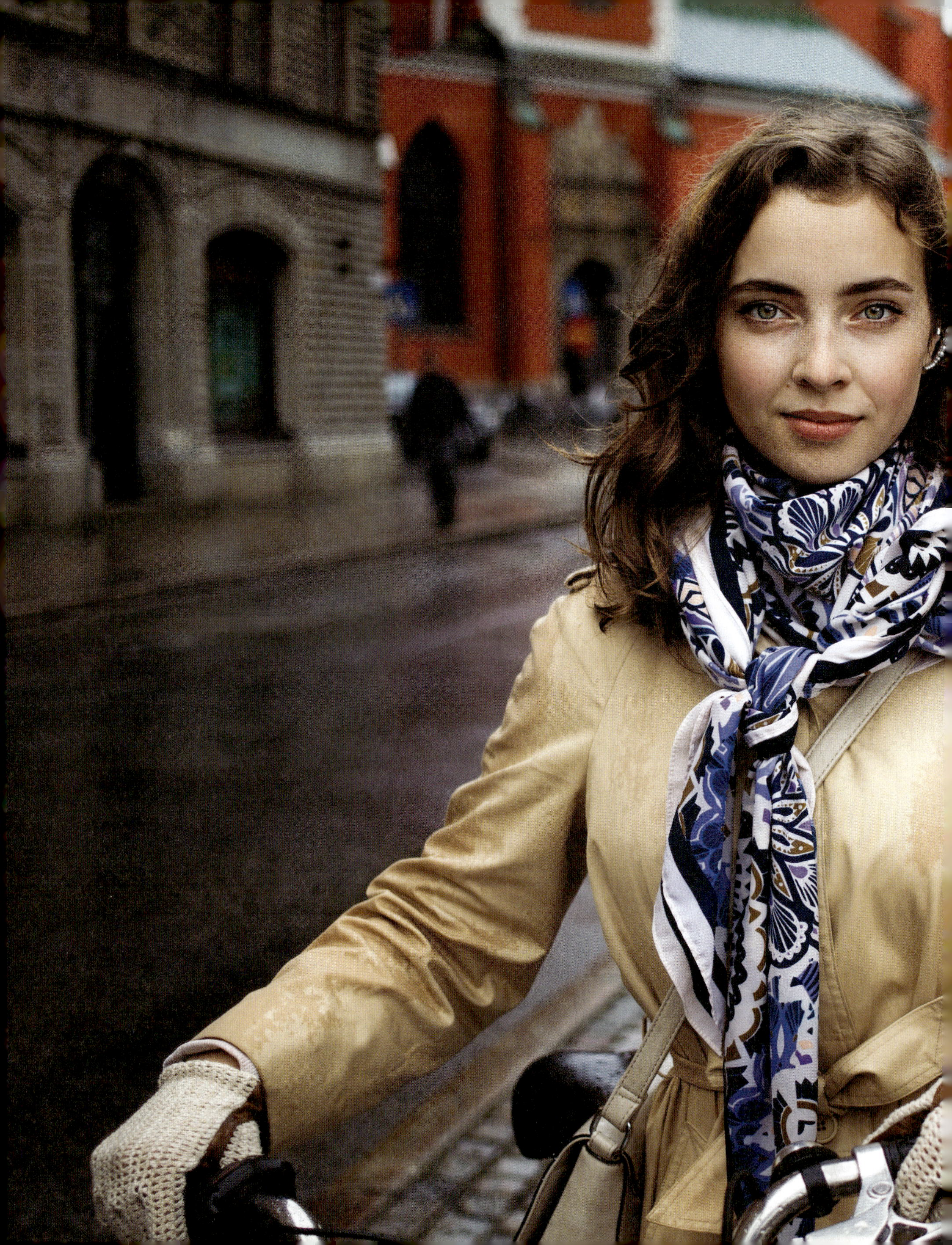

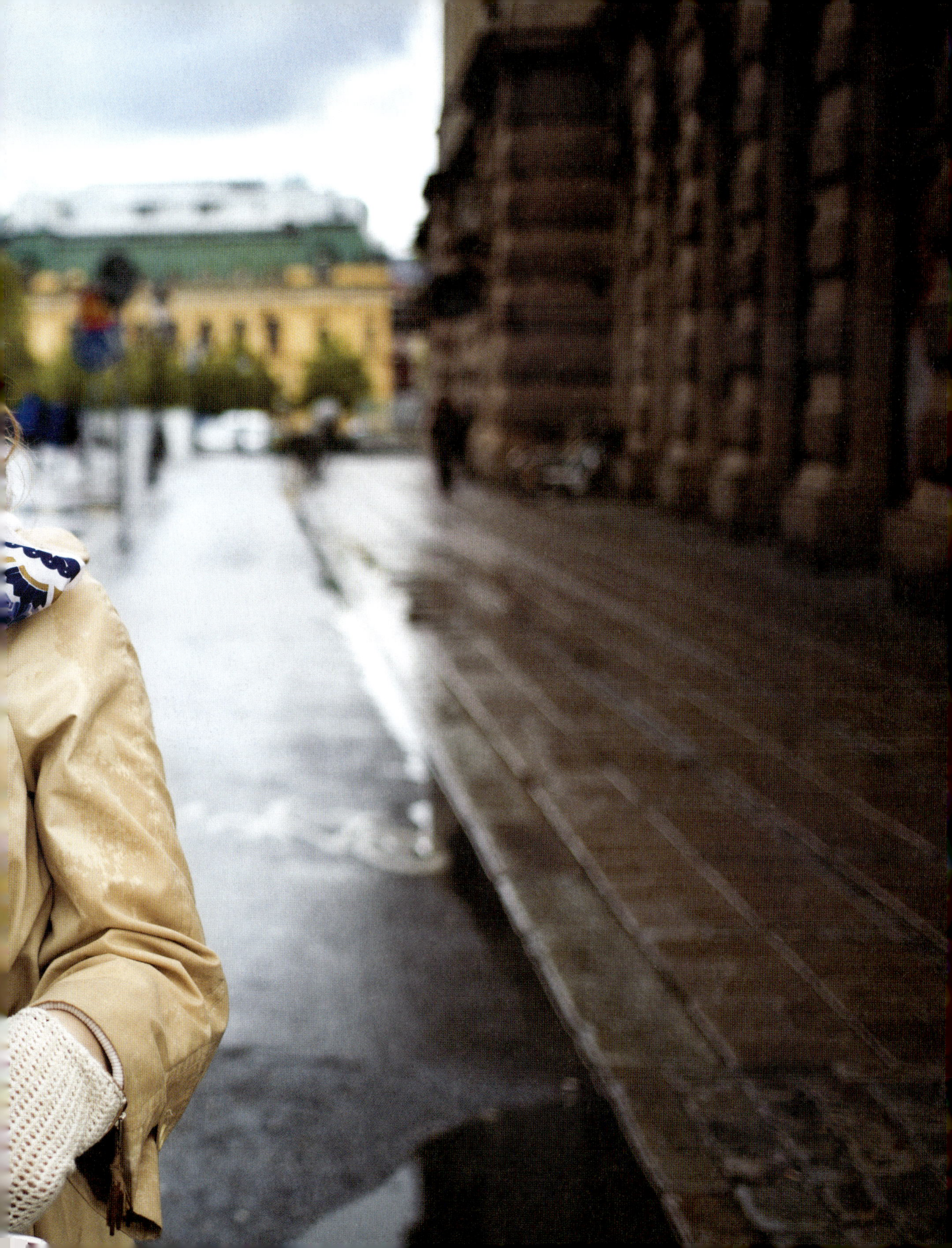

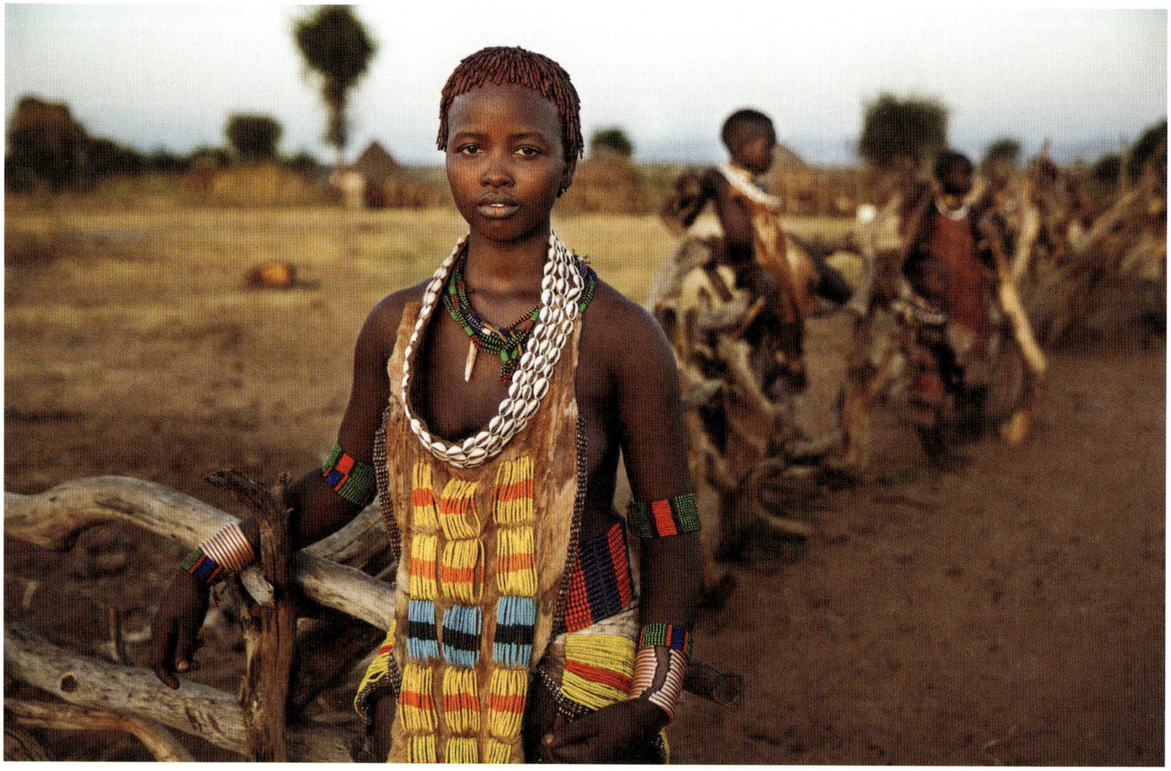

OMO-TAL, ÄTHIOPIEN *(oben)*

Diese Frau aus dem Volk der Hamar verrichtet ihre täglichen Pflichten in traditioneller Bekleidung.

NEW YORK, USA *(rechte Seite)*

Sie will afrikanische Motive in ihrem Outfit harmonisch verbinden.

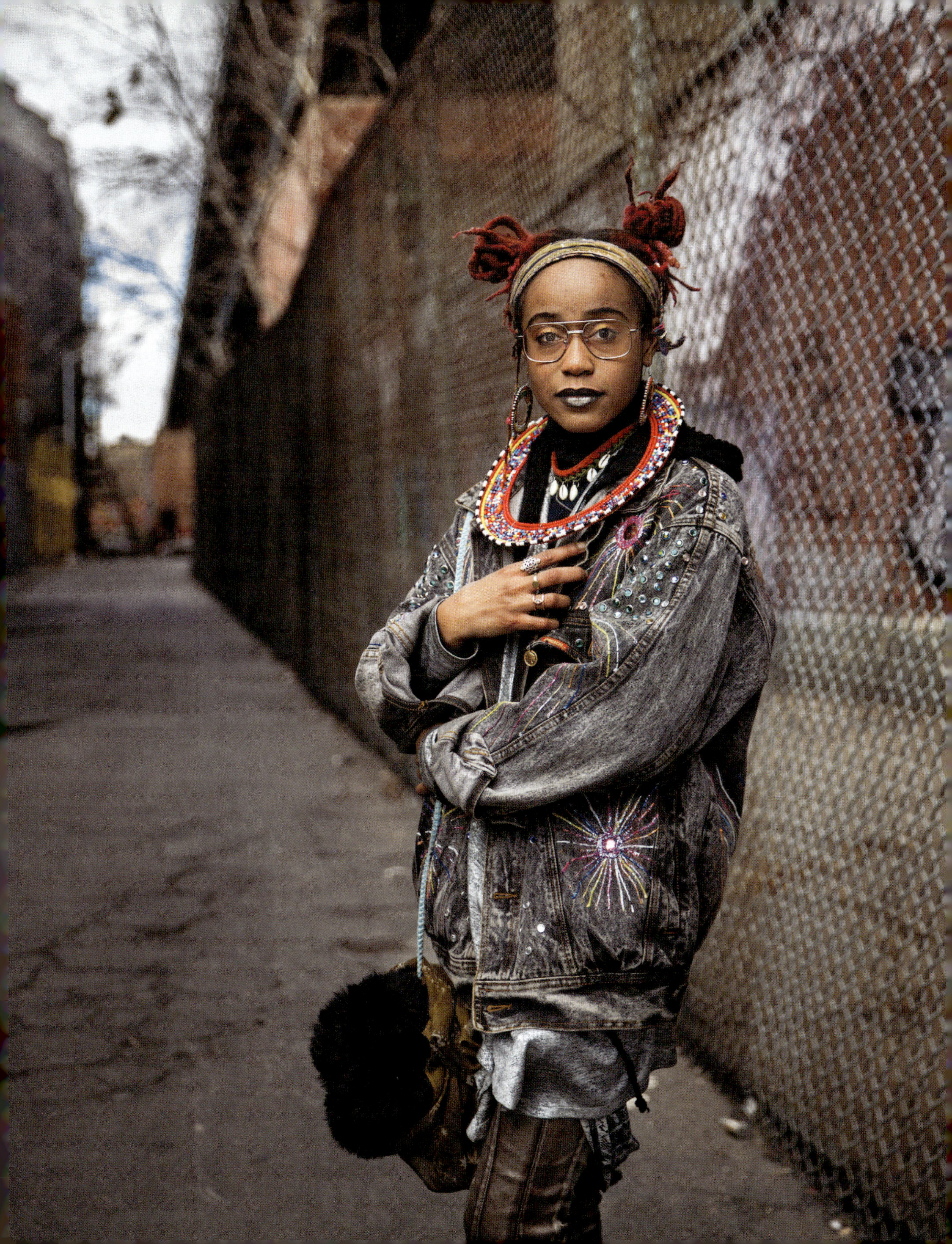

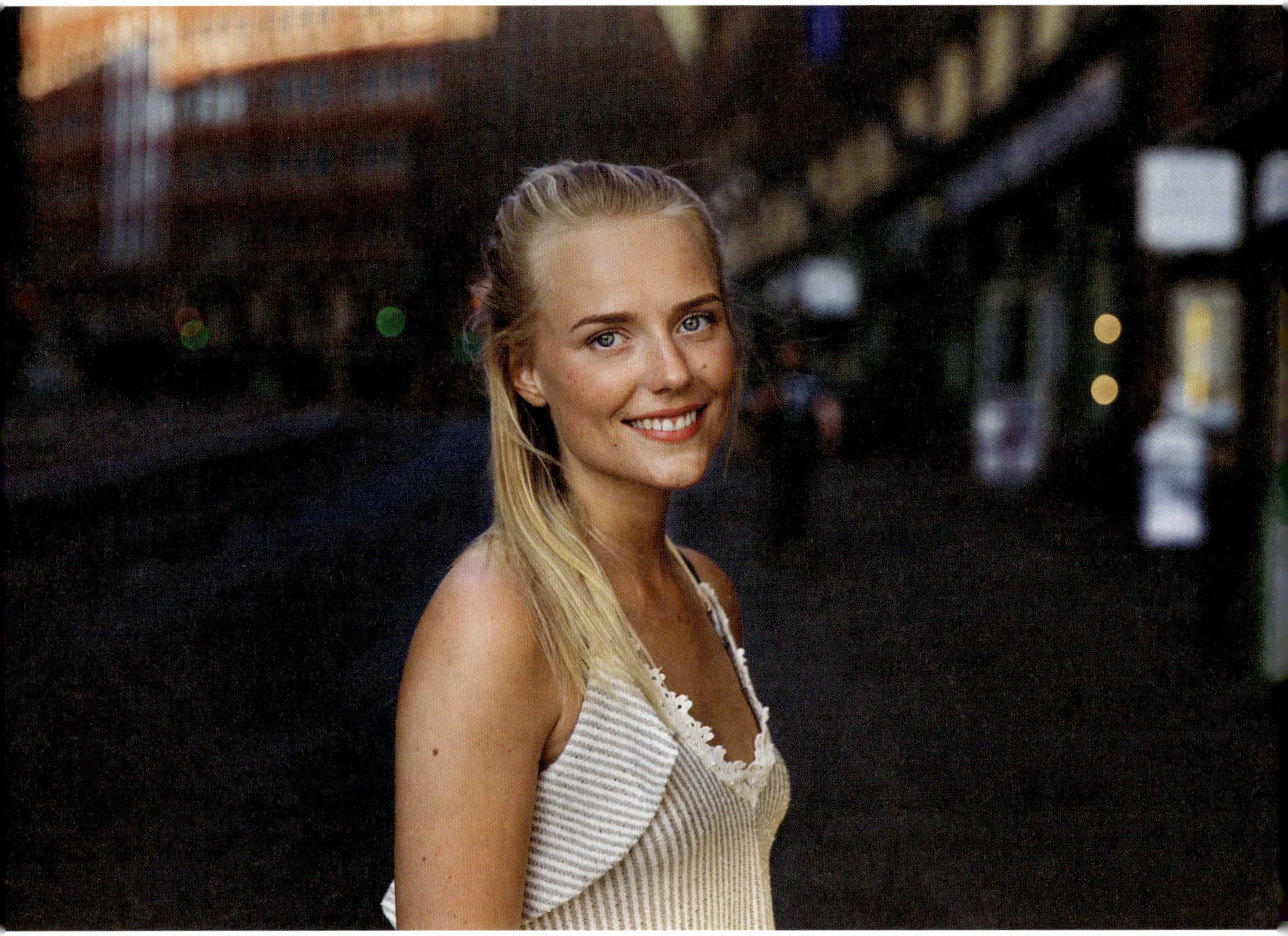

HELSINKI, FINNLAND

Aliisa stammt aus Lappland. In diesem nördlichen Landesteil soll der Legende nach der Weihnachtsmann zu Hause sein. Wie dem Weihnachtsmann liegen auch Aliisa die Kinder am Herzen. Sie hilft einem behinderten Mädchen, das sich ohne fremde Hilfe nicht bewegen kann. Dieses Mädchen ist mit seiner positiven Einstellung und seinem fröhlichen Naturell für Aliisa eine Quelle der Inspiration.

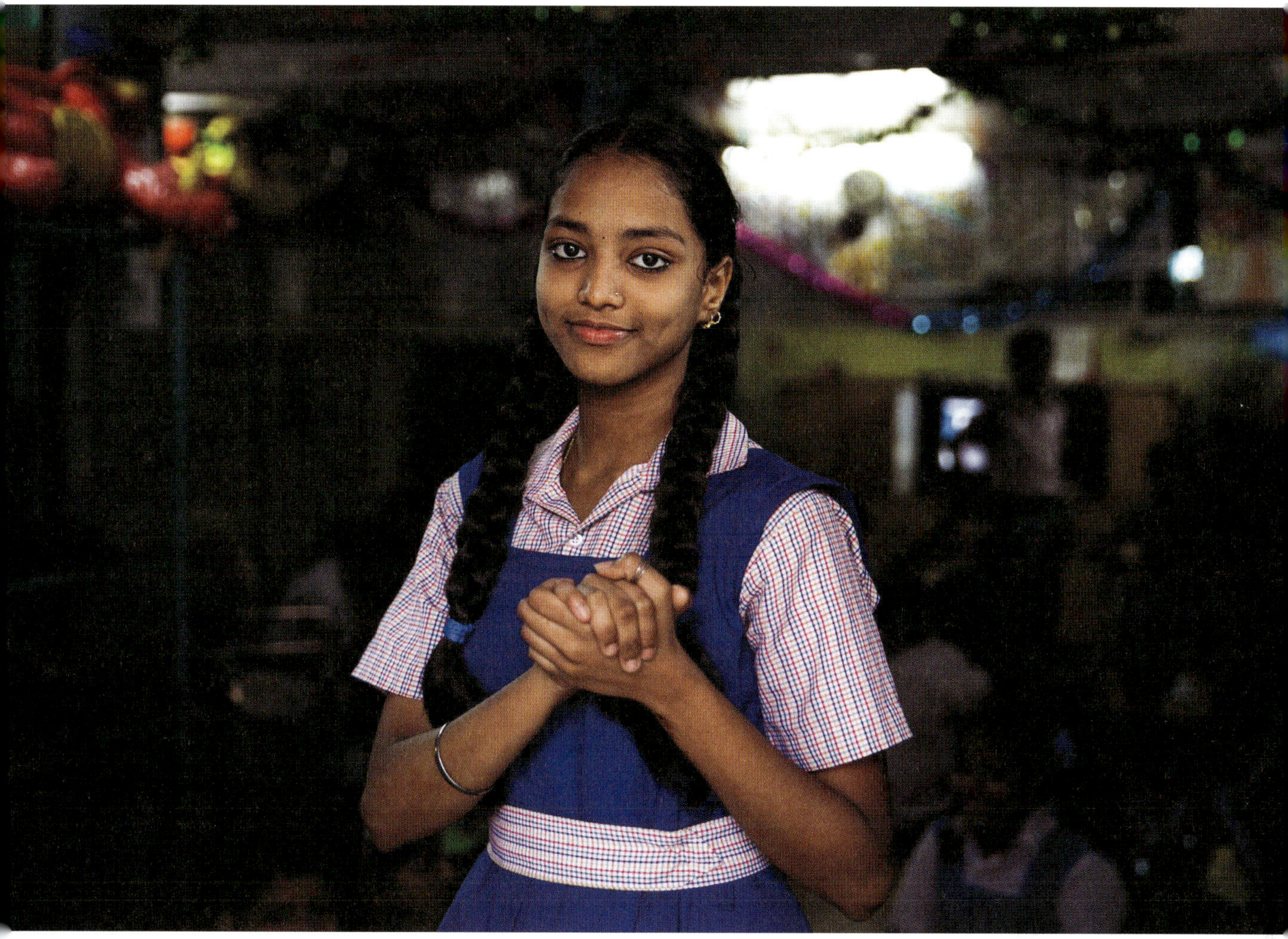

MUMBAI, INDIEN

Dieses gehörlose Mädchen zeigt uns in Gebärdensprache das Wort »Freundschaft«. Ich traf es an einer Schule, die von einer NGO in Dharavi, einem der größten Slums in Indien, betrieben wird. Wer stumm ist und seine Anliegen nicht formulieren kann, für den könnte das Leben hoffnungslos scheinen. Doch Schulbildung gibt immer Hoffnung, und diesem Mädchen machte das Lernen großen Spaß. Dank Gebärdensprache und Schreiben wird es eine Stimme haben.

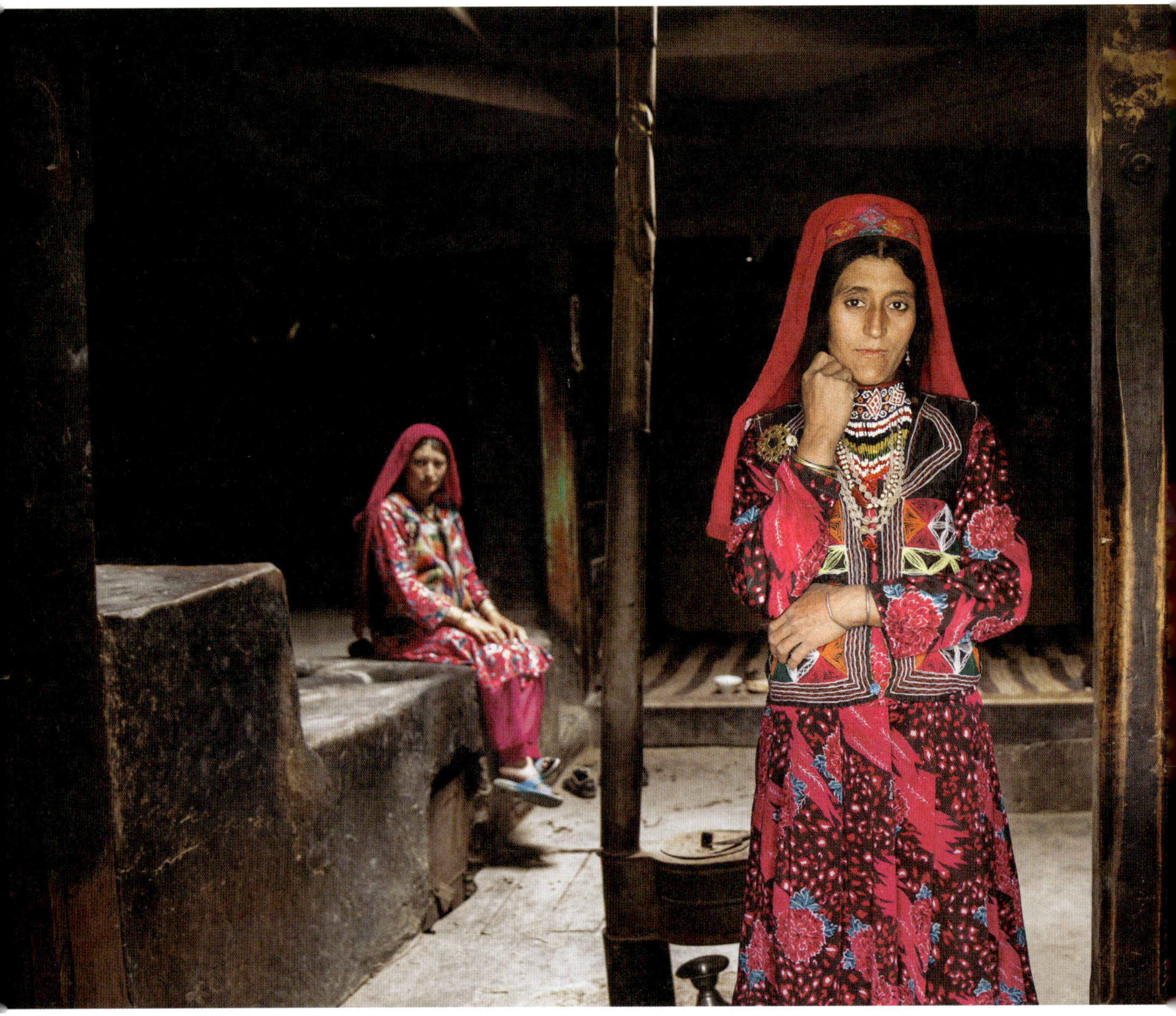

WACHAN-KORRIDOR, AFGHANISTAN

Dieses abgeschnittene Tal ist eine der wenigen Gegenden in Afghanistan, wo Frauen ihr Gesicht nicht verschleiern. So fasziniert ich von ihren farbenfrohen Alltagsgewändern war, so fasziniert waren sie, fotografiert zu werden und Bilder von sich zu sehen.

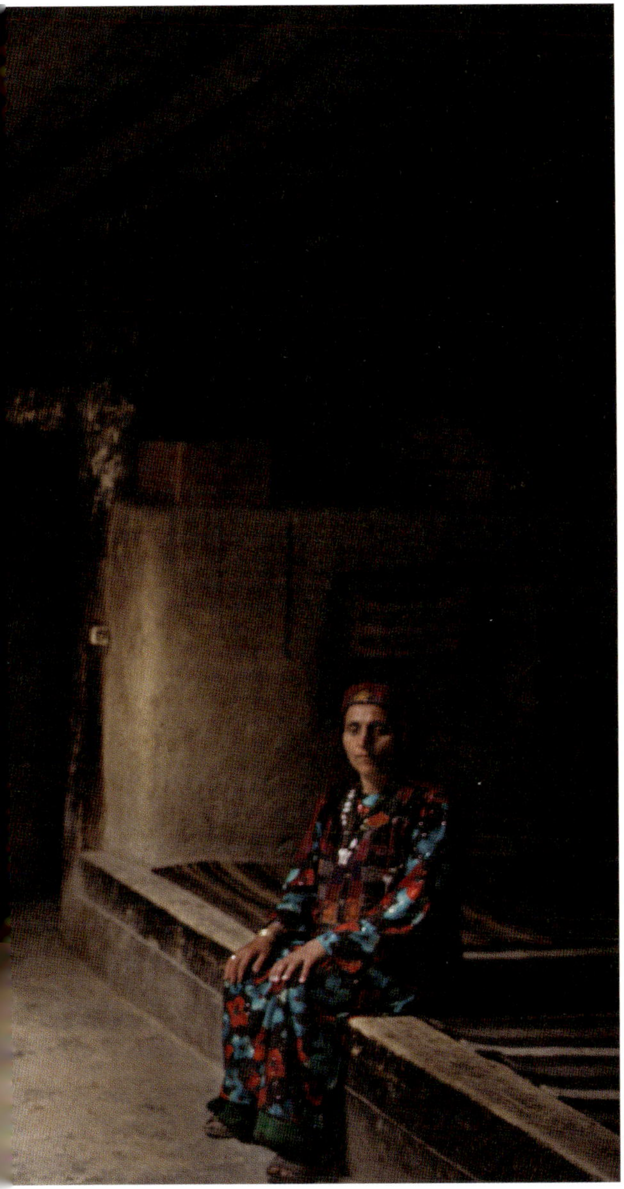 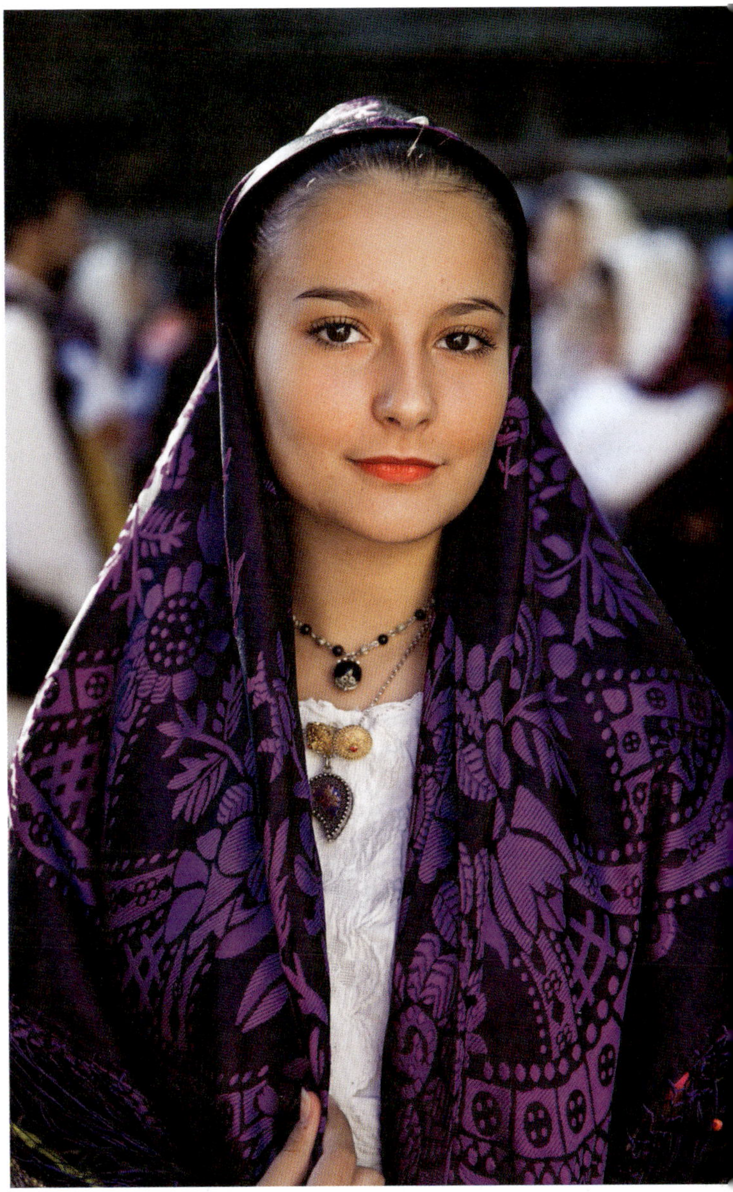

SARDINIEN, ITALIEN

Diese italienische Insel hat etwas Magisches. Die Sarden versammeln sich gern zu Festen und Paraden, bei denen sie ihre wunderschönen Trachten, ihre Tänze und Musik zeigen. Johara, die aus einer kleinen Stadt namens Ottana stammt, habe ich während der Sagra del Redentore, des Erlöserfests in Nuoro, getroffen.

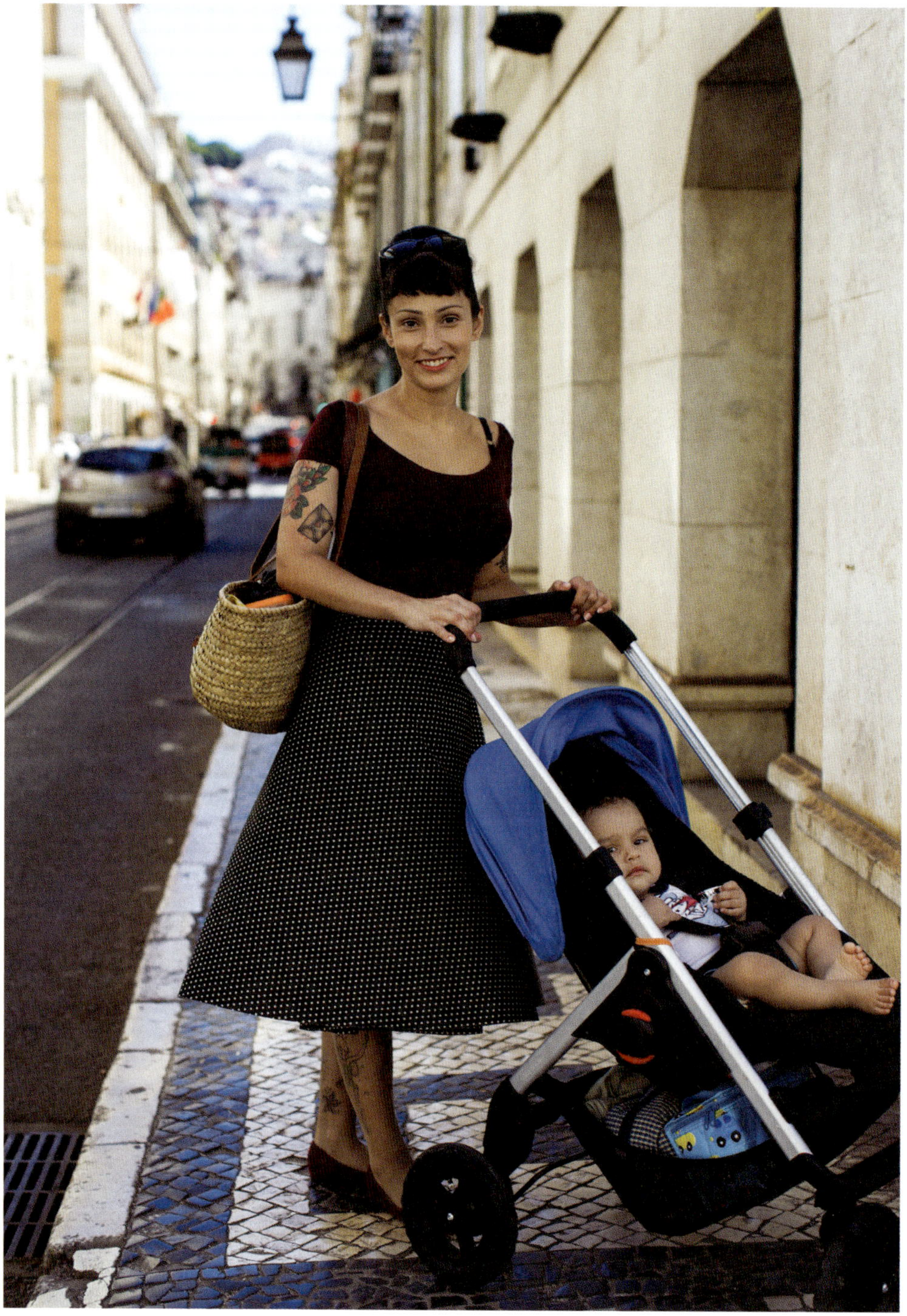

LISSABON, PORTUGAL

Ich hielt Mafalda auf dem Weg zur Schneiderin an.

»In meiner Tasche habe ich meinen Lieblings-Minirock stecken. Den möchte ich ein wenig länger machen lassen, jetzt, da ich Mutter bin.«

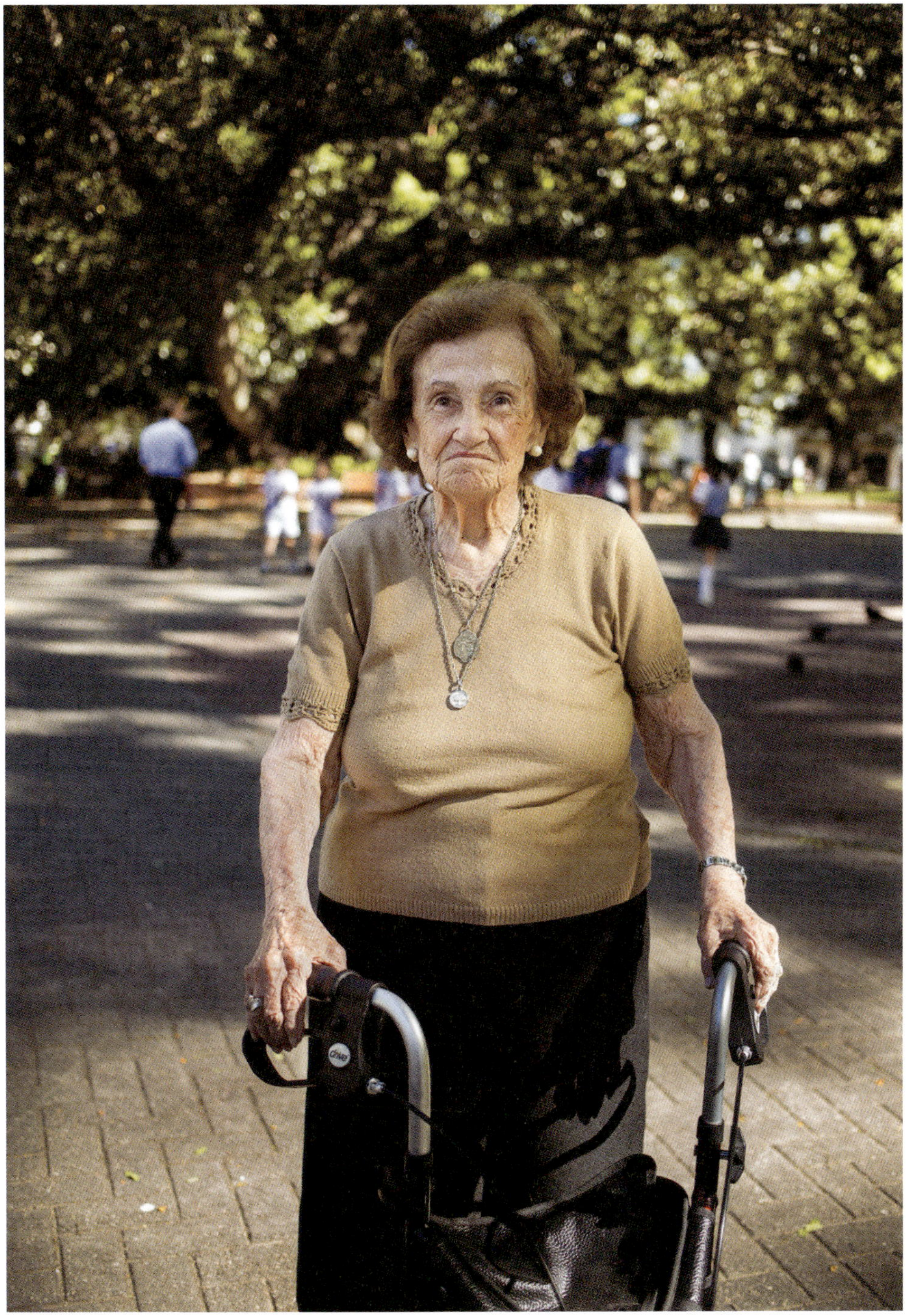

BUENOS AIRES, ARGENTINIEN

Maria, 95, hatte keine Zeit zu verlieren.

»Bitte machen Sie schnell mit dem Foto. Ich bin schon zu spät dran für den Friseur.«

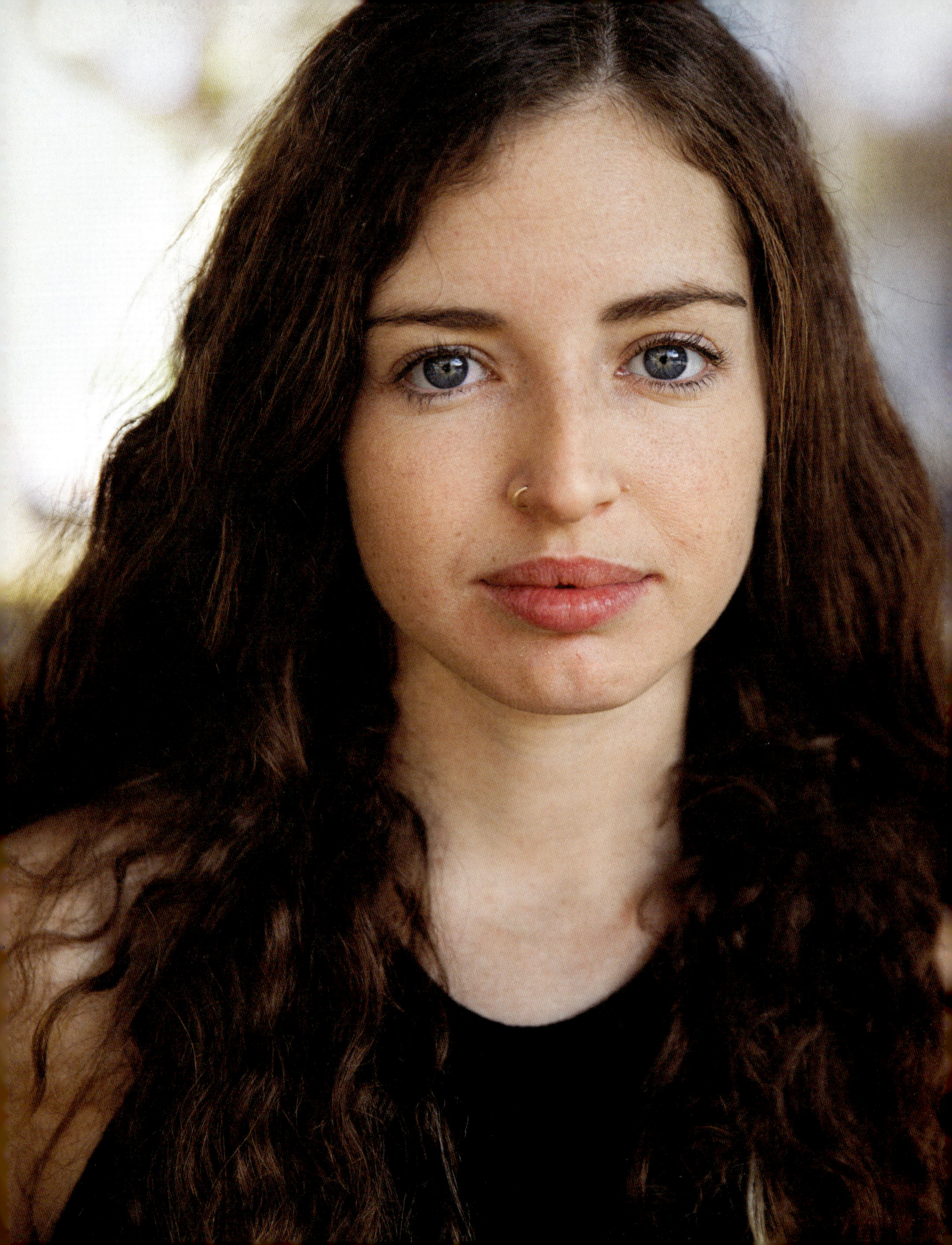

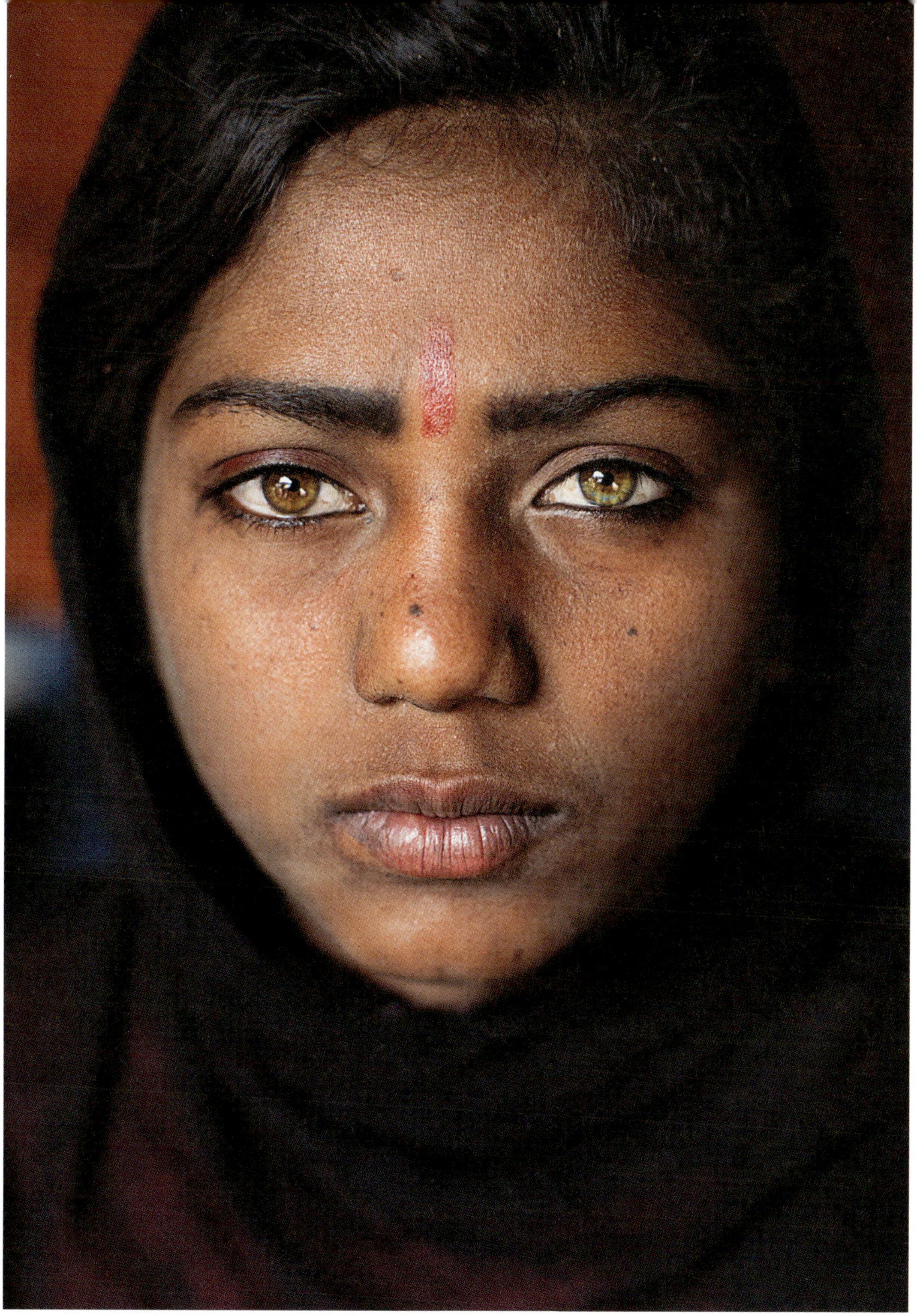

PUSHKAR, INDIEN *(oben)*

TEL AVIV, ISRAEL *(linke Seite)*

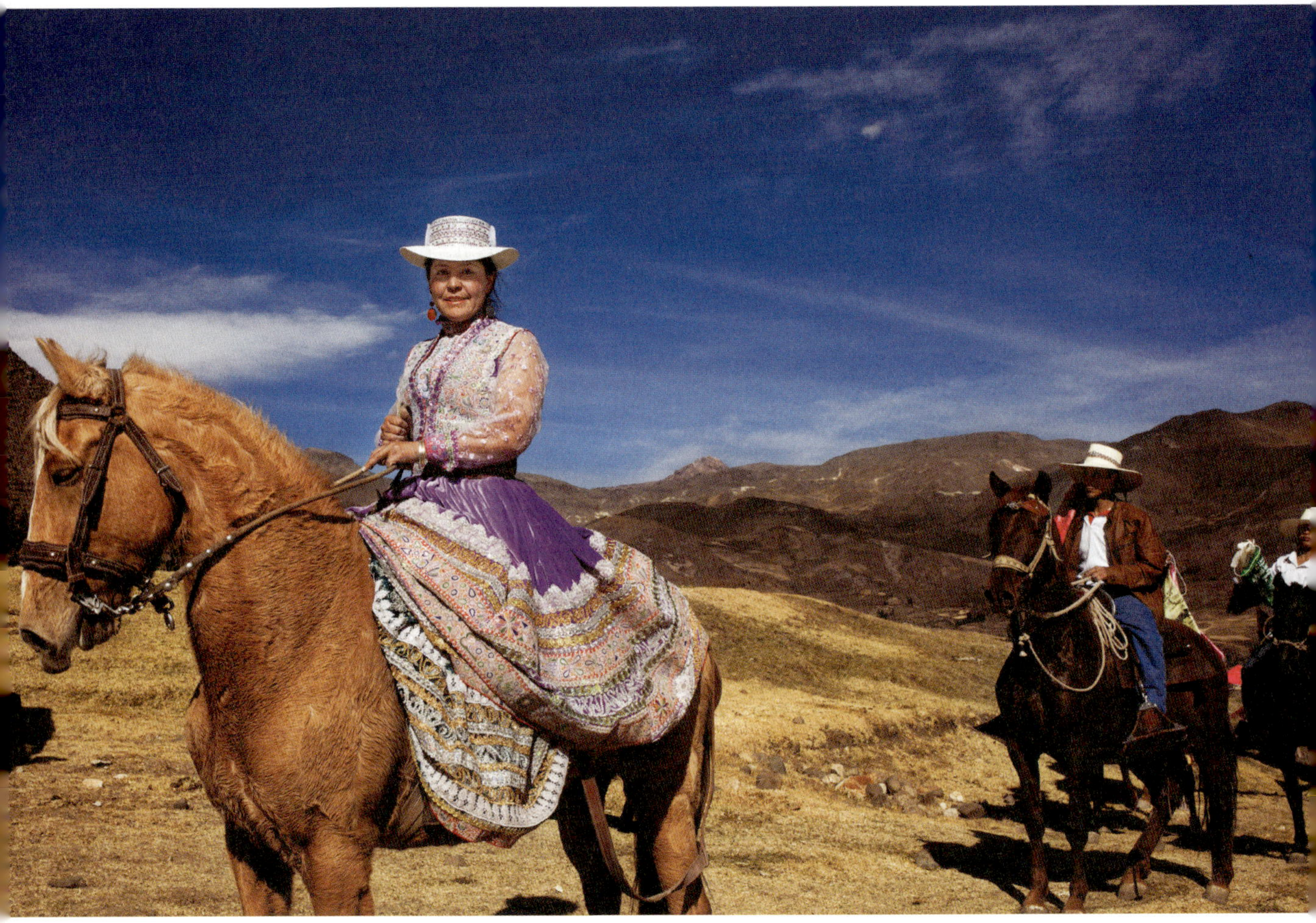

COLCA-TAL, PERU

Stolz im Sattel reitet sie den Männern voran zu einem Fest.

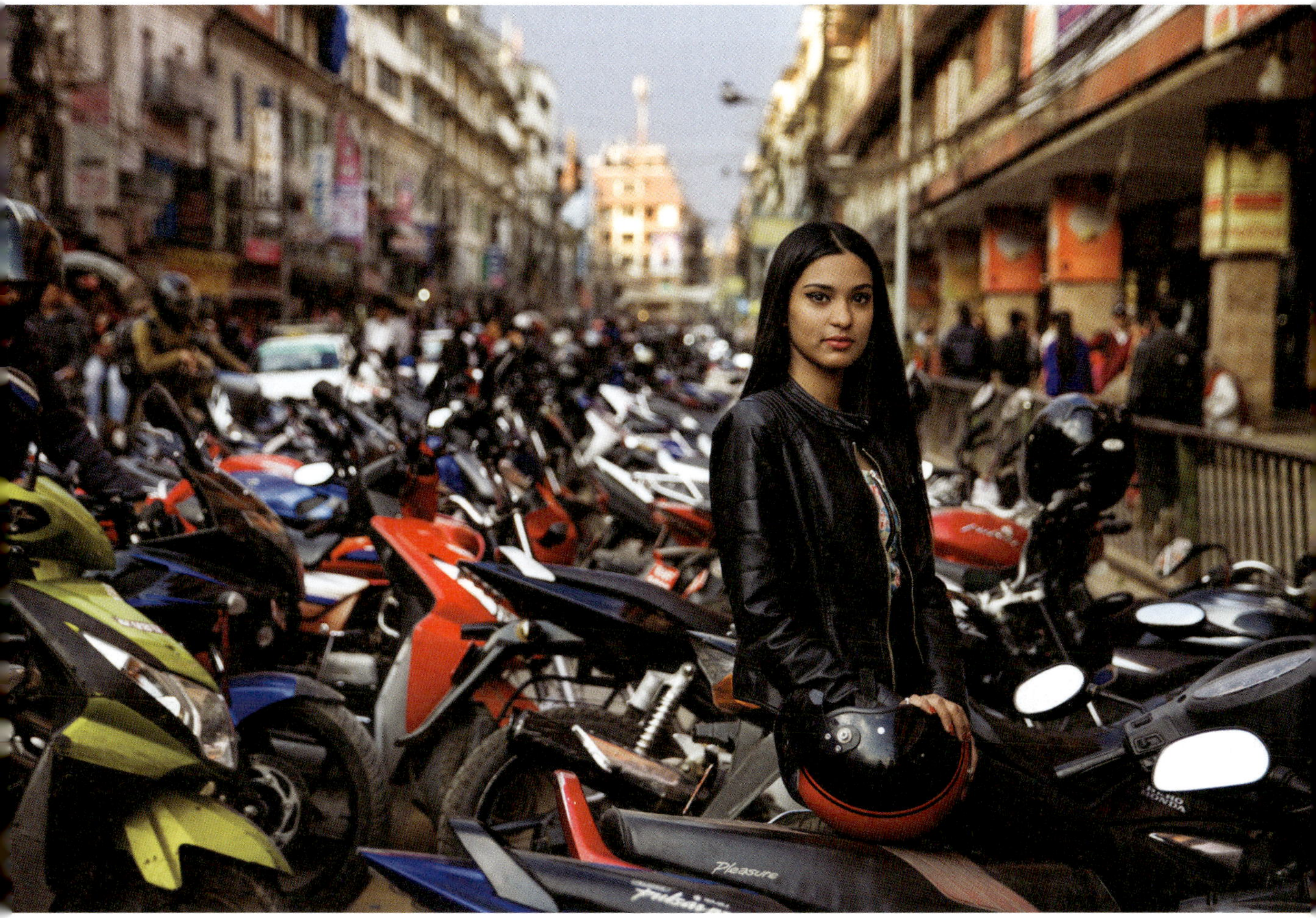

KATHMANDU, NEPAL

In dieser uralten Hauptstadt mit mehr als einer Millionen Einwohnern hat Muskan das Motorrad als bestes Fortbewegungsmittel für sich entdeckt.

»Zwei Jahre habe ich gebraucht, um mich an dieses Verkehrschaos zu gewöhnen. Aber jetzt fühle ich mich darin richtig aufgehoben.«

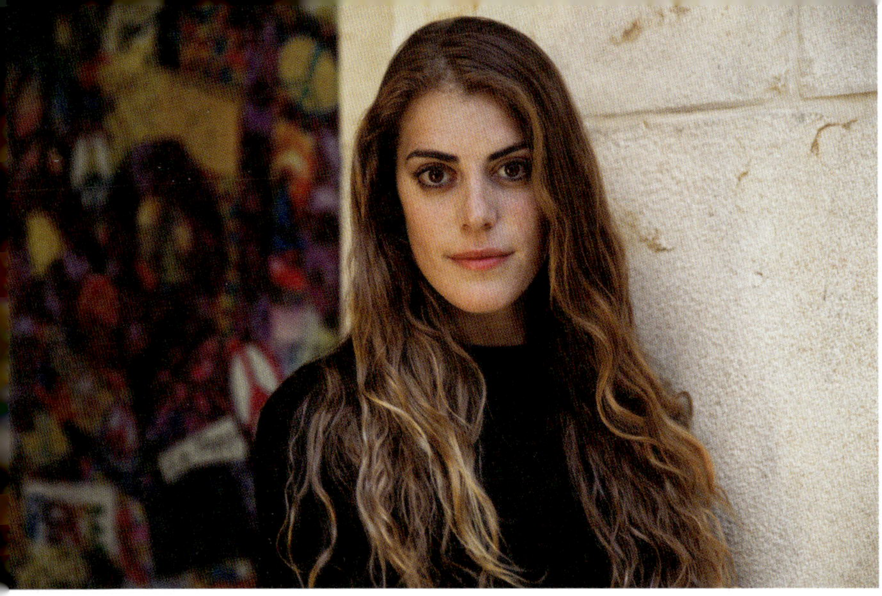

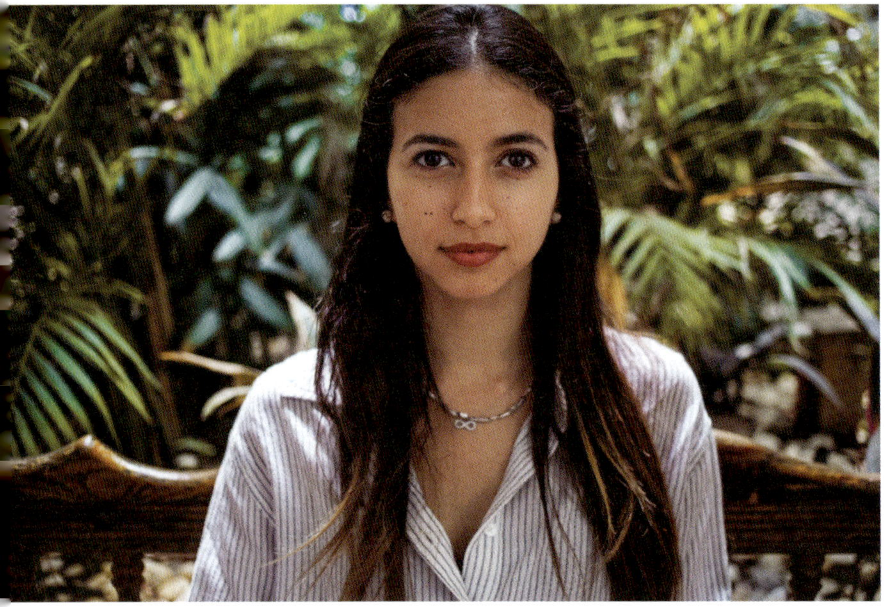

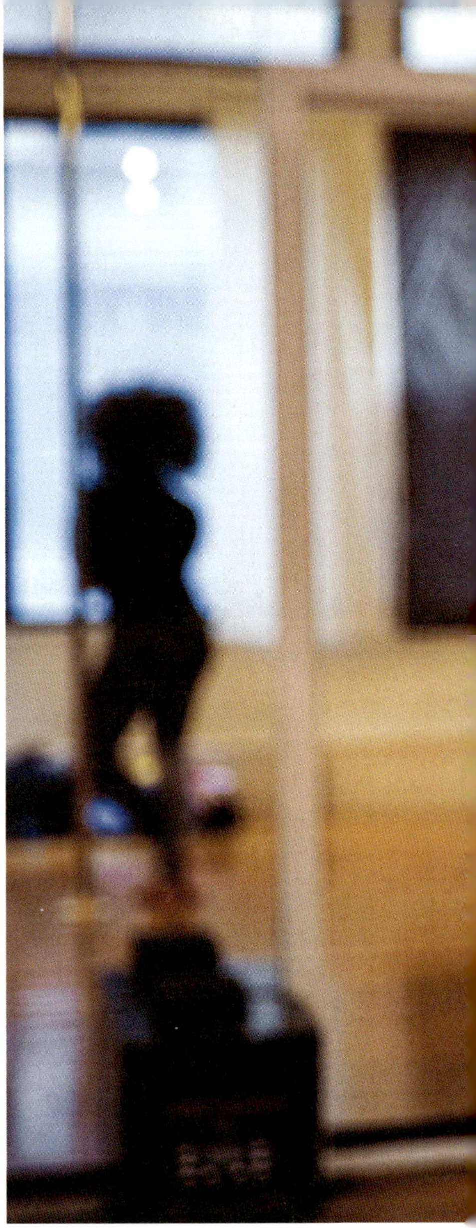

WEST-JERUSALEM, ISRAEL *(oben)*

Ayelet hat im Herzen der konservativen Stadt ein Poledance-Studio eröffnet. Sie bekommt immer wieder Drohungen, doch sie glaubt an ihre Mission, und das gibt ihr Kraft. Frauen aus allen Schichten kommen zu ihren Kursen und entwickeln mehr Selbstvertrauen. Unter ihren Schülerinnen seien Jüdinnen und Palästinenserinnen, erzählte sie mir, und beide würden sich gegenseitig unterstützen.

KAIRO, ÄGYPTEN *(unten)*

Auch Mint kämpft mit einem Poledance-Studio gegen die Vorurteile eines konservativen Umfelds. Sie lernte und lehrte die Tanztechnik in Großbritannien, kehrte dann aber nach Ägypten zurück, um ihre Leidenschaft mit den Frauen dort zu teilen. Zuerst schämten sich ihre Schülerinnen, anderen zu erzählen, was sie in diesen Kursen machten, doch mit der Zeit, so Mint, habe das Poledancing mehr Akzeptanz gefunden.

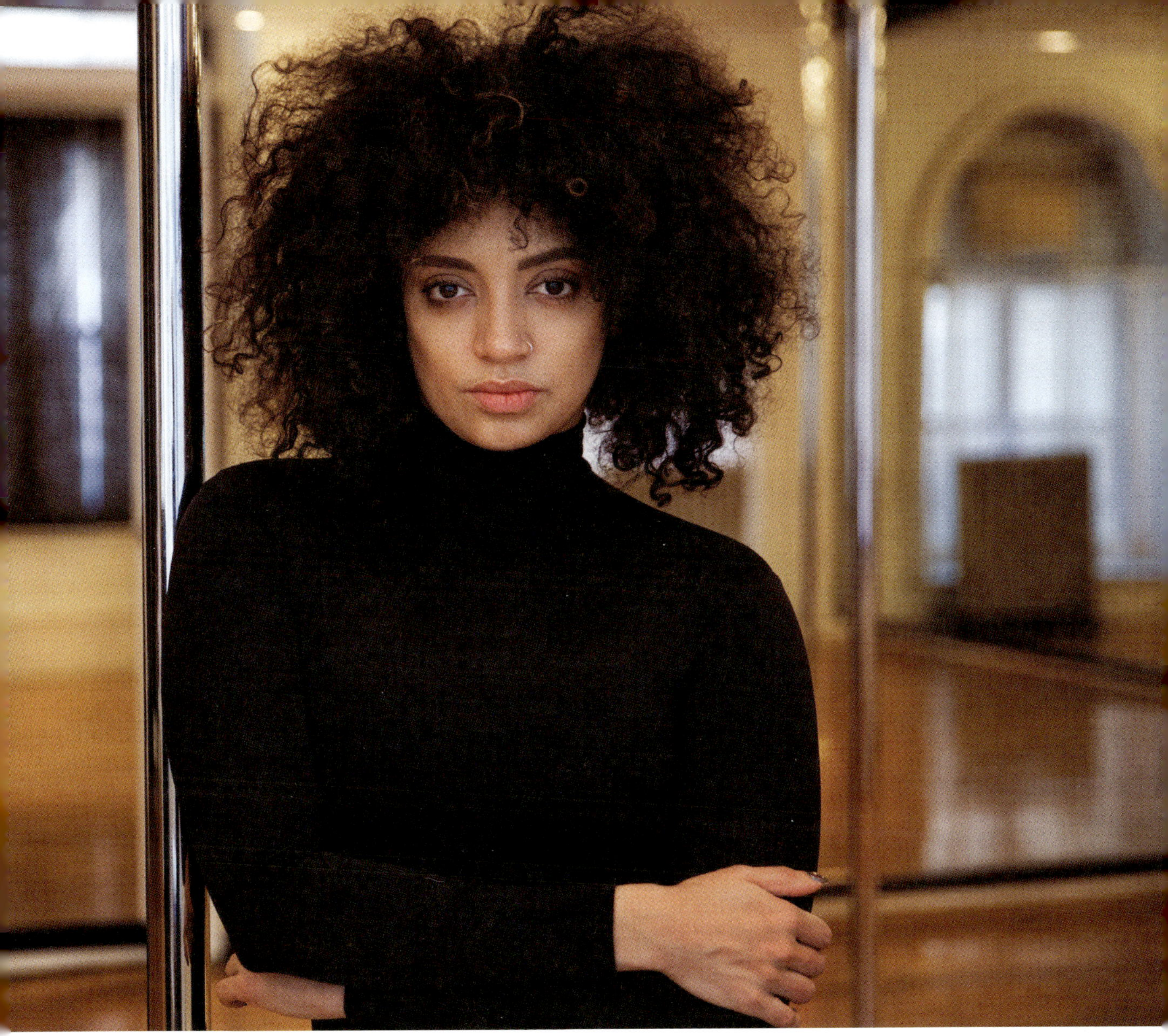

NEW YORK, USA

Brigitte hat ein Jahr lang Poledance unterrichtet. Sie sagt, dass es selbst in einer so kosmopolitischen Stadt noch viele Vorurteile gegenüber dieser Tanz- und Sportform gebe. Für viele sei Poledance gleichbedeutend mit Striptease, obwohl diese fordernde Form des Fitnesstrainings viel Kraft und Beweglichkeit erfordere. Poledance lehrt viele Frauen, sich in ihrem Körper wohlzufühlen.

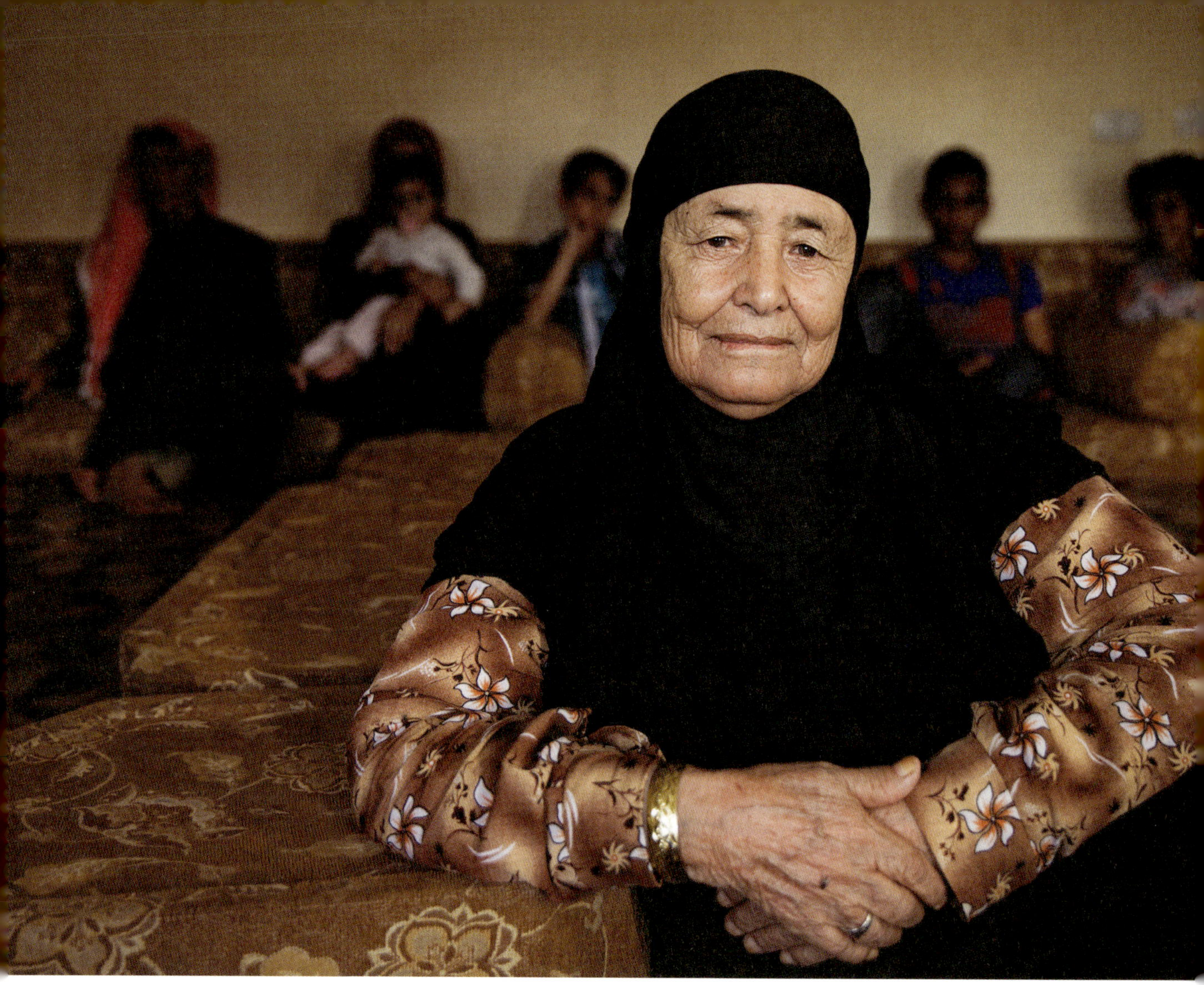

PETRA, JORDANIEN

Die Beduinin Sara.

»Ich kam in einem Zelt zur Welt. Damals waren wir Nomaden und lebten in der Wüste. Wir hatten keine leichte Kindheit, aber wir waren trotzdem glücklich. Jeden Tag schleppten wir schwere Wassereimer viele Kilometer weit. Wir haben nie etwas gekauft. In den Achtzigerjahren hat unsere Gemeinschaft beschlossen, in moderne Häuser zu ziehen. Das Leben hier ist sehr viel bequemer. Wir haben Läden, Häuser, fließend Wasser, Möbel, Strom, Fernsehen, alles. Wenn heute eine Frau ein Kind bekommt, geht sie ins Krankenhaus. Damals hatten wir keine Ärzte. Trotzdem vermisse ich die alten Zeiten. Ich vermisse das Gefühl von Freiheit, das man in der Wüste hat. Es gab keine Unterschiede zwischen den Leuten, wir waren alle gleich und absolut selbstlos. Wir haben uns nicht dauernd um Geld und Besitz gesorgt. Wir teilten uns alle ein Zuhause, die Wüste.«

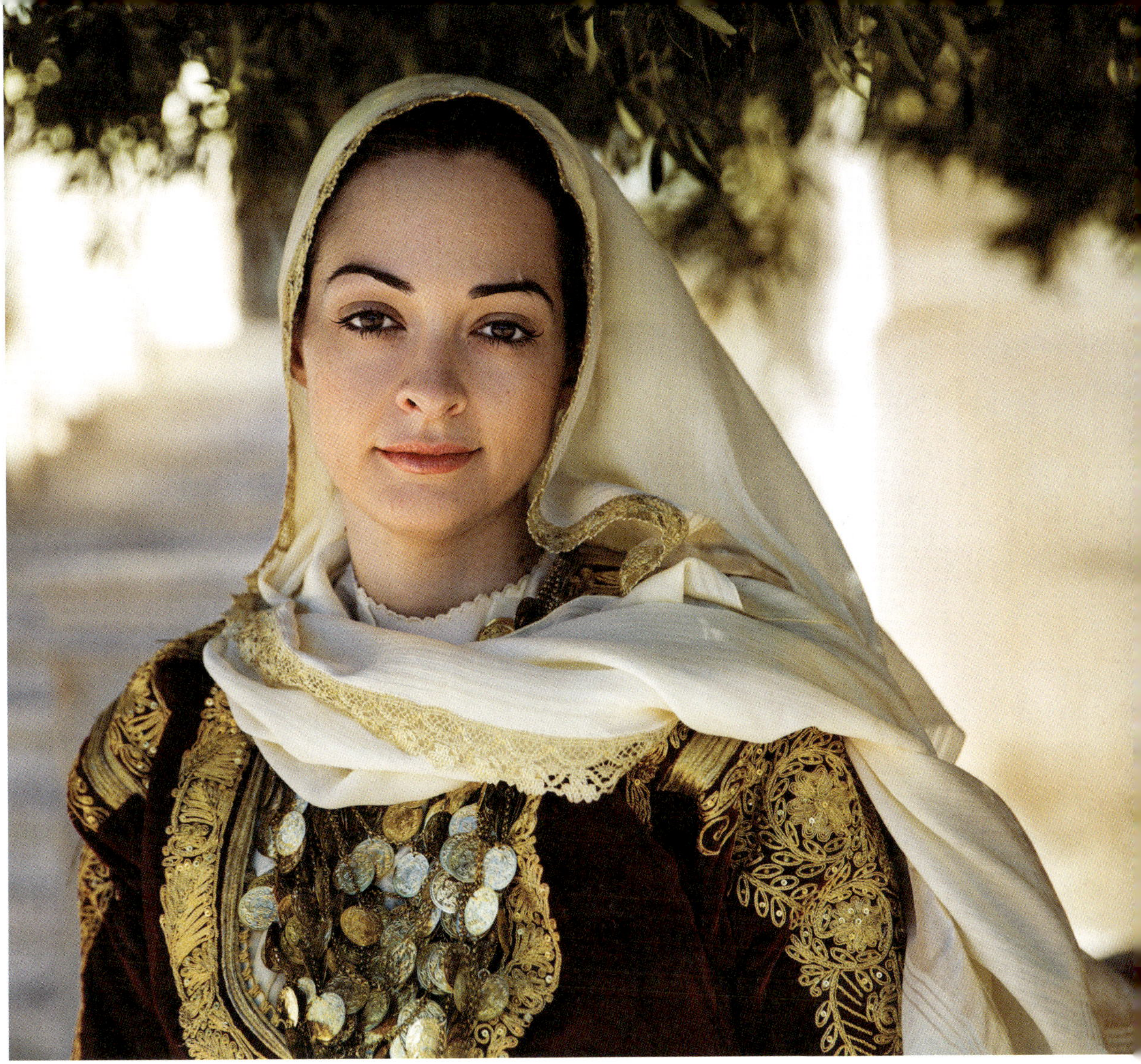

MEGARA, GRIECHENLAND

An irgendeinem anderen Tag wäre Kaliope in moderner Kleidung im Laden ihrer Eltern anzutreffen. Doch heute, am dritten Tag des orthodoxen Osterfests, schlüpft sie wie jedes Jahr in eine andere Zeit und in die Tracht, die einmal ihrer Großmutter gehört hat, um wie ihre Vorfahrinnen mit den anderen Frauen der Stadt auf dem alten Marktplatz zu tanzen.

NEW YORK, USA *(nächste Doppelseite)*

Mütter mit ihren Töchtern sind eines meiner Lieblingsmotive, da es zwischen ihnen immer eine spürbare Verbindung gibt. Jenny und Lily waren auf einem Spaziergang um den Block.

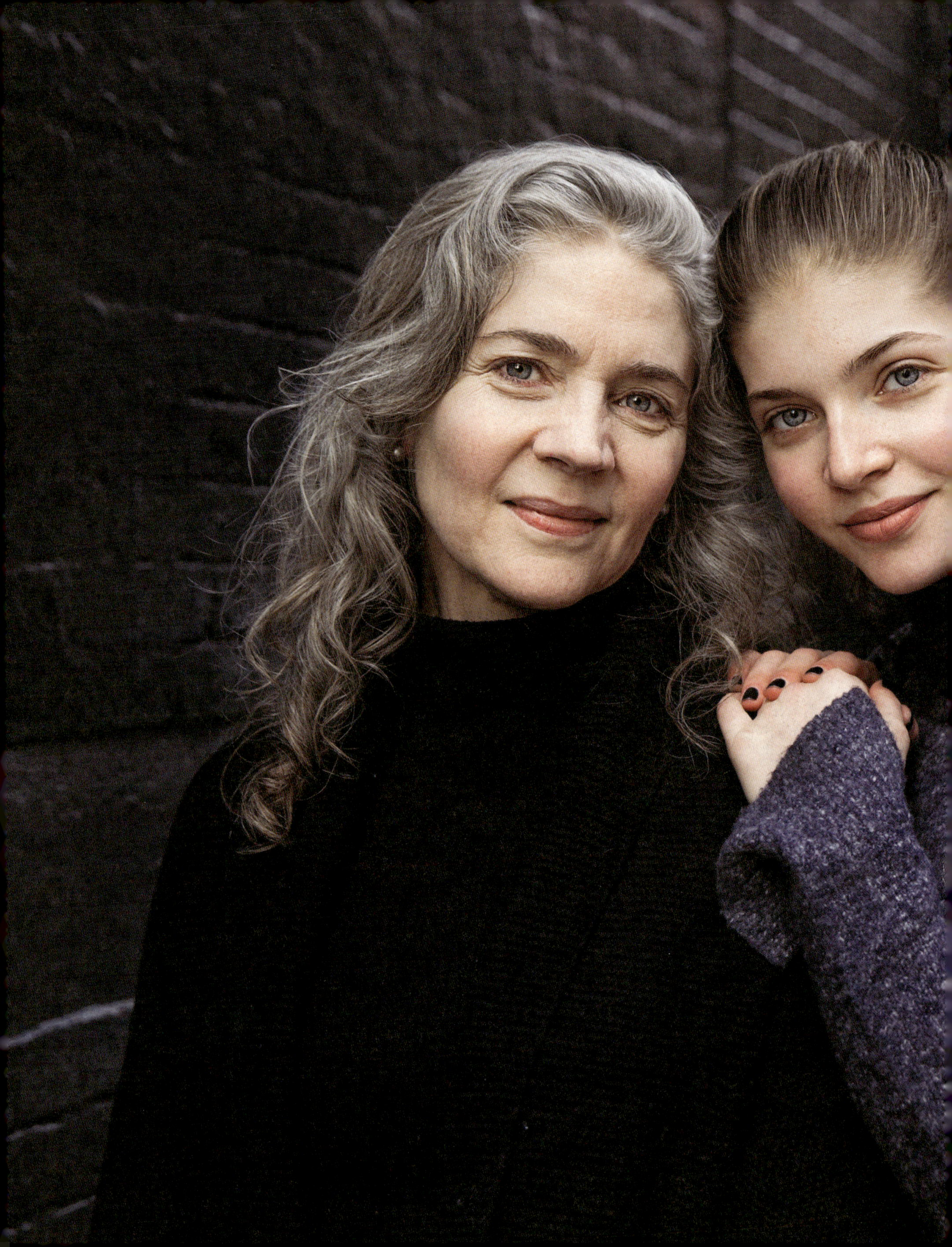

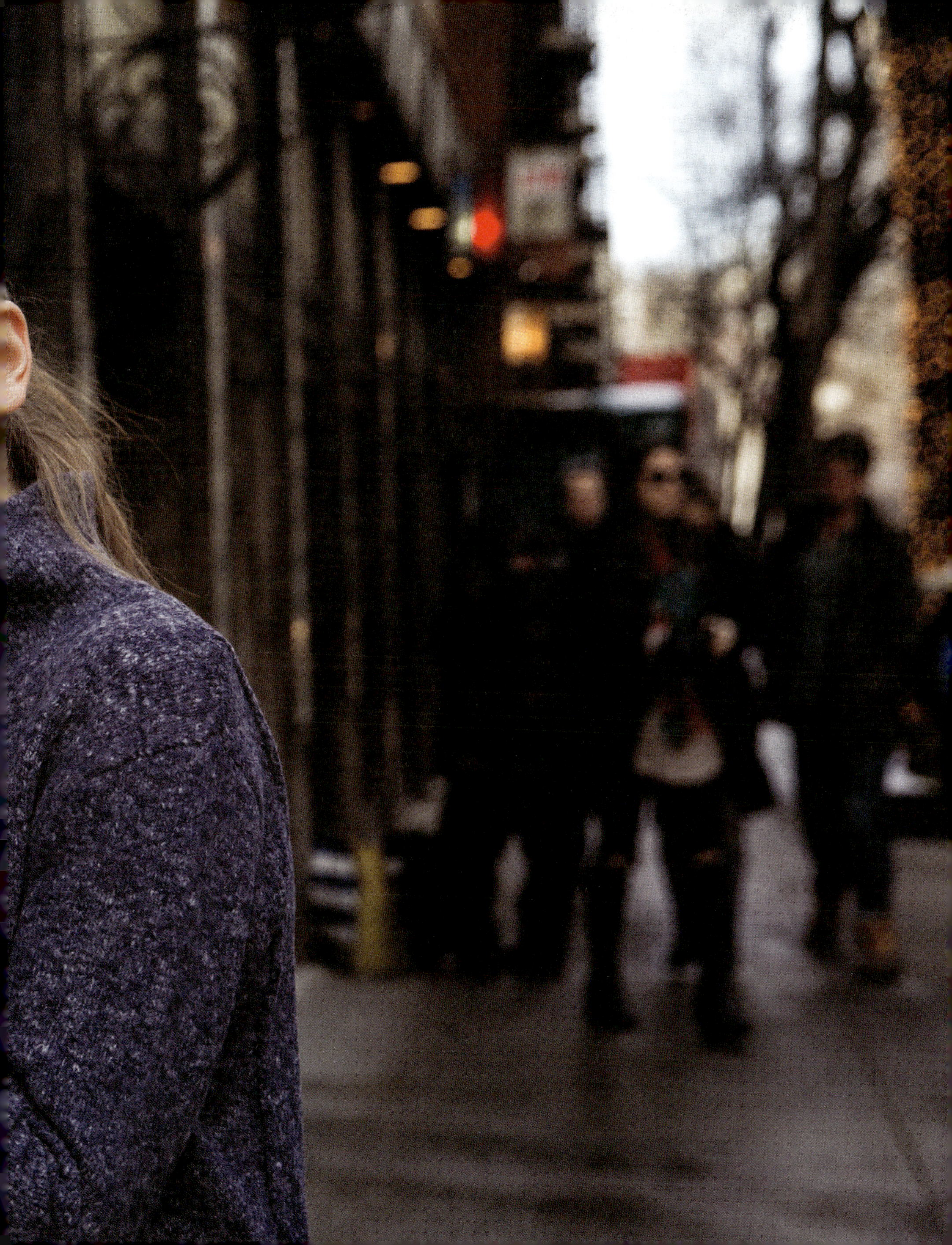

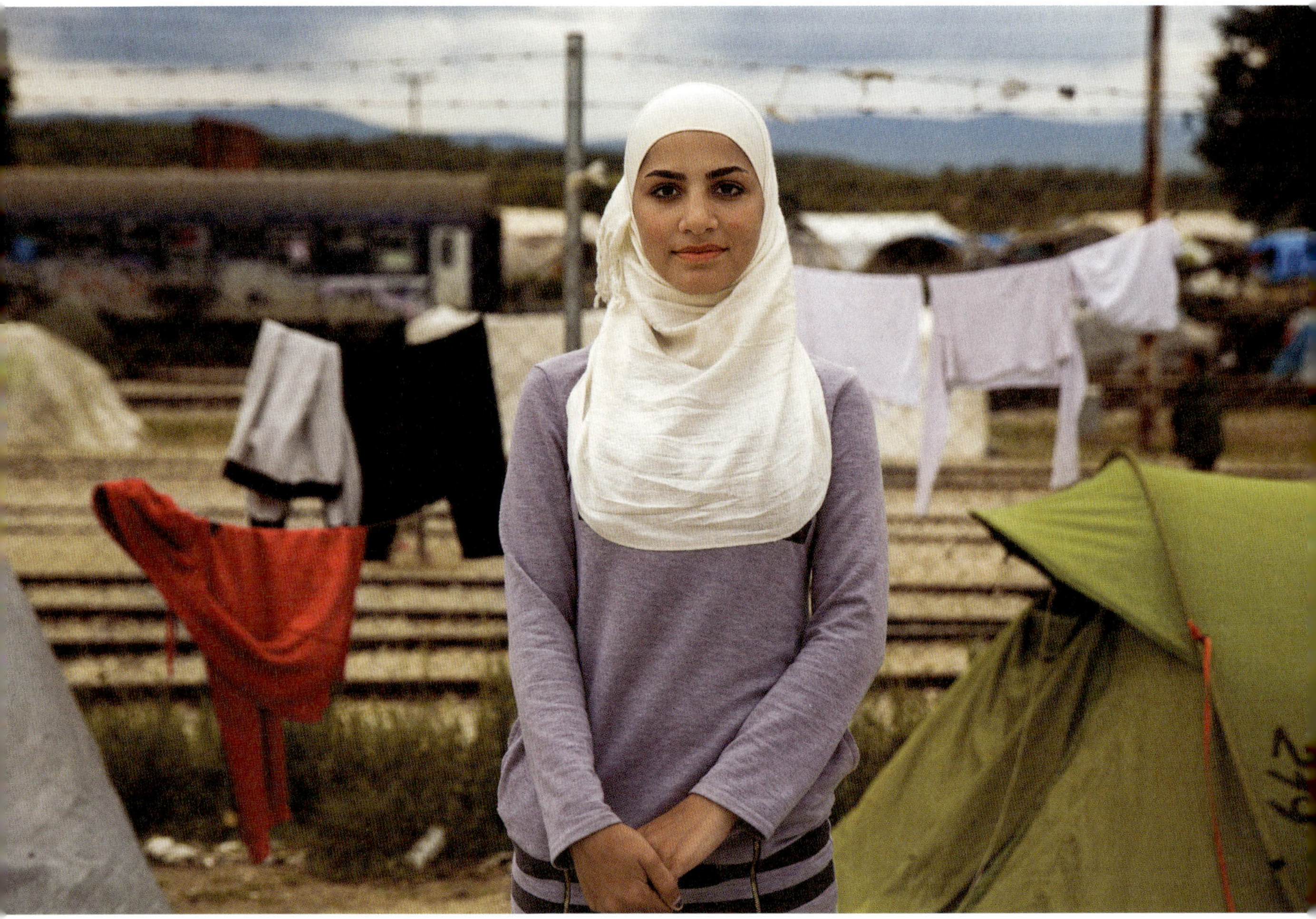

IDOMENI FLÜCHTLINGSLAGER, GRIECHENLAND

Die Love-Story zweier syrischer Flüchtlinge.

»Ich habe ihn in einem Flüchtlingslager in der Türkei kennengelernt. Wir haben uns verliebt, und vor ein paar Tagen haben wir geheiratet. Gefeiert haben wir in einer Stadt hier in der Nähe. Wir haben unser letztes Geld ausgegeben, aber wir sind glücklich. Das waren unsere Ein-Tages-Flitterwochen.«

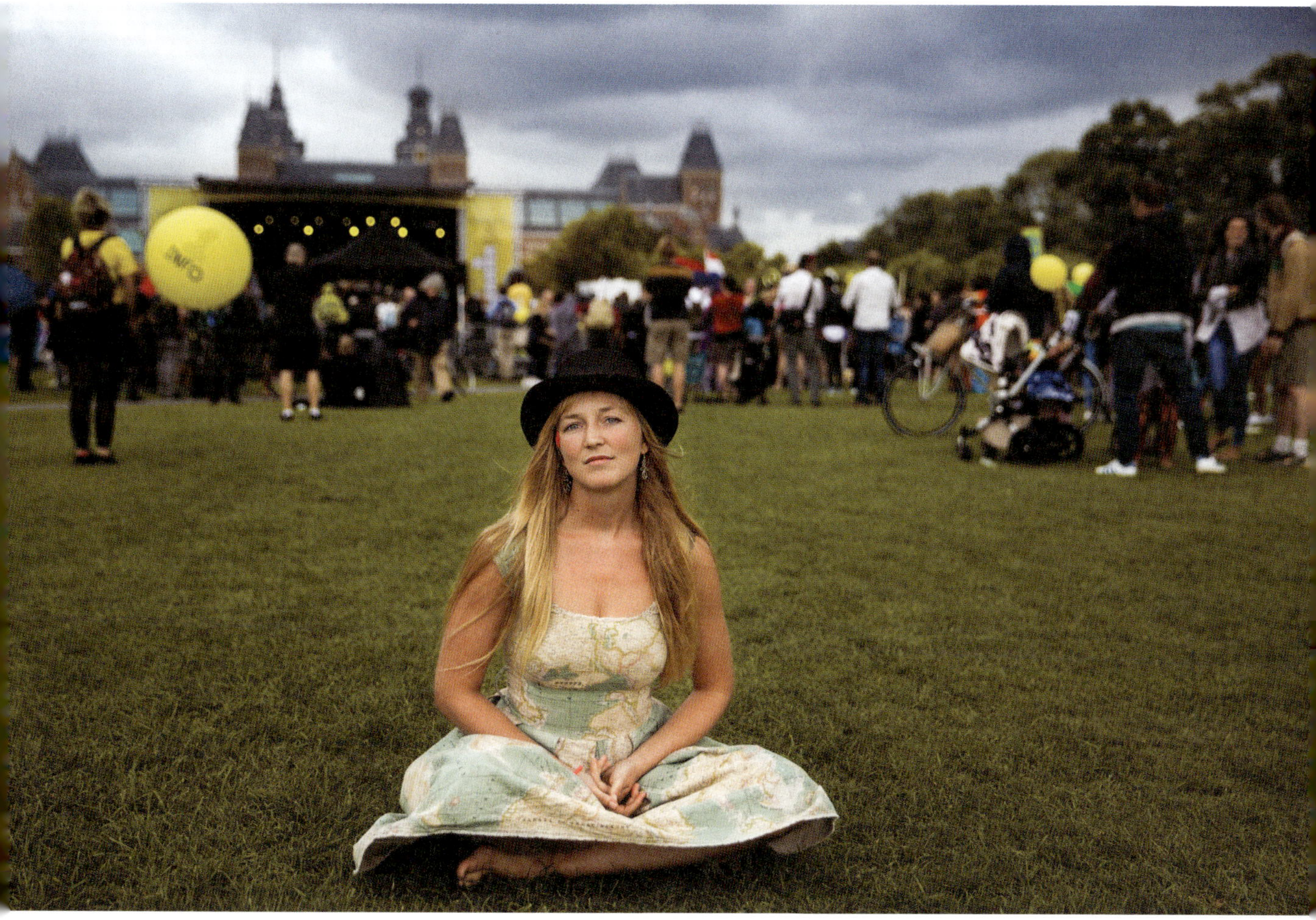

AMSTERDAM, NIEDERLANDE

Denice gab ihren Job auf und gründete eine Schule für Flüchtlinge. Sie liebt die Vielfalt dieses Planeten, darum trägt sie dieses Kleid mit der Weltkarte darauf.

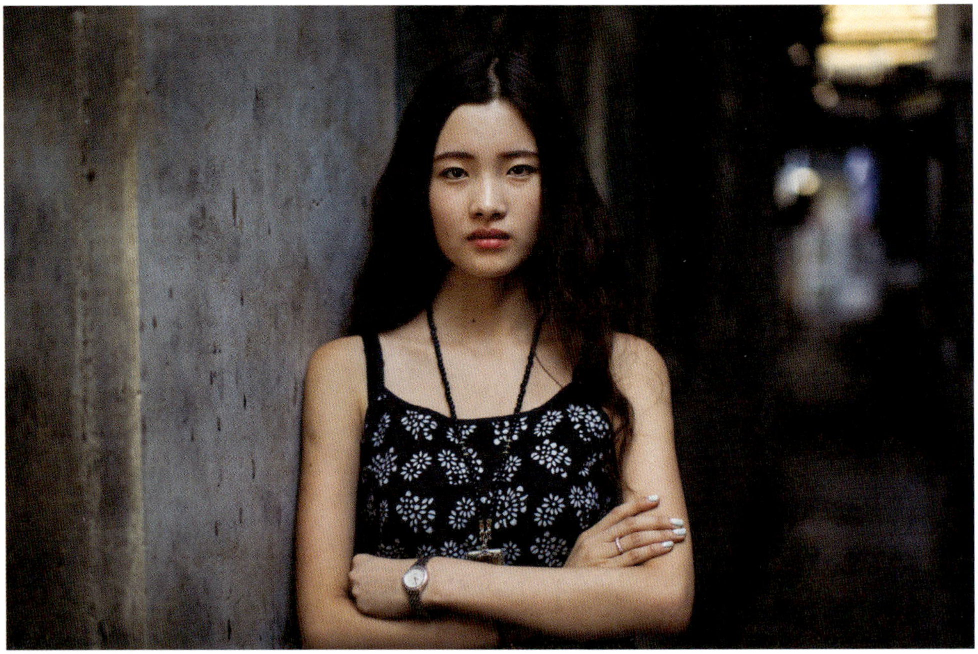

PEKING, CHINA

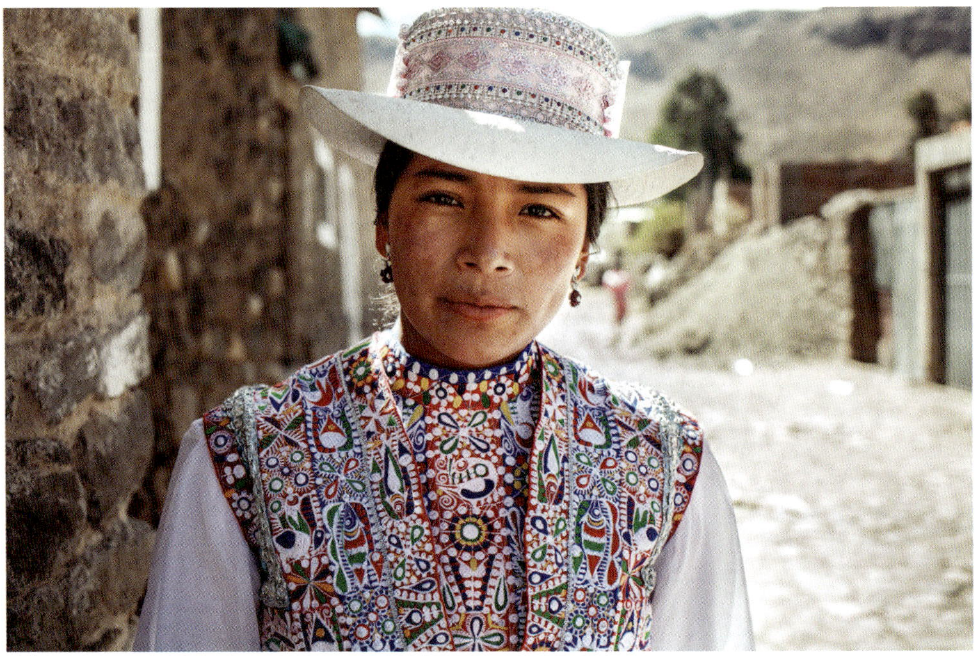

COLCA-TAL, PERU

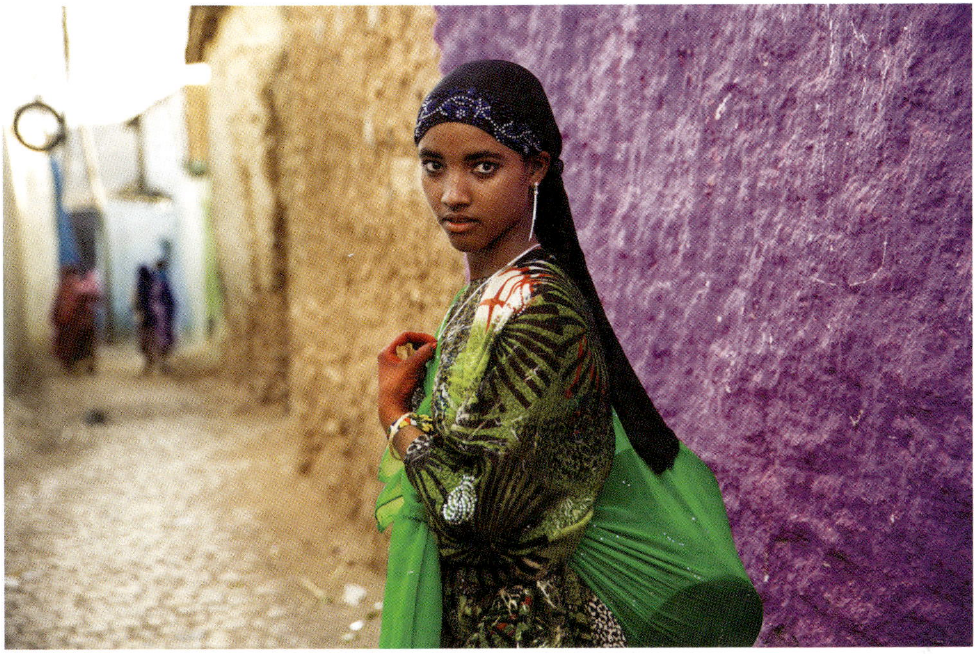

HARAR, ÄTHIOPIEN

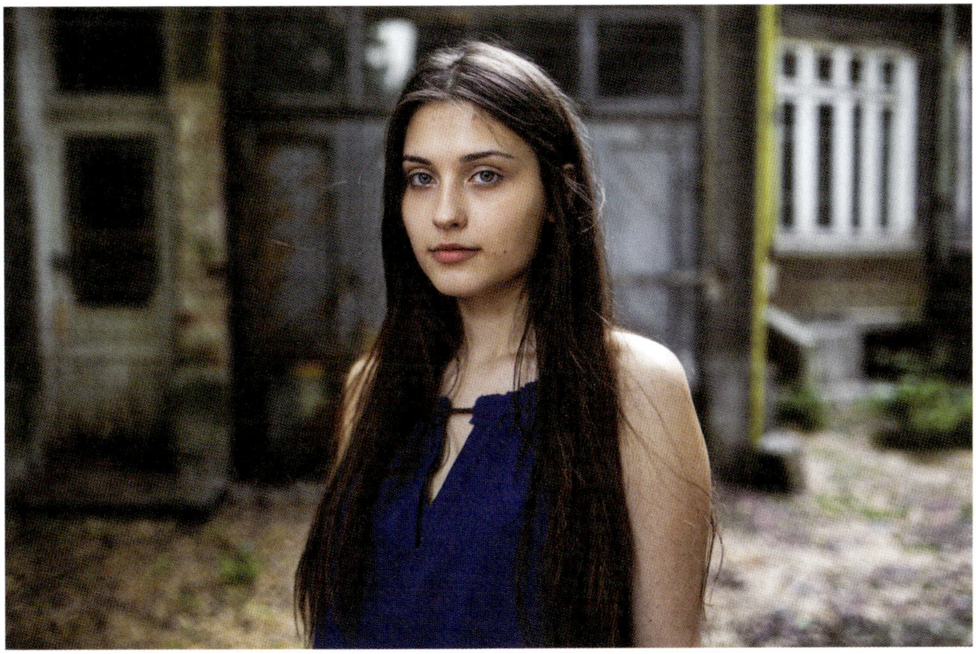

BUKAREST, RUMÄNIEN

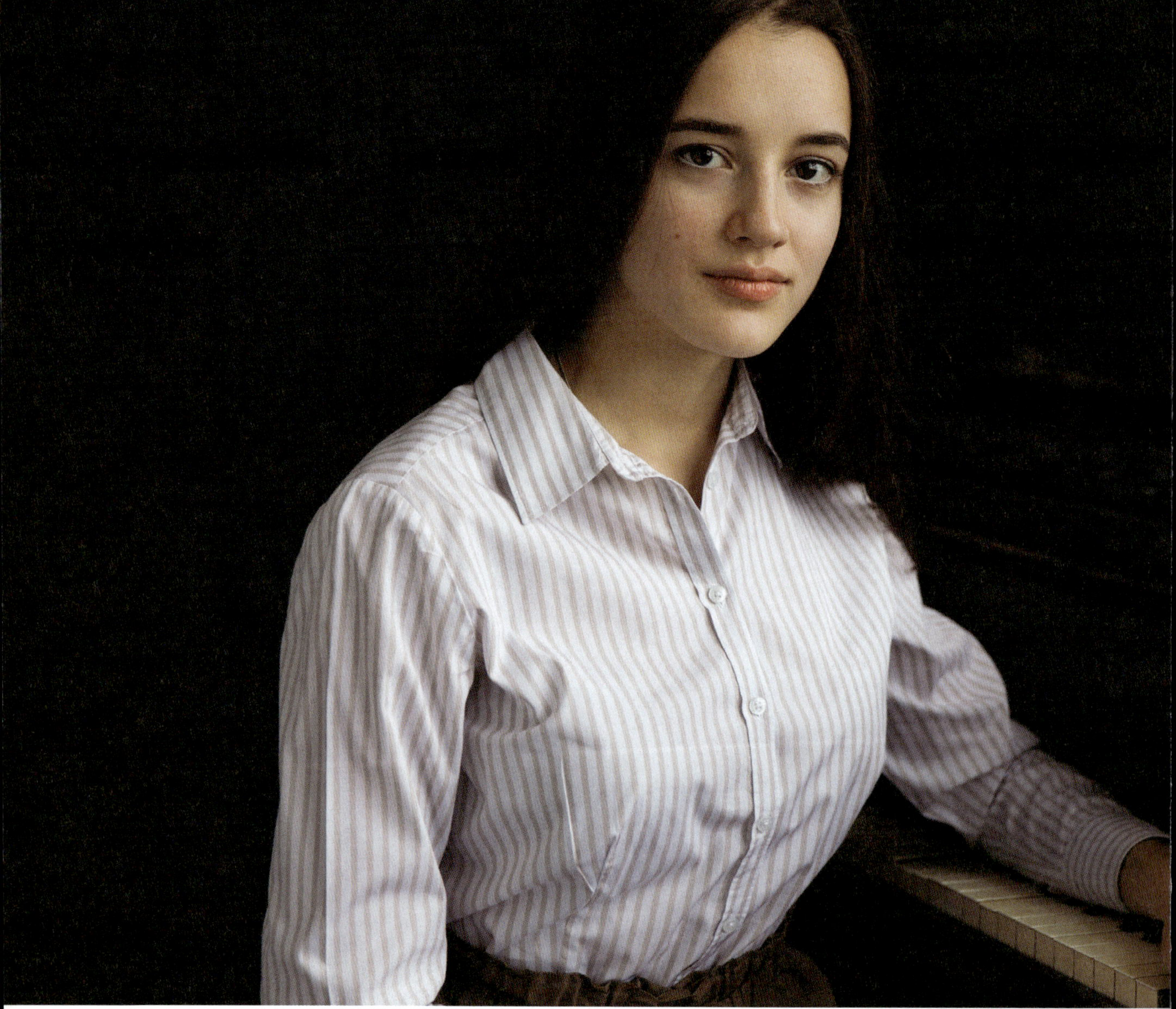

MOSKAU, RUSSLAND

Selten ist mir jemand begegnet, der so viele unterschiedliche Hobbys und Pläne hat wie Margarita. Sie spielt nicht nur Klavier und nimmt Gesangsstunden, sondern macht auch eine Ausbildung zur Journalistin. Zudem möchte sie Dokumentarfilme drehen und träumt davon, als Unterwasserarchäologin die Überreste alter Städte auf dem Meeresgrund zu erforschen. Achja, und sie möchte ein eigenes Modelabel kreieren.

»Ich möchte Dinge schaffen, die neu sind und nützlich für alle.«

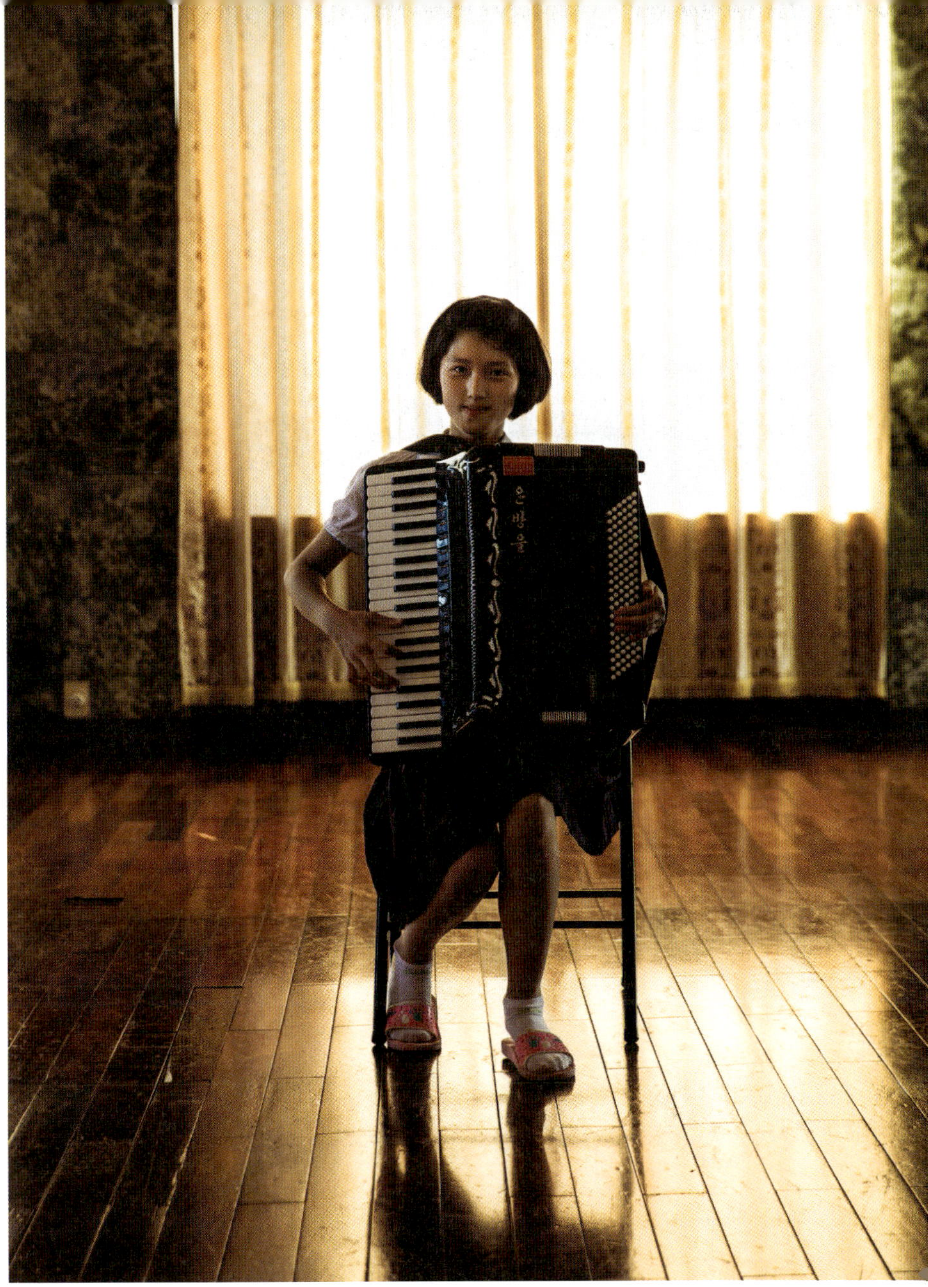

PJÖNGJANG, NORDKOREA

Auf meiner Reise durch Nordkorea erfuhr ich, dass quasi jedes Schulkind ein Instrument lernt. Die besten werden Berufsmusiker. Musik dient aber nicht einfach nur der Unterhaltung, sondern ist ein Mittel, um die Botschaften von Nordkoreas Arbeiterpartei zu verbreiten.

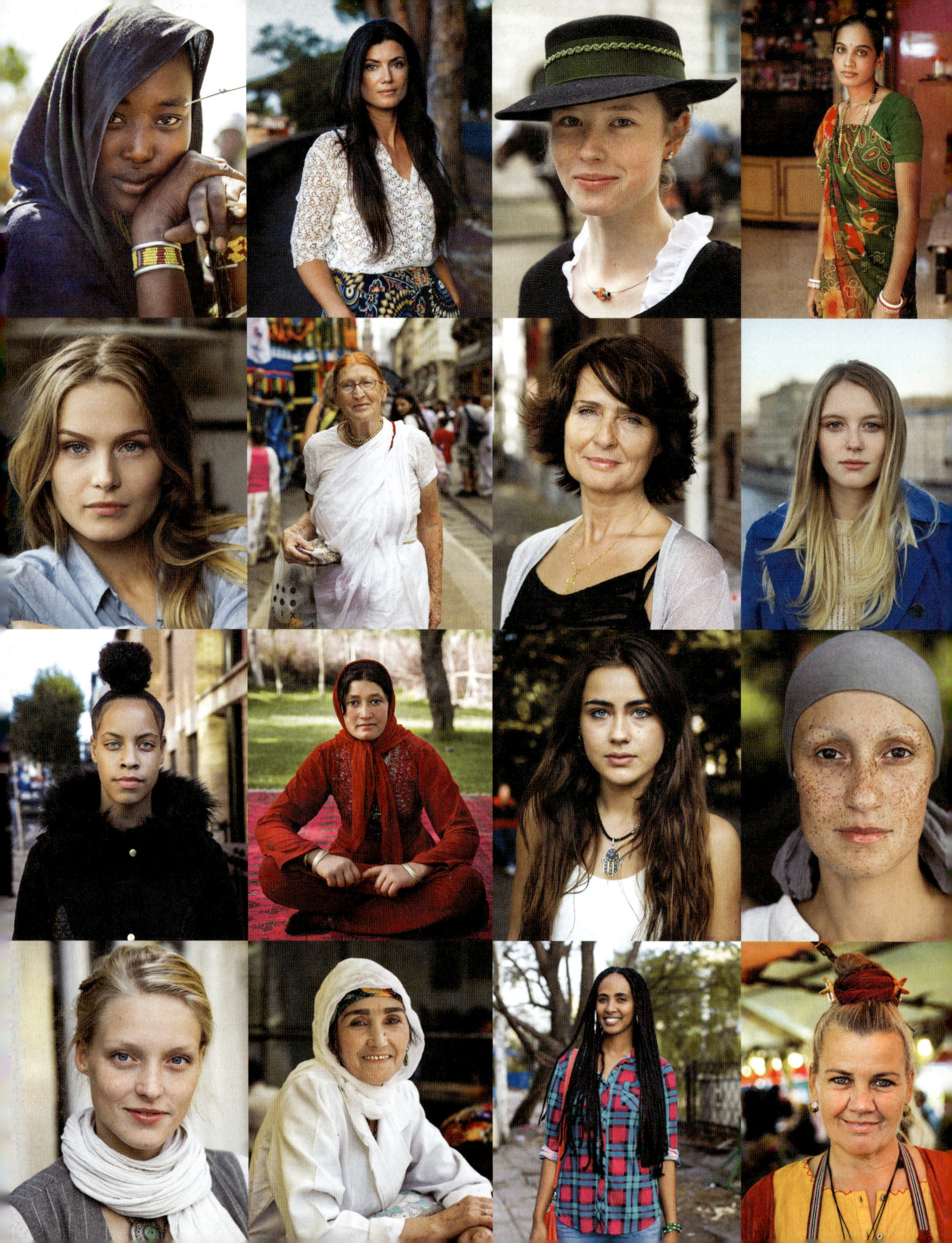

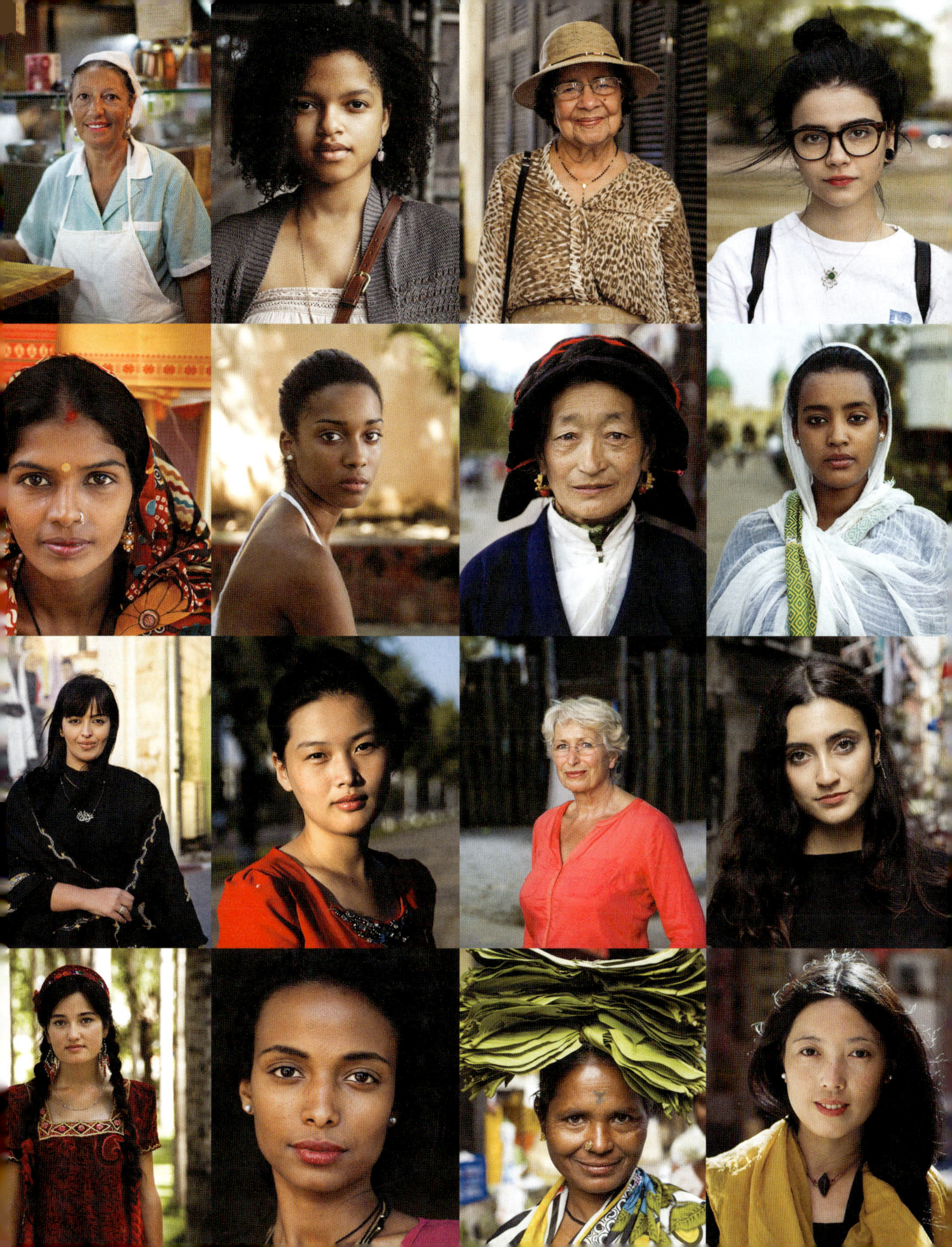

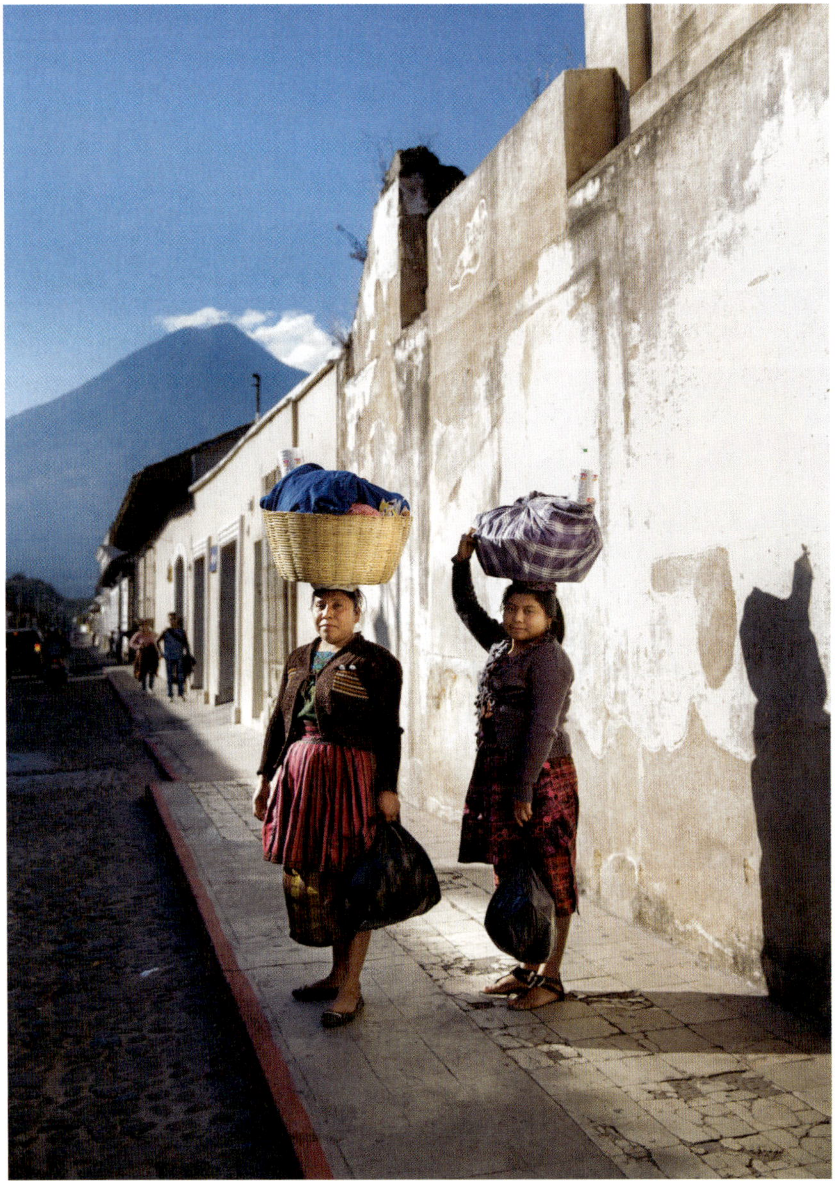

ANTIGUA, GUATEMALA *(oben)*

Mutter und Tochter auf dem Heimweg.

JODHPUR, INDIEN *(rechte Seite)*

Anmut und Stärke gehen bei den meisten Inderinnen, denen ich begegnet bin, eine wunderbare Verbindung ein.

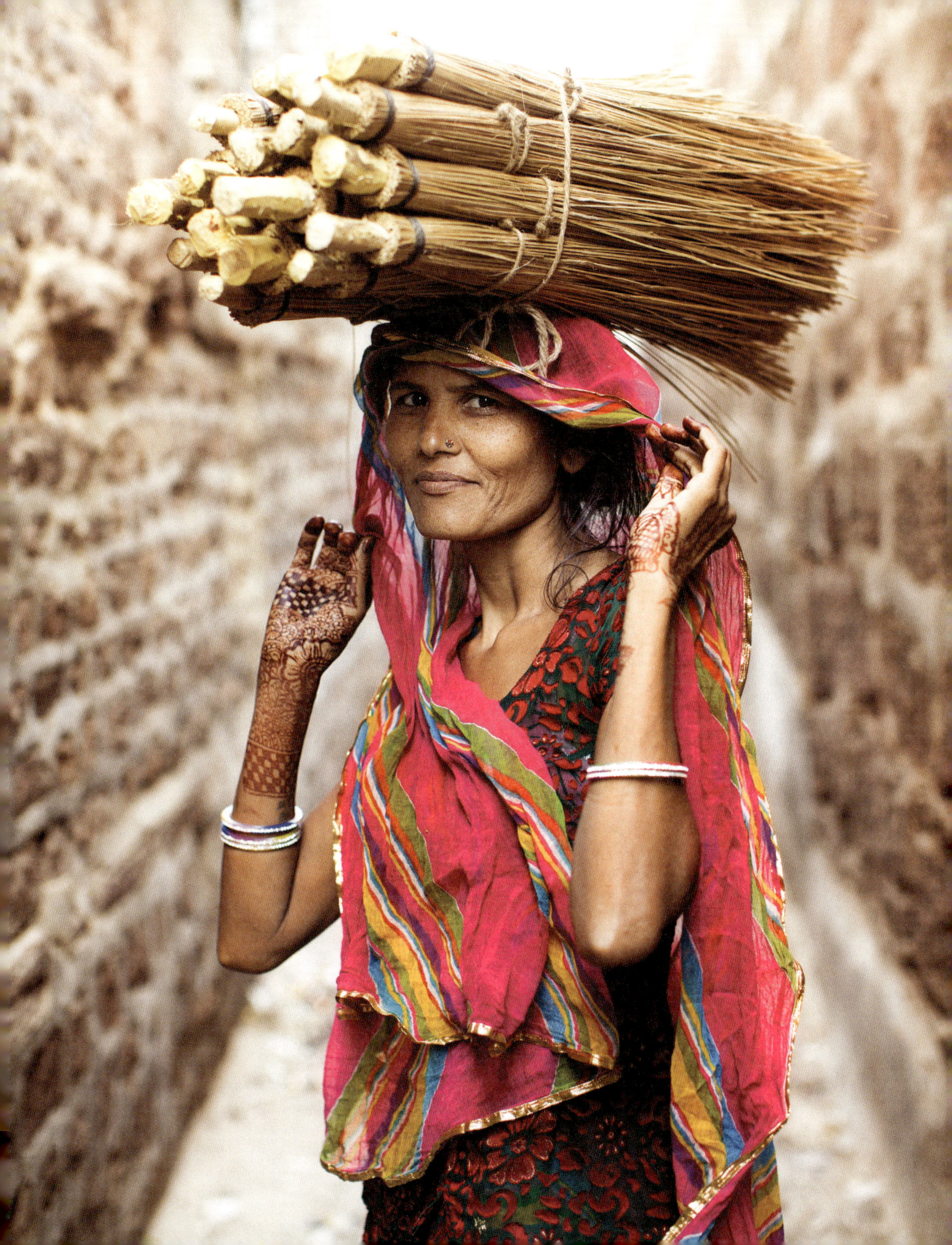

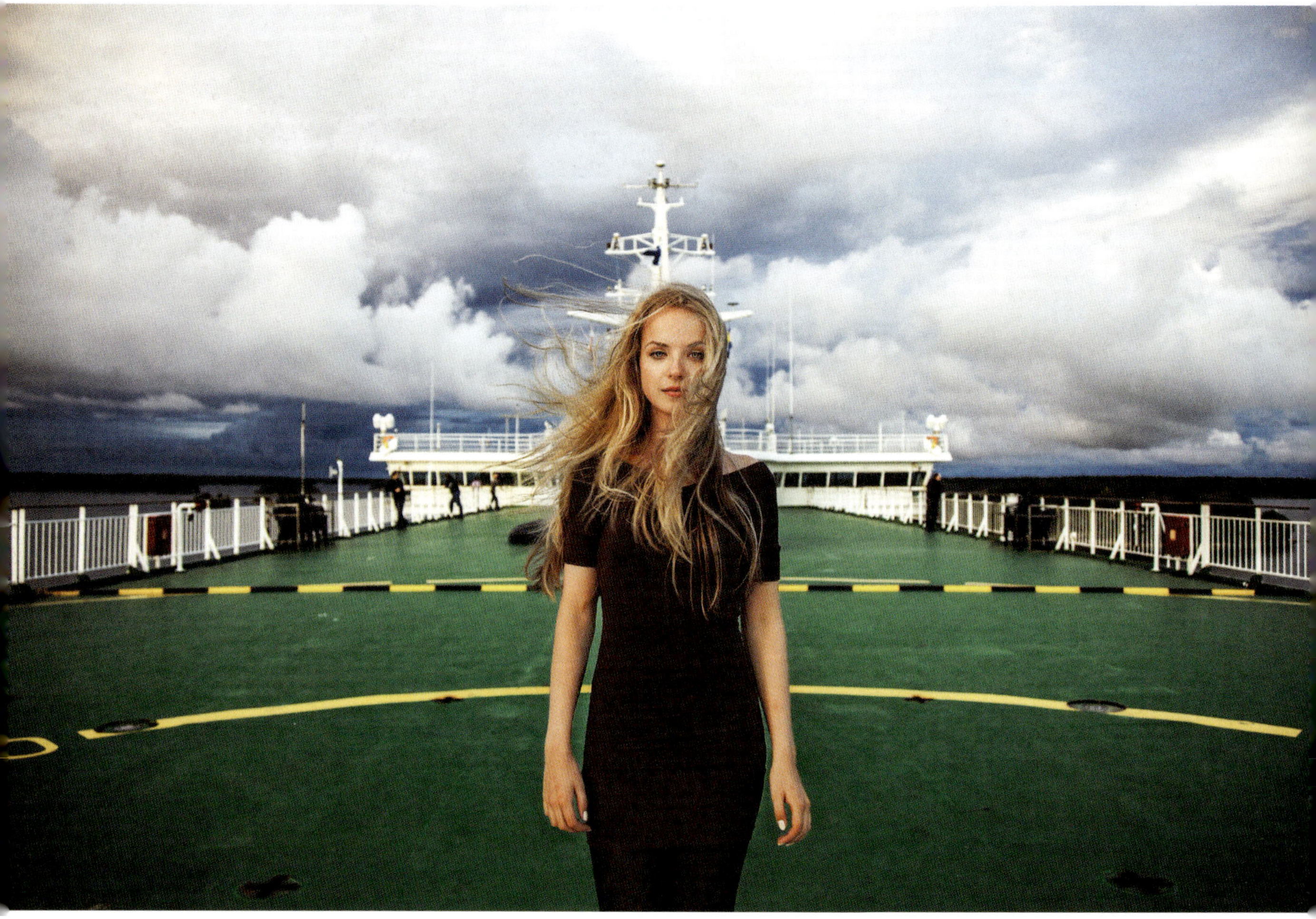

NORDSEE, FINNLAND

Tea aus Finnland macht den beliebten Schiffsausflug nach Schweden.

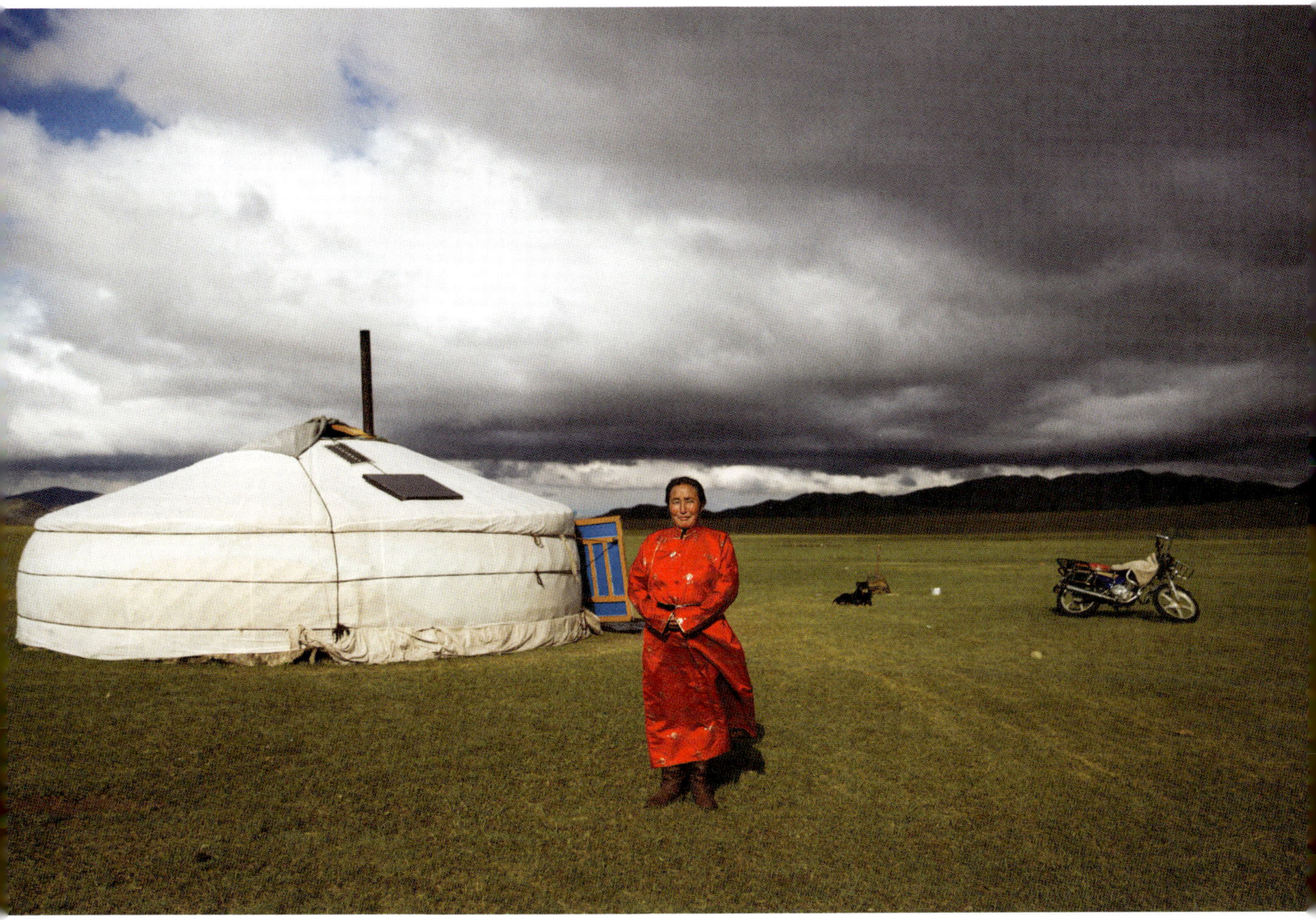

ZENTRALE MONGOLEI

Reisen hat für die mongolischen Nomaden einen völlig anderen Stellenwert. Sie ziehen mit ihren Jurten umher, um bessere Weideplätze für ihre Herden zu finden.

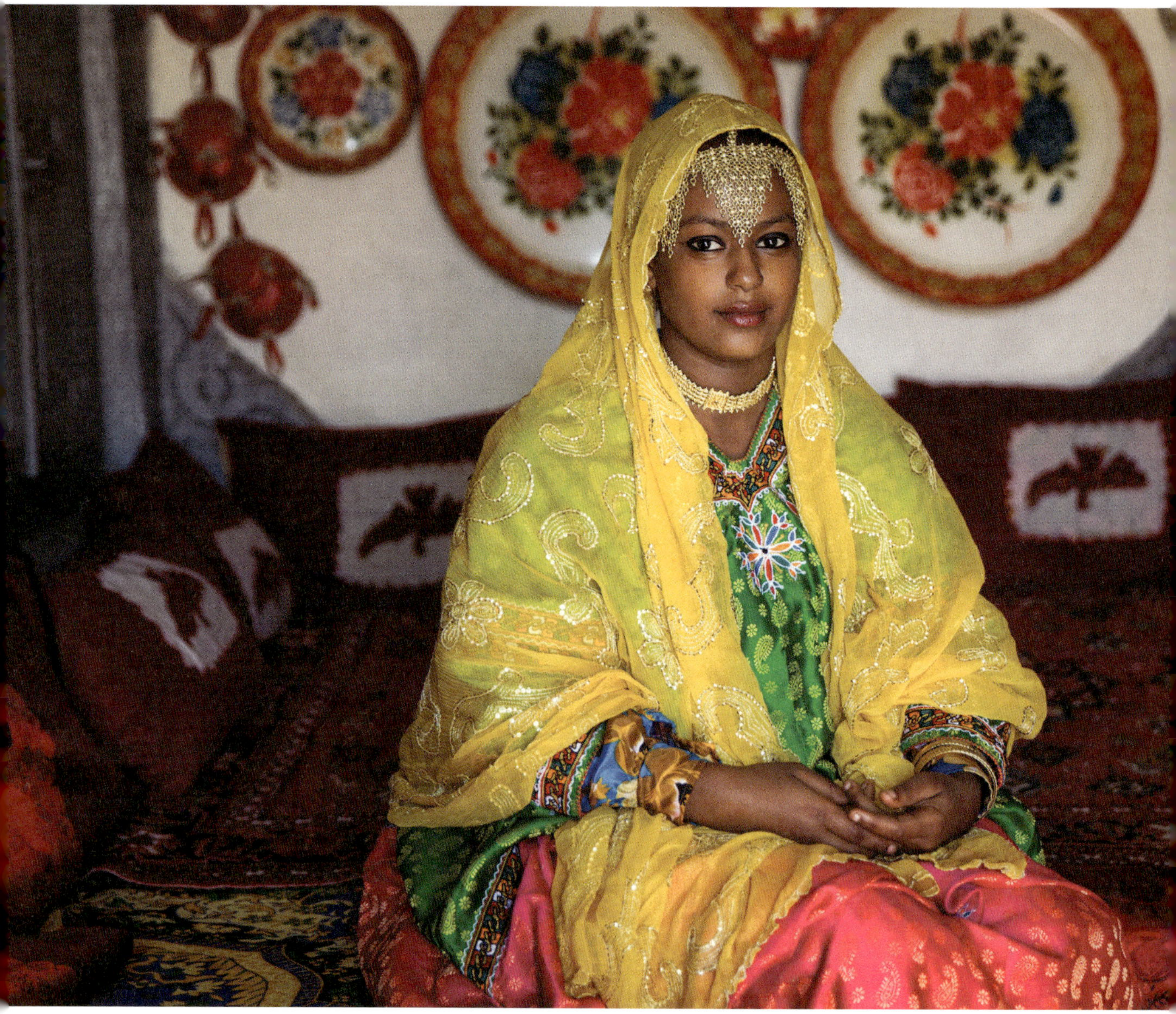

HARAR, ÄTHIOPIEN

Diese Tänzerin in ihrer »Berufskleidung« hielt sich gerade im traditionell eingerichteten Harari-Haus ihrer Großmutter auf.

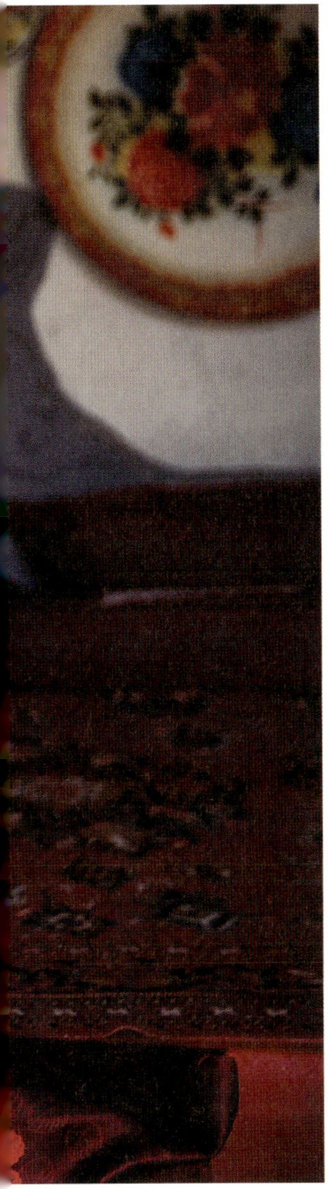

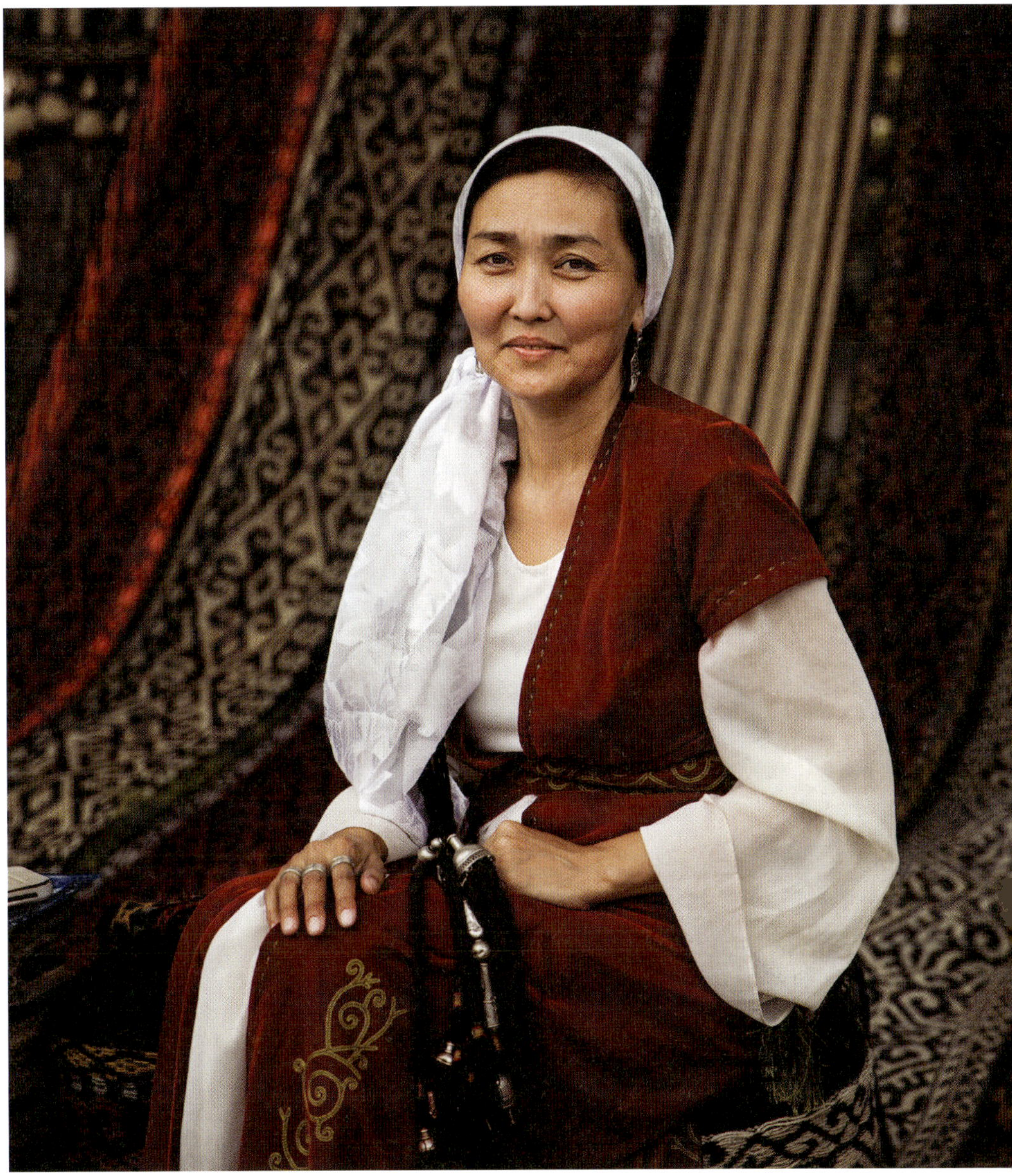

BISCHKEK, KIRGISIEN

Sie kam wegen eines traditionellen Festes in die Hauptstadt, um dort Teppiche aus ihrem Dorf zu verkaufen. Das Teppichknüpfen hat in Zentralasien eine lange und starke Tradition.

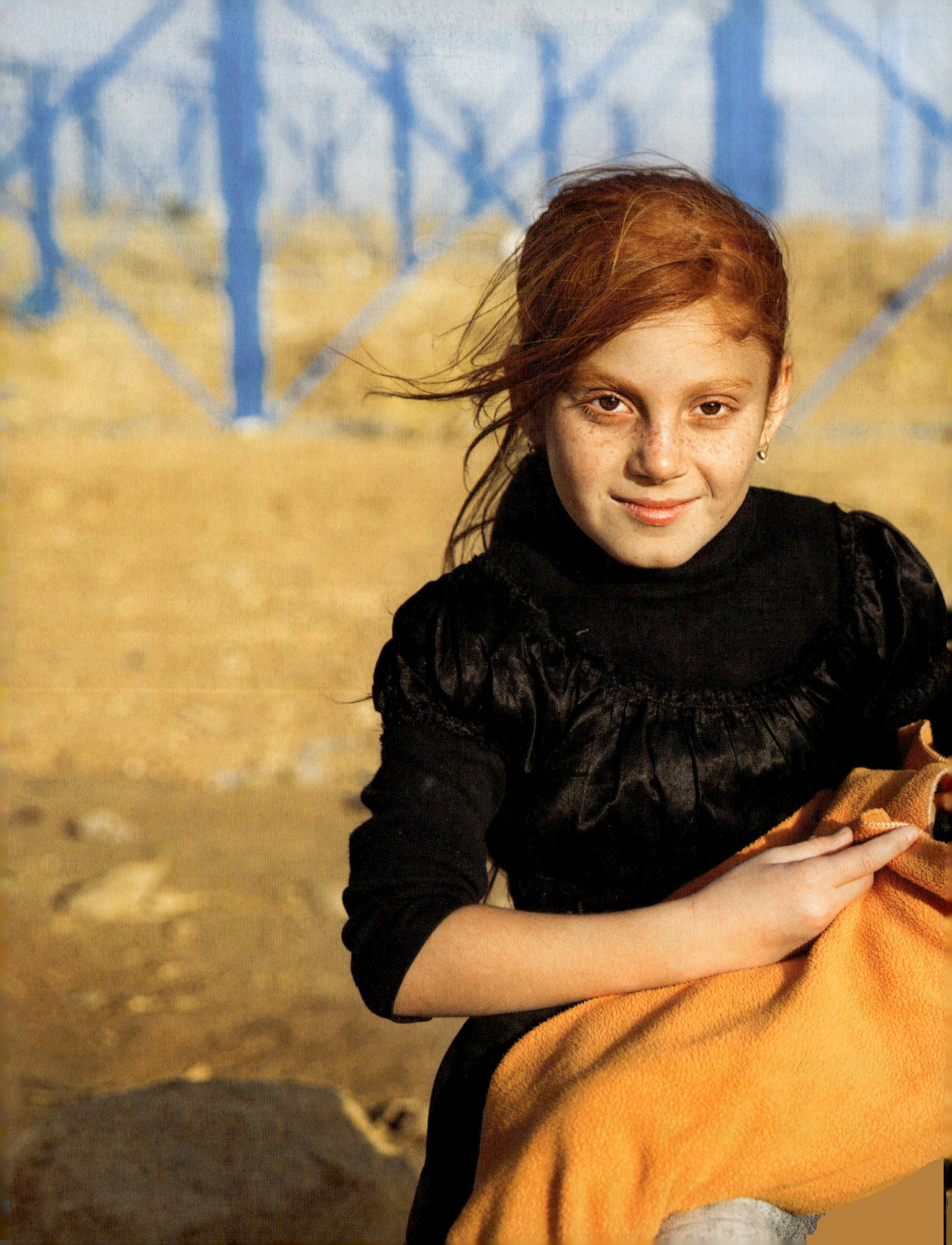

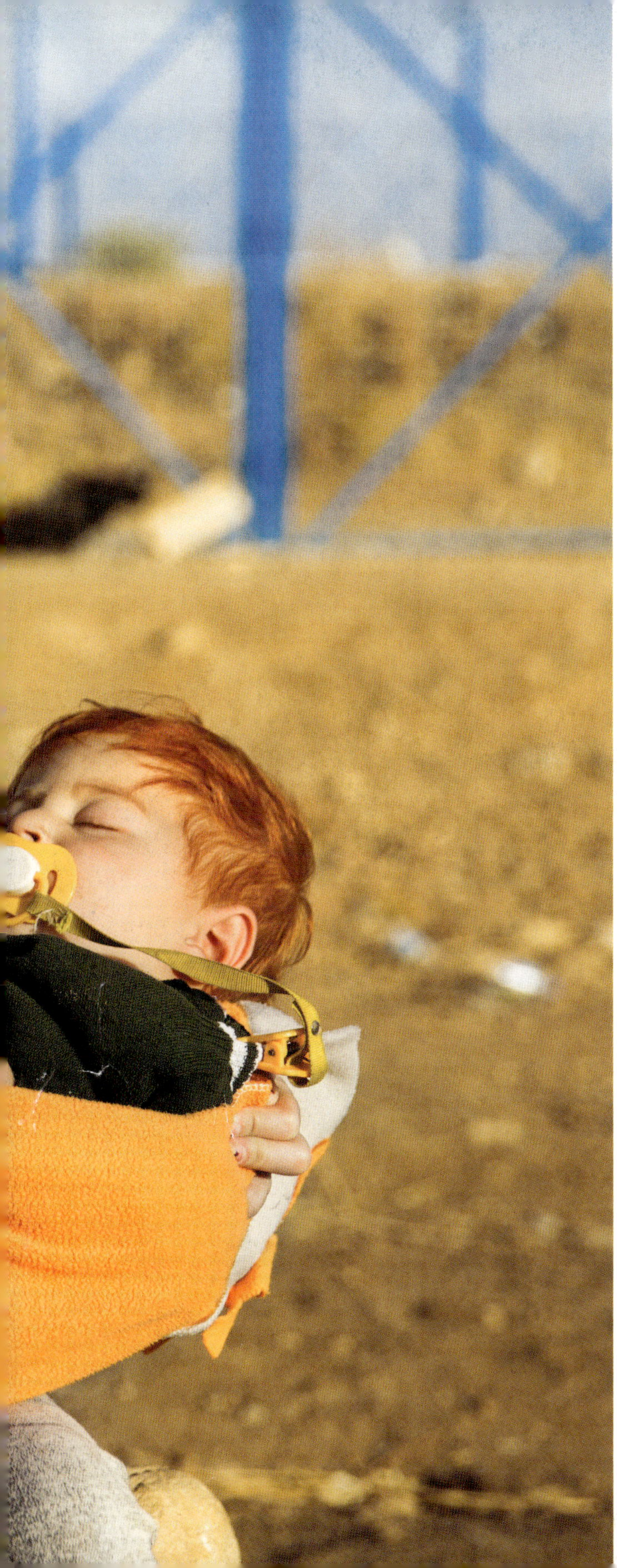

AUTONOME REGION KURDISTAN, IRAK

Diese hübschen jesidischen Kinder traf ich in einem Flüchtlingslager. Tausende Jesiden wurden ermordet, weil man ihnen das Recht absprach, sich dort aufzuhalten, wo sie geboren waren. Auf meinen Reisen in Kriegsgebiete sah ich mit eigenen Augen immer wieder die schrecklichen Folgen von Intoleranz und Diskriminierung.

Die Opfer können Jesiden, Muslime, Christen oder Atheisten sein. Doch nicht nur Glaubensunterschiede führen zu Intoleranz. Viele Menschen werden aufgrund ihrer Hautfarbe, ihrer ethnischen Zugehörigkeit, ihres Geschlechts oder ihrer sexuellen Orientierung diskriminiert. Die Wurzel all dieser Konflikte ist der Hass – Hass auf alles, was anders ist. Schon morgen könnten wir selbst zur Zielscheibe werden.

Seit dem Zweiten Weltkrieg wurde in Sachen Menschenrechte viel erreicht, doch wir dürfen diese Fortschritte nicht als selbstverständlich betrachten. Wir müssen weiter danach streben, dass diese Welt gerechter wird, auch wenn es Momente gibt, da alle Hoffnung verloren scheint.

Das Lächeln dieses kleinen Mädchens und all die wunderbaren Menschen, die mir auf meinen Reisen begegnet sind, geben mir neue Hoffnung für die Menschheit. Solange die Liebe auf unserer Seite ist, sind wir stärker als der Hass und können eine bessere Welt für unsere Kinder schaffen.

Danke, dass Sie mit mir diese Reise um die Welt unternommen haben. Ich hoffe, dass bald neue Abenteuer folgen werden.

DANKSAGUNG

Wenn ich so zurückblicke, kann ich es kaum fassen, dass ich solch einen langen, schwierigen, aber gleichzeitig schönen Weg hinter mich gebracht habe. Es gibt so viel Hass und Intoleranz auf der Welt, aber glauben Sie mir: Es gibt unendlich viel mehr Liebe. Viele Menschen haben mir dies bewiesen, auch indem sie sich für dieses Buch engagierten.

Ein dickes Dankeschön geht an alle Frauen, die ich fotografieren durfte. Ich war eine Fremde, aber ihr habt mir euer Bild anvertraut und eure wunderbaren Geschichten. Wie durch ein Wunder entstand dieser Band innerhalb weniger Augenblicke. Danke an meinen wunderbaren Mann: Worte können nicht beschreiben, wie viel Du dazu beigetragen hast, dass ich heute die bin, die ich bin. Danke an meinen Großvater: Du bist von uns gegangen, während ich weit weg von zu Hause war und an diesem Projekt gearbeitet habe. Ich werde dich immer im Gedächtnis behalten als den tollsten Mann, den ich je kennengelernt habe. Danke an meine Eltern: Ihr habt mir gezeigt, was es heißt, ein Freigeist zu sein. Danke an meine Schwiegereltern: Jetzt habe ich vier wundervolle Eltern. Danke an den Rest meiner Familie: Ihr macht es mir immer so schwer, wieder loszuziehen, weil ich euch so vermisse, wenn ich auf Reisen bin! Danke an meinen Agenten, Brian DeFiore: Du bist in mein Leben getreten, als die Zeiten gerade sehr hart waren. Du hast mir das Licht auf dem Weg gezeigt. Danke an Jenny Wagner, Angelina Cheney und Jane Chinn und an Allison Adato für die Hilfestellung beim Schreiben. Ich weiß, das war ziemlich viel Arbeit, aber ihr wart ein tolles Team. Danke an Anca Negescu: Du hast an meinen verrückten Traum geglaubt, als dies sonst niemand tat. Danke an all jene Menschen, die für dieses Projekt gespendet haben, sodass ich es fortsetzen konnte. Ohne euch wäre dieses Projekt nicht möglich gewesen. Daher möchte ich ein paar Menschen nennen, die den *Atlas of Beauty* finanziell unterstützt haben:

Gilles Dandrieux, Raluca Gavra, Pascal Sieuw, Carel Van Apeldoorn, Cristian Tamaş, Christopher Duburcq, Alina Bugeag, Elena und Alex Rada, Francisc Pasc, Lynne Calder, Mircea Goia, John Carbajal, Oana Dragan, Charla Rae Armitage, Alina Savu, Trudy Denise Kemp, Satoko Takahashi, Matteo Berzoini, Kevin Huang, Hewa Schwan, Peter L. Willardson, Simona Kelber, Christoph Sahner, Micha Tschuck, Nefeli Papapetrou Lampraki, Sybille Paeper, Naomi Brown, Ryoko Yatagai, Elisabeth Fernandes, William Leon Naufahu, Margriet Wentink, Hans Mac-Kenzie, Jasdeep Singh Ohri, Amanda Kuhns, Kristin Cattell, Vita Calabrese, Catalin Georgescu, Vlad Muchova, Dragos Gurarosie, Alina Goncharova, Andrea C. Teunissen, Oana Georgiana Lefter, George Liao, Robert Dietze, Paul Gabriel Pasztor, Chan Chung Man, Javed Mohammed, Bruce N. Miller, Shen Nelson, Lavinia Palaghita, Torben Pedersen, Bobbie Chan, Montie Carol, Sally Squires, Jeremy Nguee, Myriam Graf, Ho Viet Hai, Iris Arce Dinaw, Kellilyn Porter, Martin Decker, Silvia Gutiérrez Ferreras, Richard Johnson, Maria Vassileva, Anja Grafenauer, Rainer Maehl, Yang Lee, Craig Young, Hodaya Louis, Morici Miriam, Emma Pettit, Dinah Sackey, Tamara Somasundaran, Kim Huffman, Vicky Licorish, Mayur Vora, Thomas Künzli, Daniel Frutig, Rolf Jeger, Yohanes Wirawan, Zayna Abdulla, Adrien Elmiger, Alexandra Thomas, Jean-Claude Peclet, Henri Garin, Valeria Cocco, Anabel García Pin, Antonio Diaz Sanchez, Yogesh Kumar, Magdelyn Fletcher, Matthew Keppens, Antonina Jaeger, Matthias Grund, Dietrich Buchborn, Markus Grabher, Christopher Mesaros, Erik Wiedenhof, Robert Seasting, Linnea Passaler, Andrea Ronca, Pierangelo Baggio, Ioana Colac, Yuri A. Chung, D. S. Raju, Gasper Sopi, Eric Rothwarf, Valeria Sanchez, Bela Vajko, Nahnhy Hyong, Cheng Yu Pong, Emma Allen, Klaus-Peter Hilpert, Christian Monasse, Shannen Johnson, Lluvia Carrisoza, Nanette Nelson, Alin Stegeran, Chow Chi Lok, Olimpia Brandhuber, Lucile Galmiche, Gabriel Cristea, Lorgen Gerard Magpantay, Nanami Fuchida, Jin Seok Park, Irina Ramfu-Flader, Marius Aioanei, Jackie Lynch, Alex Landine, Kim Shi, J. F. Fitzpatrick, Alessandro Pepe, Yuki Daijo, Harry Sang Bui, Tobias Läuppi, Marc Terry Sommer, Cassandra J. Auzins, Paula Talaba, Mariam Naji, Florentina Pana, Sawako Mitsubayashi,

Christophe Labarde, Marcus Orbe, Gentiana Coman, Allan Pereira da Silva, Rehana Adam, Nuria García, Pierre Ruhlmann, Marc Smith, Andreea Radulescu, Nelson Shen, Walter Fettich, Haziq Rashid, Christophe Van den Heuvel, Nathan Ramler, Candice Leibow, Nazanin Pajoom, Michael E. Horgan, Dietrich Hahn, Dorina Mocanu Paun, Terezia Mrazova, Ionut F. Minciuna, M. Bernita Vick, Diana Fulger, Jose Luis Gay Cano, Cedric Favero, Pamela Sanchez Chavez, Roxana Chiriacescu, Lorenz Zahn, Marc De Wilde, George Popescu, Victor Voicu, Renshi Asada, Florin Florea, Andrea Margara, Makoto Yamaki, Graeme Cohen, Mihaela Chita-Tegmark, Martin Singer, Valentin Balan, Alexandra Panaite, Andreea Stan, Laura Jurca, Alina Dumitru, Ciprian Dumitrescu, Larry Syverson.

AUFNAHMEORTE AUF DEN COLLAGEN *(von links nach rechts und von oben nach unten)*

SEITE 58 – 59

Äthiopien, China, Singapur, Deutschland, Frankreich, Spanien, Äthiopien, Nepal, Frankreich, USA, Schweiz, Mongolei, Griechenland, Rumänien, Indien, Äthiopien, Portugal, Äthiopien, Portugal, Nepal, Indien, USA, Rumänien, China, Äthiopien, Chile, China, Deutschland, Frankreich, Portugal, Schweden, Großbritannien

SEITE 134 – 135

Portugal, Südafrika, China, Deutschland, Portugal, Großbritannien, Brasilien, Deutschland, Nepal, Laos, Äthiopien, Tadschikistan, Kuba, Panama, Äthiopien, Schweiz, Griechenland, Rumänien, Nordkorea, Äthiopien, Nepal, Schweden, Nordkorea, Äthiopien, Niederlande, China, Portugal, Äthiopien, Nordkorea, Iran, USA, Schweden

SEITE 208 – 209

Usbekistan, Ägypten, Kuba, Portugal, Tadschikistan, Niederlande, Italien, Russland, Deutschland, Peru, Kuba, Indien, Griechenland, Portugal, Deutschland, Guatemala, Russland, Nepal, Russland, Kuba, Argentinien, Großbritannien, Türkei, Südafrika, Deutschland, Kolumbien, Äthiopien, China, Äthiopien, China, Spanien, Mexiko

SEITE 244 – 245

Indien, Rumänien, Äthiopien, Portugal, Russland, Italien, Südafrika, Tadschikistan, Südafrika, Deutschland, Kirgisien, Russland, China, Indien, Schweden, Panama, Kirgisien, Indien, Indonesien, Äthiopien, Brasilien, Äthiopien, Italien, Äthiopien, Schweden, Rumänen, Äthiopien, Tadschikistan, Irak, Russland, China, Frankreich

SEITE 340 – 341

Äthiopien, Italien, Deutschland, Indien, Italien, USA, Brasilien, Bulgarien, Schweden, Italien, Niederlande, Russland, Indien, Kuba, China, Äthiopien, Großbritannien, Afghanistan, USA, Deutschland, Palästinensergebiete, Nordkorea, Deutschland, Italien, Niederlande, Tadschikistan, Äthiopien, Niederlande, Tadschikistan, Äthiopien, Indien, China

Bibliografische Information der Deutschen Nationalbibliothek
Die Deutsche Nationalbibliothek verzeichnet diese Publikation in der Deutschen Nationalbibliografie. Detaillierte bibliografische Daten sind im Internet über http://dnb.d-nb.de abrufbar.

Für Fragen und Anregungen:
info@rivaverlag.de

2. Auflage 2017

Nymphenburger Straße 86
D-80636 München
Tel.: 089 651285-0
Fax: 089 652096

Die englische Originalausgabe erschien 2017 unter dem Titel *The Atlas of Beauty: Women of the World in 500 Portraits* bei Ten Speed Press, an imprint of The Crown Publishing Group, a division of Penguin Random House LLC, New York.

Übersetzung: Elisabeth Liebl
Redaktion: Mareike Fallwickl
Umschlaggestaltung: Laura Osswald
Abbildungen: © Mihaela Noroc
Satz: Carsten Klein, München
Druck: Firmengruppe APPL, aprinta Druck, Wemding
Printed in Germany

ISBN Print 978-3-7423-0374-5
ISBN E-Book (PDF) 978-3-95971-891-2
ISBN E-Book (EPUB, Mobi) 978-3-95971-890-5